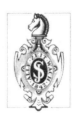

# M. Kaltenbach · H. Roskamm

G. Kober · W.-D. Bussmann · L. Samek · P. Stürzenhofecker
H.-J. Becker · J. Petersen

# Vom Belastungs-EKG zur Koronarangiographie

Unter Mitarbeit von
P. Bubenheimer · H. J. Engel · A. Grüntzig · G. Hör · P. Lichtlen
P. Rentrop · H. Schicha · R. Standke

Mit 318 Abbildungen

Springer-Verlag
Berlin Heidelberg New York 1980

Prof. Dr. med. MARTIN KALTENBACH
Zentrum der Inneren Medizin, Abteilung für Kardiologie,
Klinikum der Universität, Theodor-Stern-Kai 7, 6000 Frankfurt/Main 70

Prof. Dr. med. HELMUT ROSKAMM
Rehabilitationszentrum für Herz- und Kreislaufkranke,
Südring 15, 7812 Bad Krozingen

CIP-Kurztitelaufnahme der Deutschen Bibliothek
Kaltenbach, Martin:
Vom Belastungs-EKG zur Koronarangiographie :
M. Kaltenbach ; H. Roskamm. G. Kober . . . unter Mitarb.
von P. Bubenheimer . . . – Berlin, Heidelberg, New York :
Springer, 1980.
  ISBN 978-3-642-67547-8     ISBN 978-3-642-67546-1 (eBook)
  DOI 10.1007/978-3-642-67546-1
NE: Roskamm, Helmut:

# Vorwort

Die koronare Herzkrankheit fordert in allen zivilisierten Ländern einen hohen Zoll an Mortalität und Morbidität. Es ist deshalb notwendig, nach Wegen zu suchen, dieser – zumindest in Deutschland ungebrochenen – Entwicklung Einhalt zu gebieten. In manchen Fällen genügt allein schon eine Anamnese, um relativ früh und mit hoher Treffsicherheit eine Myokardischämie auf dem Boden einer stenosierenden Koronarsklerose zu diagnostizieren. In den meisten Fällen sind jedoch weitergehende diagnostische Schritte zum Ausschluß oder zur Bestätigung einer koronaren Herzkrankheit erforderlich.

Das vorliegende Buch will praktische Wege aufzeigen, die mit möglichst geringem Aufwand zu einer adäquaten Diagnose führen. Deshalb ist bei der Darstellung der verschiedenen Krankheitsstadien bzw. Symptomkonstellationen stets auf ein ausgewogenes Verhältnis zwischen diagnostischem Aufwand und möglichen therapeutischen Konsequenzen abgehoben. Entsprechend ihrer diagnostischen Wertigkeit werden zunächst die nichtinvasiven Methoden dargestellt. Dabei gilt dem *Belastungs-EKG* als dem wohl wichtigsten Parameter unser besonderes Augenmerk. Neben zahlreichen subtilen technischen Details findet der Leser Angaben über Treffsicherheit und Grenzen dieser Methode. Besondere Aufmerksamkeit wird auch dem Stellenwert eventuell notwendiger ergänzender Untersuchungsmethoden gewidmet, wie u. a. der konventionellen Röntgendiagnostik, der Echokardiographie und der Nuklearmedizin.

Die Verfasser sind der Meinung, daß die *Koronarangiographie* in jedem Falle einer strengen Indikation bedarf. Andererseits darf den Patienten, für die lebenswichtige therapeutische Maßnahmen von dieser Untersuchung abhängen, die Koronarangiographie nicht vorenthalten werden. Entscheidend für die richtige Indikationsstellung ist jedoch eine möglichst umfassende Kenntnis dieser diagnostischen Methode. Die hier vorgelegten Erfahrungen beruhen auf mehr als 10 000 selektiven Koronarangiographien, die in Verbindung mit nichtinvasiven Methoden durchgeführt wurden. Dabei legen wir besonderes Gewicht auf eine ausführliche Darstellung der technischen Durchführung, der Befundauswertung sowie der Komplikationsmöglichkeiten. Die Einzelkasuistiken im Atlasteil des Buches stellen charakteristische Beispiele vor. Sie erlauben es dem Leser, anhand von praktischen Fällen, den stufenweisen Einsatz diagnostischer Verfahren und der therapeutischen Konsequenzen bis zur Koronarchirurgie und Katheterdilatation (transluminale Angioplastie) anschaulich zu verfolgen.

Unser Dank gilt allen Kollegen, vor allem auch denjenigen in der Praxis und in den umliegenden Krankenhäusern, die durch vertrauensvolle Zusammenarbeit zu diesem Buch beigetragen haben. Er gilt in gleichem Maß allen ärztlichen, pflegerischen und technischen Mitarbeitern, die nicht Autoren dieses Buches sind. Für die redaktionelle Bearbeitung der Manuskripte danken wir Frau HOFMANN und Herrn LEIMENSTOLL; dem Springer-Verlag gilt unser Dank für die gewohnte vorbildliche Ausstattung und Drucklegung.

Das durchgehende Ziel des Buches ist es, diagnostische Schritte zu erläutern, die dem einzelnen Patienten und seiner Erkrankung angemessen sind. Die Verfasser hoffen, ihren Beitrag zu einer Verringerung von Morbidität und Mortalität der koronaren Herzkrankheit damit zu leisten, daß sie den Weg

*„Vom Belastungs-EKG zur Koronarangiographie"*

dem praktisch tätigen Arzt in verständlicher Weise näher bringen.

Frankfurt/Bad Krozingen, Sommer 1980

Für alle Autoren
M. KALTENBACH  H. ROSKAMM

# Inhaltsverzeichnis

# Mitarbeiterverzeichnis

Priv.-Doz. Dr. med. Hans-Jürgen Becker, Chefarzt, Medizinische Klinik I, Stadtkrankenhaus Hanau, Leimenstraße 20, 6450 Hanau/Main

Dr. med. Peter Bubenheimer, Rehabilitationszentrum für Herz- und Kreislaufkranke, Südring 15, 7812 Bad Krozingen

Prof. Dr. med. Wulf-Dirk Bussmann, Zentrum der Inneren Medizin, Abteilung für Kardiologie, Klinikum der Universität, Theodor-Stern-Kai 7, 6000 Frankfurt/Main 70

Priv.-Doz. Dr. med. H. J. Engel, Med. Hochschule Hannover, Departement für Innere Medizin, Abt. für Kardiologie, Karl-Wiechert-Allee 9, 3000 Hannover 61

Priv.-Doz. Dr. med. Andreas Grüntzig, Universitätsspital Zürich, Departement für Innere Medizin, Medizinische Poliklinik/Kardiologie, Rämistraße 100, CH-8091 Zürich

Professor Dr. med. G. Hör, Zentrum Radiologie, Abt. für Nuklearmedizin, Klinikum der Universität, Theodor-Stern-Kai 7, 6000 Frankfurt/Main 70

Professor Dr. med. Martin Kaltenbach, Zentrum der Inneren Medizin, Abteilung für Kardiologie, Klinikum der Universität, Theodor-Stern-Kai 7, 6000 Frankfurt/Main 70

Professor Dr. med. Gisbert Kober, Zentrum der Inneren Medizin, Abteilung für Kardiologie, Klinikum der Universität, Theodor-Stern-Kai 7, 6000 Frankfurt/Main 70

Professor Dr. med. Paul Lichtlen, Medizinische Hochschule Hannover, Departement für Innere Medizin, Abteilung für Kardiologie, Karl-Wiechert-Allee 9, 3000 Hannover 61

Dr. med. Jens Petersen, Rehabilitationszentrum für Herz- und Kreislaufkranke, Südring 15, 7812 Bad Krozingen

Priv.-Doz. Dr. med. Peter Rentrop, Abteilung für Kardiologie der Universitätsklinik, Robert-Koch-Straße 40, 3400 Göttingen

Professor Dr. med. Helmut Roskamm, Rehabilitationszentrum für Herz- und Kreislaufkranke, Südring 15, 7812 Bad Krozingen

Dr. med. Ladislaus Samek, Rehabilitationszentrum für Herz- und Kreislaufkranke, Südring 15, 7812 Bad Krozingen

Dr. med. H. Schicha, Med. Universitätsklinik, Nuklearmedizinische Abteilung, 3400 Göttingen

Dipl.-Ing. R. Standke, Zentrum Radiologie Abt. für Nuklearmedizin, Klinikum der Universität, Theodor-Stern-Kai 7, 6000 Frankfurt/Main 70

Dr. med. Peter Stürzenhofecker, Rehabilitationszentrum für Herz- und Kreislaufkranke, Südring 15, 7812 Bad Krozingen

# 1 Pathophysiologische Grundlagen

H. Roskamm und W.-D. Bussmann

*Koronarinsuffizienz* ist ein pathophysiologischer Begriff, der als Mißverhältnis zwischen Blutbedarf und Blutangebot bzw. Sauerstoffbedarf und Sauerstoffangebot des Myokards bzw. bestimmter Myokardareale definiert werden kann (Rein, 1955; Büchner, 1937, 1939). Pathologisch-anatomisch liegt ihr in der Regel eine *stenosierende* oder okkludierende Koronarsklerose zugrunde; zusätzliche *funktionelle Faktoren* auf der Seite des Sauerstoffangebotes (Perfusionsdruck, Hämoglobingehalt und Sauerstoffsättigung) und auf der Seite des Sauerstoffbedarfes (Herzfrequenz, Kontraktilität und myokardiale Wandspannung) können bei bestimmten anatomischen Befunden darüber entscheiden, ob eine Korronarinsuffizienz nachweisbar wird. Hinzu kommen Kompensationsmechanismen wie die Kollateralenentwicklung. Nicht jede Koronarsklerose führt zur Koronarinsuffizienz, jedoch liegt bis auf wenige Ausnahmen (S. 3) bei einer Koronarinsuffizienz praktisch immer eine stenosierende Koronarsklerose zugrunde.

## 1.1 Beziehungen zwischen Ausmaß der stenosierenden Koronarsklerose und Koronardurchblutung

Die *Koronardurchblutung* des Menschen weist beim Gesunden eine große *Reserve* auf, die selbst bei hoher körperlicher Belastung nach Untersuchungen von Heiss (1976) sowie Behrenbeck et al. (1976) nicht ausgeschöpft wird: Die durch Dipyridamolinjektionen erreichbare Koronarreserve wird bei starker körperlicher Belastung wahrscheinlich nur zu etwa 50% ausgenutzt. Hinzu kommt, daß geringgradige Stenosierungen die Durchblutung nicht oder kaum beeinflussen. Damit sind Durchblutungsstörungen erst bei einer fortgeschrittenen Stenosierung zu erwarten.

Es ist dabei anzunehmen, daß die funktionelle Auswirkung einer bestimmten Stenose vom Durchfluß abhängig ist. Gould et al. (1974) konnten in Hundeversuchen nachweisen, daß die Ruhedurchblutung des R. circumflexus erst bei ungefähr 85%iger artefizieller Lumeneinengung* reduziert wird. Die durch Kon-

trastmittelinjektion mögliche Durchblutungssteigerung, die ohne Stenosierung das 4fache der Ruhedurchblutung betrug — eine gute Übereinstimmung mit der durch Dipyridamolinjektion erreichbaren maximalen Durchblutung —, sank jedoch schon ab 40–50% artefizieller Stenosierung des R. circumflexus langsam ab (Abb. 1.1). Damit wird die Koronarreserve bereits ab 40–50%iger Stenosierung eingeengt.

Nach den oben erwähnten Untersuchungen von Heiss (1976) sowie Behrenbeck et al. (1976) wäre jedoch trotz in dieser Weise reduzierter Koronarreserve bei körperlicher Belastung noch keine Koronarinsuffizienz faßbar, da die Koronarreserve bei hoher körperlicher Belastung nur bis zu 50% beansprucht wird.

Folgende klinische Konsequenzen ergaben sich:

*1. Die körperliche Belastung muß in der Funktionsdiagnostik sehr hoch sein, wenn sie eine mittelgradig reduzierte Koronarreserve erfassen soll.*

*2. Eine gering- bis mittelgradige Stenosierung ist mit einem körperlichen Belastungstest nicht auszuschließen.*

Gould und Lipscomb (1974) konnten weiterhin nachweisen, daß *zwei nacheinandergeschaltete* deutliche Stenosen sich stärker auswirken als eine Stenose. Die Addition einer distalen 60%igen Stenosierung zu einer proximalen 75%igen wirkt sich z. B. zusätzlich aus. Es

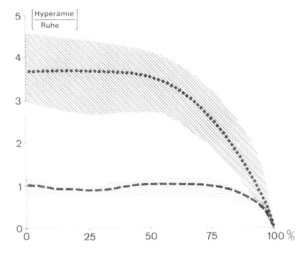

**Abb. 1.1.** Koronardurchblutung. Beziehungen zwischen prozentualer Kontriktion des Durchmessers des R. circumflexus und der Ruhedurchblutung *(unten)* und der durch Kontrastmittelinjektion ausgelösten Maximaldurchblutung als Vielfaches der Ruhedurchblutung bei 12 Hunden. (Nach Gould et al., 1974)

---

* Lumeneinengung bedeutet hier wie bei der Befundung von Koronarangiogrammen Diamterreduktion in Prozent.

ist also nicht richtig, daß allein die stärkste Stenosierung den Durchfluß bestimmt. *Wir müssen mit einer Addition der funktionellen Auswirkung von in Serie geschalteten Stenosierungen rechnen, eine Tatsache, die bei der Bewertung von Koronarangiographiebefunden berücksichtigt werden muß* (Abb. 1.2).

Beim Menschen sahen ASOKAN et al. (1975) eine kritische Herabsetzung der Koronardurchblutung in Ruhe ebenfalls erst dann, wenn die Stenosierung mehr als 90% betrug (Abb. 1.3) *Entsprechend wird bei Koronarangiographien in der Regel erst dann eine retrograde Auffüllung eines Gefäßes über Kollateralen beobachtet, wenn die Stenosierung mehr als 90% beträgt.*

Bei körperlicher Belastung können sich jedoch auch beim Menschen mittelgradige Stenosen auswirken. Von 81 Patienten ohne bisherigen Herzinfarkt, die während Belastung eine sichere Angina pectoris verbunden mit ischämischen ST-Senkungen und einem überhöhten linksventrikulären Füllungsdruckanstieg aufwiesen, hatten nur 65% eine hochgradige, d. h. mindestens 90%ige Stenosierung eines Hauptgefäßes oder gar einen Verschluß (Abb. 1.4). Bei 27% lag der Stenosegrad im Bereich 50–90%. Bei letzteren Patienten hat sich somit eine mittelgradige Stenose im Bereich 50–90% bereits auf die Koronardurchblutung bei Belastung ausgewirkt. Die koronarangiographische Angabe des Stenosegrades bezieht sich in der Regel auf Reduktion des Durchmessers einer Kranzarterie. Wie in Abschnitt 3.2.3 näher ausgeführt, bedeutet eine 50%ige Reduktion des Durchmessers jedoch bereits eine 75%ige Reduktion des Lumens.

Beim Vergleich der von GOULD et al. (1974) durchgeführten Tierversuche und den Befunden am Menschen muß darauf hingewiesen werden, daß die koronare Herzerkrankung beim Menschen in der Regel einen chronischen Krankheitsprozeß darstellt, bei dem mit zunehmender Stenosierung wiederum *Kompensationsmechanismen wie eine Kollateralisierung* aufgebaut

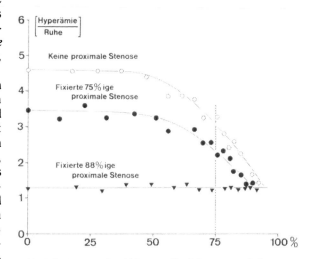

**Abb. 1.2.** Koronardurchblutung. Beziehungen zwischen prozentualer Konstriktion des Durchmessers des distalen R. circumflexus und der durch Kontrastmittelinjektion ausgelösten Maximaldurchblutung als Vielfaches der Ruhedurchblutung ohne zusätzliche proximale Stenose *(oben)*, mit zusätzlicher fixierter 75%iger Stenose *(Mitte)* und zusätzlicher fixierter 88%iger proximaler Stenose. (Nach GOULD u. LIPSCOMB, 1974)

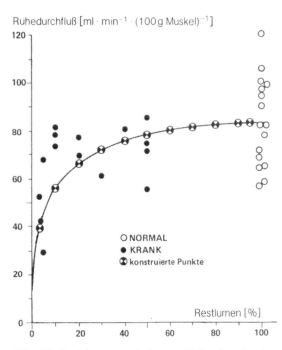

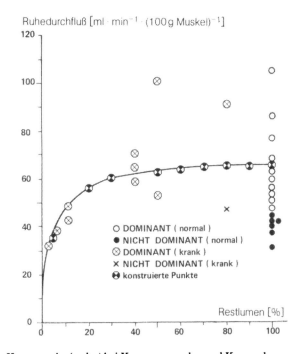

**Abb. 1.3.** Beziehungen zwischen verbleibendem Restlumen und Ruhedurchfluß bei der linken *(links)* und der rechten Kranzarterie *(rechts)* bei Koronargesunden und Koronarkranken. (Nach ASOKAN et al., 1975)

werden. Nur so ist zu erklären, daß unter den in Abb. 1.4 beschriebenen Patienten 40% bereits einen Koronarverschluß durchgemacht haben, ohne daß ein transmuraler Herzinfarkt entstanden ist und ohne daß im Ruhezustand Angina-pectoris-Beschwerden vorliegen.

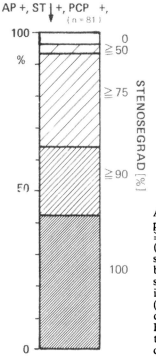

Abb. 1.4. Koronarangiographiebefund [≧50, ≧75, ≧90% oder 100% Stenose (= Totalverschluß)] wenigstens eines Herzkranzgefäßes bei 81 Patienten mit typischer Angina pectoris (AP), ischämischer ST-Senkung (ST↓) und Pulmonalkapillardruckanstieg (PCP) während Belastung, die noch keinen transmuralen Herzinfarkt durchgemacht hatten

## 1.1.1 Funktionelle Veränderungen (Spasmus)

Das Konzept, nach dem Koronarinsuffizienz bei fixierter Stenose dann entsteht, wenn — durch Mehrarbeit des Herzens bedingt — der myokardiale Sauerstoffbedarf eine kritische Grenze überschreitet, trifft dann nicht zu, wenn ein oder mehrere Segmente der großen Koronararterien sich durch Koronarspasmus offenbar unwillkürlich verengen oder sogar verschließen.

PRINZMETAL (PRINZMETAL et al., 1959) beschrieb Patienten, die aus der Ruhe heraus pektanginöse Beschwerden bekamen, bei denen im Elektrokardiogramm während des Anfalls ischämische *ST-Hebungen* registriert wurden. Vielfach hatten die Patienten unter Belastung keine Beschwerden, so daß er von einer *Abart* (variant form) *der Angina* sprach. MASERI et al. (1977, 1978) haben das Konzept erheblich erweitert. Sie registrierten mittels arteriellem Verweilkatheter im linken Ventrikel spontane *Ischämieepisoden mit ST-Senkungen und -Hebungen* und deutlichem Anstieg des linksventrikulären enddiastolischen Druckes. Die Anfälle waren nicht durch Anstieg des myokardialen Sauerstoffverbrauchs bedingt, sondern primär durch spastische Gefäßverengung. Zum Nachweis wurde so lange mit der Kontrastmittelinjektion in die Kranzarterie gewartet, bis die Patienten spontan einen Anfall bekamen.

Bei Verschluß eines Gefäßsegmentes kommt es zur transmuralen Ischämiereaktion mit ST-Hebung (Abb. 1.5). Häufiger ist jedoch die nicht-transmurale Ischämie mit ST-Senkung, analog der typischen Isch-

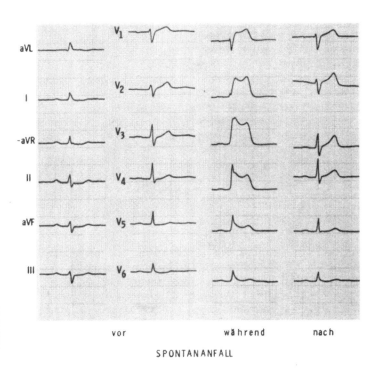

Abb. 1.5. Spontaner Angina-pectoris-Anfall (K.R. ♂, 63 J.). EKG vor, während und nach dem Anfall. Deutliche ST-Hebungen in den Brustwandableitungen V$_1$–V$_5$. Der Anfall ist durch spastische Gefäßverengung bedingt

ämiereaktion unter körperlicher Belastung. Diese Vor-
stellungen sind durch myokardszintigraphische Untersuchungen untermauert: Bei Patienten mit ST-Hebungen wurde ein transmuraler Ausfall der Myokardperfusion nachgewiesen, während mehr diffuse bzw. sub-
endokardiale Perfusionsverminderungen bei Patienten
mit ST-Senkungen festgestellt wurden.

Relativ selten sind spastische Gefäßveränderungen
an völlig intakten Koronargefäßen. Häufiger wurden
Gefäßspasmen im Bereich von bereits mäßig- bis mittelgradig veränderten Koronargefäßen gefunden. Relativ häufig ist auch die Kombination der belastungsab-
hängigen Angina pectoris mit der vasospastischen
Ruhe-Angina. Bei Vorliegen einer bereits höhergradigen Stenose kann eine geringe zusätzliche funktionelle,
möglicherweise vasospastische, Komponente den
schweren Ruhe-Anfall provozieren. Spasmen treten offenbar bevorzugt an arteriosklerotisch geschädigten
Gefäßen im Bereich der Stenosen selbst oder in der
Übergangszone zwischen normalem und abnormalem
Gefäßgebiet auf.

Die atheromatös veränderte Intima scheint die Mani-
festation von Spasmen zu begünstigen. OLIVA und
BRECKENRIDGE (1977) vermuten, daß Thrombozyten an
diesen Stellen vasokonstriktorische Mediatoren, wie Se-
rotonin, Prostaglandin B 2 und Thromboxane A 2 frei-
setzen. BROWN et al. (1978) wiesen nach, daß Propranolol und die anschließende α-adrenerge Stimulation mit
Adrenalin die Querschnittsfläche in der organischen
Stenose bei Patienten mit spontaner Angina pectoris
erheblich reduziert. Bei exzentrischen Stenosen reicht
die Tonusvermehrung des normalen Gefäßstückes allein aus, um im Stenosebereich den Durchmesser kritisch zu vermindern. Trotz dieser Ansatzpunkte bleibt
der Wirkungsmechanismus für die Auslösung eines Koronarspasmus weiterhin unklar. Selbst beim frischen
Myokardinfarkt soll nach Ansicht von OLIVA und BREK-
KENRIDGE (1977) sowie MASERI (1976, 1978) der Koronarspasmus bei einem Teil der Fälle eine Rolle spielen.

Für die klinische Praxis gilt:

*Je stärker die Diskrepanz zwischen Ruhe-Angina-pec-
toris-Anfällen auf der einen Seite und relativ guter Arbeitstoleranz auf der anderen Seite, desto mehr muß an
die vasospastische Angina pectoris gedacht werden.*

## 1.2 Pathophysiologie der passageren Koronarinsuffizienz

Eine Koronarinsuffizienz läßt sich beim Menschen me-
tabolisch durch Koronarsinuskatheterisierung nachweisen. Wird durch *Vorhofstimulation* mit entsprechender
Frequenzerhöhung und Steigerung des Sauerstoffverbrauchs des Herzens eine Angina pectoris ausgelöst,
steigt der *koronarvenöse Lactatgehalt* deutlich an, das
Myokard produziert Lactat (bei Normaldurchblutung
extrahiert es Lactat) (Abb. 1.6).

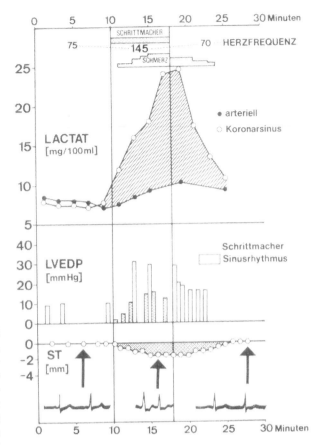

**Abb. 1.6.** Myokardiale Lactatproduktion bei einem Patienten,
der während Vorhofschrittmacherstimulation eine Herzfrequenz von 145/min bekam und dabei in eine Angina pectoris geriet. Zur gleichen Zeit kommt es zu ischämischen ST-
Senkungen und einem Anstieg des enddiastolischen Druckes
im linken Ventrikel (LVEDP), immer dann, wenn kurzfristig
der Schrittmacher abgestellt wurde. (Aus PARKER et al.,
1969a)

Wird die Angina pectoris durch körperliche Belastung ausgelöst, ist die Lactatproduktion nicht so deutlich, insbesondere da die ständige Erhöhung des arteriellen Lactats, welches vorwiegend aus der peripheren Muskulatur austrat, störend ins Spiel kommt
(Abb. 1.7), nachweisbar bleibt jedoch eine deutlich verringerte Lactatextraktion.

Parallel mit der Angina pectoris kommt es zu objektiven Hinweisen für $O_2$-Mangelversorgung. Das EKG
zeigt „ischämische" ST-Senkungen. Als Folge der Koronarinsuffizienz kommt es zu einer sekundären Beeinträchtigung der Arbeitsweise des linken Ventrikels, wobei die Erhöhung des enddiastolischen Druckes ein sehr
konstanter Befund ist.

Kommt es zu einem „walk-through"-Phänomen (s.
Kap. 2.1.1), wird in der Regel parallel mit dem Verschwinden der Schmerzen — in Abb. 1.8 trotz Steigerung der Belastungsstärke — auch ein Rückgang der
ischämischen ST-Senkung und der enddiastolischen
Druckerhöhung im linken Ventrikel beobachtet. Der
Anstieg des enddiastolischen Druckes (Abb. 1.9) ist die

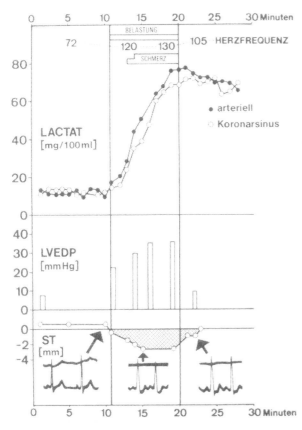

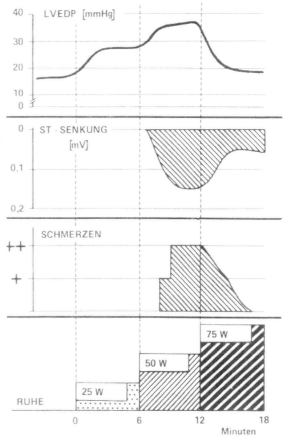

**Abb. 1.7.** Reduzierte myokardiale Lactatextraktion bei einem Patienten, der während körperlicher Belastung Angina pectoris bekam. Gleichzeitig kommt es zu ischämischer ST-Senkung und einem Anstieg des enddiastolischen Druckes im linken Ventrikel (LVEDP). (Aus PARKER et al., 1969b)

**Abb. 1.8.** Retrosternale Schmerzen, horizontale ST-Senkungen (ST-↓ und enddiastolischer Druck im linken Ventrikel (LVEDP)) in Ruhe und bei Belastung mit 25, 50 und 75 W jeweils 6 min bei dem 60jährigen Angina-pectoris-Patienten B.F. Der Patient hatte 3 Monate vorher einen Hinterwandinfarkt erlitten; das selektive Koronarangiogramm zeigte einen Verschluß der rechten Kranzarterie sowie erhebliche Stenosierungen der beiden Hauptäste der linken Kranzarterie. Bei 50 W kommt es zu retrosternalen Beschwerden und ischämischen ST-Senkungen. Der LVEDP steigt stark an. Bei Beginn der Belastung von 75 W erfährt der Patient ein „walkthrough"-Phänomen. Die ischämischen ST-Senkungen werden geringer. Der LVEDP fällt wieder beträchtlich ab

allgemeine hämodynamische Auswirkung einer *regionalen Funktionsstörung*. Dies läßt sich z. B. zeigen, wenn in Ruhe und bei durch körperliche Belastung induzierter Angina pectoris Ventrikulographien durchgeführt werden: Parallel mit der Angina pectoris kommt es zu einer Kontraktionsbeeinflussung des Myokards im Versorgungsgebiet eines kritisch stenosierten Herzkranzgefäßes (Abb. 1.9).

Über Ventrikulographien bei belastungsinduzierter Angina pectoris wurde von BUSSMANN et al., SHARMA und TAYLOR (1975), SIGWART et al. (1975), KOBER et al. (1976) sowie von RENTROP (1975) und von ROSKAMM et al. (1976) berichtet. Neben der körperlichen Belastung wurden dabei regionale Koronarinsuffizienzen durch *Volumenbelastung* und *Vorhofstimulation* erzeugt (BUSSMANN et al., 1976; SCHÖNBECK et al., 1974).

Bei passagerer Hypo- bzw. Akinese im Versorgungsbereich des kritisch versorgten Gefäßes ist in Fällen eines nicht reduzierten Schlagvolumens eine *kompensatorisch erhöhte Kontraktionsamplitude des Restmyokards* anzunehmen. Dieser Befund läßt sich quantitativ beim Menschen nur schwer erfassen. In Tierversuchen haben jedoch KOBER und SCHOLTHOLT (1976) sowie KOBER et al. (1976) unter Verwendung intramyokardialer Druck-

messungen bei lokaler Reduktion der Kontraktilität im Ischämiebereich eine kompensatorisch erhöhte Kontraktilität im Restmyokard nachweisen können.

Bei großem Ischämiebezirk kommt es jedoch meistens zum Abfall des Schlagvolumens; zu einem Anstieg des enddiastolischen Druckes kommt es bei fast allen Patienten (Abb. 1.10).

Zwischen der Größe des Ischämiebezirkes und der Erhöhung des enddiastolischen Druckes während durch Belastung ausgelöster Angina pectoris besteht eine Korrelation (Abb. 1.11). Durch gleichzeitige Registrierung von Druck und Volumen aus den Einzelbildern der Angiokardiographie läßt sich in der Regel eine *Druck-Volumen-Schleife* herstellen, wobei zugegeben werden muß, daß die Volumenpunkte sicherlich nicht sehr genau angegeben werden können. Während der

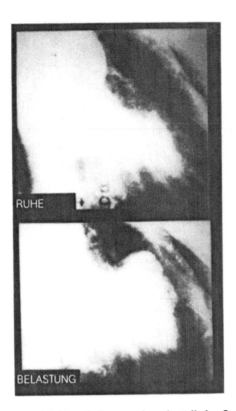

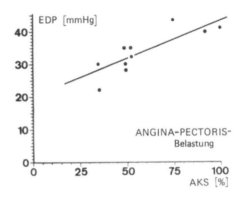

**Abb. 1.11.** Beziehung zwischen enddiastolischem Druck im linken Ventrikel *(EDP)* und der Größe des hypo- bzw. akinetischen Segmentes (AKS) in Prozent des Ventrikelumfanges während durch körperliche Belastung ausgelöster Angina pectoris. $EDP = 0,233 \; AKS/20,21; \; r = 0,814$

**Abb. 1.9.** Ventrikulogramm in endsystolischer Stellung im Ruhezustand *(oben)* und während Angina pectoris *(unten)* bei 25 W Belastung bei dem 61jährigen Patienten W.E. mit proximalem Verschluß des R. descendens anterior und 70%iger Stenose eines hohen Kantenastes des R. circumflexus sowie einer 50–60%igen Stenose des R. circumflexus im mittleren Drittel. Die schon im Ruhezustand angedeutet vorhandene Hypokinese im Versorgungsgebiet des R. descendens anterior verstärkt sich bei belastungsinduzierter Angina pectoris beträchtlich

durch dynamische körperliche Belastung induzierten Angina pectoris wird die Druck-Volumen-Schleife gegenüber dem Ruhezustand meistens nach rechts und vor allem nach oben verlagert. Jedoch liegt eine starke Variation der Einzelbefunde vor; diese und methodische Gründe mögen auch die Ursache dafür sein, daß bei den notgedrungen kleinen Patientenkollektiven selbst im Mittelwertverhalten unterschiedliche Befunde erhoben werden konnten. So konnte während der durch körperliche Belastung induzierten Angina pectoris trotz deutlicher Erhöhung des enddiastolischen Druckes keine Vergrößerung des mittleren enddiastolischen Volumens des linken Ventrikels nachgewiesen werden (BUSSMANN et al., 1975); in diesen Fällen überwiegt für den Gesamtventrikel die *Compliance- und Relaxationsstörung*. Bei Angina pectoris während dynamischer kör-

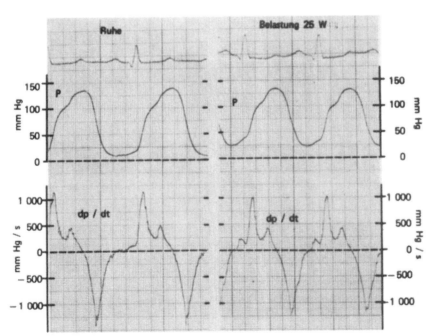

**Abb. 1.10.** Druck im linken Ventrikel und zugehöriges dp/dt in Ruhe und während Angina pectoris bei 25 W bei dem 53jährigen Patienten Sch. E. mit 75%iger Stenose des linken Hauptstammes und Verschluß des R. circumflexus und der rechten Kranzarterie im jeweils mittleren Drittel. Beachte, daß während der belastungsinduzierten Angina pectoris vor allem auch die Relaxationsgeschwindigkeit zurückgeht, mit ein Grund dafür, daß auch schon der frühdiastolische Druck erhöht ist

perlicher Belastung kann jedoch auch eine deutliche Zunahme des enddiastolischen Volumens festgestellt werden (SHARMA et al., 1976; ROSKAMM et al., 1976). Bei einem durchschnittlichen Anstieg des enddiastolischen Druckes von 13,1 mm Hg in Ruhe auf 34 mm Hg bei Belastung nahm das enddiastolische Volumen von 97 auf 139 ml/m² Körperoberfläche zu. Eine Gruppe mit vergleichbaren koronarangiographischen Befunden, jedoch ohne Angina pectoris, zeigte dagegen bei durchschnittlichem Anstieg des enddiastolischen Druckes von 12 auf 25 mm Hg eine Konstanz des enddiastolischen Volumens (80 ml/m² Körperoberfläche in Ruhe, 84 ml/m² Körperoberfläche bei Belastung).

Nach PARMLEY (1976) und TYBERG et al. (1969) beeinflußt das *Perikard* die linksventrikuläre diastolische Druck-Volumen-Beziehung wesentlich. Der Perikardsack ist relativ unelastisch, die Ausdehnungsmöglichkeit und damit die Volumenzunahme des linken Ventrikels ist also sehr begrenzt; mit ein Grund dafür, daß die Druckzunahme meistens überwiegt.

Entscheidend für die Unterschiede im Verhalten des enddiastolischen Volumens bei Angina pectoris scheinen auch die *Ausgangswerte* zu sein. Bei Patienten mit schon erhöhten Ausgangswerten (BUSSMANN et al., 1975) scheint keine Vergrößerung des enddiastolischen Volumens mehr aufzutreten; bei niedrigen Ausgangswerten dagegen (SHARMA et al., 1976; ROSKAMM et al., 1976) scheint eine Vergrößerung doch aufzutreten.

Während der gesunde Ventrikel sein endsystolisches Volumen unter körperlicher Belastung vermindert, kommt es bei Patienten mit koronarer Herzkrankheit und Angina-pectoris-Anfall unter Belastung zu einer Zunahme des endsystolischen Volumens und zu einer Schlagvolumenverminderung.

Wichtig erscheint uns, daß auch schon der frühdiastolische Druck erhöht ist, was z. T. bedingt ist durch die während der Ischämie verlangsamte und wohl auch *unvollständige Relaxation* (NAYLER u. WILLIAMS, 1978; RUTISHAUSER et al., 1973).

Nach erfolgreicher aorto-koronarer Bypass-Operation zeigt das Ventrikulogramm unter Belastung das Verschwinden der regionalen passageren Kontraktionsbeeinträchtigung. Das endsystolische Volumen nimmt entsprechend der fehlenden Hypokinesie im Vergleich zu den präoperativen Befunden deutlich ab. Die einzelnen Wandsegmente weisen erhebliche Funktionsverbesserungen auf (Abb. 1.12). Kontraktilität und Verkürzungsgeschwindigkeit nehmen besonders in den präoperativ betroffenen Segmenten deutlich zu (BUSSMANN et al., 1978).

Im Regelfall führt eine Koronarinsuffizienz somit zu der auch klinisch zu verwertenden Trias: Angina pectoris, ischämische ST-Senkung und diastolischer Druckanstieg im linken Ventrikel. Letzterer ist verbunden mit einem entsprechenden Pulmonalkapillardruckanstieg. Nach Korrektur der Koronarinsuffizienz, z. B. durch eine aorto-koronare Bypass-Operation, verschwinden Angina pectoris, ischämische ST-Senkung und linksventrikulärer Füllungsdruckanstieg.

## 1.3 Auswirkungen der durch Koronarinsuffizienz entstandenen irreversiblen Myokardvernarbungen auf die Ventrikelfunktion

In diesem Abschnitt sollen grundsätzliche pathophysiologische Befunde des koronarkranken Herzens dargestellt werden, welches bereits durch einen Herzinfarkt irreversibel geschädigt wurde.

Bei der morphologisch fixierten irreversiblen Schädigung des Myokards muß eine akute von einer chronischen Phase unterschieden werden. Zunächst zur akuten Phase, die einen Übergang aus der bereits beschriebenen akuten passageren Ischämie darstellt.

Beim *akuten Myokardinfarkt* kommt es im Ischämiebereich zu regionalen *systolischen paradoxen Wandbewegungen*. Entsprechend fällt in dieser Phase die Beeinflussung der Gesamtfunktion des linken Ventrikels be-

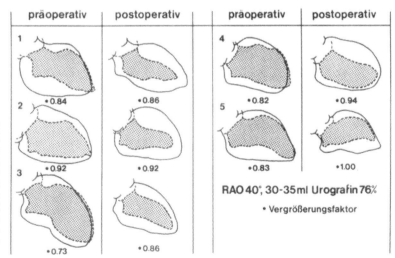

**Abb. 1.12.** Körperliche Belastung vor und nach Bypass-Operation: Prä- und postoperative Angiogramme. Der Vergrößerungsfaktor ist jeweils unter dem Angiogramm angegeben. Präoperativ sind hypokinetische und zum Teil auch akinetische (Beisp. 1, 3 und 4) Ventrikelareale aufgetreten. Postoperativ hat sich das Kontraktionsverhalten bei den Patienten 1 bis 3 vollständig normalisiert, bei Patienten 4 und 5 deutlich verbessert. (Nach BUSSMANN et al., 1976)

sonders stark aus, was besonders von BLEIFELD et al. (1972) sowie LÖNNE (1973) herausgearbeitet wurde.

PARMLEY (1976) hat in der akuten Infarktphase Pumpfunktionsindizes, wie den enddiastolischen Druck im linken Ventrikel und die Schlagvolumenarbeit, mit Muskelfunktionsindizes, wie z.B. die Verkürzungsgeschwindigkeit bei einem Druck von 5 mm Hg als Schätzgröße für $V_{max}$, miteinander verglichen. Dabei ergab sich praktisch kein Unterschied für $VCE_5$* bei überlebenden und verstorbenen Infarktpatienten und Normalpersonen.

Der diastolische Druck im linken Ventrikel ist dagegen bei beiden Gruppen von Infarktpatienten deutlich erhöht. Der prognostisch relevanteste der untersuchten Parameter scheint der *Schlagarbeitindex* zu sein. Er liegt bei den nicht überlebenden Infarktpatienten in allen Fällen unterhalb des Normalbereiches. Das Normalbleiben der Muskelfunktionsgröße $VCE_5$ wird auf die starke sympathische Stimulation des Restmyokards zurückgeführt. Dies kann als Kompensationsversuch zur Aufrechterhaltung eines ausreichenden Auswurfes angesehen werden. Die Untersuchungen zeigen eindeutig, daß bei Infarktpatienten im akuten Stadium die Pumpfunktionsgrößen des linken Ventrikels den Muskelfunktionsindizes überlegen sind. In Übereinstimmung damit stehen die Beobachtungen von JUST (1975) und BLEIFELD et al. (1972), die innerhalb von 3 bzw. 5 Wochen nach akutem Herzinfarkt eine deutliche Verbesserung der Pumpfunktion, jedoch keine Änderung der Kontraktilitätsindizes fanden. Im Verlauf der folgenden Wochen erhöht sich parallel mit der histologisch nachgewiesenen Bindegewebsvermehrung die *Steifigkeit des Infarktbezirkes*, wie in Tierversuchen nachgewiesen werden konnte (PIRZADA et al., 1975; THEROUX et al., 1976). Dies führt zu einem Rückgang der paradoxen Bewegung im Infarktbereich. So lange die paradoxe Bewegung besteht, ist die hämodynamische Auswirkung in erster Linie eine Reduktion der Förderleistung; wenn sie aufhört, ergeben sich bei normal perfundiertem Restmyokard in der Regel keine entscheidenden Aus-

---

* $VCE_5$: Verkürzungsgeschwindigkeit des kontraktilen Elements bei einem Druck von 5 mm Hg

wirkungen mehr auf die Förderleistung, sondern vorrangig auf den enddiastolischen Druck in Ruhe und bei Belastung.

Parallel dazu konnten SWAN et al. (1976) bei Untersuchungen exzidierter Infarktnarben von Menschen im chronischen Stadium eine bis zu 7fach erhöhte Steifigkeit gegenüber normalem Muskelgewebe feststellen.

Die hohe *Steifigkeit* verhindert eine wesentliche systolische Expansion auch des aneurysmatischen Gewebes. Nach Ergebnissen von SWAN et al. (1976) scheint deshalb die Exzision eines solchen Aneurysmas sich hämodynamisch nicht entscheidend auszuwirken. Erst wenn das Restmyokard zusätzlich ischämisch ist – meistens haben die Patienten dann eine Angina pectoris – wirkt sich die Operation eines Aneurysmas zusammen mit der Revaskularisationsoperation auch in hämodynamischer Hinsicht günstig aus. In einer Gruppe von operierten Aneurysma-Patienten mit Angina pectoris starben nur 2 von 21 in der Beobachtungszeit von 13,6 Monaten, dagegen 8 in einer Gruppe von 15 Patienten ohne Angina pectoris. Dieses ist ein Beispiel dafür, daß durch pathophysiologische Befunde und Überlegungen die Indikation zur Aneurysmektomie wieder einmal in Bewegung gebracht worden ist (SWAN et al., 1976).

Der wesentliche Faktor im chronischen Stadium ist nicht die Narbe selbst, sondern der durch sie angezeigte Verlust an aktiver Muskelmasse, der jedoch z.T. durch eine exzentrische Hypertrophie des Restmyokards kompensiert wird (THEROUX et al., 1976; MATHES et al., 1978).

Zwischen der Größe der Narbe und der Beeinflussung der Pumpfunktion besteht eine Korrelation. Mit zunehmender Größe der Narbe kann z.B. eine Erhöhung des enddiastolischen Druckes und eine Abnahme der Ejektionsfraktion bei Belastung festgestellt werden (Abb. 1.13).

Diese relativ enge Korrelation zwischen Größe der Narbe und Ejektionsfraktion bestand ebenfalls in Untersuchungen von LIMBOURG (1975): Der Korrelationskoeffizient betrug unter Verwendung der Ejektionsfraktion in Ruhe −0,839; bei Krozinger-Untersuchungen (ROSKAMM et al., 1976) unter Verwendung der Ejektionsfraktion bei Belastung −0,79. Dagegen ist die

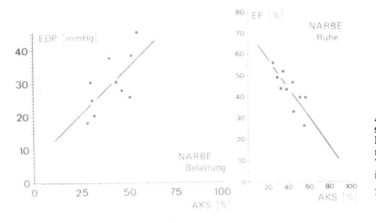

**Abb. 1.13.** Beziehung zwischen enddiastolischem Druck im linken Ventrikel *(EDP)* bzw. Ejektionsfraktion *(EF)* und der Größe des akinetischen Segmentes (AKS) in Prozent des Ventrikelumfanges bei Patienten mit Myokardinfarkt ohne Angina pectoris. *EDP* = 0,572 AKS + 6,41, *r* = 0,696; *EF* = 0,686 AKS + 71,6, *r* = 0,79

Korrelation zwischen Narbengröße und $dp/dt_{max}$ viel lockerer, der Korrelationskoeffizient beträgt nach LIM-BOURG nur $-0,495$.

Bei gleicher Herabsetzung der Ejektionsfraktion wie bei Myokardiopathien ist $dp/dt_{max}$ nicht so stark beeinträchtigt. Die Erklärung hierfür ist wiederum, daß $dp/dt_{max}$ in entscheidendem Maße vom Restmyokard mitbestimmt wird (LIMBOURG, 1975).

Das enddiastolische Volumen wird von einer bestimmten Narbengröße, die etwa bei 30% der Zirkumferenz des linken Ventrikels angegeben werden kann, als sicher vergrößert gefunden.

Eine enge Korrelation ergibt sich zwischen Größe der Narbe und den diastolischen Druck-Volumen-Relationen, allgemein als Dehnbarkeit beschrieben. SMITH et al. (1974) fanden eine enge Korrelation zwischen Größe der Narbe und dem Compliance-Index (= diastolische Volumenzunahme pro endsystolischem Ausgangsvolumen, geteilt durch diastolische Druckdifferenz).

STRAUER et al. (1975) berichteten über eine Zunahme des Steifheitsindex (= spätdiastolischer Druckanstieg/spätdiastolischer Volumeneinstrom) mit zunehmender Schwere der Koronarerkrankung.

Ob jedoch der Nachweis einer Compliance-Reduktion für den Gesamtventrikel als Ursache der enddiastolischen Druckerhöhung schon eine Zunahme der enddiastolischen Faserlänge im normalen Restmyokard ausschließt, ist wohl noch nicht geklärt. Wir stoßen hier auf das gleiche Problem wie bei den Kontraktilitätsindizes: Der regional unterschiedliche Myokardzustand – hier Narbe, dort vielleicht normales Myokard – führt dazu, daß den Gesamtventrikel betreffende Indizes als Resultante aufzufassen sind, in der funktionell sogar entgegengesetzt sich verhaltende Ventrikelbereiche enthalten sein können.

Die Abhängigkeit der hämodynamischen Funktionsbeeinträchtigung von der Größe der Narbe zeigt sich auch in einfachen hämodynamischen Untersuchungen des Pulmonalkapillardruckes (PCP) und des Herzminutenvolumens (HMV) in Ruhe und bei Belastung. Mit zunehmender Größe der Narbe konnten wir eine Abnahme des hämodynamischen Stadiums O – d. h. normale Hämodynamik in Ruhe und bei Belastung – sowie eine Zunahme des Stadiums III – d. h. eine Beeinflussung auch des Herzminutenvolumens bei Belastung – feststellen (ROSKAMM et al., 1976).

Eine sehr gute Kompensationsmöglichkeit durch das Restmyokard zeigen jugendliche Patienten mit Herzinfarkt; bei unter 30% Narbengröße ist die Hämodynamik bei der Mehrzahl der Patienten normal, d. h. PCP und HMV liegen in Ruhe und bei Belastung im Normbereich. Dabei ist jedoch darauf hinzuweisen, daß der PCP eine durch reduzierte Dehnbarkeit meist allein enddiastolisch erhöhte Durckerhöhung im linken Ventrikel nicht ausreichend reflektiert (RENTROP, 1975; s. Abb. 2.83, S. 84).

Auf die kompensatorisch erhöhte Kontraktilität des Restmyokards für die Aufrechterhaltung einer ausreichenden Förderleistung weisen insbesondere die Untersuchungen von MATHES et al. (1978) hin. Das normal perfundierte Restmyokard kann jedoch mit der Zeit überfordert werden und in eine Utilisationsinsuffizienz übergehen. Bei großer Narbe im EKG sollte die Belastbarkeit vorsichtig beurteilt und die Indikation zur Digitalisierung rechtzeitig gestellt werden. Es empfiehlt sich auf jeden Fall eine getrennte Funktionsanalyse des kontraktilen und des akinetischen Segmentes, ein entsprechendes, beide Segmente berücksichtigendes Modell wurde von WATSON et al. (1975) angegeben.

## Literatur

ASOKAN SK, FRASER RC, KOLBECK RC, FRANK MJ (1975) Variations in right and left coronary blood flow in man with and without occlusive coronary disease. Br. Heart J 37:604

BEHRENBECK DW, TAUCHERT B, NIEHUES B, HILGER H (1976) Ventricular function, coronary blood flow and myocardial oxygen consumption at rest, during exercise and influenced by nitrates. In: Roskamm, H., Hahn, Ch (eds) Ventricular function at rest and during exercise. Springer, Berlin, Heidelberg, New York, p. 21

BLEIFELD W, HANRATH P, MERX W, HEINRICH KW, EFFERT S, (1972) Akuter Myokardinfarkt. Dtsch Med Wochenschr 97:1807

BROWN GB, BOLSON E, FRIMER M, DODGE HT (1978) Angiographic distinction between variant angina and non-vasospastic chest pain (abstract). Circulation [Suppl II] 58:122

BÜCHNER F (1937) Über Angina pectoris. Klin Wochenschr 1932: 1737

BÜCHNER F (1939) Die Coronarinsuffizienz. Steinkopff, Dresden, Leipzig

BUSSMANN WD, THALER R, HEEGER J, KOBER G, HOPF R, KALTENBACH M (1975) Angiographische und hämodynamische Befunde des linken Ventrikels nach Volumenbelastung und körperlicher Arbeit bei Patienten mit koronarer Herzkrankheit (KHK). Verh Dtsch Ges Kreislaufforsch 41:168

BUSSMANN WD, THALER R, KOBER G, HOPF R, KALTENBACH M (1976) Angiographie des linken Ventrikels nach Volumenbelastung und körperlicher Arbeit bei koronarer Herzkrankheit. Z Kardiol 65:693

BUSSMANN WD, MAYER V, KOBER G, KALTENBACH M (1978) Regionale Ventrikelfunktion in Ruhe, unter Volumen- und körperlicher Belastung vor und nach aortokoronarer Bypassoperation. Z Kardiol 67:384

GOULD KL, LIPSCOMB K, HAMILTON GW (1974) Physiologic basis for assessing critical coronary stenosis. Am J Cardiol 33:87

HEISS HW (1976) Coronary blood flow at rest and during exercise. In: Roskamm H, Hahn Ch (eds) Ventricular function at rest and during exercise. Springer, Berlin, Heidelberg, New York, p. 17

JUST H, BLEIFELD W (1976) Diskussionsbemerkung auf dem Internationalen Symposium of the European Society of Cardiology, Genf 1975. In: Roskamm H, Hahn Ch (eds) Ventricular function at rest and during exercise. Springer, Berlin, Heidelberg, New York, p. 179

KOBER G, SCHOLTHOLT J (1976) Continuous recording of local myocardial function in normal and ischemic myocardium. Basic Res Cardiol 71:150

KOBER G, BUSSMANN WD, HOPF R, THALER R, KALTENBACH M (1976) Qualitative and quantitative angiographic evaluation of ventricular function at rest and during exercise with special reference to regional contraction disturbances. In: Roskamm H, Hahn Ch (eds) Ventricular function at rest and during exercise. Springer, Berlin, Heidelberg, New York, p. 49

LIMBOURG P (1975) Die maximale Druckanstiegsgeschwindigkeit als Maß für den kontraktilen Zustand der linken Herzkammer beim Menschen, Habilitationsschrift, Mainz

Lönne E (1973) Der Herzinfarkt im akuten und subakuten Stadium. Habilitationsschrift, Freiburg

Maseri A, Severi S, L'Abbate A, Pesola A (1977) Variant angina: One aspect of a continuous spectrum of vasospastic angina. (Abstr.) Circulation 56, Suppl. II, 33

Maseri A (1976) Pathophysiologic studies of the pulmonary and coronary circulation in man. Am J Cardiol 38:751

Maseri A (1978) Coronary Spasm. Synopsis. In: Kaltenbach M, Lichtlen P, Balcon R, Bussmann WD, (edt.) Coronary Heart Disease 3rd International Symposium Frankfurt Thieme, Stuttgart: p. 145

Maseri A, L'Abbate A, Severi S, Marzilli M, Ballestra AM, Chierchia S, Parodi O, Biagini A: Coronary vasospasm as a cause of acute myocardial infarction. A working hypothesis (abstract). Circulation [Suppl II] 58:13

Mathes P, Baxley WA, Neiss A, Sebening H, Blömer H (1978) Modification of ventricular function by hypercontraction of the surviving heart muscle following myocardial infarction in man. In: Roskamm H, Schmuziger M (eds) Coronary herart surgery – a rehabilitation measure. Springer, Berlin, Heidelberg, New York, p. 1974

Nayler WG, Williams A (1978) Relaxation in heart muscle: some morphological and biochemical considerations. Eur J Cardiol 7: [Suppl]

Oliva PB, Breckenridge JC (1977) Angiographic evidence of coronary arterial spasm in acute myocardial infarction. Circulation 56:366

Parker JO, Chiong MA, West RW, Case RB (1969a) Sequential alterations in myocardial lactate metabolism, ST-segments and left ventricular function during angina induced by atrial pacing. Circulation 15:113

Parker JO, West RO, Case RB, Chiong MA (1969b) Temporal relationships of myocardial lactate metabolism, left ventricular function, and ST-segment depression during angina precipitated by exercise. Circulation 15:97

Parmley WW (1976) Measurements of contractility during acute myocardial infarction and other stress. In: Roskamm H, Hahn Ch, (eds) Ventricular function at rest and during exercise. Springer, Berlin, Heidelberg, New York, p. 31

Pirzada A, Weiner JE, Vokonas PS, Apstein CS, Hood WB (1975) Segmental myocardial stiffness as a determinant of dyskinesis in the acutely ischemic left ventricle. Am J Cardiol 35:162

Prinzmetal M, Kennamer R, Merliss R, Wada T, Bor N (1959) Angina pectoris, I. A variation form of Angina pectoris. Am J Med 27:375

Rentrop KP (1975) Einfluß von Myokardischämie und Myokardvernarbung auf die Funktion des linken Ventrikels. Habilitationsschrift, Freiburg

Rein H (1955) Einführung in die Physiologie des Menschen. Springer, Berlin, Göttingen, Heidelberg

Roskamm H, Rentrop P, Petersen J (1976) Die Ventrikelfunktion bei koronarer Herzerkrankung. Verh Dtsch Ges Kreislaufforsch 42:50

Rutishauser W, Amende I, Mehmel H, Krayenbühl HP, Schönbeck M (1973) Relaxation of the left ventricle in patients with coronary artery disease. In: Kaltenbach M, Lichtlen P, Friesinger G (eds) Coronary heart disease. Thieme, Stuttgart, p. 167

Schönbeck M, Krayenbühl HP, Rutishauser W, Wirz P, Wellauer J (1974) Die Diagnostik der koronaren Herzkrankheiten mit der selektiven Koronarangiographie und der Ventrikulographie unter Belastungsbedingungen. Z Kardiol 63:871

Sharma B, Tayler SH (1975) Localization of left ventricular ischaemia in angina pectoris by cineangiography during exercise. Br Heart J 37:963

Sharma B, Goodwin JF, Raphael MJ, Steiner RE, Rainbow RG, Taylor SH (1976) Left ventricular angiography on exercise: A new method of assessing left ventricular function in ischaemic heart disease. Br Heart J 38:59

Sigwart U, Schmidt H, Steiner J, Mertens HM, Gleichmann U (1975) Linksventrikuläre Geometrie und Volumina in Ruhe und während Ergometerbelastung bei koronarer Herzkrankheit. Verh Dtsch Ges Kreislaufforsch 41:193

Smith M, Russell RO, Feild BJ, Rackley CE (1974) Left ventricular compliance and abnormally contracting segments in postmyocardial infarction patients. Chest 65:368

Strauer Be, Bolte HD, Heimburg P, Rieker G (1975) Eine korrelative Studie über Hämodynamik und Kontraktilität an 110 Patienten. Z Kardiol 64:300

Swan HJC, Chatterjee K, Matloff J (1976) Alterations in ventricular mechanical and metabolic dysfunction following myocardial revascularization. In: Roskamm H, Hahn Ch, (eds) Ventricular function at rest and during exercise. Springer, Berlin, Heidelberg, New York, p. 91

Theroux P, Ross J, Franklin D, Kemper WS, Sasayama S (1976) Regional myocardial function in the conscious dog during acute coronary occlusion and responses to morphine, propranolol, nitroglycerin and lidocaine. Circulation 53:302

Tyberg JV, Parmley WW, Sonnenblick EH (1969) In vitro studies of myocardial asynchrony and regional hypoxia. Circ Res 25:569

Watson LE, Dickhaus DW, Martin RH (1975) Left ventricular aneurysm preoperative hemodynamics, chamber volume and results of aneurysmektomie. Circulation 52:868

# 2 Anamnese und Voruntersuchungen

## 2.1 Anamnese

L. SAMEK, H. ROSKAMM und M. KALTENBACH

### 2.1.1 Technik und Bewertung der Anamnese

Sehr viele Ärzte verstehen unter *Angina pectoris* noch vorrangig und ausschließlich einen schweren Anfall im Ruhezustand; sie verbinden damit ein allzu dramatisches Geschehen. Die meisten der Angina-pectoris-Patienten bekommen Schmerzen nur bei Mehrarbeit des Herzens, vorwiegend bei körperlicher Belastung. Die dabei auftretenden Schmerzen werden in der Regel nicht als allzu bedrohend empfunden, wohl auch aus dem Grunde, weil der Patient immer wieder erfahren hat, daß er den Schmerz durch Beendigung der körperlichen Belastung in sehr kurzer Zeit zum Verschwinden bringen kann. Die typische Angina pectoris ist somit zunächst einmal eine Belastungs-Angina-pectoris. Dieser Gesichtspunkt wird ausführlich in der klassischen Beschreibung des Krankheitsbildes durch WILLIAM HEBERDEN (1768) herausgearbeitet. Leider erleben wir heutzutage sehr häufig eine Ungenauigkeit der Anwendung des Begriffes „Angina pectoris", wenn „herzbezogene" Schmerzen und Mißempfindungen als „pektanginöse" oder „stenokardische" Beschwerden mit in das Krankheitsbild einbezogen werden. Dies geht so weit, daß man häufig, um sich verständlich zu machen, von einer „echten" Angina pectoris reden muß, wenn man eine Angina pectoris meint. Weiterhin hat das dazu geführt, daß eine nicht ganz risikofreie Methode, wie die Koronarangiographie, in diesen an sich klaren Fällen zur weiteren „Abklärung" herangezogen wird. Das Krankheitsbild Angina pectoris beruht letzten Endes allein auf dem Vorhandensein von charakteristischen Beschwerden. Schon aus diesem Grunde ist die Anamneseerhebung das Entscheidende in der Diagnosestellung.

Folgende Bedingungen müssen erfüllt sein, bevor eine Symptomatik als Angina pectoris bezeichnet wird:

*Auslösung und Verlauf der Angina pectoris*

Das wichtigste Kriterium ist das Auftreten des Schmerzes bei Mehrarbeit des Herzens, die über eine gewisse Zeit anhalten muß. Zu einer solchen Mehrbelastung des Herzens kommt es am ehesten bei einer körperlichen Belastung. So überrascht es nicht, daß mehr als 90% der Angina-pectoris-Patienten über Beschwerden bei körperlicher Belastung klagen. Bei dem verbleibenden geringen Prozentsatz ist anzunehmen, daß diese Patienten sich unter den heutigen Zivilisationsbedingungen, d. h. der weitgehenden Automatisierung und Motorisierung, gar nicht mehr so stark körperlich belasten, um in den Bereich der Koronarinsuffizienz hineinzukommen. Patienten mit weit fortgeschrittener Angina pectoris bekommen häufig auch bei absoluter Körperruhe Angina-pectoris-Anfälle. (Eine Sonderform ist die Prinzmetal-Angina, bei der der Anfall vorwiegend in Körperruhe auftritt, S. 3). In der Regel nimmt der Schmerz mit zunehmender Dauer und/oder Intensität der Belastung allmählich zu, bis er zum Abbruch der Belastung zwingt. Von ungefähr 10% der Patienten wird jedoch trotz Weiterbelastung − häufig sogar Steigerung der Belastung − ein Abklingen der Beschwerden bis zum völligen Verschwinden angegeben; dieses Faktum wird auch als „walk-through"-Phänomen bezeichnet. Eine endgültige Erklärung dieses Phänomens ist heute noch nicht möglich. Die Auslösung der Beschwerden kann auch durch physikalische oder seelische Belastung erfolgen, dies trifft insbesondere für Patienten zu, die sich wenig bewegen. Nicht wenige Kranke haben besonders starke oder besonders leichte Beschwerden bei kaltem, feuchtem, windigen Wetter. Bei anderen werden Angina pectoris Anfälle vorwiegend durch Erregung ausgelöst.

*Lokalisation*

In der Regel wird der Schmerz retrosternal angegeben. Wenn er ausstrahlt, dann meist bilateral, in einigen Fällen bis in den Unterkieferbereich, in die Schultern, Arme und Hände oder in den Rücken. Die oft zitierte unilaterale Ausstrahlung in den linken Arm und in die linke Hand ist gar nicht so typisch. In Einzelfällen kann er auch außerhalb des Thorax, z. B. im Unterkiefer oder in den Armen beginnen.

*Beschwerdecharakter*

Der Schmerz wird je nach Bildung, Temperament und Phantasie des Patienten unterschiedlich beschrieben. Angaben wie „dumpfer Druck" oder „Engegefühl" sind am häufigsten zu hören. Häufig wird gleichzeitig eine Atembeklemmung empfunden. Gelegentlich ist Atemnot das einzige subjektive Äquivalent der Angina pectoris. Charakteristisch ist eine gewisse Dauer des Schmerzes, ein „steady state". In Abständen auftretende Herzstiche sind keine Angina pectoris. Der immer wieder durch Mehrbelastung des Herzens auslösbare Schmerz wird in der Regel von dem Patienten nicht so vielgestaltig beschrieben, wie z. B. die nicht auf Koronarinsuffizienz zu beziehenden kardialen Mißempfindungen, die bei vegetativen Herz- und Kreislaufstörungen auftreten.

*Dauer des Anfalls, Rückbildung, Nitratwirkung*

Die Schmerzen dauern in der Regel nur wenige Minuten. Sie lassen nach, wenn die Mehrarbeit des Herzens unterbrochen wird. Bei körperlicher Belastung auftretende Schmerzen verschwinden, wenn der Patient stehenbleibt oder sich hinsetzt. Schmerzen, die immer wieder, gelegentlich auch längere Zeit nach Belastung, über Stunden oder Tage bestehen, sind keine Angina pectoris. Ein weiteres charakteristisches Merkmal ist das prompte Ansprechen auf Nitroglycerin; auch kann das Auftreten der Beschwerden bei Belastung verhindert werden, wenn vorher Nitroglycerin gegeben wird.

Wenn von intelligenten Patienten die auf die besonderen Beschwerden der Angina pectoris abzielenden Fragen des Arztes klar beantwortet werden, kann die Diagnose Koronarinsuffizienz mit großer Sicherheit gestellt oder ausgeschlossen werden. Sehr wichtig ist die Anamnesetechnik, in der die Fragen in bestimmter Reihenfolge gestellt werden, so wie z. B. in dem Angina pectoris-Fragebogen in Anlehnung an ROSE (1962).

Dieser kann allerdings die Anamneseerhebung durch einen erfahrenen Arzt nicht ersetzen.

Anhand der beschriebenen Charakteristika kann die Angina pectoris in eine typische, nicht-typische und fragliche Angina pectoris unterteilt werden (FRIESINGER, 1972; FOWLER, 1972). Die *typische Angina pectoris* ist demnach folgendermaßen charakterisiert (Abb. 2.1):

1. Schmerzlokalisation hinter dem Sternum oder das Sternum miteinbeziehend;

2. meist durch körperliche Belastung provoziert, bei fortlaufender Belastung zunehmend und mit dem Abbruch der Belastung wieder abklingend;

3. Schmerzcharakter „viszeral", d. h. beklemmend, brennend, schnürend, würgend oder drückend.

Die *nicht-typische Angina pectoris* erfüllt in einem oder zwei Punkten nicht die Definition der typischen Angina pectoris. Der Arzt ist aber davon überzeugt, daß es sich um eine Angina pectoris handelt, z. B. bei Atemnot als Äquivalent der Angina pectoris.

Als *fragliche Angina pectoris* werden Schmerzen bezeichnet, bei denen eine große Unsicherheit darüber besteht, ob der Schmerz durch eine Koronarinsuffizienz bedingt ist.

Aus diagnostischen, therapeutischen und prognostischen Gründen kann die typische Angina pectoris in eine stabile und eine instabile Form unterteilt werden.

1. Die *stabile Angina pectoris* ist charakterisiert durch eine über lange Zeit gleich bleibende Intensität und Häufigkeit der Angina pectoris.

2. Als *instabile Angina pectoris* werden folgende Formen der Angina pectoris bezeichnet:

– eine innerhalb der letzten 4 Wochen neu aufgetretene Angina pectoris (*initiale* Angina pectoris);

– eine stabile Angina pectoris, deren Intensität oder

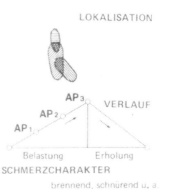

**Abb. 2.1.** Merkmale der typischen Angina pectoris. *AP₁* leichte Schmerzen, *AP₂* mittelstarke Schmerzen, *AP₃* starke Schmerzen, die den Patienten zum Belastungsabbruch zwingen

Häufigkeit oder beides zugenommen hat (*progressive* oder *Crescendo*-Angina-pectoris);

– eine Angina pectoris, die in Ruhe (Angina *decubitus*) oder nachts (*nächtliche* Angina pectoris) auftritt.

Im Rahmen der Bemühungen um die Vereinheitlichung der Nomenklatur und der Kriterien für die Diagnose der ischämischen Herzerkrankungen (IHD) haben die International Society of Cardiology und die International Federation of Cardiology sowie die World Health Organisation folgende Einteilung für die Angina pectoris vorgeschlagen (1979):

A *Belastungsangina:*
    vorübergehendes Auftreten von in der Regel retrosternalen Schmerzen, ausgelöst durch körperliche Belastung oder durch andere Situationen, die den Sauerstoffbedarf des Myokard erhöhen. Der Schmerz verschwindet in der Regel schnell in Ruhe oder durch Nitroglycerin sublingual.

Die *Belastungsangina* wird in drei Untergruppen unterteilt:

1. *de novo* (neu aufgetretene) Belastungsangina: Belastungsangina, die nicht länger als einen Monat besteht.

2. *Stabile Belastungsangina:* Belastungsangina, die seit einem Monat oder länger besteht.

3. *Sich verschlechternde Belastungsangina:* plötzliche Verschlechterung hinsichtlich Häufigkeit, Heftigkeit (Stärke) oder Dauer des Brustschmerzes bei jeweils gleichgebliebener Belastung.

B *Spontane oder Ruheangina:*
    Charakterisiert durch Episoden von Brustschmerz, welcher ohne offensichtliche Beziehung zur Steigerung des Sauerstoffbedarfs des Myokard vorkommt. In der Regel sind die Schmerzen länger anhaltend und stärker, nach Nitroglyceringabe weniger leicht abklingend als bei der Belastungsangina. Das EKG zeigt oft passagere ST- Segment-Senkungen oder T-Wellen-Veränderungen; Enzymveränderungen werden nicht beobachtet.

Spontane oder Ruheangina kann allein oder in Verbindung mit Belastungsangina auftreten.

Einige Fälle von spontaner oder Ruheangina zeigen während des Auftretens passagere ST-T-Segment-Erhöhungen (variant angina, Prinzmetal-Angina). Selbstverständlich muß ein frischer Herzinfarkt ausgeschlossen sein.

Dieser zweite, exakter beschreibende Einteilungsvorschlag der Angina-pectoris-Formen hat Vorteile gegenüber der einfachen Unterscheidung zwischen stabiler und instabiler Angina pectoris; es bleibt abzuwarten, ob er sich allgemein durchsetzt.

Die Angina pectoris kann man nach der sie provozierenden Belastungsintensität einstufen. Für eine semiquantitative Einstufung können die **Beschwerdegrade** nach der New York Heart Association (NYHA) angewendet werden.

Grad I: Bekannte koronare Herzkrankheit, bei der keine oder nur unter extremer Belastung Angina pectoris auftritt

Grad II: Angina pectoris, die nur während starker Belastung auftritt

Grad III: Angina pectoris, die während alltäglicher Belastung auftritt

Grad IV: Angina pectoris, die schon bei geringster Belastung oder in Ruhe auftritt.

## 2.1.2 Angina pectoris als Indikator der Koronarinsuffizienz

Wenn die anamnestisch angegebenen Beschwerden des Patienten klar als typische Angina pectoris einzustufen sind, findet sich bei 75% der Patienten eine mindestens 50%ige Stenose wenigstens einer Herzkranzarterie, wie in Abb. 2.2 für eine Gruppe von Patienten nachgewiesen wurde, die bislang noch keinen transmuralen Herzinfarkt durchgemacht hatten. Wenn Frauen ausgeschlossen wurden, bei denen das Symptom nicht so sicher ist, erhöht sich der Prozentsatz auf ~90%.

Wenn die Beschwerden des Patienten im Sinne der auf S. 12 angegebenen Definition als atypisch angegeben, jedoch bei der Gesamtwertung der Faktoren Auslösungsmodus, Lokalisation, Charakter und Dauer als Angina pectoris gewertet werden mußten, lag in nur

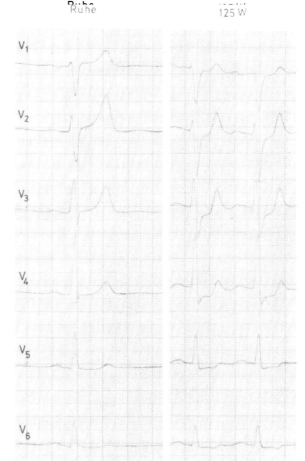

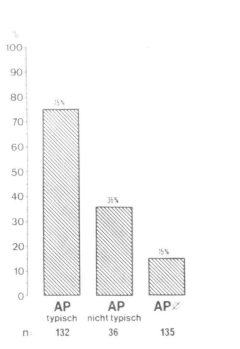

**Abb. 2.2.** Angina pectoris (AP) beim Belastungs-EKG. Häufigkeit einer mehr als 50%igen Stenose wenigstens einer Herzkranzarterie bei 303 Patienten, die noch keinen transmuralen Herzinfarkt durchgemacht hatten. Die Patienten (Männer *und Frauen*) wurden in solche mit typischer und atypischer Angina pectoris aufgeteilt

**Abb. 2.3.** Ischämische ST-Senkung ohne Angina pectoris bei dem 61jährigen Patienten W.O. Bei 125 W Herzfrequenz 128/min, Blutdruck 195/120 mm Hg. Koronarangiographischer Befund: R. interventricularis anterior im mittleren Drittel 60%ige Stenose, R. circumflexus im mittleren Drittel 50%ige Stenose, A. coronaria dextra im mittleren Drittel Totalverschluß

36% eine mindestens 50%ige Stenose wenigstens einer Herzkranzarterie vor.

Trat während eines Belastungstestes mit ausreichend hoher Herzfrequenz sicher keine Angina pectoris auf, so lag eine mindestens 50%ige Stenose wenigstens einer Herzkranzarterie noch bei 15% der Patienten vor. Fast alle diese Patienten hatten jedoch bereits einen nicht transmuralen Herzinfarkt durchgemacht: Das Versorgungsgebiet der betroffenen Koronararterie kann vollständig vernarbt sein, so daß bei einer Eingefäßerkrankung kein kritisch versorgter kontraktionsfähiger Myokardbezirk mehr vorhanden zu sein braucht.

Zusammenfassend lassen sich folgende Richtlinien aufstellen:

1. Bei anamnestisch angegebener *typischer Angina pectoris* liegt bei Männern mit hoher Wahrscheinlichkeit eine hämodynamisch wirksame stenosierende Koronargefäßsklerose vor.

2. Wird anamnestisch und bei einem ausreichend hoch dosierten körperlichen Belastungstest sicher *keine Angina pectoris* angegeben, ist eine stenosierende Koronargefäßsklerose sehr unwahrscheinlich, wenn der Patient keinen transmuralen oder intramuralen Herzinfarkt durchgemacht hat.

3. Bei *atypischer Angina pectoris* ist sehr unsicher, ob eine stenosierende Koronargefäßsklerose vorliegt. Durch Hinzuziehen der übrigen Ischämieindikatoren (Abschnitte 2.5 u. 2.6) läßt sich eine ausreichende Sicherheit erzielen.

### 2.1.3 Koronarinsuffizienz ohne Angina pectoris

Wenn der typischen Angina pectoris meistens eine Koronarinsuffizienz zugrunde liegt, ergibt sich umgekehrt die Frage: Ist Koronarinsuffizienz immer mit Angina pectoris verbunden, oder — anders ausgedrückt — gibt es eine *Koronarinsuffizienz ohne Angina pectoris*? Folgende Befunde sprechen dafür:

a) Von 2002 Männern, die zwei- oder mehrfach in einer prospektiven epidemiologischen Serie von Doyle

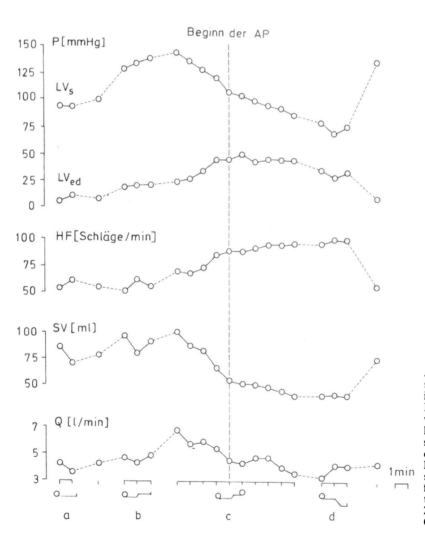

**Abb. 2.4a–d.** Verhalten von systolischen und enddiastolischen Drucken im linken Ventrikel (LVs und LVed), Herzfrequenz (HF), Schlagvolumen (SV) und Herzminutenvolumen (Q). **a** Liegend, vor der Belastung. **b** Bei Anheben der Beine. **c** Während Ergometerbelastung im Liegen. **d** Nach Belastung. Die Messung des Herzminutenvolumens erfolgte mit der Kälteverdünnungsmethode, die Messungen in sehr kurzen Zeitabständen möglich macht. (Nach Carlens und Holmgren, (1976)

und KINCH (1970) belastet wurden, zeigten 75 sogenannte ischämische ST-Senkungen ohne Angabe von
Beschwerden. In den nächsten 5 Jahren bekamen 85%
dieser Männer eine Angina pectoris, erlitten einen
Herzinfarkt oder starben an einem plötzlichen Herztod.
Daraus geht hervor, daß der abnormale EKG-Befund
allein auf eine Koronarinsuffizienz hinweisen kann,
auch wenn der Patient weder anamnestisch noch zum
Zeitpunkt der Belastungsuntersuchung Beschwerden
angibt.

b) Bei deutlichen horizontalen oder deszendierenden
ST-Senkungen im Belastungs-EKG wird in der Regel
eine stenosierende Koronargefäßsklerose festgestellt,
auch wenn die Patienten dabei keine Angina pectoris
angeben (Abb. 2.3).

c) CARLENS und HOLMGREN (1976) konnten zeigen,
daß eine ischämiebedingte Abnahme des Schlagvolumens Minuten vor Beginn der Angina pectoris auftreten
kann. Aus diesen Befunden geht hervor, daß die Beeinflussung der Myokardfunktion schon vor Auftreten der
Angina pectoris sichtbar werden kann (Abb. 2.4).

d) CHATTERJEE et al. (1975) konnten in Einzelfällen
eine Lactatproduktion lange vor Auftreten der Angina
pectoris nachweisen (Abb. 2.5).

e) Starke Hypo- bis Akinesen im Ruheventrikulo-
gramm sind nicht immer irreversibel morphologisch fixiert, sondern können ohne Vorliegen von Angina pectoris auf dem Boden einer passageren Koronarinsuffi-

zienz entstehen. Nach Nitroglyceringabe kommt es in
solchen Fällen zu einer Normalisierung des Ventrikulogramms (Abb. 2.6). In solchen Fällen ist mit einer Normalisierung des Ruheventrikulogramms nach einer Revaskularisationsoperation zu rechnen (Abb. 2.7).

Wie HELFANT et al. (1971) zeigen konnten, war bei
15 von 18 Patienten mit positivem Nitroglycerin-Ven-
trikulogramm nach aorto-koronarer Bypass-Operation
eine entsprechende Verbesserung festzustellen; in den

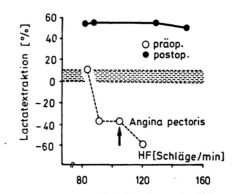

**Abb. 2.5.** Prä- und postoperatives Verhalten der myokardialen
Lactatextraktion bei einem Koronarpatienten. Bevor es zur
Angina pectoris kommt, kann bereits eine Lactatproduktion
im koronarvenösen Blut nachgewiesen werden. (Nach CHAT-
TERJEE et al., 1975)

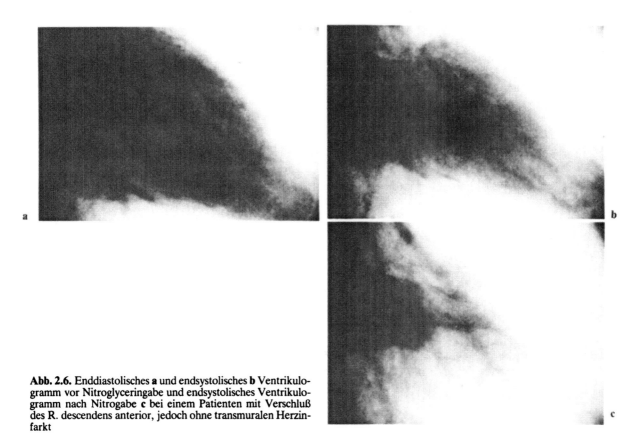

**Abb. 2.6.** Enddiastolisches **a** und endsystolisches **b** Ventrikulogramm vor Nitroglyceringabe und endsystolisches Ventrikulogramm nach Nitrogabe **c** bei einem Patienten mit Verschluß
des R. descendens anterior, jedoch ohne transmuralen Herzinfarkt

drei nicht übereinstimmenden Fällen war es zu einem perioperativen Infarkt gekommen.

Diese Befunde weisen darauf hin, daß es eine passagere Koronarinsuffizienz ohne Vorliegen von Angina pectoris gibt, eine Tatsache, die ebenfalls auf die Bedeutung objektiver Parameter für Koronarinsuffizienz hinweist. Die zur Koronarangiographie hinführende

Voruntersuchung kann sich nicht allein auf die Erfassung von Angina-pectoris-Beschwerden beschränken. *Auch ohne Vorliegen von Angina pectoris müssen ischämische ST-Senkungen während Belastung, insbesondere, wenn sie mit einem überhöhten Füllungsdruckanstieg verbunden sind, zur Abklärung durch Koronarangiographie führen.*

Nachdem die spezifische, auf die Angina pectoris abzielende Anamneseerhebung ausführlich dargestellt worden ist, soll die allgemeine Anamneseerhebung kurz zusammengefaßt werden. Sie muß sich im Wesentlichen auf die Erfassung *koronarer Risikofaktoren* konzentrieren. Rauch- und Eßgewohnheiten und die Entwicklung des Körpergewichts müssen erfragt werden, dasselbe gilt für die familiäre Belastung mit plötzlichem Herztod, Herzinfarkt, Schlaganfall und Hypertonie. Zusätzlich diskutierte Risikofaktoren wie körperliche Inaktivität und psychosozialer Streß sind nur schwer quantifizierbar, sollten aber auf jeden Fall erfragt werden.

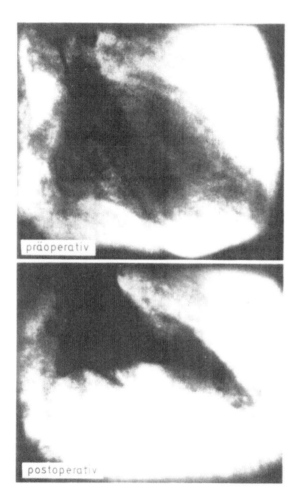

**Abb. 2.7.** Prä- und postoperative endsystolisches Ventrikulogramm des Patienten F.B.

## Literatur

Carlens P, Holmgren A (1976) Left ventricular function curves at rest and during exercise in effort angina. In: Roskamm H, Hahn Ch (eds) Ventricular function at rest and during exercise. Springer, Berlin Heidelberg New York, p. 35

Chatterjee K, Matloff JM, Swan HJC, Ganz W, Suslaita H, Magnusson P, Buchbinder N, Henis M, Forrester JS (1975) Improved angina threshold and coronary reserve following direct myocardial revascularisation. Circulation [Suppl I] 51/52:81

Chatterjee K, Sacoor M, Sutton GC, Miller GAH (1971) Angiographic assessment of left ventricular function in patients with ischemic heart disease without clinical heart failure. Br Heart J 33:559

Doyle JT, Kinch SH (1970) The prognosis of an abnormal electrocardiographic stress test. Circulation 41:545

Fowler NO (1972) Clinical diagnosis. Circulation 46:1079

Friesinger GC (1972) Objective assessment of angina pectoris. Med Prisma 3:1–30

Helfant RH, Pantel SV, Gorlin R (1971) Functional importance of the human coronary collateral circulation. New Engl J Med 284:23

Joint International society and federation of cardiology/world health organization task force on standardization of clinical nomenclature (1979) Nomenclature and criteria for diagnosis of ischemic heart disease. Circulation 59:607

Rose GA, Blackburn H (1968) Cardiovascular survey methods. WHO Monographs No 56:81 Genf

## 2.2 Allgemeine klinische Untersuchung

L. Samek und H. Roskamm

Die allgemeine klinische Untersuchung ist beim Koronarkranken genau so unumgänglich wie bei jedem anderen Kranken, auch wenn direkte Zeichen dieser Erkrankung nur selten zu erheben sind (z. B. Hurst et al., 1978; Reindell u. Roskamm, 1977). Die indirekten Symptome der koronaren Herzkrankheit müssen aber ebenso sorgfältig beachtet werden wie eventuell vorliegende Zweit- oder Begleiterkrankungen. Selbstverständlich muß nach Xanthelasmen und Arcus lipoides gesucht werden. Befunde am Herzen sind beim Koronarkranken in der Regel außerhalb des Angina-pectoris-Anfalls nicht zu erheben, solange noch kein Herzinfarkt mit entsprechender Myokardschädigung stattgefunden hat. Nach entsprechender wesentlicher *Myokardschädigung* durch einen oder mehrere Herzinfarkte können folgende Befunde erhoben werden:

1. Ein 3. Herzton (protodiastolischer oder ventrikulärer Galopp); er weist meist auf eine Herzinsuffizienz hin. Wenn er vorhanden ist, liegt in der Regel auch ein 4. Herzton vor.

2. Ein 4. Herzton (präsystolischer oder Vorhofgalopp): Wenn nicht zusätzlich ein 3. Herzton vorliegt, weist dieser Befund meist auf eine reduzierte ventrikuläre Compliance hin.

3. Ein systolisches Geräusch an der Herzspitze, welches eine Papillarmuskelinsuffizienz vermuten läßt.

4. Ein verbreiterter doppelgipfliger Herzspitzenstoß, der durch eine asynchrone Herzaktion im Herzspitzenbereich bedingt ist.

Nur in Endstadien von koronarer Herzkrankheit sind in der Regel schon klinisch eine Herzvergrößerung und/oder klinische Zeichen einer Linksherzinsuffizienz feststellbar.

Wichtig ist eine allgemeine Untersuchung der peripheren Gefäße, auch deshalb, weil eine fortgeschrittene allgemeine periphere Gefäßsklerose eine relative Kontraindikation für die aortokoronare Bypass-Operation darstellen kann. Eine allgemeine internistische Untersuchung ist unumgänglich, um Zweiterkrankungen zu erfassen, die im extremen Fall auch einmal gegen eine Operation und damit auch gegen eine Koronarangiographie sprechen, z. B. ein fortgeschrittenes Karzinom.

Das Körpergewicht soll bestimmt werden. Übergewicht liegt nach Broca vor, wenn das Körpergewicht in Kilogramm den Wert Körpergröße minus 100 überschreitet.

Der Blutdruck sollte im Liegen gemessen werden. Nach den Richtlinien der Weltgesundheitsbehörde sind Werte bis 140/90 mm Hg normal. Der Bereich 140/90 bis 160/95 bedeutet eine grenzwertige Hypertonie; Werte ab 160/95 (bei mehrmaliger Messung) bedeuten eine Hypertonie.

Der körperlichen Untersuchung schließt sich eine Fahndung nach den blutchemischen *Risikofaktoren* an: Risikofaktoren für koronare Herzkrankheit müssen untersucht werden; eine Hypercholesterinämie liegt vor, wenn das Cholesterin den Wert von 250 mg% überschreitet, eine Hypertriglyceridämie, wenn die Triglyceride 150 mg% überschreiten, eine Hyperurikämie, wenn die Harnsäure 6,5 mg% und mehr beträgt. Ein subklinischer Diabetes mellitus liegt vor, wenn die Summe der Blutzuckerwerte 1 und 2 Std nach oraler Belastung mit 100 g Traubenzucker $\geq$ 310 mg beträgt. Neuerdings wird dem relativen Anteil der HDL- bzw. LDL-Lipoproteine besondere Bedeutung zugemessen; ein Quotient von LDL zu HDL von größer als 2 gilt als Hinweis auf ein erhöhtes Koronarrisiko. In einer koronarangiographischen Studie konnte eine Beziehung zwischen der Höhe des Quotienten und der Schwere des koronarangiographischen Befundes nachgewiesen werden (Zimmer et al., 1980). Die Bedeutung einer pathologischen Plättchenfunktion für die Arterioskleroseentstehung ist noch immer unklar. In einer Untersuchung, in der die Plättchenaggregationsneigung (Plättchenaggregationstest nach Breddin (1968)) mit dem koronarangiographischen Befund verglichen wurde, fand sich nur bei unter 40-jährigen Kranken eine gerichtete Beziehung, bei Älteren bestand eine solche Beziehung nicht (Börgers, 1978).

Das Vorliegen mehrerer Risikofaktoren macht eine koronare Herzkrankheit wahrscheinlicher. Der Ausschluß sämtlicher Risikofaktoren macht sie unwahrscheinlich, schließt sie jedoch nicht aus.

**Literatur**

Börgers HP (1978) Über den Zusammenhang zwischen koronarer Herzkrankheit und gesteigerter Thrombozytenaggregation. Inauguraldissertation, Frankfurt
Breddin K (1968) Die Thrombozytenfunktion bei haemorrhagischen Diathesen, Thrombosen und Gefäßkrankheit. Schatthauer, Stuttgart, New York
Hurst JW, Logue RB, Schlant RC, Wenger NK (1978) The heart. McGraw-Hill, New York
Reindell H, Roskamm H (1977) Herzkrankheiten. Springer, Berlin Heidelberg New York
Zimmer F, Riebeling V, Benke B, Schuster J, Roskamm H (1980) Das LDL-HDL-Verhältnis bei Patienten mit Coronarsklerose. Z. Kardiol. 69:149

## 2.3 Ruhe-EKG, Speicher-EKG und Mechanokardiographie

H.-J. Becker

### 2.3.1 Ruhe-EKG und Angina pectoris

Das Ruhe-EKG mit den Extremitätenableitungen I, II, III, den Goldberger-Ableitungen aVR (bzw. -aVR), aVL, aVF, sowie den Wilson-Ableitungen $V_1$–$V_6$ und $V_1$–$V_6$ zwei Interkostalräume höher oder tiefer zeigt trotz schwerer stenosierender Koronarsklerose bei ungefähr 50% der Patienten einen normalen Kurvenverlauf. Lediglich bei abgelaufenem Infarkt sind Veränderungen zu erwarten, die dann aber bereits Ausdruck einer irreversiblen Schädigung des Herzmuskels sind.

Das Ruhe-EKG kann in einigen Fällen uncharakteristische Formabweichungen aufweisen, wie T-Abflachungen oder flache T-Negativitäten in Ableitung III, die die Diagnose Myokardischämie nicht rechtfertigen. Auch Spezialableitungen, wie die Ableitungen $V_7$–$V_9$, die Ableitungen nach Nehb, oder die korrigierten orthogonalen Ableitungen nach Frank erweitern die Aussage mit Ausnahme des Nachweises von eventuellen Infarktzeichen nicht. Dies läßt sich damit erklären, daß unter Ruhebedingungen auch bei Vorliegen einer schweren stenosierenden Koronarsklerose keine Ischämie bestehen muß. Die Regel ist, daß die Koronarreserve ausreicht, auch bei schwerer Gefäßveränderung die Ruhedurchblutung aufrecht zu erhalten.

### 2.3.2 Ruhe-EKG und Angina pectoris in Ruhe

Beim Auftreten einer Angina pectoris in Ruhe, einer sogenannten Angina pectoris decubitus, sind die Verhältnisse anders. Hier können ischämische ST-Senkungen, aber auch Hebungen auftreten, die nach Abklingen der Beschwerden, sei es spontan, sei es medikamentös, wieder verschwinden. Hier ist dann die Diagnose Myokardischämie aus dem Ruhe-EKG zulässig.

Die Zeichen der reversiblen Myokardischämie manifestieren sich normalerweise nur am Kammerendteil (Baylay u. La Due, 1944; Blumgart et al., 1941). Nur sehr selten werden QRS-Veränderungen beobachtet, so z. B. als ischämiebedingter Schenkelblock. Da intermittierende Schenkelblöcke auch ohne Ischämie auftreten können, kann nicht jeder Schenkelblock auf eine Koronarsklerose, sprich Myokardischämie, zurückgeführt werden.

Nur reproduzierbares Auftreten eines Schenkelblocks im Angina-pectoris-Anfall, im allgemeinen mit

vorangehender oder nachfolgender Ischämiereaktion in Form einer ST-Senkung, erlaubt die Diagnose ischämiebedingter Schenkelblock.

Wie im Belastungs-EKG können zwei unterschiedliche Formen der Ischämie im Angina-pectoris-Anfall am Kammerendteil des Elektrokardiogramms auftreten (Kaltenbach, 1974; Roskamm, 1968). Am häufigsten ist eine horizontal gesenkte oder deszendierend verlaufende ST-Strecke, die in den Brustwandableitungen mindestens 1 mm betragen sollte.

Eine ST-Streckenhebung, wie sie auch in frischem Infarktstadium beobachtet wird, ist dagegen selten. Im Unterschied zum Infarkt normalisiert sich das EKG nach Abklingen des Angina pectoris-Anfalls. Enzymerhöhungen treten nicht auf.

Patienten mit diesen EKG-Veränderungen im Angina-pectoris-Anfall müssen stationär aufgenommen und auf einer Intensivstation überwacht werden, bis zum Ausschluß eines Infarktes und Besserung der Angina-pectoris-Symptomatik. Bei diesen Patienten handelt es sich um eindeutige Risikofälle, da 30% dieser Patienten einen großen Infarkt entwickeln (Prinzmetal). Nicht selten werden nach einem oder mehreren Angina-pectoris-Anfällen auch ohne Enzymanstieg terminal negative T-Wellen beobachtet, die Tage, manchmal sogar Wochen bestehen bleiben. Bei einem Teil dieser Kranken lassen angiographische Untersuchungen umschriebene Kontraktionsstörungen im Vorderwandspitzenbereich erkennen, die eine nicht transmurale Infarzierung wahrscheinlich machen.

Nach dem Erstbeschreiber sind die ST-Hebungen im Angina-pectoris-Anfall als Prinzmetal-Form der Myokardischämie bezeichnet worden (Abb. 2.8).

Von japanischen Autoren wurde, wie auch von Prinzmetal selbst, auf einen Koronarspasmus als Ursache hingewiesen. Nach systematischen Untersuchungen von Maseri et al. (1978) scheint die Bedeutung des Spasmus für einige Ruhe-Angina-pectoris-Anfälle, die sowohl mit ST-Hebungen als auch mit ST-Senkungen verbunden sein können, gesichert zu sein. Eine ST-Hebung soll bei transmuraler Ischämie, eine ST-Senkung bei Innenschichtischämie (subendokardial) auftreten (Abb. 2.9). Bei einem Teil dieser Patienten liegt ein Spasmus bei normalen Koronararterien vor, bei anderen ist er mit einer organischen Koronarsklerose verbunden. Weiterhin muß berücksichtigt werden, daß frühere Angaben über normale Koronararterien zum Teil dadurch zustande kamen, daß es nicht üblich war, eine hemiaxiale Darstellung des Aufzweigungsgebietes des Hauptstammes der linken Kranzarterie durchzuführen. Durch Einführung dieser Projektionsebene sind hin und wieder doch Stenosen gefunden worden, die man in den üblichen Projektionsebenen nicht erkennen konnte.

Wenn auch bei Patienten mit sogenannter Prinzmetal-Angina oftmals isoliert proximal gelegene Stenosen im Bereich der Aufteilungsstelle der linken Kranzarterie gefunden werden, so muß doch nach neueren Untersuchungen das zusätzliche Auftreten eines Spasmus oder bei Fehlen von koronarsklerotischen Veränderungen der Spasmus alleine für die Anfallsauslösung ver-

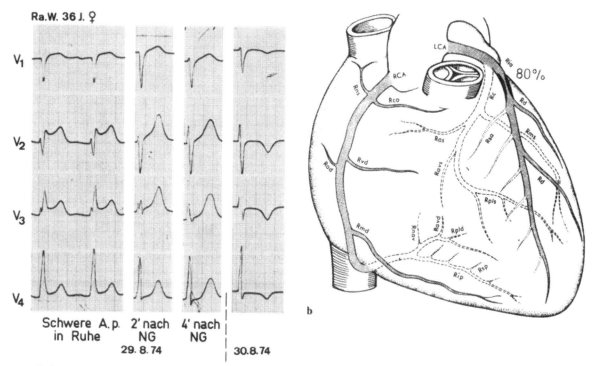

Ra.W. 36 J. ♀

V₁  V₂  V₃  V₄

Schwere A.p.   2' nach   4' nach
in Ruhe        NG        NG
               29. 8. 74      30.8.74

80%

b

Ventrikulogramm

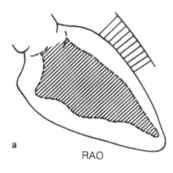

a

RAO

**Abb. 2.8.** Ra. W. 36 J., ♀. Beispiele einer jungen Patientin mit einer Prinzmetal-Angina und einer hochgradigen Stenose im R. interventricularis anterior. Das EKG zeigt eine deutliche ST-Anhebung in den Ableitungen $V_2$–$V_4$. (*NG* = nach Nitroglyceringabe) (RAO = right anterior oblique position = rechtsvordere Schrägprojektion)

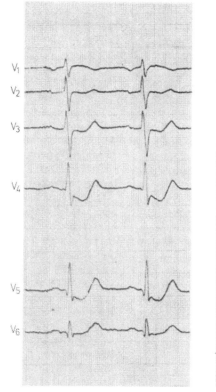

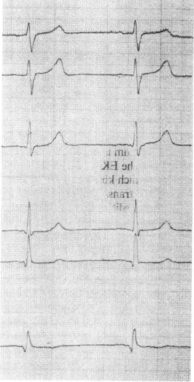

V₁ V₂ V₃ V₄ V₅ V₆

**Abb. 2.9.** Patient mit einem Angina pectoris-Anfall in Ruhe. Das EKG im Angina-pectoris-Anfall (*links*) zeigt eine deutliche ST-Senkung in den Ableitungen $V_4$ und $V_5$, die am nächsten Tag (*rechts*) nicht mehr nachweisbar ist

antwortlich gemacht werden. Die Untersuchungen, die mit Ergonovin gemacht worden sind (BUSSMANN et al., 1978; CATELL et al., 1978; MASERI et al., 1978) sprechen dafür, daß der Koronarspasmus für die Entstehung einer Angina pectoris oder eines Infarktes eine Rolle spielt.

Meistens gelingt es, die Patienten mit Prinzmetal-Angina durch Nitrate oder bestimmte Calciumantagonisten (z. B. Isoptin, Adalat oder Pexid) zu bessern. Im Zustand der stabilen Angina pectoris, die nur bei bestimmter körperlicher Belastung auftritt, läßt sich die weitere invasive Diagnostik mit geringerem Risiko als im Zustand der Ruhe-Angina durchführen. Beta-Rezeptorenblocker sind bei der Behandlung der Angina pectoris in Ruhe im allgemeinen nicht indiziert.

## 2.3.3 Ruhe-EKG bei Myokardinfarkt

Das Ruhe-EKG ist nach wie vor das wichtigste Hilfsmittel zur Erkennung eines frischen Infarktes, vor allem, wenn bei entsprechenden Beschwerden nicht nur die üblichen 12 Ableitungen, sondern auch Zusatzableitungen, wie die hohen Brustwandableitungen (zwei Interkostalräume höher) oder die tiefen Brustwandableitungen (zwei Interkostalräume tiefer) bzw. die Ableitungen $V_7$–$V_9$ abgeleitet werden. Dennoch kann trotz entsprechender Symptomatik und Enzymreaktion das EKG keine oder nur sehr spät (nach mehreren Tagen) Veränderungen zeigen. Sind im Elektrokardiogramm keine Infarktzeichen trotz entsprechenden klinischen Befunden erkennbar, handelt es sich oft um relativ kleine Infarkte, die dem groben Raster des EKG entgehen.

Inwieweit das präkordiale Mapping hier eine größere Ausbeute bringt, steht noch nicht fest, da entsprechende Untersuchungen zur Zeit noch laufen.

Ob das korrigierte orthogonale EKG nach Frank (Ableitungen X, Y, Z) auf diesem Sektor Vorteile bietet, ist bisher noch nicht hinreichend sicher bewiesen, da größere Statistiken mit Korrelation zwischen dem korrigierten orthogonalen EKG nach Frank und dem Koronarangiogramm und Ventrikulogramm, wie dies für das herkömmliche EKG untersucht wurde, nicht vorliegen.

Gelegentlich können nicht-transmurale Infarktbilder, selten auch transmurale Myokardinfarktzeichen infolge einer Myokarditis oder Perikarditis beobachtet werden.

Der zeitliche Ablauf im EKG stimmt mit dem tatsächlichen Infarktalter oft nicht überein, weshalb Zeitbestimmungen über das Alter eines Infarktes aus dem EKG nur mit größter Vorsicht und unter Berücksichtigung des klinischen Befundes möglich sind.

Bei den meisten Patienten bleiben nach einem Infarkt Q-Zacken bestehen. Wenn diese verschwinden, handelt es sich in der Regel um kleinere Infarkte.

### 2.3.3.1 Infarktlokalisation im EKG

Das EKG dient in der Klinik nach wie vor zur Erkennung und Lokalisation von frischen und alten Infarkten. Die elektrokardiographische Unterscheidung verschiedener Infarktlokalisationen geht auf die eingehenden Untersuchungen der Arbeitsgruppen um MYERS (MYERS et al., 1948 a, b, 1949 a–d), PARDEE (1942), WILSON (WILSON et al., 1934) und YU (YU u. STEWART, 1950) zurück. Die elektrokardiographische Lokalisation des Infarktes stimmt dabei mit den postmortalen Befunden gut überein. Die Koronarangiographie und Ventrikulographie ermöglichen die intravitale Überprüfung von EKG-Diagnosen (BECKER, 1975; BECKER et al., 1971, LICHTLEN et al., 1969; WILLIAMS et al., 1973).

#### Infarktlokalisation im EKG und Ventrikulogramm

Die Korrelation der Infarktlokalisation im EKG mit derjenigen im Ventrikulogramm war erst durch die Einführung der biplanen Ventrikulographie möglich geworden. Dabei wurden Akinesien oder postextrasystolisch bestehenbleibende Hypokinesien bzw. Dyskinesien als Narbenfolge angesehen, was anhand postmortaler wie auch intraoperativer Untersuchungen bestätigt werden konnte (GORLIN et al., 1967; SADEGHI, 1973).

Bei elektrokardiographischen Zeichen eines Vorderwandinfarktes finden sich in 84–98% (BECKER, 1975; WILLIAMS et al., 1973) der Fälle im Ventrikulogramm Kontraktionsstörungen der Vorderwand oder Spitze. 64% der Patienten mit isolierten Vorderwandinfarktzeichen im EKG ließen Kontraktionsstörungen im Bereich der Kammerscheidewand erkennen, was gut mit dem pathologisch-anatomischen Befund von MYERS et al. (1948 a, b, 1949 a–b) übereinstimmt. Diese Autoren fanden beim Vorderwandinfarkt in 70% der Fälle eine Infarzierung eines Teils der Kammerscheidewand (Abb. 2.10).

Patienten mit Vorderwandinfarktzeichen im EKG ließen in keinem Fall eine isolierte Kontraktionsstörung der Hinterwand erkennen. Allerdings wurden bei etwa 20% der Patienten mit Vorderwandinfarktzeichen im EKG nicht vermutete Kontraktionsstörungen im Hinterwandbereich nachgewiesen.

Diese Untersuchungen zeigen, daß man bei fast jedem Vorderwandinfarkt auch von einem Anteroseptalinfarkt sprechen darf. Dies erklärt sich dadurch, daß große Teile des Septums vom R. interventricularis anterior versorgt werden, der in einem hohen Prozentsatz bei Patienten mit Vorderwandinfarkt proximal gelegene Stenosen vor Abgang des ersten Septumzweiges aufweist. In Übereinstimmung mit der Arbeitsgruppe um MYERS sind isolierte Septuminfarkte sehr selten. Meist greift der Infarkt von der Vorderwand oder der Hinterwand auf das Septum über. Hieraus wird deutlich, warum bei Infarktzeichen in den Ableitungen $V_1$–$V_4$ oder $V_1$–$V_6$ in vielen Fällen mit Septumhypokinesien oder Akinesien zu rechnen ist.

Aus eigenen Untersuchungen von Patienten mit Hinterwandinfarktzeichen im EKG zeigten sich in 87%

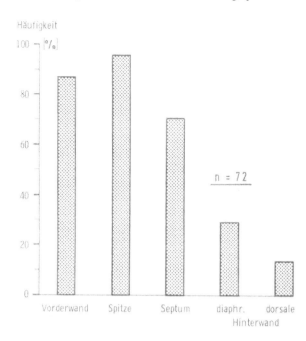

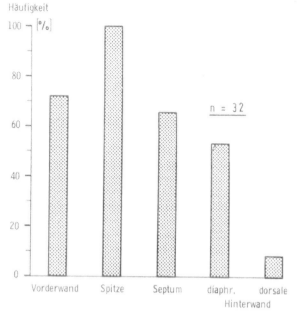

**Abb. 2.10.** Vorderwandinfarkt im EKG und Ventrikulo-gramm. Die Abbildung veranschaulicht die gute Übereinstimmung der Infarktlokalisation im EKG und Ventrikulogramm. Die Kammerscheidewandbeteiligung beim Vorderwandinfarkt ist mit 72,2% recht hoch. Die Hinterwandbeteiligung wurde in einem nicht ganz unbeträchtlichen Teil im EKG nicht erkannt (4. und 5. Säule)

**Abb. 2.12.** Vorderwand- und Hinterwandinfarkt im EKG und Ventrikulogramm. Bei dieser Konstellation im EKG finden sich im Ventrikulogramm häufig Kontraktionsstörungen im Vorderwand- und Septumbereich. Die diaphragmale Hinterwand ist in diesen Fällen nur zu 53% betroffen (Erklärung siehe Text)

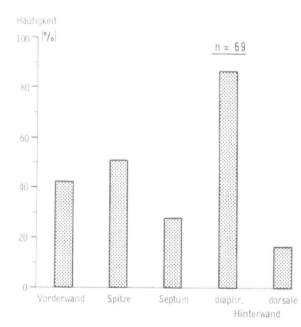

**Abb. 2.11.** Hinterwandinfarkt im EKG und Ventrikulogramm. Praktisch alle Patienten zeigen angiographisch einen Befall der diaphragmalen und/oder der dorsalen Hinterwand. Bei Hinterwandinfarktzeichen im EKG ist aber auch in 42% der Fälle mit einer Kontraktionsstörung im Vorderwandbereich zu rechnen (*1. Säule*)

Kontraktionsstörungen im diaphragmalen und in 16% im dorsalen Hinterwandbereich (Abb. 2.11).

11,3% zeigten trotz eindeutiger Infarktzeichen im Hinterwandbereich ein normales Kontraktionsverhalten dieser Wandabschnitte. Diese Patienten hatten aber alle Kontraktionsstörungen der Vorderwand und des Septums, so daß die Q-Zacke in den Ableitungen III und aVF mit einer Septuminfarzierung erklärt werden kann.

Es ist bekannt, daß ein Teil der Hinterwandinfarkte weder in den Extremitätenableitungen noch in den gebräuchlichen Brustwandableitungen zu erkennen ist, insbesondere wenn nur das mittlere Drittel der diaphragmalen Wand infarziert ist (MYERS et al., 1949c). Es kann jedoch gesagt werden, daß bei sicheren Zeichen eines Hinterwandinfarktes dieser auch bis auf wenige Ausnahmen (Septuminfarkt) vorhanden ist, wobei als sicheres Zeichen ein typischer elektrokardiographischer Ablauf mit persistierendem breiten (über 0,03 s) und asymmetrischem Q nachweisbar ist.

Über die Zuverlässigkeit der elektrokardiographischen Zeichen des dorsalen bzw. posterioren Infarktes lassen sich keine sicheren Aussagen machen, da dieser selten isoliert vorkommt, sondern meist in Kombination mit einem inferioren Infarkt bzw. Vorderwandinfarkt mit Seitenwandbeteiligung (RÖSLI u. LICHTLEN, 1972).

Patienten mit elektrokardiographischen Zeichen eines Vorder- und Hinterwandinfarktes zeigten in unserem Krankengut von 32 untersuchten Patienten in 100% Kontraktionsstörungen der Vorderwand und Spitze und in 62,5% der Hinterwand, und zwar meistens der diaphragmalen Wand. Auch fand sich, was bereits vermutet wurde, bei einem Teil der Patienten als Erklärung für das Q in den Ableitungen aVF und III eine Kontraktionsstörung der Kammerscheidewand (Abb. 2.12).

Es ist sicher möglich, daß sich bei Vorder- und Hinterwandinfarkten die entsprechenden Zeichen im EKG neutralisieren, insbesondere bei ausgedehnter Zerstörung des Myokards durch rezidivierende Infarkte. Meist fallen diese Patienten aber durch eine Angina-pectoris-Anamnese und eine gleichzeitig bestehende Kardiomegalie auf. Kleine disseminierte Schwielenbildungen durch langanhaltende Ischämien können durch das grobe Raster des Elektrokardiogramms oft nicht erfaßt werden, auch wenn die Vernarbung zwar ausgedehnt, aber nicht immer transmural ist.

Die Ableitungen nach Nehb werden bei der Hinterwandinfarktdiagnostik immer als aufschlußreich und als Erweiterung der Aussagekraft angesehen. Aus einer eigenen Untersuchung bei über 100 Patienten mit ventrikulographisch nachgewiesener Akinesie im diaphragmalen Hinterwandbereich und angiographisch nachgewiesener Koronarsklerose, von denen 80 ein Infarktereignis anamnestisch angegeben hatten, wiesen nur 10 Patienten kein Q in der Ableitung III, wohl aber in der Ableitung D nach Nehb auf. Die EKG von 100 Herzgesunden zeigten dagegen in 17 Fällen ein pathologisches Q in der Ableitung D nach Nehb, gegenüber nur 5 Fällen in der Ableitung III (Becker et al., 1980).

Die Untersuchungen machen deutlich, daß der Wert der Ableitung D nach Nehb in der Diagnostik des diaphragmalen bzw. inferioren Hinterwandinfarktes sehr begrenzt und der Prozentsatz falsch positiver Befunde in dieser Ableitung bei Gesunden relativ hoch ist.

Zur Wertigkeit der Infarktzeichen in den Ableitungen aVL und I, sowie der hohen Brustwandableitungen zur Differenzierung der Ausdehnung und Lokalisation des Vorderwandinfarktes liegen eine Reihe von Untersuchungen vor (Rinzler u. Travell, 1949; Prinzmetal et al., 1957). Sie besagen, daß in einigen Fällen Vorderwandinfarktzeichen außer in den Extremitätenableitungen nur in den hohen Brustwandableitungen nachzuweisen sind. Korrelationen zum Ventrikulogramm (Becker, 1975) ergaben, daß Q-Zacken in der Ableitung aVL oder in I nur bei einem Drittel der Patienten mit Kontraktionsstörungen in der hohen Vorderwand zu erklären sind. Beim Nachweis einer Q-Zacke in den Ableitungen aVL und I lag dieser Prozentsatz bei 42%.

Die Höhe der R-Zacke in der Ableitung aVL beim Links- und Mittellagetyp ist ebenfalls ein unsicherer Parameter zur Beurteilung der Infarzierung der hohen Vorderwand, da nur gesagt werden kann, daß bei einem R von mehr als 1 mV in der Ableitung aVL eine Infarzierung der hohen Vorderwand weitgehend auszuschließen ist. Eine umgekehrte Aussage ist nicht möglich (Becker, 1975) (Abb. 2.13).

Infarktzeichen in hohen Brustwandableitungen können sowohl bei einer Infarzierung der hohen Vorderwand als auch bei anderen Vorderwandinfarkten vorkommen (Abb. 2.14).

Die Größe des Infarktes läßt sich aus dem EKG grob abschätzen. So konnten Korrelationen zwischen der Anzahl der betroffenen EKG-Ableitungen mit direkten Infarktzeichen und dem Ventrikulogramm wiederholt zeigen, daß der Infarkt um so größer ist, je mehr Ableitungen im chronischen Stadium Infarktzeichen aufweisen (Abb. 2.15).

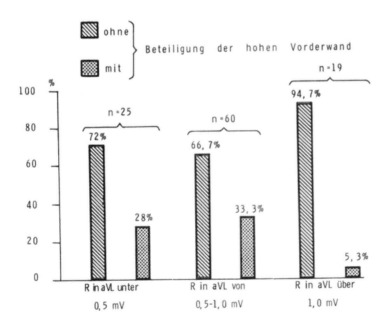

**Abb. 2.13.** Die R-Amplitude in der Ableitung aVL des EKG beim Linkslage- und Mitteltyp ist nur ein mäßiger Indikator für die Erkennung der Infarzierung der hohen Vorderwand, da auch bei einer Amplitude von weniger als 0,5 mV über zwei Drittel der Patienten keine Kontraktionsstörungen in diesem Bereich erkennen ließen. Eine R-Zackenhöhe von mehr als 1 mV in der Ableitung aVL schließt dagegen eine Infarzierung der hohen Vorderwand weitgehend aus (*rechtes Säulenpaar*)

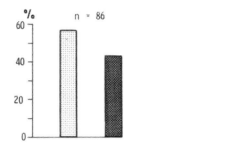

**Abb. 2.14.** Infarktbedinge Q-Zacken in den hohen Brust wandableitungen kommen mit und ohne Beteiligung der ho hen Vorderwand vor, so daß ein Nachweis von Q-Zacken in diesen Ableitungen lediglich die Diagnose Zustand nach Vorderwandinfarkt zuläßt. □ Vorderwandinfarkt ohne Beteiligung der hohen Vorderwand; ■ Vorderwandinfarkt mit Beteiligung der hohen Vorderwand

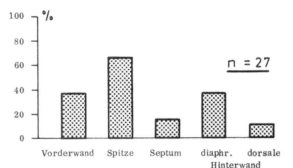

**Abb. 2.16.** Bei Patienten mit Rückbildung der Infarktzeichen im EKG (z. Zt. der Angiographie normal) finden sich im Angiogramm überwiegend Kontraktionsstörungen im Spitzenbereich (*2. Säule von links*). Daraus ist zu schließen, daß es sich bei dieser Patientengruppe vorwiegend um Patienten mit kleinen Infarkten handelt

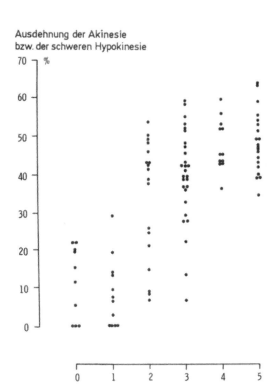

**Abb. 2.15.** Die Abbildung macht deutlich, daß ein Zusammenhang besteht zwischen der Anzahl der EKG-Ableitungen mit direkten Infarktzeichen (*Abszisse*) und der Ausdehnung der Akinesie der Vorderwand beim Vorderwandinfarkt (ordinate)

### Rückbildung von Infarktzeichen im EKG

In der Frühphase des Infarktes finden sich meistens mehr Ableitungen mit direkten Infarktzeichen als später, so daß erst nach 2–3 Wochen die eigentliche Infarktgröße beurteilt werden kann. Untersuchungen von KALBFLEISCH et al. (1968), die bei 775 Patienten eine EKG-Verlaufsbeobachtung bis zu 10 Jahren nach dem Infarkt durchführten, ergaben, daß 6,7% der Patienten die infarktbedingte Q-Zacke verloren, und daß weitere 5,2% später nur noch fragliche Q-Zacken erkennen ließen. Bei einem Teil der Patienten verschwand die Q-Zacke bis zum Ende des zweiten Jahres nach dem Infarkt. Gleiche Ergebnisse wurden von KAPLAN und BERKSON (1964) mitgeteilt, die bei 6 von 251 Patienten eine Rückbildung der Q-Zacken innerhalb von $3^1/_2$ Jahren beobachteten. Das Verschwinden einer Q-Zacke legt die Vermutung nahe, daß die Patienten auffallend kleine Infarkte erlitten haben, was auch von KALBFLEISCH et al. (1968) aufgrund niedrigerer SGOT-Werte vermutet wurde.

Die Prognose der Patienten mit Rückbildung der Q-Zacke war jedoch nicht besser als diejenige der Vergleichsgruppe.

Im eigenen Krankengut war der Koronarbefall der Patienten mit persistierendem Q im EKG und denen mit Rückbildung von Q-Zacken gleich, was die gleiche Prognose der von KAPLAN und BERKSON (1964) untersuchten Patienten erklären würde.

Ventrikulographisch hatten die Patienten mit Rückbildung der Infarktzeichen durchweg nur geringere Kontraktionsstörungen, also relativ kleine Infarktareale (Abb. 2.16). Es handelt sich aber nicht nur, wie bisher angenommen, um Patienten mit überstandenem Hinterwandinfarkt, sondern auch um Patienten mit Vorderwandinfarkten (Abb. 2.17).

Die Patienten mit Stenosen im R. interventricularis anterior überwogen in diesem Krankengut.

### Infarktlokalisation im EKG und Stenoselokalisation im Koronarogramm

Es ist allgemein bekannt, daß Vorderwandinfarkte oder Vorderwandnarben in der Regel auf eine Stenose oder einen Verschluß des R. interventricularis anterior zurückzuführen sind (Tabelle 2.1). Das gleiche gilt auch für die Hinterwandinfarkte, die je nach Verteilungstyp durch Verschluß der rechten Kranzarterie oder des R. circumflexus verursacht werden (Tabelle 2.2). Hierüber

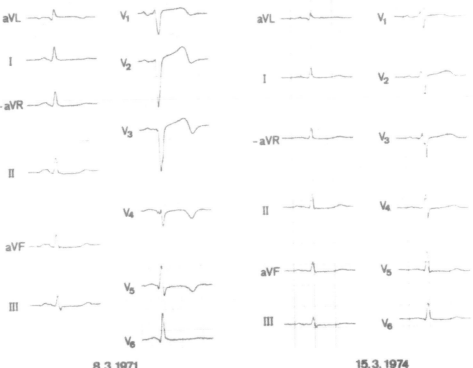

8.3.1971                                                              15.3.1974

**Abb. 2.17.** Rückbildung von Vorderwandinfarktzeichen im EKG innerhalb von 3 Jahren (Ha., C. 65 J., ♂). Das erste EKG (*links*) war 4 Monate nach dem Infarktereignis abgeleitet worden. Das zweite EKG (*rechts*) wurde 3 Jahre später aufgezeichnet. Es läßt die Wiederausbildung von R-Zacken in den Brustwandableitungen gut erkennen

**Tabelle 2.1.** Bei Patienten mit Vorderwandinfarktzeichen im EKG finden sich in einem hohen Prozentsatz hochgradige Stenosen im R. interventricularis anterior. Von den fünf Patienten ohne Veränderungen im R. interventricularis anterior hatten zwei Stenosen im Hauptstamm der linken Kranzarterie

| Lumeneinengung [%] | 0 | 1–39 | 40–59 | 60–79 | 80–99 | 100 |
|---|---|---|---|---|---|---|
| n | 5 | 0 | 5 | 12 | 35 | 33 |
| % | 5,6 | 0 | 5,6 | 13,3 | 38,9 | 36,6 |
| | | | | | 88,8% | |

**Tabelle 2.2.** Patienten mit Hinterwandinfarktzeichen im EKG zeigen einen höheren Prozentsatz hochgradiger Stenosen in der rechten Kranzarterie (RCA) als im R. circumflexus (RC)

| Lumeneinengung [%] | 0 | 1–39 | 40–59 | 60–79 | 80–99 | 100 |
|---|---|---|---|---|---|---|
| RCA % | 2 2,3 | 9 10,3 | 5 5,8 | 16 18,4 | 21 24,1 | 34 39,1 |
| | | | | | 63,2% 81,6% | |
| RC % | 14 16,1 | 6 6,9 | 4 4,6 | 15 17,2 | 22 25,3 | 26 29,9 |
| | | | | | 55,2% 72,4% | |

gibt es eine große Anzahl von Untersuchungen (BLÜMCHEN et al., 1969; BRUSCHKE et al., 1973 a, b; FRIESINGER u. SMITH, 1972; LICHTLEN et al., 1969; PROUDFIT et al., 1966, 1967).

Die Auslösung eines Infarktes ist aber nicht immer an den Verschluß eines Koronargefäßes gebunden; so genügt oft auch eine hochgradige Stenose zur Auslösung eines Infarktes. Umgekehrt gibt es insbesondere bei jugendlichen Patienten trotz geringer Koronarveränderungen große Infarkte. Dies wird damit erklärt, daß man im chronischen Stadium, in dem diese Patienten untersucht wurden, nur noch die Reste einer lysierten Thrombose nachweisen kann. Diese Annahme wird insbesondere durch die Mitteilung von HENDERSON et al. (1973) wahrscheinlich, der bei einer jungen Frau mit überstandenem Infarkt in der Frühphase eine Stenose nachweisen konnte, die bei der Untersuchung nach mehreren Monaten nicht mehr vorhanden war (s. auch Kap. 4.3).

Es ist umgekehrt aber zu berücksichtigen, daß selbst Verschlüsse von Hauptästen des Koronargefäßsystems nicht zwangsläufig einen Infarkt auslösen müssen. So werden insbesondere Koronarverschlüsse bei Patienten mit langbestehender Angina pectoris häufig toleriert, weil sie die Verschlüsse meist durch Kollateralen kompensieren konnten (Abb. 2.18–2.21).

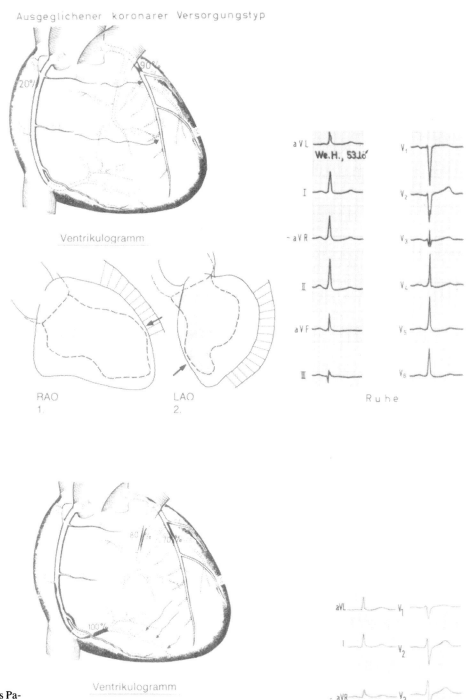

**Abb. 2.18.** Beispiel eines Patienten mit Vorderwandinfarkt (We. H., 53 J., ♂). Im EKG R-Reduktion in den Ableitungen $V_1$ und $V_2$, Q-Zacke in $V_3$. Im Koronarogramm hochgradige Stenose im R. interventricularis anterior und leichtgradige Veränderungen in der rechten Kranzarterie. Ventrikulographisch umschriebene Akinesie im spitzennahen Vorderwand- und Septumbereich

**Abb. 2.19.** Beispiel eines Patienten mit einem diaphragmalen Hinterwandinfarkt (Ko. G. 46 J. ♂). Im EKG als Infarktfolge Q-Zacke in den Ableitungen aVF und III. Im Koronarogramm Verschluß der rechten Kranzarterie (RCA) im distalen Drittel, hochgradige Stenose im R. circumflexus und im R. interventricularis anterior. Im Ventrikulogramm Hypokinesie der diaphragmalen Hinterwand

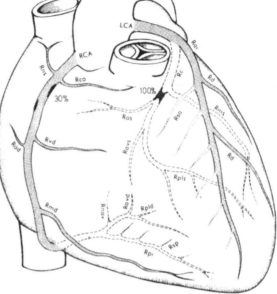

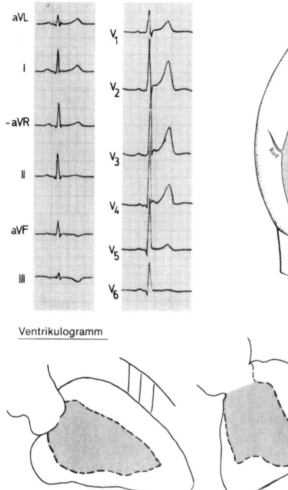

**Abb. 2.20.** Beispiel eines Patienten mit isoliertem dorsalem Hinterwandinfarkt (Gr. P. 36 J. ♂). Der dorsale Hinterwandinfarkt ist elektrokardiographisch an einem S-Verlust in den Ableitungen $V_1$, $V_2$ und hohen positiven T-Wellen in $V_1$–$V_3$ erkennbar. Im Koronarangiogramm Verschluß des R. circumflexus und leichtere Stenosen im R. interventricularis anterior und in der rechten Kranzarterie. Im Ventrikulogramm ist die Kontraktionsstörung im dorsalen Hinterwandbereich nur in linksvorderer Schrägprojektion (*rechts*) erkennbar

### 2.3.3.2 Ruhe-EKG und Schenkelblock

Nicht in jedem Fall beinhaltet der Nachweis eines Schenkelblocks im EKG die Diagnose koronare Herzkrankheit oder Septuminfarkt, da auch Schenkelblöcke ohne Infarzierung des Septums durch degenerative Veränderungen in den Tawara-Schenkeln auf nicht arteriosklerotischer Grundlage vorkommen. Wenn eine entsprechende Anamnese fehlt, kann die Diagnose koronare Herzkrankheit bei Patienten mit Linksschenkelblock nur selten ohne Angiographie gestellt werden. Es empfiehlt sich, Patienten mit Linksschenkelblock in linksvorderer und rechtsvorderer Schrägprojektion zu durchleuchten. Lassen sich röntgenologisch Koronarverkalkungen nachweisen, ist dies ein Indiz für eine koronare Herzkrankheit und gegen eine Kardiomyopathie.

Beim Rechtsschenkelblock sind infarktbedingte Q-Zacken relativ gut erkennbar. In seltenen Fällen kann

man auch beim Linksschenkelblock bei Auftreten eines Hinterwandinfarktes frische Infarktzeichen abgrenzen (Abb. 2.22–2.25).

### 2.3.3.3 Differentialdiagnose bei Infarktzeichen im Ruhe-EKG

Differentialdiagnostisch sind bei Infarktzeichen im EKG Kardiomyopathien, vor allem die hypertrophe obstruktive Kardiomyopathie zu berücksichtigen (McHENRY et al., 1971; KLEY et al., 1973). Aber auch entzündliche Herzmuskelerkrankungen bewirken Infarktbilder. Bei atypischem Verlauf eines Infarktes muß deshalb an diese Möglichkeit gedacht werden. Besonders die Perikarditis kann — wie gelegentlich auch die Lungenembolie — Infarktbilder vortäuschen. Vor allem Patienten mit nicht-transmuralen Infarktzeichen im

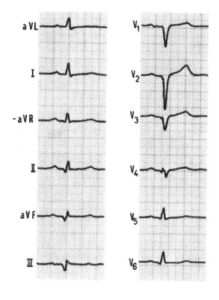

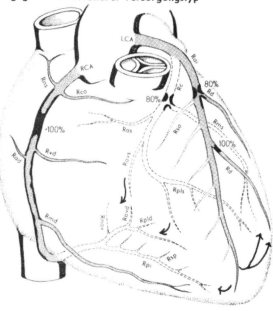

Ausgeglichener koronarer Versorgungstyp

Ventrikulogramm

**Abb. 2.21.** Beispiel eines Patienten mit Vorderwand- und Hinterwandinfarkt (Ol. J. 41 J. ♂). Im EKG Q-Zacken in den Ableitungen II, aVF und III (diaphragmaler Hinterwandinfarkt) und R-Verlust in den Ableitungen $V_1$–$V_3$, sowie R-Reduktion in $V_4$ (Vorderwandinfarkt). Im Koronarangiogramm Verschluß der RCA und hochgradige Stenosen im R. interventricularis anterior und R. circumflexus. Im Ventrikulogramm Septum- und Hinterwandakinesie, Spitzendyskinesie und Vorderwandhypokinesie

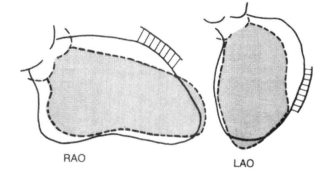

RAO                                    LAO

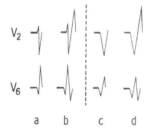

a     b     c     d

**Abb. 2.22 a–d.** Schematische Darstellung des EKG in den Ableitungen $V_2$ und $V_6$ im Normalfal **a**, bei vollständigem Rechtsschenkelblock ohne Infarkt **b**, bei Vorderwandinfarkt ohne vollständigen Rechtsschenkelblock **c** und bei Vorderwandinfarkt mit vollständigem Rechtsschenkelblock **d**. (Nach SCHAMROTH, 1972)

EKG, also terminal negativen T-Wellen, die sich nach einem typischen Schmerzereignis nicht leicht erholen, eine Tachykardie und eine Belastungsdyspnoe behalten, müssen sorgfältig auf andere Erkrankungen untersucht werden (Abb. 2.26).

## 2.3.4 Speicher-EKG

Die Einführung des Speicher-EKG gestattet Langzeitüberwachungen ambulanter und stationärer Patienten ohne Immobilisierung. Moderne Geräte haben einen Ereignismarkierer, den die Patienten selbst bedienen, wenn sie Beschwerden verspüren. Hierdurch wird die Zuordnung von subjektiven Beschwerden zu objektiven Befunden erleichtert. Das Speicher-EKG dient vorwiegend zur Erkennung von Rhythmusstörungen, die gerade bei der koronaren Herzkrankheit bezüglich der Häufigkeit des plötzlichen Herztodes eine große Rolle spielen.

Eine größere Untersuchung von SAMEK et al. (1977) über die Häufigkeit von Herzrhythmusstörungen nach Herzinfarkt hat ergeben, daß bei etwa 48% ventrikuläre Extrasystolen und nur bei 4% supraventrikuläre Extrasystolen beobachtet wurden. Bedeutende Rhythmusstörungen wurden insgesamt bei 29% gefunden. Dabei unterschieden sich Patienten mit transmuralem

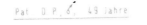

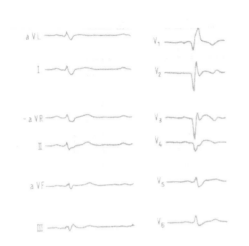

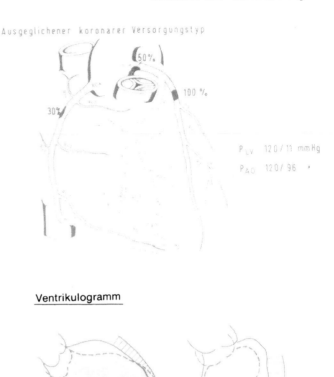

Ventrikulogramm

**Abb. 2.23.** Beispiel eines Patienten mit Rechtsschenkelblock und Zustand nach Vorderwandinfarkt D. P. 49 J. ♂. Die Q-Zacken in den Ableitungen V₁–V₄ sind trotz des Rechtsschenkelblocks sehr gut zu erkennen

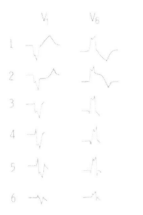

**Abb. 2.24.** EKG in den Ableitungen V₁ und V₆ bei unkompliziertem Linksschenkelblock (1) und mit zusätzlichen Befunden, die auf einen Vorderwandinfarkt hinweisen (2–6). (Aus SCHAMROTH, 1972)

und nicht-transmuralem Infarkt bezüglich der Häufigkeit bedeutsamer Rhythmusstörungen nicht voneinander. Es bestand jedoch eine relativ enge Korrelation zwischen der Schwere der Beeinträchtigung der Hämodynamik und dem Auftreten schwerwiegender Arrhythmien.

Patienten mit Dreigefäßerkrankung hatten mehr bedeutende Rhythmusstörungen als Patienten mit Eingefäßerkrankung. Auch mit der Zunahme des relativen Herzvolumens nahm die Anzahl der bedeutenden Rhythmusstörungen signifikant zu (Abb. 2.27).

Mit Hilfe des Speicher-EKG ist eine gezielte antiarrhythmische Therapie möglich. Es dient aber auch zur Kontrolle der Effektivität dieser Behandlung.

Die Erkennbarkeit von ischämischen ST-Senkungen ist mit dem Speicher-EKG dagegen nur in ausgeprägten Fällen möglich, da geringere Veränderungen der ST-Strecke durch die Triggerung leicht übersehen werden. Lediglich die Ereignismarkierungsmöglichkeit stellt hier eine gewisse Hilfe dar, obwohl subjektive Beschwerden und objektiver Befund nicht immer zeitgleich auftreten (Abb. 2.28–2.30).

### 2.3.5 EKG-Diagnose: Aneurysma

Die persistierende ST-Anhebung in EKG-Ableitungen mit Infarktzeichen im chronischen Stadium wie auch die persistierende T-Negativität in diesen Ableitungen sprechen für eine Dyskinesie oder ein Aneurysma des Infarktnarbengebietes. Ob diese Kontraktionsstörung

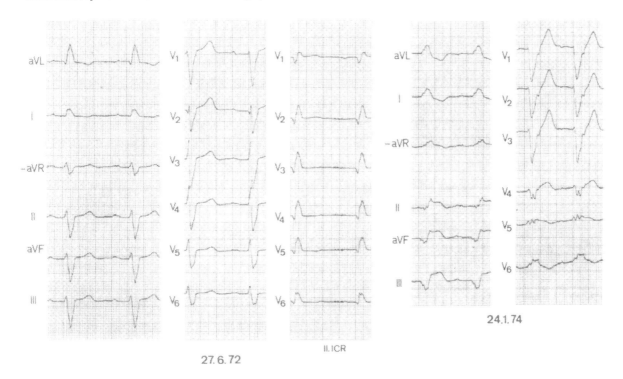

27.6.72

24.1.74

**Abb. 2.25.** Beispiel eines Patienten mit frischem inferiorem Hinterwandinfarkt bei vorbestehendem Linksschenkelblock und Zustand nach Vorderwandinfarkt (Da. A. 78 J. ♂). Die monophasische ST-Deformierung ist in den Ableitungen II, aVF und III noch gut erkennbar. Dies ist beim Linksschenkelblock aber nicht immer zu abwarten

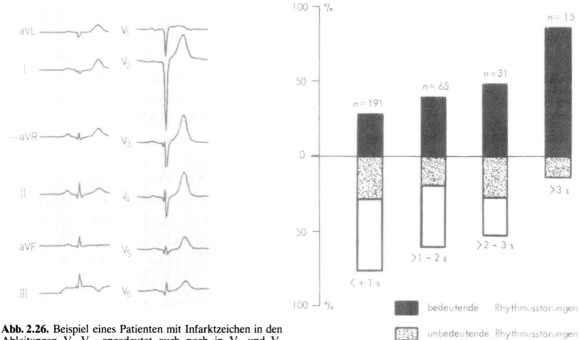

**Abb. 2.26.** Beispiel eines Patienten mit Infarktzeichen in den Ableitungen $V_1$–$V_4$, angedeutet auch noch in $V_5$ und $V_6$ (Sch. Fr., 47 J. ♂). Der Befund ist jedoch nicht mit einem abgelaufenen Infarkt zu erklären, sondern ist Folge einer Septumhypertrophie bei hypertrophisch-obstruktiver Kardiomyopathie. Hier kann der EKG-Befund erhebliche diagnostische Schwierigkeiten machen. Die Diagnose konnte im vorliegenden Fall nur durch Angiographie gestellt werden. Heute ist die unblutige Diagnostik der hypertrophen Kardiomyopathie mit Hilfe der Ultraschallechokardiographie möglich

**Abb. 2.27.** Relatives Herzvolumen und Rhythmusstörungen. Bedeutsame Rhythmusstörungen sind bei Herzinfarktpatienten relativ häufig, wenn die röntgenologisch bestimmte Herzgröße die 3-Sigma Grenze (> 3 s) des normalen überschreitet. (n = 302)

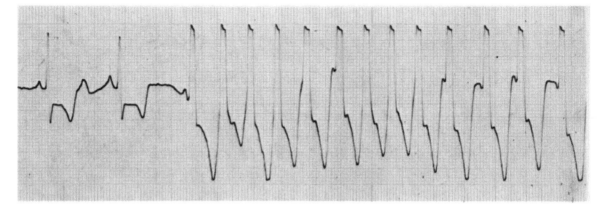

**Abb. 2.28.** Speicher-EKG-Befund eines Patienten mit koronarer Herzkrankheit. Der Patient selbst wußte von seinen Rhyth- musstörungen nichts. Er verspürte auch während der massiven Extrasystolie weder Schwindel noch Schmerz

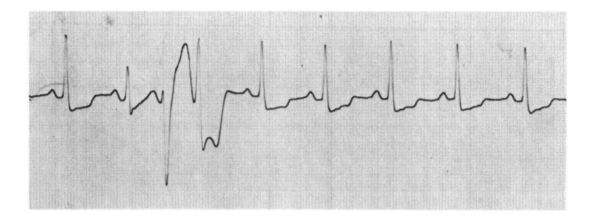

**Abb. 2.29.** Speicher-EKG-Befund bei einem Patienten mit koronarer Herzkrankheit und persistierender Extrasystolie nach Herzinfarkt (Pe.P, 53 J. ♂). Ein Angina-pectoris-Anfall konnte auch bei höchster Belastung nicht ausgelöst werden. Im Speicher-EKG Nachweis massiver Extrasystolie, u. a. Couplets, jedoch fanden sich insgesamt nur 150 ventrikuläre Extrasystolen/Std. Patient verstarb zwei Jahre später unter den Zeichen des Sekundenherztodes

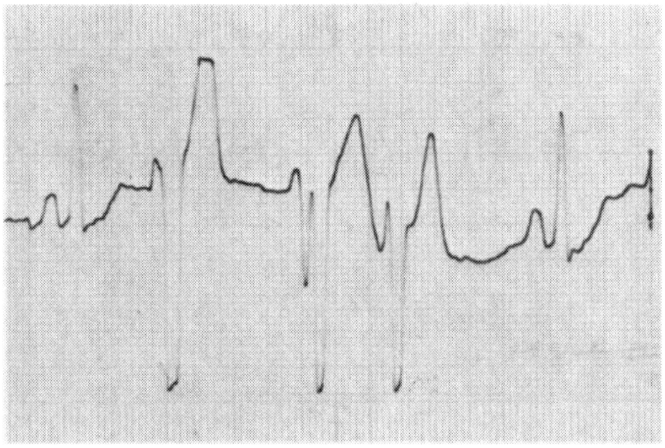

aber hämodynamische Bedeutung besitzt, läßt sich aus dem EKG nicht beurteilen, sondern muß durch zusätzliche Untersuchungen abgeklärt werden (BECKER et al., 1974). In den ersten 3 Monaten des Infarktes sind diese Zeichen aber unzuverlässig, da sie sich noch vollständig zurückbilden können (ATTERHÖG et al., 1971). Unter Umständen wird die ST-Hebung als Hinweis für ein Aneurysma nur unter Belastung in EKG-Ableitungen mit direkten Infarktzeichen sichtbar (Abb. 2.31).

## 2.3.6 Mechanographie in der Beurteilung der koronaren Herzkrankheit

Die Beurteilung der Dynamik des Herzens mit Hilfe von Phonokardiogramm und Karotispuls durch Bestimmung des systolischen Zeitintervalls geht auf die Untersuchungen von BLUMBERGER (1940) und WEISSLER et al.

**Abb. 2.30.** Patient Kr. F., 61 J. ♂. Zustand nach Anteroseptalinfarkt 1970 und inferiorem Hinterwandinfarkt 1978. Jetzt Entstehung eines Papillarmuskelsyndroms und einer Angina pectoris. Im Speicher-EKG gehäufte ventrikuläre Extrasystolen, z. T. als Quadrigeminus

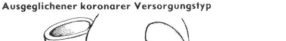

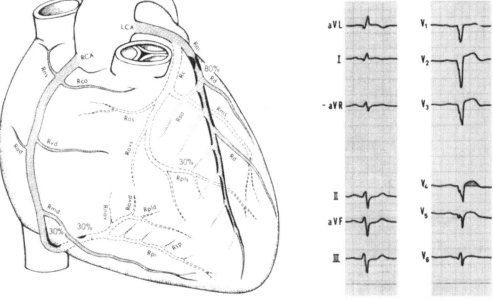

Ruhe

Ventrikulogramm

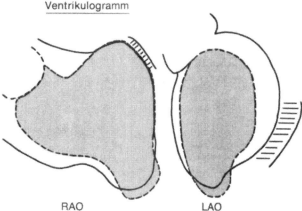

RAO        LAO

**Abb. 2.31.** Beispiel eines Patienten mit einem Vorderwandinfarkt und einem großen Vorderwandaneurysma (Sch. W. 65 J. ♂). Das Ruhe-EKG läßt persistierende ST-Hebungen in den Ableitungen V$_2$–V$_4$ erkennen, die unter Belastung noch zunehmen

(WEISSLER et al., 1963, 1964, 1969a–b) zurück. Die mit dieser Methode faßbaren Störungen der Ventrikelfunktion sind aber nur bei einer ausgedehnten Zerstörung des Herzmuskels z. B. bei Vorliegen eines Aneurysmas faßbar. In diesem Stadium kann man aber meist auch durch andere Untersuchungsmethoden die Beeinträchtigung der Herzleistung feststellen. Die Bestimmung der linksventrikulären Auswurfzeit sowie die Anspannungszeit kann aber von Bedeutung sein bei Überprüfung der Wirksamkeit von Medikamenten oder der Beeinflussung der Hämodynamik durch operative Maßnahmen. Hierüber gibt es eine ganze Reihe von Untersuchungen, die den Wert dieser Methode unter diesem Blickpunkt darstellen.

Das Phonokardiogramm allein bietet in der Beurteilung der koronaren Herzkrankheit wenig. Der Nachweis diastolischer Extratöne gelingt relativ spät, zu einem Zeitpunkt, wo auch andere Parameter (körperlicher Befund, Röntgenuntersuchung und EKG) bereits entsprechende Hinweise geliefert haben.

Das Systolikum beim Papillarmuskelsyndrom ist nicht so spezifisch, daß aus dem Phonokardiogramm allein die Diagnose abgeleitet werden könnte.

### Literatur

ATTERHÖG JH, EKELUND LG, KAIJSER L (1971) Elektrocardiographic abnormalities during exercise three weeks to 18 months after anterior myocardial infarction. Br. Heart J 33: 871
BANKS DC, RAFTERY EB, ORAM S (1971) Clinical significance of the coronary arteriogram. Br. Heart J 33: 585

BAYLAY RH, LA DUE JS (1944) Electrocardiographic changes of impending infarction and ischemia injury pattern produced in the dog by total and subtotal occlusion of a coronary artery. Am Heart J 28: 54

BECKER H-J, LICHTLEN P, BAUMANN PC, PRETER B, ALBERT H, KALTENBACH M, KOBER G, KOLLATH J, SPITZ P (1971) History and clinical findings related to selective coronary angiography. In: Kaltenbach, M, Lichtlen P (eds) Coronary heart disease. Thieme, Stuttgart, 56–64

BECKER, H-J, HOFFMANN KU, SCHÄFER GE, KALTENBACH M (1974) Das Belastungselektrokardiogramm bei Zustand nach Herzinfarkt. Dtsch Med Wschr 99: 2079

BECKER H-J (1975) Angiographische und ventrikulographische Befunde bei Zustand nach Infarkt. Habilitationsschrift Frankfurt/M.

BECKER H-J, WEILER T, KALTENBACH M (1980) Bedeutung der Nehb'schen Ableitungen zur Erkennung des inferioren Hinterwandinfarktes. Im Druck

BLÜMCHEN G, KIEFER H, ROSKAMM H, WALDMANN D, BÜCHNER Ch, REINDELL H (1969) Vergleich der koronarographischen Befunde von 127 Patienten mit Anamnese, Risikofaktoren für koronare Herzerkrankung, Ruhe- und Belastungs-EKG. Z Kreislaufforsch 58: 149

BLUMBERGER K (1940) Die Anspannungszeit und Austreibungszeit beim Menschen. Basic Res Cardiol 6: 203

BLUMGART HL, GILIGAN DR, SCHLESINGER MJ (1941) Experimental studies on the effect of temporary occlusion of coronary arteries. Am Heart J 22: 374

BRUSCHKE AVG, PROUDFIT WL, SONES FM (1973a) Progress study of 590 consecutive nonsurgical cases of coronary disease followed by 5–9 years. I. Arteriographic correlations. Circulation 47: 1147

BRUSCHKE AVG, PROUDFIT WL, SONES FM (1973b) Progress study of 590 consecutive nonsurgical cases of coronary disease followed by 5–9 years. II. Ventriculographic and other correlations Circulation 47: 1154

BUSSMANN WD, KOBER G, LENTZ RW, KLUG G, SCRIBA U, KALTENBACH M (1978) The influence of methylergonovine on coronary artery diameter and regional ventricular function in coronary heart disease. In: Kaltenbach M, Lichtlen P, Balcon R, Bussmann WD (eds) Coronary heart disease. Thieme, Stuttgart p 151

CATELL M, STONE D, BROOKS N, BALCON R (1978) Ergometrine induced spasm in normal or minimal diseased coronary artery. In: Kaltenbach M, Lichtlen P, Balcon R, Bussmann WD (eds) Coronary heart disease. Thieme, Stuttgart p 147

EKMEKCI A, TOYOSHIMA H, KWOCZYNSKI IK, NAGAYA T, PRINZMETAL M (1961) Angina pectoris. Am J Cardiol 7: 521

FRIESINGER GC, SMITH RF (1972) Correlation of electrocardiographic studies and arteriographic findings with angina pectoris. Circulation 46: 1173

GORLIN R, KLEIN MD, SULLIVAN JM (1967) Prospective correlative study of ventricular aneurysm. Am J Med 42: 512

HENDERSON RR, HANSING CE, RAZAVI M, ROWE GG (1973) Resolution of an obstructive coronary lesion as demonstrated by selective angiography in a patient with transmural myocardial infarction. Am J Cardiol 31: 785

KALBFLEISCH JM, SHADAKSHARAPPA KS, CONRAD LL, SARKAR NK (1968) Disappeareance of the q-deflection following myocardial infarction. Am Heart J 76: 193

KALTENBACH M (1970) Indikationen und Ergebnisse der selektiven Koronarangiographie. Dtsch Med Wochenschr 95: 81

KALTENBACH M (1974) Die Belastungsuntersuchung von Herzkranken. Böhringer, Mannheim

KALTENBACH M, BECKER H-J (1974) Die selektive Koronarangiographie. Aerztl Mitt 71: 137

KAPLAN BM, BERKSON DM (1964) Serial electrocardiograms after myocardial infarction. Ann Intern Med 60: 430

KEMP HG, EVANS H, ELIOTT WC, GORLIN R (1967) Diagnostic accuracy of selective coronary cinearteriography. Circulation 36: 526

KLEY HK, HARMJANZ D, GREVEN G (1973) Ursachen von pathologischen Q-Zacken in den rechtspräkordialen Brustwandableitungen des Elektrokradiogramms. Herz Kreislauf 5: 111

KOBER G, MARTIN KL, BARTELT KM, KALTENBACH M (1976) Die koronare Herzerkrankung. Aesopus, Lugano, München

KREHAN L, KOBER G, BECKER H-J, KALTENBACH M (1976) Befunde bei ischämischer ST-Anhebung im Ruhe- und Belastungs-EKG. Dtsch Med Wschr 101: 947

KUPPER W, BLEIFELD W, HANRATH P, HARLACHER R, EFFERT S (1976) Intravitale Infarktgrößenabschätzung. Wertigkeit von konventionellem EKG und präkordialen Mapping gegenüber der Infarktberechnung aus CPK-Serien-Analysen. Intensiv Care Med [Suppl] 1: 48

LICHTLEN P, BAUMANN PC, PRETER B (1969) Zur selektiven Koronarangiographie. Arch Kreislaufforsch 59: 287

LICHTLEN P, SCHÖNBECK M (1974) Ischämische Koronarspasmen bei Angiographie. Z Kardiol 4: 311

MASERI A, ABBATE AL, MARZILLI M, BALLESTRA AL, CHIERCHIA S, PARODI O, SEVERI S (1978) Coronary vasospasm as a cause of acute myocardial infarction. A conclusion suggested from the study of preinfarction angina. In: Kaltenbach M, Lichtlen P, Balcon R, Bussmann WD (eds) Coronary heart disease. Thieme, Stuttgart, p 163

MCHENRY PL, PHILLIPS JF, FISCH C, CORYA BR (1971) Right precordial qrs pattern due to left anterior hemiblock. Am Heart J 81: 498

MYERS GB, KLEIN HA, HIRATZKA T (1948a) Correlation of electrocardiographic and pathologic findings in large anterolateral infarcts. Am Heart J 36: 838

MYERS GB, KLEIN HA, STOFER BE (1948b) Correlation of electrocardiographic and pathologic findings in anteroseptal infarction. Am Heart J 36: 535

MYERS GB, KLEIN HA, HIRATZKA T (1949a) Correlation of electrocardiographic findings in anteroposterior infarction. Am Heart J 37: 205

MYERS GB, KLEIN A, HIRATZKA T (1949b) Correlation of electrocardiographic and pathologic findings in infarction of the interventricular septum and right ventricle. Am Heart J 37: 720

MYERS GB, KLEIN A, HIRATZKA T (1949c) Correlation of electrocardiographic and pathologic findings in posterior infarction. Am Heart J 38: 547

MYERS GB, KLEIN HA, HIRATZKA T (1949d) Correlation of electrocardiographic and pathologic findings in posterolateral infarction. Am Heart J 38: 837

PARDEE HEB (1942) Clinical aspects of the electrocardiogram. 4th ed, Lewis, London

PRINZMETAL M, KENNAMER R, ASSUMI RM (1957) High anterior myocardial infarction. Circulation 15: 575

PRINZMETAL M, EKMEKCI A, KENNAMER R, WADA T, BOR N (1959a) Angina pectoris variant form of angina pectoris. J. Am Med Assoc 174: 1794

PRINZMETAL M, KENNAMER R, MARLISS R (1959b) Angina pectoris. A variant form of angina pectoris. Am J Med 27: 375

PROUDFIT WL, SHIREY EK, SONES FM (1966) Selective cine coronary arteriography. Correlation with clinical findings in 1000 patients. Circulation 33: 901

PROUDFIT WL, SHIREY EK, SONES FM (1967) Distribution of arterial lesions demonstrated by selective cine coronary arteriography. Circulation 36: 54

REINDELL H, ROSKAMM H (1977) Herzkrankheiten. Springer, Berlin Heidelberg New York

RINZLER SH, TRAVELL J (1947) Electrocardiographic diagnosis of acute myocardial infarction in presence of Wolff Parkinson White Syndrom. Am J Med 3: 106

RÖSLI R, LICHTLEN P (1972) Zur Diagnose und Differentialdiagnose des strikten posterioren bzw. posterolateralen Infarktes. Schweiz Med Wschr 102: 181

ROSKAMM H (1968) Das Belastungs-EKG. Böhringer, Mannheim

SADEGHI H (1973) Experience with left ventricular aneurysmectomy. In: Kaltenbach M, Lichtlen P (eds) Coronary heart disease. Thieme, Stuttgart

SAMEK L, KIRSTE D, ROSKAMM H, STÜRZENHOFECKER P, PROKOPH J (1977) Herzrhythmusstörungen nach Herzinfarkt. Herz Kreislauf 9: 641

SCHAMROTH L (1972) The Electrocardiographic Diagnosis of acute myocardial Infarction. In: Meltzer L E, Dunning A J (eds) Textbook of Coronary Care. Charles Press, Amsterdam, Philadelphia

WEISSLER AM, PEELER RG, ROEHLL WH Jr (1961) Relationships between left ventricular ejection time, stroke volume and heart rate in normal individuals and patients with cardiovascular disease. Am Heart J 62: 367

WEISSLER AM, HARRIS LC, WHITE GD (1963) Left ventricular ejection time index in man. J Appl Physiol 18: 919

WEISSLER AM, GAMEL WG, GRODE HE, COHEN S, SCHOENFELD CD (1964) The effect of digitalis on ventricular ejection in normal human subjects. Circulation 29: 721

WEISSLER AM, HARRIS WS, SCHOENFELD CD (1969a) Bedside technics for the evaluation of ventricular function in man. Am J Cardiol 23: 577

WEISSLER AM, HARRIS WS, SCHOENFELD CD (1969b) Systolic time intervals in heart failure in man. Circulation 37: 149

WIGGERS CJ (1921a) Studies on the consecutive phases of the cardiac cycle. The duration of the consecutive phases of the cardiac cycle and the criteria for their precise determination. Am J Physiol 56: 415

WIGGERS CJ (1921b) Studies on the consecutive phases of the cardiac cycle II. The laws governing the relative durations of ventricular systole and diastole. Am J Physiol 56: 439

WILLIAMS RA, COHN PF, VOKONAS PS, YOUNG E, HERMAN MV, GORLIN R (1973) Electrocardiographic, arteriographic and ventriculographic correlations in transmural myocardial infarction. Am J. Cardiol 31: 595

WILSON N, HILL GW, JOHNSTON FD (1934) The form of the electrocardiogram in experimental myocardial infarction. Am Heart J 9: 596

YU PN, STEWART JM (1950) Subendocardial myocardial infarction with special reference to the electrocardiographic changes. Am Heart J 39: 862

## 2.4 Röntgenuntersuchung

H. ROSKAMM und M. KALTENBACH

Folgende nativröntgenologischen Untersuchungen können vor der koronarangiographischen Untersuchung zur Anwendung kommen: Thoraxübersichtsaufnahmen in zwei Ebenen, Durchleuchtung sowie Herzfernaufnahmen im Liegen zur Herzvolumenbestimmung sowie an wenigen Kliniken Kymographie und Elektrokymographie.

Da die *Herzvolumenbestimmung* nicht überall durchgeführt wird, soll diese Methode kurz beschrieben werden: Die röntgenologische Größenbestimmung des Herzens wird am besten im Liegen, im posteroanterioren und im dextrosinistralen Strahlengang vorgenommen (Abb. 2.32). Der Fokus-Film-Abstand sollte 2 m betragen. Die Formel für die Herzvolumenbestimmung lautet in Anlehnung an ROHRER (1916/17) und KAHLSTORF (1938): $HV = l \cdot b \cdot t_{max} \cdot 0,4$. Die liegende Position wird deshalb empfohlen, weil so die von Untersuchung zu Untersuchung schwankenden orthostatischen Einflüße auf die Herzgröße ausgeschlossen werden können und damit die Reproduzierbarkeit der Werte besser ist. Neben der klassischen Rückenlage kann für die Untersuchung auch die Bauchlage verwendet werden (KLEPZIG u. FRISCH, 1965); die sitzende Position führt zu den gleichen Resultaten (HOPF et al., 1977). (Einzelheiten über die Methodik s. Musshof u. Reindell, 1956, 1977.)

Das Herzvolumen erwachsener männlicher Personen beträgt bei Untersuchungen im Liegen im Mittel 700–800 ml. Die normale Streubreite des absoluten Herzvolumens ist groß und beträgt beispielsweise bei 20–40jährigen männlichen Normalpersonen 490–1080 ml (Musshof u. Reindell, 1977). Es hat sich deshalb zur Beurteilung der Herzgröße besser ein relatives Maß bewährt: Dabei wird das Herzvolumen am besten in Beziehung zum Körpergewicht oder zur Körperoberfläche gesetzt. Die relative Herzgröße, bezogen auf kg Körpergewicht liegt bei 20–59jährigen Männern im Durchschnitt bei 10,7 ± 1,0 und bei Frauen im Durchschnitt bei 9,7 ± 1,0 (Mittelwert ± Standardabweichung). Die obere Normgrenze der relativen Herzgröße bezogen pro $m^2$ Körperoberfläche beträgt bei Männern 500 ml und bei Frauen 400 ml. Als anschaulich hat sich die Beziehung des Herzvolumens auf die „Normalkörperoberfläche" von 1,73 $m^2$ erwiesen (Kaltenbach u. Martin, 1974). Hier beträgt der obere Normwert für Männer 800 ml/1,73 $m^2$ und für Frauen 700 ml/ 1,73 $m^2$.

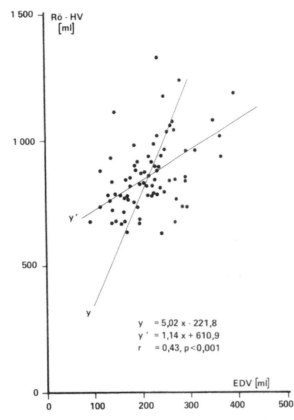

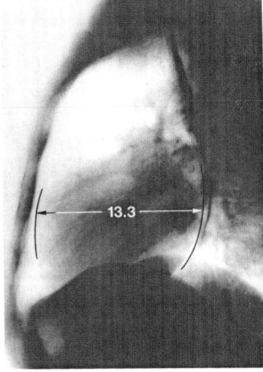

**Abb. 2.32.** Messung des Gesamtherzvolumens nach ROHRER (1916/17) und KAHLSTORF (1938)

### 2.4.1 Nativröntgenbefunde und Ventrikulogramm

Inwieweit lassen sich aus den nativröntgenologischen Methoden Größe, Form und Zustand des linken Ventrikels, so wie sie im Ventrikulogramm mit großer Aussagekraft dargestellt werden, voraussagen? Dies gewinnt besondere Bedeutung, wenn Endzustände der koronaren Herzerkrankung, die eine aorto-koronare Bypass-Operation unmöglich machen, schon nicht-invasiv mit ausreichender Sicherheit vorausgesagt werden sollen. Damit kann sich die hier mit einem deutlichen Risiko behaftete invasive Untersuchung erübrigen.

Unsere bisherigen Erkenntnisse erlauben folgende Aussagen:

1. Die meisten chronisch koronarkranken Patienten haben entweder normal große oder kleine Herzen, letztere sind dadurch zu erklären, daß die Angina pectoris den Bewegungsraum dieser Patienten, der unter anderem für die Herzgröße verantwortlich ist, einschränkt.

2. Ein normal großes Herz schließt eine deutliche Vergrößerung und Schädigung des linken Ventrikels nicht aus. Dieses ergibt sich insbesondere auch aus Abb. 2.33, aus der hervorgeht, daß deutliche Vergrößerungen des linken Ventrikels ohne Vergrößerung der Gesamtherzgröße möglich sind. Häufig zeigt sich jedoch in diesen Fällen die Vergrößerung des linken Ventrikels in einer veränderten Herzform: Der linke Ventrikel wölbt sich auf dem Nativröntgenbild vermehrt ins Lungenfeld vor.

$$y = 5{,}02 \, x - 221{,}8$$
$$y' = 1{,}14 \, x + 610{,}9$$
$$r = 0{,}43, \; p < 0{,}001$$

**Abb. 2.33.** Beziehung zwischen enddiastolischem Volumen (EDV) im Lävokardiogramm und Herzvolumen (HV) im Nativröntgenbild

3. Ein deutlich vergrößertes Herz weist bei einem Koronarkranken auf einen deutlich geschädigten linken Ventrikel hin. Zur prognostischen Bedeutung einer Herzvergrößerung s. Kap. 4.

4. Eine im Nativröntgenbild bereits sichtbare Aneurysmabildung ist ein klarer Befund (Abb. 8.12a + b). Das Nativröntgenbild erlaubt jedoch keine Aussage über den so wichtigen Zustand des Restmyokards. Die Echokardiographie kann als nicht-invasive Methode eine gewisse Auskunft über diese Frage geben (Abschnitt 2.9).

5. Stark vergrößerte Herzen mit diffusen Vernarbungszeichen im Ruhe-EKG stellen Endstadien der koronaren Herzkrankheit dar, bei der eine Revaskularisationsoperation nicht mehr in Frage kommt. Aus diesem Grunde erübrigt sich hier in der Regel auch die Koronarangiographie (Abb. 8.6c).

## 2.4.2 Koronarverkalkungen

Mit modernen hoch auflösenden Bildverstärkern können selbst geringe Verkalkungen der Herzkranzarterien gut erkannt werden. Die Durchleuchtung sollte vor allem in LAO-Projektion mit eingeblendetem Durchleuchtungsbild vorgenommen werden. Folgende Daten über Koronarverkalkungen erscheinen von Bedeutung:

1. Mit zunehmendem Alter kann in einer allgemeinen Ambulanz eine zunehmende Häufigkeit von Koronarverkalkungen festgestellt werden (Abb. 2.34). Ungefähr 50% der über 70jährigen Patienten weisen Verkalkungen auf (DIETZ u. WALTER, 1978). Es ist anzunehmen, daß der Prozentsatz in der Allgemeinbevölkerung nicht wesentlich tiefer liegt.

2. Bei ungefähr 70% der Patienten mit Koronarverkalkung muß eine koronare Herzkrankheit angenommen werden, soweit sie aus dem Belastungs-EKG diagnostiziert werden kann.

3. In ungefähr demselben Prozentsatz muß mit einer stenosierenden Koronargefäßsklerose gerechnet werden.

4. Im jugendlichen und mittleren Alter ist eine Koronarverkalkung fast immer mit einer Koronarstenosierung verbunden. Mit zunehmendem Alter kommt es zu einer zunehmenden Dissoziation zwischen Koronarverkalkung und stenosierender Koronargefäßsklerose.

5. Der Ort der nachgewiesenen Verkalkung ist nicht immer identisch mit dem Ort der stärksten Stenosierung.

6. Die linke Kranzarterie zeigt am häufigsten Verkalkungen in ihrem proximalen Bereich, d. h. im Bereich des linken Hauptstammes und des proximalen Anteils des R. descendens anterior. Bei der rechten Kranzarterie sind die Verkalkungen über die ganze Arterie bis hin zur Crux cordis verteilt (Abb. 2.35).

7. Die Häufigkeit sichtbarer Verkalkungen beim Bestehen einer stenosierenden Koronarsklerose hängt erheblich vom Lebensalter bzw. vom Alter der Koronarerkrankung ab. Bei unter 40-Jährigen sind Verkalkun-

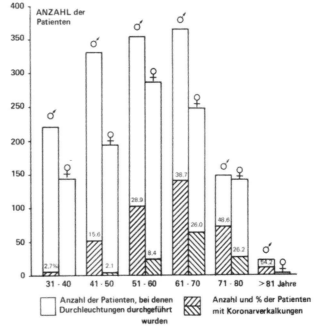

**Abb. 2.34.** Alters- und Geschlechtsverteilung von Patienten mit Koronarverkalkung (DIETZ u. WALTER 1978)

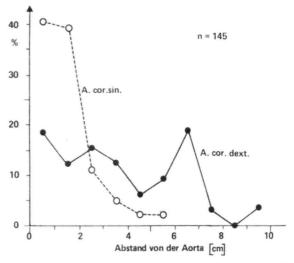

**Abb. 2.35.** Lokalisation der Verkalkungen in der rechten und linken Kranzarterie (BENDER et al., 1978)

gen auch bei erhelbicher stenosierender Koronarsklerose relativ selten, bei über 55-jährigen Koronarkranken sind sie fast immer erkennbar. Mit zunehmendem Alter kommen allerdings auch Verkalkungen ohne Lumeneinengung vor. SONES (1979) fand unter 500 Patienten, die zur Koronarangiographie in die Klinik aufgenommen worden waren und bis zu 50 Jahre alt waren bei 84% eine sichtbare Verkalkung, wenn eine mindestens 75%ige Koronareinengung angiographisch nachweisbar war. Eine Verkalkung ohne stenosierende Koronarsklerose wurde in dieser Altersstufe nicht festgestellt.

Auf dem Boden dieser Befunde konzentriert sich die klinische Relevanz der Koronargefäßverkalkungen auf folgende Punkte:

*1. Ist bei Patienten mit einer nachgewiesenen Kalzifizierung eine Koronarangiographie indiziert?* Nach unserer Meinung sollte der Nachweis einer Verkalkung der Herzkranzarterien dazu führen, daß eine gründliche Anamneseerhebung, Untersuchung der Risikofaktoren für koronare Herzkrankheit und ein Belastungs-EKG durchgeführt werden. Wenn Angina-pectoris-Beschwerden oder eine Koronarinsuffizienz während des Belastungstestes nachgewiesen werden können, sollte koronarangiographiert werden. Bei asymptomatischen Patienten besteht nach unserer Meinung keine Indikation für eine Koronarangiographie. Jedenfalls gilt das heutzutage, da diese Patienten ja auch nicht zur Operation geschickt werden. Wenn in Zukunft mehr und mehr asymptomatische Patienten operiert werden sollten, müßte sich dieser Standpunkt ändern.

*2. Können diffuse Verkalkungen eine Koronaroperation ausschließen und somit auch eine Koronarangiographie erübrigen?* Bei sehr starken Verkalkungen bis in die Peripherie der Herzkranzarterien, besonders bis in die Peripherie des R. descendens anterior kann die „Machbarkeit" einer Koronaroperation sehr in Frage gestellt sein. Bei ungünstigen zusätzlichen Faktoren − wie hohes Alter usw. − kann in einem solchen Fall dann aufgrund dieses Befundes von einer Koronaroperation und somit auch von einer Koronarangiographie Abstand genommen werden. Bei stärkster Angina pectoris sollte jedoch der Nachweis auch einer diffusen Verkalkung nicht unbedingt von der Operation und somit auch nicht von der Koronarangiographie abhalten.

*3. Die Bedeutung von Verkalkungen für den Untersuchungsablauf bei der Koronarangiographie.* Verkalkungen sind besonders häufig bei der linken Hauptstammstenose. Wird nach Einführen des Koronarkatheters eine Verkalkung im Bereich des linken Hauptstammes gesehen − häufig nicht zu unterscheiden von einer Verkalkung im Bereich des proximalen R. interventricularis anterior −, sollte die weitere Katheterisierung besonders vorsichtig vorgenommen werden. Insgesamt kann noch nicht sicher abgeschätzt werden, ob die gezielte Durchleuchtung mit hochauflösendem Bildverstärker als Suchmethode für die Erkennung einer Koronarsklerose Bedeutung gewinnen kann.

## Literatur

BENDER F, GRADAUS D, SCHMIDT E, BACHOUR G, MÖNNINGHOF W, THYE R (1978) Calcification of the coronary arteries at routine x-ray fluoroscopy and coronary angiography. In: Coronary Heart Disease, 3rd International Symposium Frankfurt. Kaltenbach M, Lichtlen P, Balcon R, Bussmann WD ed Thieme, Stuttgart, p 80

DIETZ A, WALTER J (1978) Coronary calcification and coronary heart disease. In: Coronary Heart Disease, 3rd International Symposium Frankfurt. KALTENBACH M, LICHTLEN P, BALCON R, BUSSMANN WD (eds) Thieme, Stuttgart, p 77

HOPF R, BÖHMER D, KALTENBACH M (1977) Röntgenologische Herzvolumenbestimmung. Beschreibung einer neuen Methode mit Durchführung im Sitzen. Fortschr. Röntgenstr. 127:167

KAHLSTORF A (1938) Möglichkeiten und Ergebnisse röntgenologischer Herzvolumenbestimmungen. Klin. Wschr 17: 223

KALTENBACH M, MARTIN KL (1974) Durchführung und diagnostischer Wert der Herzvolumenbestimmung durch Herzfernaufnahmen im Liegen, illustriert am Vergleich mit angiographisch bestimmten Ventrikelvolumen. Lebensversicherungsmedizin 5: 106

KLEPZIG H, FRISCH P (1965) Röntgenologische Herzvolumenbestimmung. Thieme, Stuttgart

MUSSHOFF K, REINDELL H (1977) Zur Röntgendiagnostik des Herzens. In: REINDELL H, ROSKAMM H (Hrsg) Springer, Heidelberg Berlin New York, S. 233

ROHRER F (1916/17) Volumenbestimmung an Körperhöhlen und Organen auf orthodiagraphischem Wege. Fortschr Röntgenstr 24: 285

SONES FM (1979) Persönliche Mitteilung

# 2.5 Belastungs-EKG

M. Kaltenbach und L. Samek

## 2.5.1 Allgemeines

### 2.5.1.1 Anwendung und Zweck

Das Belastungs-EKG ist die in der Praxis am besten geeignete Funktionsprobe, um Aussagen über das Auftreten einer Myokardischämie zu machen. Aus seinem Ergebnis können diagnostische und prognostische Schlüsse gezogen werden; als einfach durchzuführende Funktionsprobe bietet es eine wichtige Vor- und Zusatzuntersuchung zur Koronarangiographie. Wird durch das Belastungs-EKG eine Myokardischämie nachgewiesen, so können durch die Koronarographie Lokalisation und Ausmaß der zugrunde liegenden stenosierenden Koronarsklerose geklärt werden. Die Ventrikulographie läßt in Verbindung mit dem Ruhe-EKG darüber hinaus abschätzen, inwieweit in poststenotischen Myokardarealen noch vitales Herzmuskelgewebe vorhanden ist. Die Indikationsstellung für eine chirurgische Therapie muß daher in der Regel sowohl die Befunde des Belastungs-EKG als auch der Koronararteriographie und Ventrikulographie miteinschließen.

### 2.5.1.2 Vergleich mit dem Koronarogramm

Beim Vergleich von Belastungs-EKG und Koronarogramm ist zu bedenken, daß das Vorhandensein einer stenosierenden Koronarsklerose nicht mit einer Koronarischämie gleichzusetzen ist. So fehlen nach durchgemachtem Herzinfarkt − auch bei vollständiger Obliteration des versorgenden Koronarastes − häufig Ruhe- und Belastungsangina bzw. die Zeichen der Myokardischämie, weil die im poststenostischen Myokardgebiet ausgebildete Narbe einen stark reduzierten Stoffwechsel aufweist. Insofern kann die Sensitivität des Belastungs-EKG nicht einfach daran abgelesen werden, ob mit einem pathologischen Koronarogramm auch ein pathologisches Belastungs-EKG verbunden ist.

### 2.5.1.3 Körperliche Belastung, Katecholamin-Infusion und Elektrostimulation

Außer durch körperliche Belastung kann eine Myokardischämie auch durch pharmakologische Einflüsse (z. B. Infusion von Katecholaminen oder Koronardilatatoren) oder durch Elektrostimulation des Herzens provoziert werden. Die im EKG auftretende Ischämie-

reaktion und die provozierte Angina pectoris sind bei einer durch Pharmaka oder körperliche Belastung induzierten Myokardischämie weitgehend gleich (Abb. 2.36). Die Spezifität kann bei beiden Methoden durch falsch-positive EKG-Reaktionen eingeschränkt werden. Die Sensitivität hängt im wesentlichen vom Ausmaß der Provokation ab.

Für praktische Belange hat sich weder die pharmakologische Belastung noch die Elektrostimulation durchgesetzt, da beide Verfahren aufwendiger sind als die körperliche Belastung; außerdem sind sie für den Patienten unangenehmer, so daß sie gegenüber der körperlichen Belastung − abgesehen von besonderen Fragestellungen − mehr Nachteile als Vorteile besitzen.

## 2.5.2 Belastungsmethoden

Die körperliche Belastung durch dynamische Arbeit ist im Vergleich mit statischer (isometrischer) Arbeit aussagekräftiger und besser reproduzierbar. Folgende Forderungen müssen an die Belastung gerichtet werden:

1. Die Leistung muß physikalisch exakt definierbar und in weitem Bereich variierbar sein;

2. die Belastung muß gut reproduzierbar sein;

3. die Ausbelastung auch muskelschwacher, älterer oder gehbehinderter Patienten muß möglich sein;

4. eine möglichst artefaktfreie kontinuierliche EKG-Registrierung während der Belastung muß gewährleistet sein.

Die individuelle Ausbelastung, d. h. eine Belastung in dem für das betroffene Individuum maximalen Leistungsbereich, ist für die Empfindlichkeit (Sensitivität) ausschlaggebend. Abbildung 2.37 zeigt ein Beispiel.

Von den verschiedenen Methoden körperlicher Belastung sind in Abb. 2.38 sieben Möglichkeiten dargestellt. Im folgenden soll die Fahrradergometrie und die Kletterstufenbelastung ausführlicher besprochen werden.

### 2.5.2.1 Fahrradergometrie

Es stehen heute elektrisch und mechanisch gebremste Fahrradergometer zur Verfügung. Zweckmäßig sind drehzahlunabhängige, elektrisch gebremste Geräte (Abb. 2.39), damit beim nicht genauen Einhalten der vorgeschriebenen Drehzahl möglichst geringe Abweichungen der erbrachten von der gewünschten Leistung eintreten. Mechanisch gebremste Ergometer sind in der Leistung von der Drehzahl abhängig, so daß die vorgeschriebene Umdrehungsgeschwindigkeit eingehalten werden muß. Es ist bei allen Ergometern darauf zu achten, daß die Werte für Kurbellänge, Umdrehungszahl und Schwungmasse nach den Vorschlägen zur Standardisierung (Mellerowicz et al., 1961) ausgerichtet sind. Auf eine korrekte Eichung ist zu achten. Eine Nach-

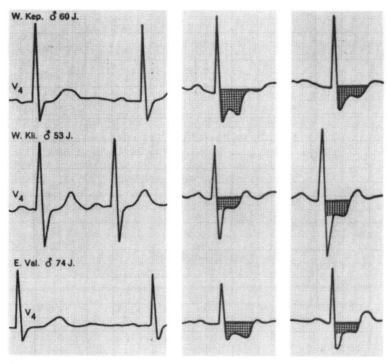

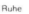

**Abb. 2.36.** EKG von drei Patienten mit Angina pectoris. In Ruhe *(links)* während durch körperliche Belastung *(Mitte)* und durch Orciprenalin-Infusion *(rechts)* induzierter Ischämie. Sowohl durch körperliche Arbeit als auch durch Infusion des β-stimulierenden Katecholaminkörpers Orciprenalin war eine typische ischämische ST-Streckensenkung, verbunden mit Angina-pectoris-Beschwerden auszulösen

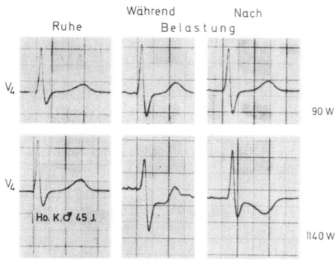

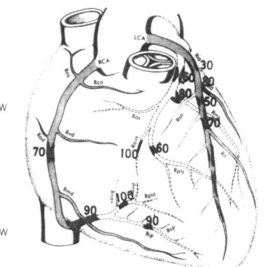

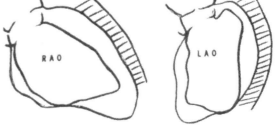

**Abb. 2.37.** Ho.K. 45 J. ♂. Bei einem Patienten mit schwerer Koronarsklerose in allen Hauptästen (rechts) zeigt das Belastungs-EKG bei mäßiger Belastung mit 90 W (oben) keinerlei pathologischen Befund. Eine typische Ischämiereaktion wird dagegen bei hoher Belastung mit 140 W (unten) erkennbar. Beide Arbeitsversuche wurden getrennt, jeweils mit über 6 min gleich bleibender Leistung durchgeführt. Es ist an diesem Beispiel gut erkennbar, daß auch eine verfeinerte EKG-Auswertung, z. B. mit Computerhilfe, keine diagnostische Aussage bringen kann, wenn die Belastung nicht ausreichend ist, d. h. in einem Leistungsbereich erfolgt, in dem die individuelle Ischämiegrenze nicht erreicht wird

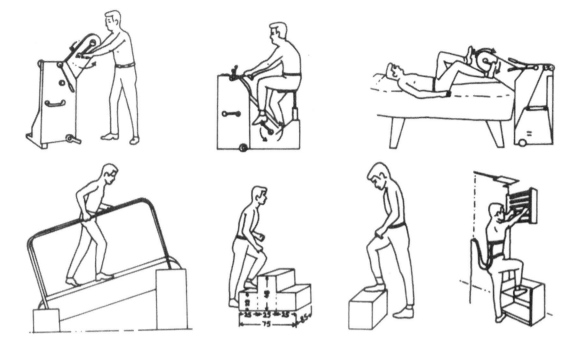

**Abb. 2.38.** Sieben verschiedene Belastungsmethoden: Drehkurbelergometer, Fahrradergometer im Sitzen und Liegen, Laufband („treadmill"), Mastertest, Einstufentest, Kletterstufe

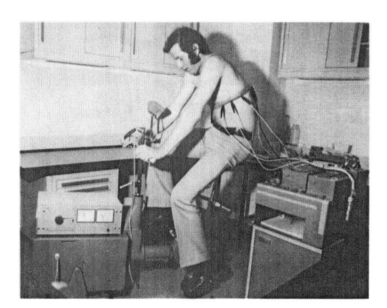

**Abb. 2.39.** Fahrradergometrie im Sitzen. Elektrisch gebremstes, drehzahlunabhängiges Ergometer

eichung in 1jährigen Abständen wird vielfach für erforderlich gehalten.

Auch bei der Übernahme eines neu geeichten Ergometers kann man nicht davon ausgehen, daß die angegebene Leistung in jedem Fall genau ist. Die Gegenüberstellung verschiedener, neu geeichter Fahrradergometer ergab bei einer 1978 in Frankfurt durchgeführten Untersuchung deutliche Abweichungen zwischen eingestellter physikalischer und wirklich erbrachter biologischer Leistung. Zwischen zwei Ergometern gleichen Fabrikates betrug die Abweichung bis zu 15%, d. h. die gemessene Sauerstoffaufnahme war an einem Gerät um 15% niedriger als am anderen. Unter insgesamt fünf Ergometern betrug die systematische Abweichung bei 200 W sogar bis zu 25%. Für die Übertragbarkeit fahrradergometrischer Befunde muß diese Fehlermöglichkeit berücksichtigt werden. Sie spielt keine Rolle, solange dasselbe Ergometer benutzt wird, kann aber er-

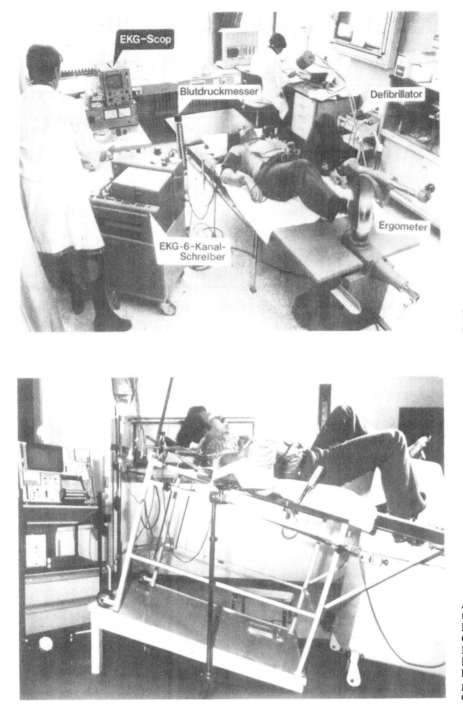

**Abb. 2.40.** Fahrradergometrie im Liegen und Ausstattung des EKG-Labors

**Abb. 2.41.** Fahrradergometrie im Liegen (Schräglage). Durch die höhere Lage des Oberkörpers in Relation zum Kurbeldrehpunkt sind die hämodynamischen Rückwirkungen (Füllungsdrucksteigerung) geringer als bei flacher Lagerung

hebliche Bedeutung beim Vergleich verschiedener Geräte erlangen.

Im Rehabilitationszentrum Bad Krozingen werden seit 1973 alle elektrisch gebremsten Ergometer regelmäßig in ca. 1½-jährigen Abständen mittels einer Drehmomentwaage geprüft. Diese Prüfungen ergaben zufriedenstellende Ergebnisse. Bei der letzten Prüfung wies von 20 Ergometern nur ein einziges eine maximale Abweichung von 6% auf.

Die Belastung kann im Sitzen, in halbliegender oder in liegender Position durchgeführt werden (Abb. 2.40). Diese verschiedenen Anordnungen haben hämodynamisch erhebliche Bedeutung, indem der venöse Rückstrom und damit die Füllungsdrucksteigerung im linken und rechten Herzen umso größer ist, je höher die Beine in Relation zum Herzen gelagert werden. Belastungsuntersuchungen im Liegen können dadurch modifiziert werden, daß der Drehpunkt für die Fahrradkurbel oberhalb, unterhalb der Liege oder auf gleicher Höhe mit dieser angeordnet wird. Schließlich kann auch durch Schräglagerung des Patienten der Drehpunkt tiefer als der Oberkörper gelegt werden (Abb. 2.41).

Vergleichende Untersuchungen von Koronarkranken im Sitzen und Liegen zeigten im Mittel eine um 20 W früher eintretende Angina pectoris und ST-Senkung, sowie eine um 25 W niedrigere Leistungsgrenze bei Belastung im Liegen. Dieser Befund reflektiert die größere kardiale Belastung im Liegen (Abb. 2.42).

### 2.5.2.2 Kletterstufenbelastung

Die Kletterstufe besteht
- aus einem Tritt von 30 × 60 cm Größe, der in der Höhe zwischen 10 und 50 cm über dem Erdboden verstellbar ist,
- aus einer kleinen Sprossenwand mit sechs Sprossen, welche zum Festhalten und Mitbenützen der Arme beim Klettern dient,
- aus dem Höhenanschlag, der auf Scheitelhöhe des Probanden eingestellt wird. Er hat die Aufgabe zu gewährleisten, daß das Körpergewicht bei jeder Besteigung um die volle Stufenhöhe verlagert wird; ohne diesen kann durch unvollständiges Durchdrücken der Kniegelenke beim Stand auf der Stufe eine niedrigere Leistung, als der Stufenhöhe entspricht, resultieren,
- aus einem mechanischen oder elektrischen Taktgeber.

Zunächst wird bei aufrechtem Stand auf der Stufe (Wahl der Stufenhöhe s. folgende Seiten) der Höhenanschlag auf Scheitelhöhe eingestellt. Dann stellt sich der Proband auf den Boden vor die Stufe und hält sich mit beiden Händen an der für ihn am bequemsten erreichbaren Sprosse der Sprossenwand fest (Abb. 2.43). Jetzt wird das Metronom in Gang gesetzt, jede Besteigung erfordert vier Taktschläge. Auf Taktschlag 1 wird ein Fuß auf die Stufe gestellt, auf Schlag 2 beide Füße, auf Schlag 3 wird ein Fuß wieder auf den Boden gesetzt, auf Schlag 4 ist die Ausgangsstellung erreicht. Der Bewegungsablauf ist aus der Abbildung ersichtlich. Die Schrittfolge (Beginn mit dem rechten oder linken Bein) kann beliebig gewählt und auch während der Belastung gewechselt werden. Bei einseitig Beinamputierten oder Patienten mit einseitig versteiftem Kniegelenk muß immer mit dem gesunden Bein begonnen und das kranke Bein zuerst auf den Boden zurückgeführt werden.

Die physikalische Leistung (L) beim Stufensteigen ist aus Körpergewicht (G), Stufenhöhe (H) und Besteigungsfrequenz (B) leicht zu errechnen nach der Formel: $L = G \cdot H \cdot B$.

Wenn physikalische Leistungsangaben als Maß der biologischen Leistung benutzt werden, muß berücksichtigt werden, daß die gleiche physikalische Leistung, z. B. das Drehen einer Kurbel mit bestimmter Drehzahl, einen unterschiedlichen Energieaufwand (unterschiedliche Sauerstoffaufnahme) erfordert, je nachdem, ob diese Tätigkeiten im Liegen mit den Beinen, im Sit-

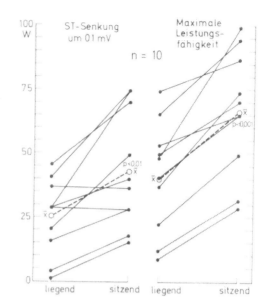

**Abb. 2.42.** Ischämische ST-Senkung und maximale Leistungsfähigkeit bei stufenweiser, alle 6 min ansteigender Ergometerbelastung im Liegen und Sitzen bei 10 Patienten mit Belastungskoronarinsuffizienz

zen mit den Beinen oder im Stehen mit den Armen ausgeführt wird; sogar die Länge der Kurbel und Verschiedenheiten der Drehzahl bedingen Differenzen des Anstrengungsgrades (MELLEROWICZ, 1961). Bei gleicher physikalischer Leistung kann also eine unterschiedliche biologische Leistung resultieren. Belastungsuntersuchungen können demnach nur miteinander verglichen werden, wenn der jeweilige Energieaufwand bzw. der Wirkungsgrad bekannt ist. Im Leistungsdiagramm (Abb. 2.44) ist für die Kletterstufe bei normierter Stufenhöhe und Besteigungsfrequenz und das Fahrradergometer bei normierter Kurbellänge, Schwungmasse und Drehzahl die jeweilige Leistung in Watt und die jeder Leistung entsprechende Sauerstoffaufnahme angegeben.

### 2.5.2.3 Vergleich von Fahrradergometer und Kletterstufe

Beim Radfahren wird überwiegend die Oberschenkelmuskulatur beansprucht. Dadurch kann bei muskelschwachen oder untrainierten Probanden eine vorzeitige Ermüdung und ein Belastungsabbruch aus rein peripheren Gründen eintreten. Die Kletterstufenbelastung wurde entwickelt, um durch Einsatz mehrerer großer Muskelgruppen dieses Problem zu umgehen. In den Vereinigten Staaten wird aus dem gleichen Grund von den meisten Untersuchern das Laufband benützt.

Zwischen Kletterstufe und Fahrradergometer bestehen bezüglich Genauigkeit und Reproduzierbarkeit keine Unterschiede (KALTENBACH et al., 1964). Die EKG-Aufzeichnung während Belastung ist bei beiden Verfahren gleich gut möglich; die Kletterstufe kann

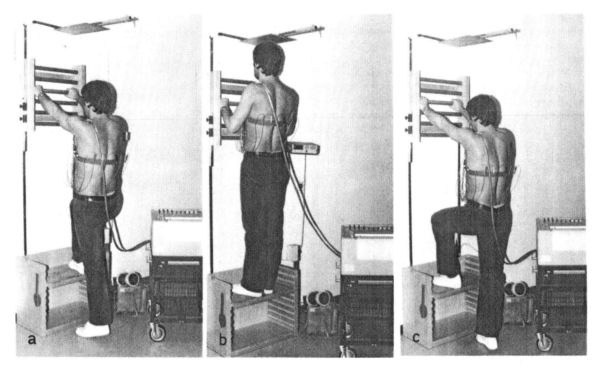

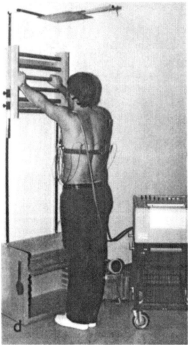

**Abb. 2.43.** Schrittfolge bei der Belastung an der Kletterstufe: Jede Besteigung erfordert vier Metronomschläge. Der Höhenanschlag ist so eingestellt, daß beim aufrechten Stand dieser eben berührt wird. Die Besteigung kann beliebig mit dem linken oder rechten Bein begonnen werden, Beinbehinderte oder Prothesenträger müssen zuerst das gesunde Bein auf die Stufe stellen

auch bei Behinderten (Knieversteiften, einseitig Amputierten) eingesetzt werden; RR-Messungen während Belastung sind nur am Fahrradergometer durchführbar.

Wie oben ausgeführt ist die Eichung von Fahrradergometern nicht unproblematisch, an der Kletterstufe entfällt diese Schwierigkeit, da die drei in die Berechnung der Leistung eingehenden Faktoren Körpergewicht, Stufenhöhe und Trittgeschwindigkeit leicht kontrollierbar sind.

Durch den Einsatz größerer Muskelgruppen ist die Dauerleistungsfähigkeit an der Kletterstufe größer. Bei einer randomisierten Untersuchung an Normalpersonen, Koronarpatienten und Leistungssportlern fand sich eine um 200–350% längere Belastungsdauer (Abb. 2.45). Der vorzeitige Abbruch am Fahrrad wurde im allgemeinen durch Muskelermüdung bzw. Schmerzen in den Oberschenkeln erzwungen. Die lokale Muskelerschöpfung beim Radfahren wurde durch Untersuchungen des Lactatgehaltes im venösen Blut bestätigt. Bei gleicher biologischer Leistung fand sich am Fahrradergometer ein signifikant höherer Lactatgehalt als an der Kletterstufe (Abb. 2.46), hervorgerufen durch die Lactatausschwemmung aus der überbeanspruchten Oberschenkelmuskulatur (BUSSMANN u. BRAUNE, 1978). Am Laufband fanden sich ähnliche Werte wie an der Kletterstufe.

Für die Erkennung einer Belastungskoronarinsuffizienz kommt diesen Befunden insofern eine Bedeutung zu, als die Sensitivität von Belastungsuntersuchungen entscheidend von dem Erreichen hoher Belastungsstufen abhängt. Dabei muß die hohe Leistung meist über mehrere Minuten erbracht werden, um im Belastungs-

**Abb. 2.44.** Nomogramm zur Ermittlung von Leistungen an der Kletterstufe im Vergleich zum Fahrradergometer. Mit Hilfe dieses Diagramms kann an der Kletterstufe jede gewünschte Leistung von 0 bis ca. 250 W eingestellt werden. Im Schnittpunkt der von der gewünschten Leistung ausgehenden Horizontalen mit der dem Körpergewicht entsprechenden Vertikalen wird die nächstliegende, nach rechts ansteigende Gerade aufgesucht und an deren Ende die Angabe für die einzustellende Stufenhöhe und Metronomfrequenz abgelesen

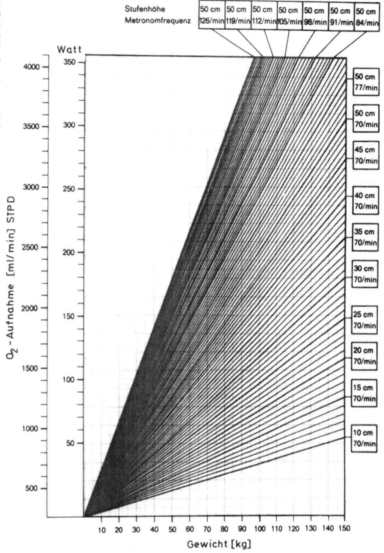

EKG als ischämietypische ST-Senkung erkennbar zu werden (KALTENBACH et al., 1963).

Für praktische Belange ergibt der *Vergleich der beiden Belastungsmethoden*:

Beim Vorliegen einer schweren Belastungskoronarinsuffizienz (Auftreten von Angina pectoris und/oder starker ST-Senkung bei niedriger Leistung) kann mit der Fahrradergometrie im Sitzen, der Fahrradergometrie im Liegen und der Kletterstufenbelastung das gleiche Ergebnis erzielt werden.

Beim Vorliegen einer leichten Belastungskoronarinsuffizienz (Auftreten einer Angina pectoris und/oder leichtergradiger ST-Senkung nur unter hoher Belastung) gelingt die Aufdeckung einer Koronarinsuffizienz an der Kletterstufe im allgemeinen leichter als am Fahrradergometer im Sitzen. Ähnliches gilt für muskelschwache oder untrainierte Personen, bei denen ein

Mißverhältnis zwischen peripherer und kardialer Leistungsfähigkeit vorliegt.

Bei Belastung im Liegen wird die Ischämiegrenze früher erreicht als im Sitzen. Die Unterschiede zur Kletterstufenbelastung sind daher im Liegen geringer.

### 2.5.2.4 Andere Belastungsarten

In den Vereinigten Staaten werden Belastungsuntersuchungen vorwiegend am Laufband durchgeführt. Als Vorteil gegenüber dem Fahrrad wird vor allen Dingen die geringere Ermüdbarkeit angesehen, besonders bei Personen mit untrainierter oder schwacher Beinmuskulatur. Die Belastung älterer oder ängstlicher Personen kann jedoch am Laufband gelegentlich Schwierigkeiten bereiten. Diese treten besonders dann auf, wenn eine

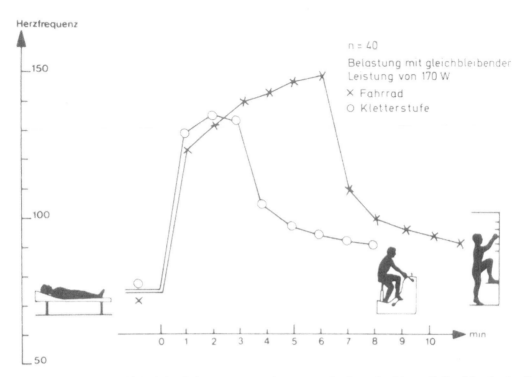

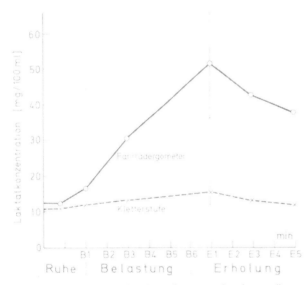

**Abb. 2.45.** Bei gleicher biologischer Leistung – entsprechend gleicher Sauerstoffaufnahme – fand sich an der Kletterstufe eine deutlich längere Belastungstoleranz. Die Untersuchungen wurden in randomisierter Reihenfolge durchgeführt, der Belastungsabbruch am Fahrrad wurde meist durch Muskelschmerzen in den Oberschenkeln erzwungen

**Abb. 2.46.** Verhalten der Lactatkonzentration im venösen Blut während und nach Belastung an Kletterstufe und Fahrradergometer

höhere Laufgeschwindigkeit gewählt wird. Für die Belastung Koronarkranker sind daher relativ langsame Bandgeschwindigkeiten und dafür stärkere Neigungswinkel vorzuziehen. Die Reproduzierbarkeit von Laufbandbelastungen ist gut, die interindividuelle Ver-

gleichbarkeit, d. h. die Standardisierung der biologischen Leistung, ist dagegen schwierig, da außer dem Körpergewicht die individuell sehr verschiedene Laufökonomie mit eingeht.

Der früher in den Vereinigten Staaten sehr verbreitete Mastertest ist heute weitgehend verlassen, obwohl dieser Test dem Belastungs-EKG weitgehend zum Durchbruch verholfen hat. Die Methode ist wegen nicht ausreichender Belastungshöhe, Schwierigkeiten der EKG-Registrierung und des erforderlichen dauernden Umdrehens der Patienten unzweckmäßig und wird daher zu recht nicht mehr angewandt. Unkontrollierbare und nicht eichbare Verfahren wie Treppensteigen über mehrere Stockwerke oder Kniebeugenbelastungen sind nicht ungefährlich und in jeder Weise ungeeignet. Sie sollten heute nicht mehr angewandt werden.

*Eine schlechte Belastungsuntersuchung ist nicht besser, sondern schlechter als gar keine, da sie Patienten und Arzt leicht irreführen kann.*

### 2.5.3 Zeitlicher Ablauf und Dosierung der Belastung

Der zeitliche Ablauf von Belastungsuntersuchungen wird verschieden gewählt, er kann das Ergebnis mit beeinflussen. Im wesentlichen werden zwei Formen des Untersuchungsablaufs unterschieden: rechteckförmige

**Abb. 2.47.** Zeitlicher Ablauf von Belastungsuntersuchungen Links „rechteckförmige" Belastung mit gleichbleibender Leistung. Mitte und rechts Belastungen mit stufenförmig ansteigender Leistung

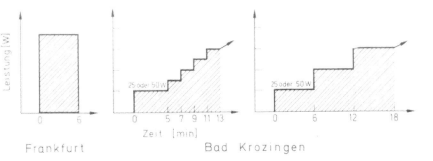

oder stufenförmig ansteigende Belastung; diese kann von Null ansteigend oder von einer individuell vorgewählten Leistung aus ansteigend gewählt werden. Weniger bedeutsam ist, ob bei den ansteigenden Belastungsformen der Anstieg kontinuierlich, in kleinen oder großen Stufen erfolgt, wenn es nur darum geht, eine Ischämiereaktion zu provozieren oder auszuschließen. Für die Beurteilung der Ausdauerleistungsfähigkeit ist aber eine stufenweise Belastung mit je 6 min Dauer von Vorteil. In Frankfurt wird die rechteckförmige Belastung mit Vorgabe einer konstanten Leistung, die über 6 min durchgehalten werden soll, bevorzugt, weil es leichter gelingt, eine Ausbelastung zu erreichen, dieser Belastungsablauf eine hervorragende Reproduzierbarkeit besitzt und den geringsten Zeitaufwand erfordert (Abb. 2.47).

Die Leistungsvorgabe richtet sich nach Körperbau, Lebensalter und Geschlecht und wird pro Normalkörperoberfläche dosiert. Die Verwendung von auf die Körperoberfläche normierten Leistungen stellt eine wesentliche Vereinfachung für die Leistungsdosierung dar, weil damit individuelle Unterschiede des Körperbaues ausgeglichen werden und so bei der Dosierung nicht mehr berücksichtigt zu werden brauchen. So bedeutet beispielsweise eine Leistung von 100 W/1,73 m² sowohl für einen großen oder kleinen als auch für einen schlanken oder adipösen Probanden immer den gleichen Anstrengungsgrad, während eine Leistung von 100 W eine sehr verschieden große Anforderung bedeuten kann. Die Körperoberfläche dient dabei als Näherungsmaß der fettfreien Körpermasse, die mit der Herzgröße und der Leistungsfähigkeit eng korreliert ist (BURMEISTER u. BINGERT, 1965). Nur bei der Untersuchung von herzkranken Personen mit körperlichen Beschwerden oder auch Probanden mit überdurchschnittlichem Trainingszustand muß sich die Höhe der zu wählenden Leistungen außerdem grundsätzlich nach dem Zustand bzw. der Vorgeschichte des einzelnen Patienten richten.

In Frankfurt wird als Ausbelastungskriterium eine Soll-Leistung vor einer Soll-Pulsfrequenz bevorzugt. Die entsprechend Lebensalter und Geschlecht ermittelten Richtwerte enthält Tabelle 2.3; für jede Leistung pro Normalkörperoberfläche sind Mittelwerte und Standardabweichung der Herzfrequenz definiert und können mit Hilfe von Plastikschablonen leicht mit der erhaltenen Frequenzkurve aufgetragen werden (Abb. 2.48)

Liegt anamnestisch eine Leistungsminderung durch

**Tabelle 2.3.** Praktisch bewährte Richtwerte für alters- und geschlechtsbezogene Soll-Leistungen in W/1,73 m². In Klammer Sollwerte für an körperliche Belastung gewöhnte Probanden. Beim Vorliegen von Symptomen muß die Leistung individuell angepaßt werden

| Alter [Jahre] | Leistung [W/1,73 m²] | |
| --- | --- | --- |
| | Männer | Frauen |
| 20–29 | 150 (175) | 125 (150) |
| 30–39 | 125 (175) | 100 (150) |
| 40–49 | 100 (175) | 100 (125) |
| 50–59 | 100 (150) | 75 (100) |
| 60–69 | 75 (125) | 75 (100) |
| 70–79 | 50 ( 75) | 50 ( 75) |

Angina pectoris oder Atemnot vor, soll man mit einer niedrigeren Leistung belasten. In manchen Fällen muß man sich durch mehrfache Arbeitsversuche von je 6 min Dauer an die individuelle Leistungsgrenze herantasten, bei genügender Erfahrung ist jedoch auch bei symptomatischen Patienten in der Regel mit einem einzigen Arbeitsversuch auszukommen. Erfolgt die Untersuchung zum Ausschluß einer Koronarinsuffizienz, so ist dies ohnehin praktisch immer möglich.

In Bad Krozingen wird nach den zwei in Abb. 2.47 (Mitte u. rechts) aufgezeigten Belastungsabläufen verfahren. Überwiegend wird mit ansteigenden Belastungsstufen von 6 min Dauer belastet. Die Belastungshöhe der ersten Stufe richtet sich nach der anamnestisch abgeschätzten Belastbarkeit des Patienten. Wenn bekannt ist, daß der Patient beim Gehen keine Beschwerden hat, kann man mit 50 W beginnen. Bei hoher Arbeitstoleranz ist danach eine weitere Steigerung um 50 W möglich. Belastungsstufen von 2 min Dauer werden meistens bei ambulanten Patienten angewandt, bei denen nur die Frage nach einer Belastungskoronarinsuffizienz gestellt wird, die erste Belastungsstufe dauert aber auch hier 5 min.

Als Ausbelastungskriterium wird in Bad Krozingen die Herzfrequenz herangezogen, weil sie mit dem myokardialen Sauerstoffverbrauch annähernd korreliert. Als Ausbelastungsherzfrequenz bei den Untersuchungen am Fahrradergometer im Liegen werden 80% der maximalen altersabhängigen Herzfrequenz angenommen. Die Herzfrequenz wird nach folgender Formel berechnet wird: (220 − Alter in Jahren) · 0,8. Danach sollte z. B. ein 50jähriger eine Herzfrequenz von 136/min erreichen. Dabei handelt es sich um Richtwerte, die

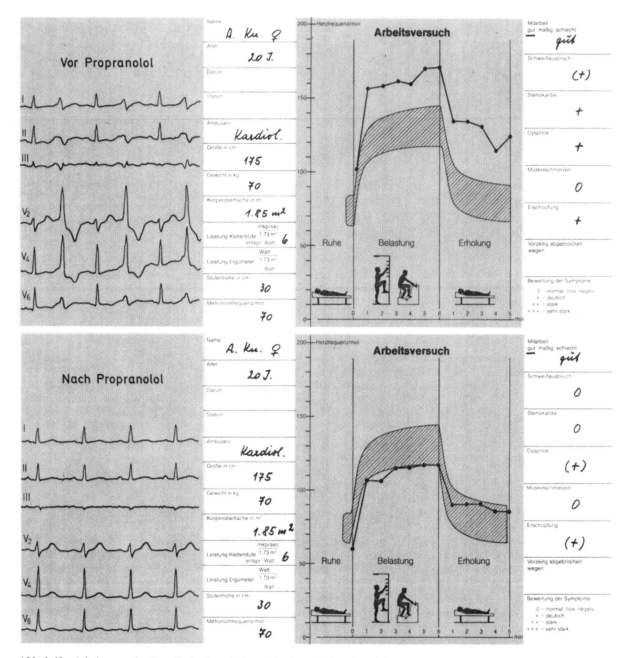

**Abb. 2.48.** Arbeitsversuch einer Patientin mit hyperkineti-schem Herzsyndrom. Es zeigt sich *(oben)* eine gegenüber dem (schraffierten) Normbereich stark überschießende Frequenz in Ruhe, während und nach Belastung; die Patientin wird durch die relativ niedrige Belastung erschöpfend angestrengt. Im EKG während Belastung sind zahlreiche, zum Teil als Bigemi-nus einfallende ventrikuläre Extrasystolen erkennbar. Nach Gabe eines β-Rezeptorenblockers (unten) sind die Herzfre-quenz normalisiert, die subjektive Anstrengung bei gleicher Leistung wesentlich geringer, Extrasystolen nicht mehr nach-weisbar

noch individuell abgewogen werden müssen. Bei Pa-tienten, die stark bradykard sind, wird die Ausbelastung anhand der erreichten Leistung beurteilt.

Bei Verwendung normierter, auf die Körperoberflä-che bezogener Leistungen ist auch ein eventuell patho-logisches Frequenzverhalten gut erkennbar. Dabei wer-den sowohl die Frequenzen während als auch nach Be-lastung berücksichtigt. Bei Koronarkranken ist eine zu langsame Schlagfolge des Herzens häufiger als eine zu schnelle, es kommen aber durchaus Abweichungen nach beiden Richtungen vor. Nach Koronaroperationen besteht häufig eine Belastungstachykardie, die über viele Monate persistieren kann. Die genaue Frequenz-beurteilung ist auch für die Steuerung der Therapie,

**Abb. 2.49.** Fehlender Frequenzanstieg unter Belastung bei komplettem AV-Block. Trotz ausreichender Ruhefrequenz kommt es unter Belastung nur zu einem Anstieg der Vorhoffrequenz, während die Frequenz des ventrikulären Ersatzrhythmus sich praktisch nicht ändert und weit unterhalb des schraffierten, leistungsentsprechenden Normbereichs bleibt. Subjektiv Dyspnoe und Erschöpfungsgefühl

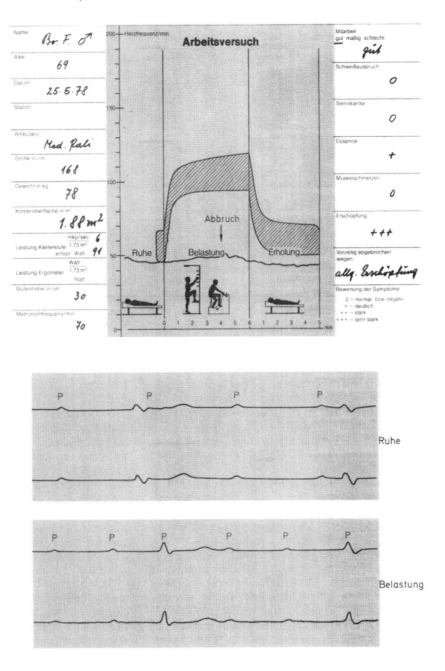

z. B. mit β-Rezeptorenblockern oder Calciumantagonisten bedeutsam. Abbildung 2.48 zeigt die überschießende Frequenzregulation bei einer Patientin mit hyperkinetischem Herzsyndrom vor und nach Betablockade.

Ein ungenügender Anstieg der Belastungsherzfrequenz kann bei Koronarpatienten durch eine Sinusknotenerkrankung oder eine Leitungsstörung verursacht sein. In Abb. 2.49 ist das Beispiel eines 69jährigen Mannes mit totalem AV-Block und Ersatzrhythmus gezeigt. Man erkennt, daß unter Ruhebedingungen eine durchaus ausreichende Herzfrequenz vorliegt. Unter Belastung steigt jedoch nur die Vorhoffrequenz. Es

kommt daher zu einem krassen Mißverhältnis zur normalen Frequenzanpassung und damit einhergehend zu Dyspnoe und allgemeiner Erschöpfung.

## 2.5.4 Indikationen, Komplikationen und Vorsichtsmaßnahmen

### 2.5.4.1 Indikationen

Als Indikationen für ein Belastungs-EKG im Zusammenhang mit der Diagnose einer koronaren Herzerkrankung kommen in Betracht:

**Tabelle 2.4.** Komplikationen ergometrischer Untersuchungen von 712 285 Patienten mit bekannter oder vermuteter koronarer Herzkrankheit (Ergebnis einer 1978 im deutschsprachigen Raum durchgeführten Umfrage [Scherer u. Kaltenbach, 1979])

| Belastungsart | Patienten | Untersu- chungs- stellen | Lungen- ödem | Myokard- infarkt | Schwere Rhyth- musstörungen die eine Defi- brillation erfor- derlich machten | Todesfälle | Lebensbedrohli- che Komplika- tionen | |
|---|---|---|---|---|---|---|---|---|
| | n | n | n | n | n | n | n | Rate |
| Laufband | 4 200 | 3 | – | – | – | – | – | – |
| Kletterstufe | 82 822 | 57 | – | 1 | – | 1 | 2 | 1 : 41 000 |
| Fahrrad im Sitzen | 218 515 | 62 | 2 | 1 | 28 | 5 | 36 | 1 :  6 000 |
| Fahrrad im Liegen | 406 748 | 67 | 15 | 8 | 24 | 11 | 58 | 1 :  7 000 |
| Gesamt | 712 285 | 189 | 17 | 10 | 52 | 17 | 96 | 1 :  7 500 |

- Brustschmerzen bei Belastung (Bestätigung oder Ausschluß einer Belastungskoronarinsuffizienz);
- Fahndung nach Belastungskoronarinsuffizienz bei asymptomatischen Probanden oder Personen bestimmter Berufsgruppen (z. B. Piloten, Omnibusfahrer, Alterssportler);
- Fahndung nach einer Myokardischämie unter Belastung bei Patienten mit durchgemachtem Herzinfarkt (Minderdurchblutung von außerhalb des Infarkts liegenden Myokardarealen);
- Klassifizierung des Schweregrades einer Belastungskoronarinsuffizienz;
- Beurteilung von Verlauf und Therapieerfolg bei Patienten mit bekannter Koronarkrankheit.

### 2.5.4.2 Komplikationen und Vorsichtsmaßnahmen

Belastungstests sind nicht absolut risikofrei, es wurden mehrfach schwere Komplikationen beschrieben (Rochmis u. Blackburn, 1971; Jelinek u. Lown, 1974). Eine Umfrage über Komplikationen ergometrischer Untersuchungen bei 198 Untersuchungsstellen im deutschsprachigen Raum (Deutschland, Schweiz, Österreich), die 1978 durchgeführt wurde, erbrachte Angaben über Ergometrien von mehr als 1 Million Probanden. Unter ca. 300 000 untersuchten Sportlern traten keine Komplikationen auf, unter ca. 700 000 untersuchten Patienten mit bekannter oder vermuteter Koronarerkrankung wurden 17 Todesfälle und 52 Rhythmusstörungen, die nur durch Elektrodefibrillation zu beseitigen waren, angegeben. Insgesamt wurden 96 lebensbedrohliche Komplikationen aufgeführt, das entspricht einer Rate von 1 : 7500.

Unter den verschiedenen Belastungsarten war die Komplikationsrate bei der Ergometrie an der Kletterstufe niedriger als am Fahrrad im Sitzen und Liegen. Bei der fahrradergometrischen Belastung im Liegen war die Zahl von Lungenödem und Myokardinfarkt höher als im Sitzen. Die Angaben im einzelnen sind in Tabelle 2.4 aufgeführt.

Um das Risiko einer Belastungsuntersuchung möglichst niedrig zu halten, müssen bestimmte Vorsichtsmaßnahmen eingehalten werden.

*Voraussetzungen*

Der Ergometrie muß eine klinische Untersuchung mit sorgfältiger Erhebung der Anamnese vorausgehen. Zusätzlich sollte eine Information über das Ruhe-EKG und die Herzgröße vorliegen. Der Arzt, der für die Belastungsprüfung verantwortlich ist, muß unmittelbar vor der Belastungsprüfung noch einmal die früheren und jetzigen Beschwerden erfragen. *Vor Beginn der Belastung ist in jedem Fall noch einmal ein Ruhe-EKG zu schreiben, auch wenn das letzte nur wenige Tage zurückliegt.*

Der Patient sollte vor Beginn der Belastung über den Untersuchungsablauf aufgeklärt werden. Er muß darauf hingewiesen werden, subjektive Beschwerden rechtzeitig anzugeben. Nach der Untersuchung ist der Patient für mindestens 5 min weiter zu beobachten; diese Zeit wird verlängert, wenn während der Belastung aufgetretene Symptome (echte Angina pectoris) oder Befunde (z. b. ST-Senkungen, Rhythmusstörungen oder Leitungsstörungen) bis zur 5. Erholungsminute noch nicht zurückgebildet sind. Grundsätzlich wird der Patient so lange beobachtet, bis der Ausgangszustand wieder erreicht ist.

Die Ergometrie sollte von einem erfahrenen Team durchgeführt werden; dieses besteht in der Regel aus einem Arzt und einer medizinisch-technischen Assistentin oder Krankenschwester. Beide müssen ausreichende Kenntnisse über den Ablauf physiologischer und pathologischer Belastungsreaktionen haben und eventuell erforderliche Notfallmaßnahmen beherrschen. Da der Arzt nicht immer auf den EKG-Monitor schauen kann – er sollte jedoch im Raum sein –, muß die Hilfskraft Rhythmusstörungen rechtzeitig erkennen können. Medikamentöse und apparative Notfallausrüstung inklusive Defibrillator müssen zur Verfügung stehen.

*Kontraindikationen*

Patienten mit folgenden Krankheitsbildern müssen vom Belastungstest ausgeschlossen werden:
- akuter Myokardinfarkt
- Angina pectoris in Ruhe
- akute Myokarditis oder Perikarditis
- Stauungsherzinsuffizienz

– bedrohliche Rhythmusstörungen
– Hypertonie mit einem systolischen Blutdruck von über 220 mm Hg und/oder einem diastolischen von > 120 mm Hg
– frische thromboembolische Prozesse.

Die Durchführung eines Belastungstests ist auch nicht angebracht, wenn keine wesentliche zusätzliche Information erwartet werden kann.

*Besondere Vorsicht* ist bei folgenden Diagnosen bzw. Patientengruppen geboten:
– durchgemachter Herzinfarkt
– Angina pectoris, besonders wenn diese schon bei geringer Belastung oder gelegentlich sogar in Ruhe auftritt
– Herzrhythmus- bzw. Überleitungsstörungen
– Patienten mit angeborenen oder erworbenen Vitien.

*Abbruchkriterien*

Beim Auftreten folgender Beschwerden oder Befunde muß die Belastung abgebrochen werden:
– zunehmende Angina pectoris
– horizontale oder deszendierende ST-Senkung von > 0,2 mV im Vergleich zum Ruhe-EKG
– ST-Hebungen in Ableitungen ohne infarkttypische Q- oder QS-Zacken
– zunehmende Anzahl oder polytope Extrasystolen
– Vorhofflimmern oder -flattern
– Störungen der intraventrikulären oder der atrioventrikulären Überleitung
– auffallende Dyspnoe
– systolischer Blutdruck über 250 mm Hg, diastolischer über 130 mm Hg, fehlender Anstieg oder Abfall des systolischen Blutdrucks.

Das Erreichen eines kritischen Blutdrucks wird in der Frankfurter Klinik nicht als Abbruchkriterium angesehen, da unseres Wissens bisher nie Komplikationen beschrieben wurden, die auf einen erhöhten Blutdruckanstieg zurückzuführen waren. Darüber hinaus ist die unblutige Messung unter Belastung erheblichen Ungenauigkeiten unterworfen. Eine schwere Herzinsuffizienz, die zu einem Blutdruckabfall während Belastung führt, ist in aller Regel auch an anderen Symptomen erkennbar.

*Entscheidend für die risikoarme Durchführung von Belastungsuntersuchungen sind eine ärztliche Voruntersuchung, einschließlich einer sorgfältigen Anamneseerhebung, sowie eine gewissenhafte Durchführung mit genauer Beobachtung des Patienten während der Belastung.*

## 2.5.5 Praktische Durchführung des Belastungs-EKG

### 2.5.5.1 EKG-Ableitungen

Vor Beginn der Belastung empfiehlt sich, nach einem vollständigen Ruhe-EKG mit mindestens 12 Ableitungen ein EKG im Stehen zu schreiben, um die individu-

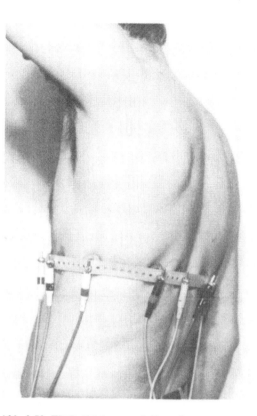

**Abb. 2.50.** EKG-Ableitung nach Rosenkranz. Die Extremitätenableitungen und die Erdverbindung werden am Rücken fixiert, die Wilson-Ableitungen werden an den typischen Ableitungspunkten für $V_4$, $V_5$ und $V_6$ angebracht

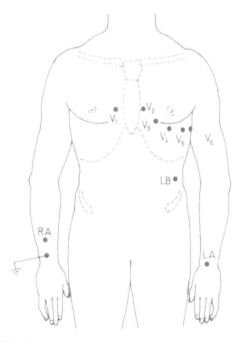

**Abb. 2.51.** Ableitungsstellen für das Belastungs-EKG im Liegen. Ableitungen I, II, III, aVR, aVL, aVF, $V_1$–$V_6$. Die normalerweise am linken Bein befestigte Elektrode wird am linken Epigastrium angebracht (LB), die normalerweise am rechten Bein befestigte Erdungselektrode wird am rechten Arm angebracht (RA)

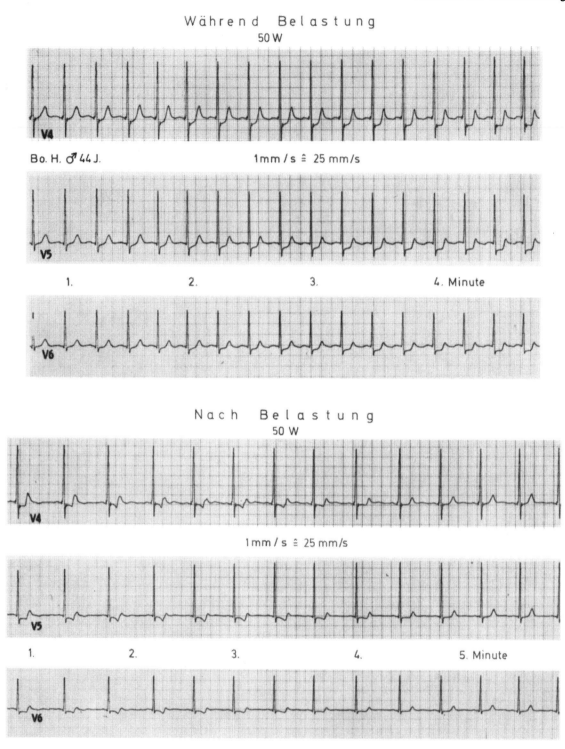

**Abb. 2.52.** Registrierung eines Computer-EKG während und nach Belastung an der Kletterstufe bei einem Patienten mit Koronarinsuffizienz. Man erkennt die zunehmende ST-Senkung während Belastung und die Rückbildung in der Erholungsphase. Die stärkste ST-Senkung zeigt sich während Bela-stung, die am stärksten deszendierende ST-Strecke 2 min nach Belastungsende. Jeder abgebildete EKG-Komplex entspricht dem Mittelwert aus 25 Schlägen; er wurde durch Digitalisie-rung und elektronische Mittelwertbildung erhalten. Die Pa-piergeschwindigkeit beträgt 1 mm/s, die EKG-Darstellung entspricht einer Schreibgeschwindigkeit von 25 mm/s.

elle Variabilität der EKG-Endteile zu erfassen. Besonders bei Frauen sind hierdurch falsch-positive Befunde zu vermeiden. An die EKG-Ableitungen während Belastung werden zwei Forderungen gestellt:

1. Maximale Ausbeute an ST-Strecken-Veränderungen,
2. minimale Störanfälligkeit (Muskelpotentiale, Bewegungsartefakte).

Für die Registrierung im Liegen und Stehen vor sowie während Belastung hat sich das Ableitungssystem nach Rosenkranz bewährt, wobei die Extremitätenelektroden und die Erdverbindung am Rücken, die Wilson-Elektroden an typischer Stelle $V_4$, $V_5$ und $V_6$ angelegt werden. Die verwendeten sieben, nicht stoffbezogenen Elektroden werden mit einem Gummiband um den Thorax gelegt (Abb. 2.50). Bei EKG-Schreibern mit nur einer Ableitung ist die $V_4$ oder $V_5$ entsprechende Ableitung zu bevorzugen. Für Belastungen im Liegen kann ein System enspr. der Abb. 2.51 verwendet werden.

Der Versuch, durch orthogonale EKG-Ableitungen die Treffsicherheit zu erhöhen, hat die gesetzten Erwartungen nicht erfüllt (BECKER u. THIESSEN, 1980). Untersuchungen mit simultaner Registrierung von drei Wilson- und drei Frank-Ableitungen ergaben eine höhere Sensitivität und Spezifität der Wilson-Ableitungen (BECKER u. THIESSEN, 1980). Die Qualität des EKG kann durch sorgfältige Hautoberflächenvorbereitung wesentlich verbessert werden. Abrasieren der Haare an den Kontaktstellen, Abschaben der obersten Hornhautschichten und Reinigen der Haut mit Alkohol verbessern die Leitfähigkeit. Bei einer so präparierten Haut liegt der Hautwiderstand unter 5000 $\Omega$ (Ohm). Ohne besondere Vorbereitung der Haut liegt der Übergangswiderstand oftmals über 20000 $\Omega$.

### 2.5.5.2 Computertechnik für das Belastungs-EKG

Die Anwendung von Computern ermöglicht die Reduktion von Artefakten, eine komprimierte EKG-Schreibung und automatisierte Auswertung. Durch Digitalisierung des EKG-Signals und Mittelwertbildung lassen sich völlig störungsfreie EKG-Komplexe registrieren. Die Mittelwertbildung erfolgt z. B. aus jeweils 25 Schlägen mit einer entsprechend komprimierten platzsparenden EKG-Schreibung (Abb. 2.52).

Mit Rechnerhilfe kann aus einem solchen EKG-Signal die ST-Streckensenkung und der Winkel der ST-Strecke zur Horizontalen fortlaufend bestimmt und ausgeschrieben werden. Die Methode eignet sich daher gut, um z. B. Belastungs-EKG vor und nach Gabe eines koronarwirksamen Medikamentes quantitativ zu vergleichen.

Nachteilig sind die noch immer hohen Anschaffungskosten, der große Wartungsaufwand und die Störanfälligkeit. Die Geräte können derzeit nur empfohlen werden, wo systematische, z. B. quantitative Auswertungen des Belastungs-EKG notwendig sind. Dies ist beispielsweise der Fall, wenn aus dem Ausmaß einer Belastungs-

ischämie auf die Wirkung therapeutischer Maßnahmen geschlossen werden soll. Für die *qualitative* Diagnose einer Ischämiereaktion ist dagegen die Computerdiagnose unnötig und auch weniger sicher als die Bewertung durch einen erfahrenen Untersucher. Die qualitative Auswertung erfordert nur einen minimalen Zeitaufwand, vorausgesetzt, daß die Untersuchung mit einwandfreier Technik durchgeführt wurde. Die Abb. 2.52 und 2.53 zeigen am Beispiel einer fortlaufenden EKG-

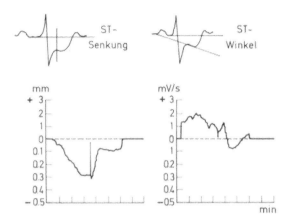

**Abb. 2.53.** Auf der linken Seite ist fortlaufend die ST-Senkung während und nach Belastung registriert. Man erkennt die Zunahme während und die Rückbildung nach Belastung. Auf der rechten Seite ist der Winkel der ST-Strecke mit der Horizontalen in Originalregistrierung wiedergegeben. Man erkennt die am stärksten deszendierende ST-Strecke zum Zeitpunkt 2 min nach Belastungsende

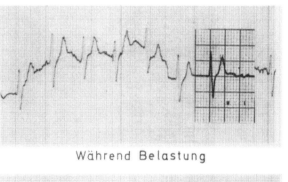

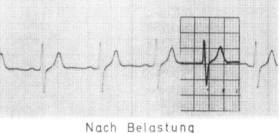

**Abb. 2.54.** Durch Digitalisierung und elektronische Mittelwertbildung lassen sich weitgehend artefarktfreie EKG's schreiben. In die Originalregistrierung ist jeweils ein Komplex aus dem Computer-EKG eingefügt. Dieser entspricht dem Mittel der vorausgegangenen 25 Schläge

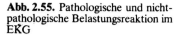

**Abb. 2.55.** Pathologische und nicht-
pathologische Belastungsreaktion im
EKG

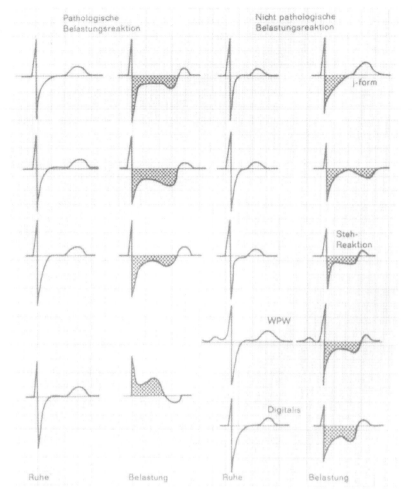

Registrierung mit Computerhilfe und Zeitraffung die zunehmende ST-Senkung während Belastung und die Rückbildung in der Erholungsphase bei einem Patienten mit Angina pectoris.

In Abb. 2.54 ist gezeigt, wie Bewegungsartefakte durch Mittelwertbildung ausgeglichen werden können.

## 2.5.6 Bewertung des Belastungs-EKG

### 2.5.6.1 ST-Senkung

Als pathologisch im Sinne einer Ischämiereaktion (Abb. 2.55) gilt eine ST-Senkung um mindestens 1 mm (0,1 mV) in den Brustwandableitungen bei horizontalem, deszendierendem oder auch nach oben konvexbogigem ST-Verlauf. Die ST-Senkung pflegt während Belastung von Minute zu Minute stärker zu werden, *nach* Belastung zeigt sie eine wellenförmige Rückbildung, wobei eine abwärts gerichtete ST-Strecke häufiger *nach* Belastung beobachtet wird.

Als positiv gilt auch eine ST-Hebung; gelegentlich geht diese in der Erholungsphase in eine ST-Senkung über. Eine ST-Hebung ist, wenn sie bei Patienten ohne durchgemachten Myokardinfarkt bzw. in Ableitungen ohne Infarktresiduen auftritt, als Zeichen einer besonders schweren (transmuralen) Myokardischämie anzusehen.

Als nicht pathologisch gelten ein gesenkter ST-Abgang mit aszendierendem Verlauf, eine formal ischämische ST-Senkung, die jedoch bereits im EKG im Liegen oder Stehen *vor* Belastung erkennbar ist; alle Veränderungen der T-Wellen allein; die ST-Senkung beim WPW-Syndrom, sowie ST-Senkungen unter Digitalis bzw. Hypokaliämie. Rhythmusstörungen sind nur als sicher ischämiebedingt anzusehen, wenn sie in Verbindung mit einer Ischämiereaktion auftreten. Eine Digitalisierung muß 2 Wochen (Digoxin) bzw. 4 Wochen (Digitoxin) abgesetzt sein, um im Belastungs-EKG nicht mehr sichtbar zu werden und gegebenenfalls falsch-positive Befunde vorzutäuschen (Abb. 2.56). Bei Patienten mit durchgemachtem Infarkt gelten die gleichen Kriterien, jedoch nur in den EKG-Ableitungen ohne Infarktresiduen. Die Abb. 2.57 zeigt 10 Beispiele isch-

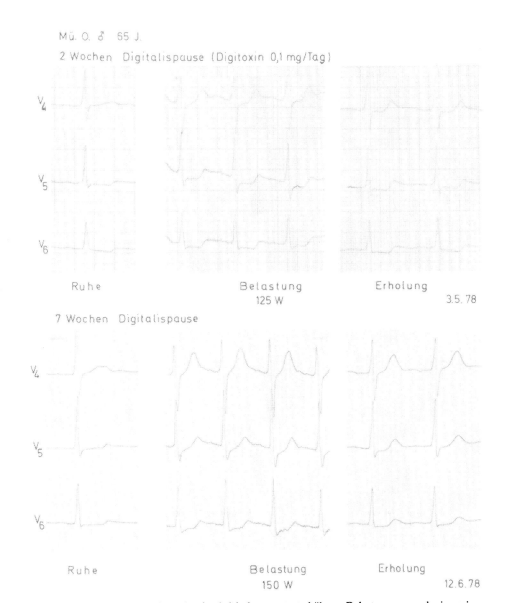

**Abb. 2.56.** Bei einem 65jährigen Patienten wurde aufgrund eines pathologischen Belastungs-EKG unter Digitalis eine Koronarinsuffizienz angenommen. Noch 2 Wochen nach Absetzen des Digitoxin war eine horizontale ST-Senkung während und nach Belastung erkennbar. Nach 7 Wochen Digitalispause fand sich dagegen trotz höherer Belastung nur noch ein gering pathologischer Befund. Anginöse Beschwerden bestanden zu keiner Zeit. Die Diagnose einer Belastungskoronarinsuffizienz konnte deswegen nicht aufrecht erhalten werden

ämischer und nicht-ischämischer Endteilveränderungen, wobei das Ruhe-EKG im Liegen und Stehen dem EKG während und nach Belastung jeweils gegenübergestellt ist.

Eine ST-Senkung im Sinne der eingangs definierten Ischämiereaktion spricht mit größter Wahrscheinlichkeit für das Vorliegen einer stenosierenden Koronarsklerose bzw. für das Vorhandensein einer oder mehrerer, den Fluß kritisch reduzierender Stenosen von mehr als 50–75% des Gefäßdurchmessers. Im allgemeinen ist das Auftreten einer ST-Senkung mit einer Angina-pectoris-Symptomatik verbunden, nicht ganz selten kann jedoch eine ausgeprägte Ischämiereaktion auch ohne subjektive Symptome auftreten.

Als ischämische ST-Senkung wird allgemein eine Senkung des J-Punktes — bei normalem ST-Streckenverlauf im Ruhe-EKG — um 0,1 mV und mehr, mit einem horizontalen oder deszendierenden ST-Streckenverlauf über mindestens 60–80 ms bezeichnet (Abb. 2.58). Das Ausmaß der ischämischen ST-Senkung ist in gewissem Umfang von der R-Höhe abhängig, so daß bei kleinen R-Zacken auch ST-Senkungen von 0,075 mV berücksichtigt werden sollten. Umgekehrt sollte bei sehr hoher R-Zacke ein strengeres Kriterium als 0,1 mV gefordert werden.

Von einigen Arbeitsgruppen (z. B. ENGEL u. LICHTLEN, 1976) wird auch ein träg aszendierender ST-Streckenverlauf als ischämisch angenommen. Dabei darf der

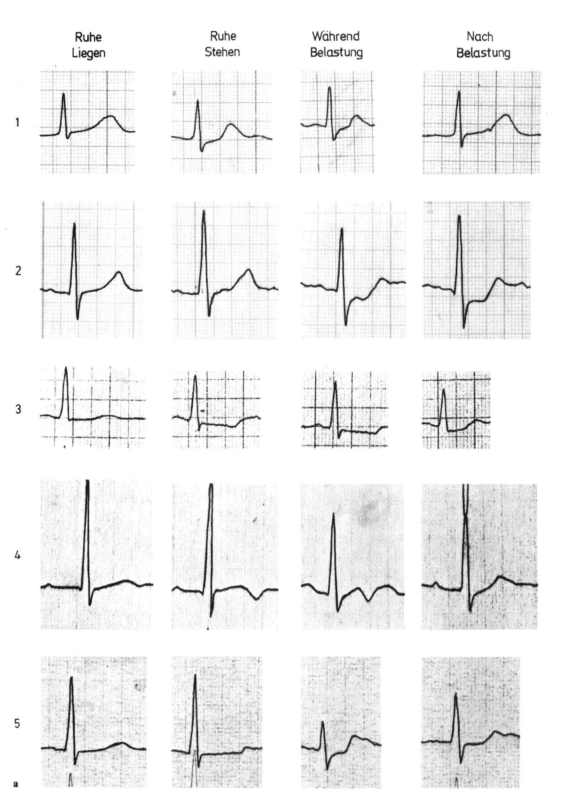

| Ruhe Liegen | Ruhe Stehen | Während Belastung | Nach Belastung |
|---|---|---|---|

**Abb. 2.57.** Zehn Beispiele normaler und pathologischer Belastungs-EKG; dargestellt ist von jedem EKG nur die Ableitung V₄ in Ruhe, im Liegen und Stehen, während Belastung (in der letzten Belastungsminute) und 3 min nach Belastung
*1* Normales Belastungs-EKG; die geringfügige, schräg ansteigende ST-Senkung während Belastung ist nicht als patholo-

gisch anzusehen. Es handelte sich um eine junge, herzgesunde Frau. *2* Pathologisches Belastungs-EKG mit ischämischer ST-Senkung während und nach Belastung. Es handelte sich um einen 55jährigen Mann mit typischer Angina pectoris. *3* Nicht sicher pathologisches Belastungs-EKG. Die während und nach Belastung sichtbare ST-Senkung ist in ähnlichem Umfang

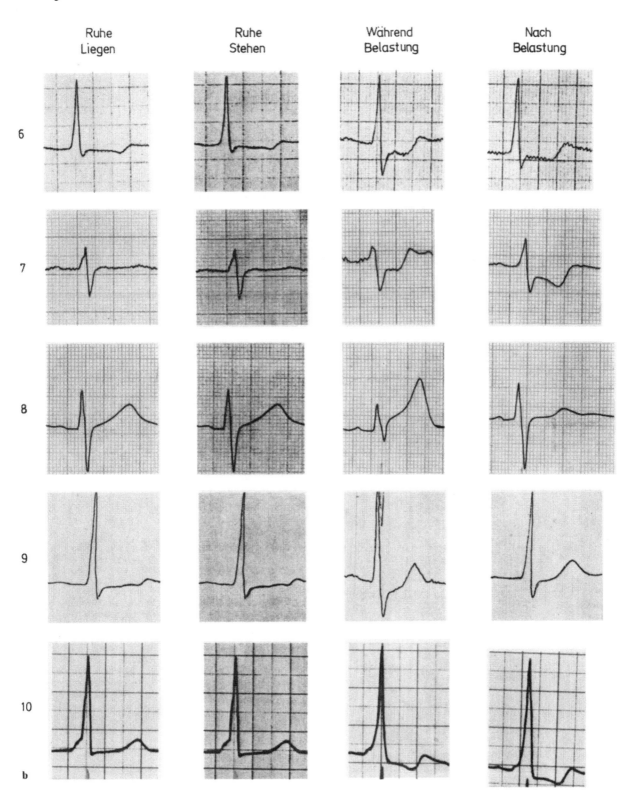

schon im EKG im Stehen vor Belastung erkennbar; bei der Patientin fanden sich koronarographisch normale Kranzarterien. *4* Normales Belastungs-EKG; die im Stehen vor Belastung und während Belastung erkennbaren negativen T-Wellen sind nicht als pathologisch anzusehen. Es handelte sich um einen herzgesunden, sporttreibenden jungen Mann. *5* Fragli-

che Ischämiereaktion im EKG während und nach Belastung. Da beim Übergang vom Liegen zum Stehen schon deutliche Veränderungen mit gestrecktem ST-Verlauf auftraten, ist der Befund nicht als sicher pathologisch zu bewerten. Bei dem 49jährigen Mann fanden sich koronarographisch normale Kranzarterien. *6* Formal eindeutige Ischämiereaktion. Es han-

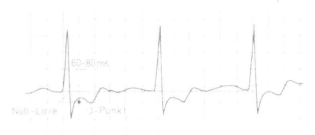

**Abb. 2.58.** Bezugspunkte zur Ausmessung der ischämischen ST-Streckensenkung. Als Null-Linie wird die Verbindungslinie der PQ-Strecke oder der Beginn des QRS-Komplexes angenommen, als J-Punkt (Junction) der Übergang der S-Zacke in die ST-Strecke. Der ST-Streckenverlauf wird 60–80 ms nach dem J-Punkt gemessen

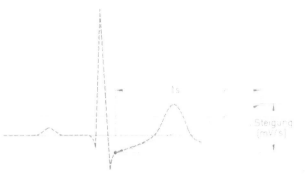

**Abb. 2.59.** Beurteilung der aszendierenden ST-Senkung. Eine Tangente wird vom J-Punkt an die ST-Strecke über einen 40 ms entsprechenden Abschnitt angelegt und bis zu 1 s extrapoliert. An dieser Stelle wird der ST-Anstieg in mV abgelesen

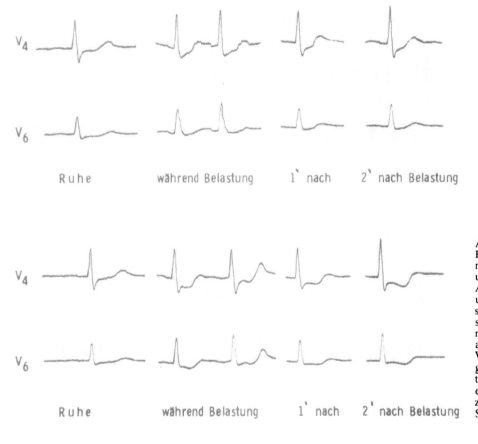

**Abb. 2.60.** EKG desselben Patienten (Ko. E. ♂) in einem kurzdauernden *(oben)* und längerdauernden *(unten)* Arbeitsversuch. Während und nach dreiminütiger Belastung (Abbruch wegen Beinschmerzen am Fahrradergometer) zeigt sich nur eine aszendierende ST-Senkung. Während und nach 6minütiger Belastung (an der Kletterstufe) zeigt sich dagegen eine ischämietypische horizontale bzw. deszendierende Senkung in der Ableitung V$_4$

**Abb. 2.57.** (Fortsetzung) s. S. 54 u. 55
delte sich jedoch um einen digitalisierten Patienten, der Befund ist daher nicht diagnostisch zu verwerten. *7* Typische Ischämiereaktionen im EKG während und nach Belastung. Es handelte sich um einen Patienten mit Angina pectoris, koronarographisch Dreigefäßerkrankung. *8* Pathologisches Belastungs-EKG mit ST-Hebung während Belastung (transmurale Ischämie). Koronarographisch hochgradige proximale Stenose des R. interventricularis anterior. *9* Fraglich pathologisches Belastungs-EKG mit ansteigender ST-Senkung während Belastung. Durch Wiederholung des Arbeitsversuchs mit höherer Leistung wurde geklärt, ob die Veränderung gleich bleibt oder zunimmt; es fand sich keine Zunahme, dementsprechend war eine Myokardischämie nicht zu diagnostizieren. *10* Nicht-pathologisches Belastungs-EKG bei WPW-Syndrom

Anstieg bei gesenktem J-Punkt von mindestens 0,1 mV nicht mehr als 1,0 mV/s betragen (Abb. 2.59).

Von MCHENRY et al. (1972) wird eine Beurteilung des ST-Streckenanstiegs noch vom Ausmaß der J-Punkt-Senkung abhängig gemacht. Es wird ein ST-Index gebildet:

$$\frac{\text{ST-Streckensenkung [mm]}}{\text{ST-Anstieg [mV/s]}}$$

Als positiv wird ein Index angenommen, wenn: 1. die ST-Senkung im J-Punkt 1,0 mm und mehr ist und 2. der Anstieg Null oder kleiner ist.

Eine aszendierende ST-Streckensenkung, die 80 ms nach dem J-Punkt noch 0,1 mV unter der Null-Linie liegt, wird ebenfalls bisweilen als Ausdruck einer Ischämie angesehen. CHAITMAN (1978) fanden eine bessere Übereinstimmung mit dem Koronarangiogramm bei zusätzlicher Berücksichtigung der aszendierenden ST-Senkungen immer dann, wenn nur eine oder höchstens drei Ableitungen beurteilt wurden. Wurden dagegen 14 Ableitungen beurteilt, brachte die zusätzliche Berücksichtigung der aszendierenden ST-Senkung keine Steigerung der Sensitivität. Aszendierende ST-Senkung in einer Ableitung bedeutet dementsprechend häufig horizontale oder deszendierende ST-Senkung in einer benachbarten Ableitung. In derselben Ableitung kann eine ansteigende ST-Senkung sich in eine horizontale umwandeln, wenn die Belastungsstufe erhöht bzw. die Belastungsdauer verlängert wird. In Zweifelsfällen ist durch einen Arbeitsversuch mit höherer Leistung oder verlängerter Belastungsdauer daher meist eine Klärung zu erzielen (Abb. 2.60). Insgesamt erscheint es recht müßig, die Frühformen einer Ischämiereaktion scharfsinnig zu definieren, besteht doch kein Zweifel, daß das EKG ein unspezifisches Werkzeug ist, und daher erste Zeichen einer Myokardischämie völlig gleiche Veränderungen der Repolarisationsphase bedingen können, wie vielerlei andere Einflüsse. „Falsch-positive" Befunde, d. h. eine typische Ischämiereaktion bei normalem Koronarogramm, kommen vorwiegend bei Patienten mit Myokardhypertrophie vor. Die schwere Aortenstenose pflegt mit einer Angina-pectoris-Symptomatik einherzugehen, dementsprechend findet sich bei diesen Patienten häufig eine ischämische ST-Senkung unter Belastung. Es handelt sich um eine echte Mangeldurchblutung der Innenschichten, die auch bei normalen Kranzarterien auftritt, wenn der Füllungsdruck in der linken Kammer stark erhöht und der aortale Perfusionsdruck erheblich reduziert ist, bei gleichzeitigem hohem Sauerstoffbedarf des Myokards. Bei anderen Hypertrophieformen, z. B. infolge arterieller Hypertonie oder Myokardiopathie, werden ebenfalls gelegentlich ST-Senkungen trotz normaler Kranzarterien gesehen.

Bei der echten Ischämiereaktion steht das Ausmaß der ST-Senkung in positiver Relation zum Ausmaß der Myokardischämie. Der Grad der Leistungsminderung, d. h. der Kehrwert der Leistung, bei der eine Ischämie auftritt, ist ebenfalls mit der Schwere der Koronarperfusionsstörung korreliert (KALTENBACH et al., 1967;

KREHAN et al., 1976a; KUBICEK, 1973; LAWRIE et al., 1977; KRELHAUS et al., 1975). Es ist daher sinnvoll, durch ein Punktesystem die Ischämiereaktion zu quantifizieren. Zur Bildung eines „Ischämie-Score" dient der Quotient aus ST-Senkung in Millimeter $\times$ 100 durch Leistung in Watt:

$$\frac{\text{ST-Senkung [mm]} \cdot 100}{\text{Leistung [W]}}$$

Der erhaltene Zahlenwert gibt ein Maß für die Schwere der myokardialen Durchblutungsstörung und eignet sich für korrelative Betrachtungen mit anderen Befunden (Abb. 2.61).

*Die ischämiebedingte ST-Senkung (und -Hebung) ist der praktisch wertvollste Parameter für die nicht invasive Objektivierung einer Belastungs-Koronarinsuffizienz. Bei richtiger EGK-Technik und genügend hoher Belastung ist eine zuverlässige Aussage über das Vorhandensein oder Nichtvorhandensein einer Myokardischämie möglich. Andere Verfahren (z. B. nuklearmedizinische Methoden) sind dem Belastungs-EKG hinsichtlich Kosten-Nutzen-Verhältnis weit unterlegen und sollten in der Regel den mit dem Belastungs-EKG nicht zu klärenden Situationen vorbehalten bleiben.*

*ST-Senkungen bei Frauen*

Bei Frauen ist die Spezifität des Belastungs-EKG niedriger als bei Männern, d. h. falsch-positive Befunde werden häufiger beobachtet; manche Untersucher fanden allerdings auch keine wesentlichen Unterschiede. Nach der eigenen Erfahrung ist die Grenze zwischen normal und pathologisch bei Frauen nicht so scharf wie bei Männern, Fehlbeurteilungen infolge vegetativer Einflüsse, wie sie bei Frauen häufiger als bei Männern vorkommen, lassen sich aber großenteils vermeiden, wenn das vor Belastung im Stehen (unmittelbar nach dem Aufstehen) registrierte EKG mit zur Beurteilung herangezogen wird. Endteilveränderungen, die zu diesem Zeitpunkt auftreten, lassen abschätzen, wieweit bei dem oder der Untersuchten das EKG durch Änderungen im vegetativen Tonus zu beeinflussen ist. Treten unter Belastungen gleiche Veränderungen wie im Steh-EKG vor Belastung auf, so sind diese nicht als sicher pathologisch anzusehen (Abb. 2.62, 2.63). Nach diesen Grundsätzen durchgeführte und beurteilte Belastungs-EKG ergaben im Frankfurter Patientengut im Vergleich mit der Koronarangiographie eine Spezifität von über 90% auch bei Frauen. Für die Abklärung zweifelhafter EKG-Befunde im Arbeitsversuch hat sich außer dem Vergleich mit dem Steh-EKG bewährt, bei unsicherem Befund eine erneute, höhere Belastung durchzuführen. Handelt es sich um eine echte Ischämiereaktion, so nehmen die Endteilveränderungen an Stärke zu und bleiben nach Belastung länger erkennbar, anderfalls werden sie geringer oder bleiben weitgehend gleich. Die zusätzliche Bewertung subjektiver Symptome, insbesondere das Auftreten einer Angina pectoris unter Belastung, ist in diesen Fällen von besonderer Bedeutung.

Ko. K. ♂ 60 J.

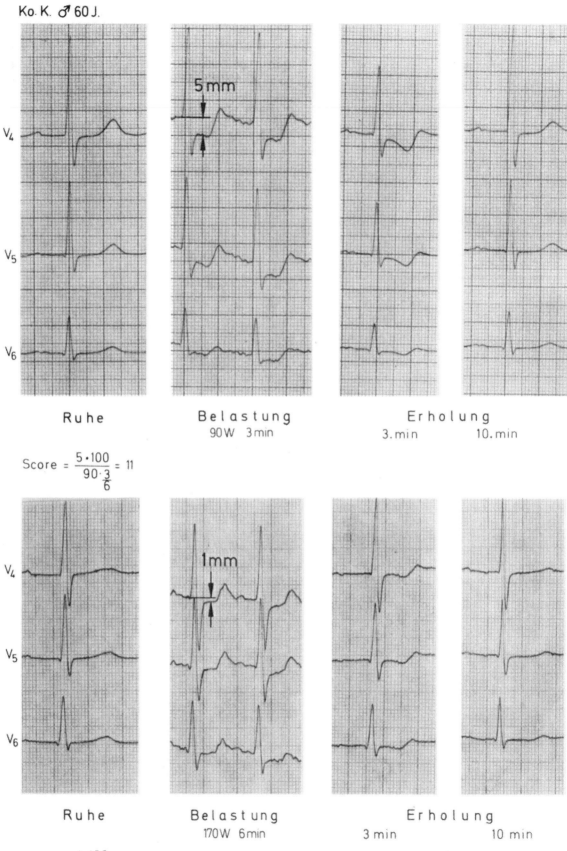

$$\text{Score} = \frac{5 \cdot 100}{90 \cdot \frac{3}{6}} = 11$$

$$\text{Score} = \frac{1 \cdot 100}{170} = 0.6$$

Liegen           Stehen           Belastung

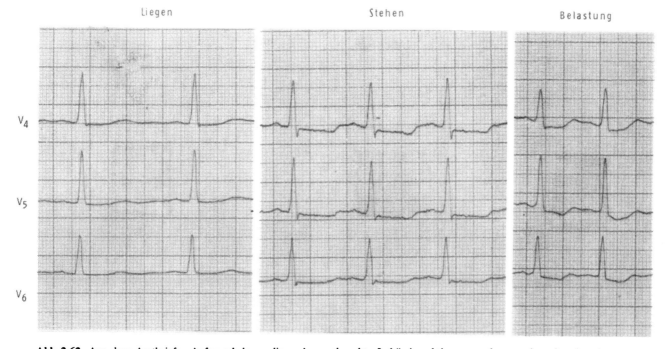

**Abb. 2.62.** Aus dem Arztbrief: „Aufgrund der vorliegenden Befunde, insbesondere des Belastungs-EKG, besteht an dem Vorliegen einer koronaren Herzkrankheit kein Zweifel". Die 51jährige Patientin wurde zur Koronarangiographie eingewiesen. Es bestätigte sich im EKG während und nach Belastung eine deszendierende ST-Senkung. Diese konnte jedoch nicht als echte Ischämiereaktion angesehen werden, da schon im EKG *vor* Belastung, im Stehen, ähnliche ST-Streckenveränderungen auftraten. Koronarographisch zeigte sich dementsprechend kein pathologischer Befund. Die Patientin, die über eine atypische Angina-pectoris-Symptomatik klagte, hatte während des Auftretens der ST-Senkung unter Belastung keine Beschwerden angegeben

### 2.5.6.2 ST-Hebung

Tritt unter Belastung eine ST-Hebung in EKG-Ableitungen auf, die keine Infarktresiduen aufweisen, so handelt es sich im allgemeinen um eine besonders schwere Myokardischämie, insbesondere, wenn gleichzeitig starke Angina-pectoris-Beschwerden angegeben werden. Morphologisches Substrat der transmuralen Ischämie ist meist eine hochgradige proximale Koronarstenose, vorwiegend im R. interventricularis anterior (KREHAN et al., 1976b). Nicht selten fehlt bei solchen Patienten eine adäquate Kollateralenbildung. In Abb. 2.64 ist eine typische ischämische ST-Senkung den zwei verschiedenen Formen der ST-Hebung (mit und ohne Infarktresiduen im EKG) gegenüber gestellt.

In Abb. 2.65 ist das Beispiel einer ST-Hebung im Sinne der schweren, transmuralen Ischämie bei einem Patienten mit Eingefäßkrankheit prä- und postoperativ gegenüber gestellt und gezeigt, daß die ST-Hebung nach erfolgreicher Operation nicht mehr auftritt.

Von der unter Belastung auftretenden ST-Hebung ist die unter Ruhebedingungen sich spontan entwickelnde ST-Hebung im Sinne der Prinzmetal-Angina zu unterscheiden. Diese wird meist durch einen Koronarspasmus hervorgerufen (Kap. 1.1.1). ST-Hebungen im Belastungs-EKG stellen ein wichtiges diagnostisches Zeichen dar, besonders wenn sie bei Patienten ohne durchgemachten Myokardinfarkt auftreten. Die Vermutung, daß es sich um eine besonders schwere Form der Myokardischämie handelt, wird durch viele klinische Beobachtungen gestützt. So pflegt das Auftreten einer solchen ST-Hebung regelhaft mit einer besonders schweren Angina-pectoris-Symptomatik verbunden zu sein. Auch kann man nicht selten beobachten, daß eine ST-Hebung sich über eine ST-Senkung zum Ausgangs-EKG zurückbildet (Abb. 2.66). Es handelt sich dabei

◄ **Abb. 2.61.** „Ischämie-Score" aus dem Belastungs-EGK. Der Score entspricht dem Quotienten aus ST-Senkung in mm × 100 durch Leistung in Watt; falls die Leistung über weniger als 6 min toleriert wurde, muß diese umgerechnet werden durch Multiplikation mit $\frac{1}{6}$ bei 1 min $\frac{3}{6}$ bei 3 min etc.

Oben: Die Belastung mit 90 W führte zu einer ST-Senkung um 5 mm, die Belastung mußte nach 3 min vorzeitig abgebrochen werden. Der Ischämie-Score beträgt 11.
Unten: Nach operativer Revaskulasierung, die nur teilweise erfolgreich war (2 Bypassverbindungen offen, 1 verschlossen) trat noch immer eine ST-Senkung auf. Diese betrug jedoch nur noch 1 mm und zeigte sich erst bei einer höheren Belastung mit 170 W über 6 min. Der Score beträgt 0,6

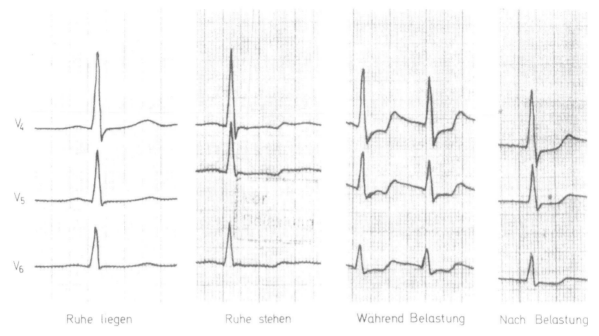

**Abb. 2.63.** Rö.W. 49 J. ♂. Im EKG während und nach Belastung ST-Senkung im Sinne der Ischämiereaktion. Im Steh-EKG vor Belastung ebenfalls leichte ST-Senkung. Aufgrund dieses Befundes konnte das Belastungs-EKG nicht als sicher pathologisch bewertet werden. Koronargraphisch normale Kranzarterien

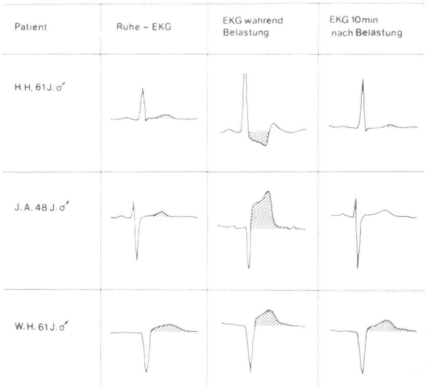

**Abb. 2.64.** *Oberes Beispiel:* ST-Senkung als Ausdruck einer Innenschichtischämie. *Mittleres Beispiel:* ST-Hebung in Ableitung ohne direkte Infarktzeichen als Ausdruck einer transmuralen Ischämie. *Unteres Beispiel:* ST-Hebung in Ableitung mit direkten Infarktzeichen als Hinweis auf eine Kontraktionsstörung des linken Ventrikels

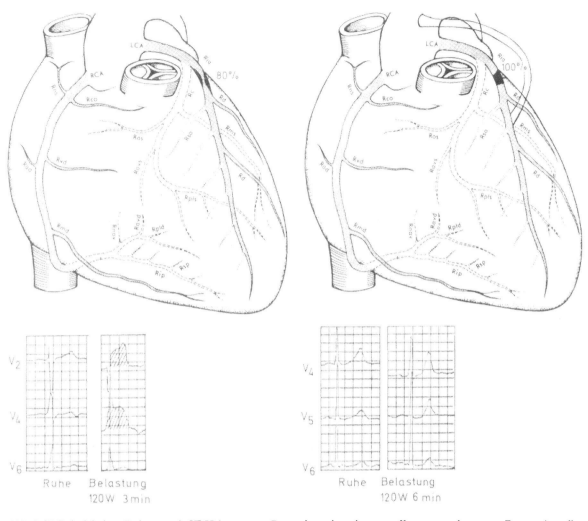

**Abb. 2.65.** Beispiel eines Patienten mit ST-Hebung unter Belastung im Sinne der transmuralen Ischämie. Die Koronarangiographie zeigte eine hochgradige Stenose des R. interventricularis anterior *(links)*. Die Kontrollangiographie nach Operation zeigte einen gut offenen aorto-koronaren Bypass. Anstelle der hochgradigen Stenose war jetzt ein vollständiger Verschluß des R. interventricularis anterior erkennbar. Das Belastungs-EKG zeigte jetzt keine pathologischen Veränderungen mehr, subjektiv war der Patient beschwerdefrei *(rechts)*

um den Übergang einer transmuralen Ischämie (mit Zeichen der Außenschichtschädigung im EKG) in das Stadium der Innenschichtischämie (ST-Senkung) und danach Wiederherstellung der normalen Durchblutungsverhältnisse.

### 2.5.6.3 Bedeutung der T-Welle im Belastungs-EKG

Die Beurteilung von T-Wellenveränderungen ist im Belastungs-EKG ähnlich wie im Ruhe-EKG grundsätzlich unsicher. Im EKG unter Belastung sind alleinige Negativierungen der T-Wellen ohne ST-Veränderungen diagnostisch nicht zu verwerten. Abbildung 2.67 zeigt spitz negative T-Wellen unter Belastung bei einem herzgesunden 22jährigen Mann. Es ist erkennbar, daß die gleichen Veränderungen schon im Stehen vor Belastung auftraten. Ähnliche Veränderungen des ST/T-Abschnitts können auch durch anderweitig ausgelöste vegetative Tonusänderungen, z. B. durch aktive Erhebung der Beine im Liegen oder durch Gabe von Sympathikomimetika, erzeugt werden.

### 2.5.6.4 Endteilveränderungen bei Schenkelblock

Bei Schenkelblockbildern ist die Deutung des Belastungs-EKG oft schwierig. Beim Rechtsschenkelblock gelten zwar im allgemeinen die gleichen Richtlinien wie bei normalem Ruhe-EKG, d. h. ST-Senkungen werden im Vergleich zum Ausgangs-EKG beurteilt; beim vollständigen Linksschenkelblock und bei WPW-Syndrom kommt es aber häufig unter Belastung zu ST-Senkungen, die nur Folge einer Leitungsstörung sind und nicht

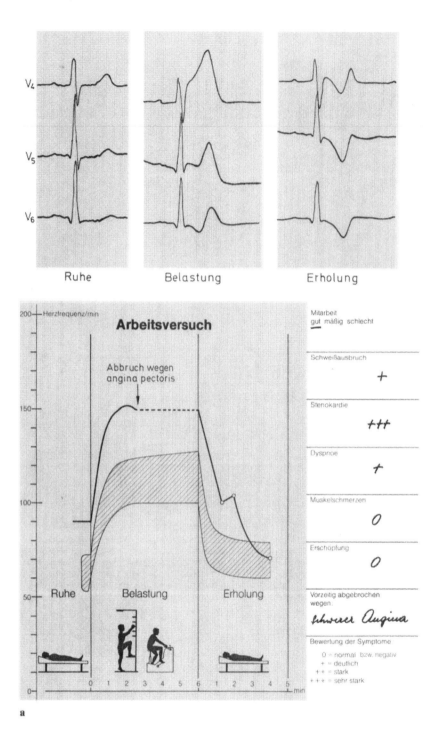

**Abb. 2.66. (a)** Bei dem 60jährigen Mann bestand eine Angina-pectoris-Symptomatik. Bei der Belastungsuntersuchung kam es mit dem Auftreten pektanginöser Beschwerden zu einer deutlichen ST-Hebung um ca. 5 mm in Ableitung V$_4$. Die Belastung wurde abgebrochen, in der Erholungsphase zeigte sich eine deszendierende ST-Senkung wie bei Innenschichtisch-ämie üblich. Ca. 10 min später wurde wieder ein gleicher Stromverlauf wie im EKG vor Belastung registriert. Koronarographisch **(b)** fand sich als Ursache der schweren Myokardischämie eine Dreigefäßerkrankung mit mehrfachen hochgradigen Stenosen bzw. Verschlüssen, ventrikulographisch bestand kein Hinweis auf einen durchgemachten größeren Infarkt

**Abb. 2.66 b**

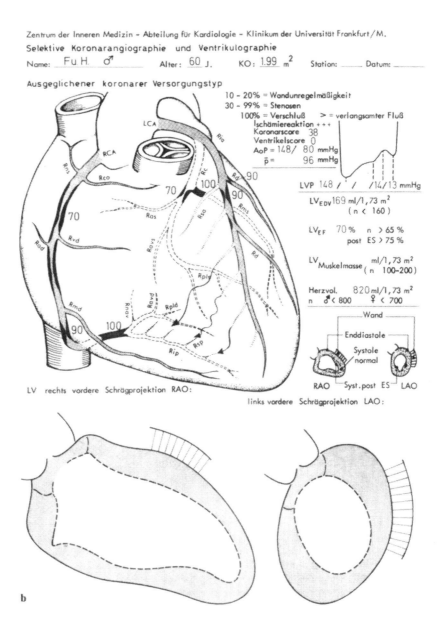

Zentrum der Inneren Medizin – Abteilung für Kardiologie – Klinikum der Universität Frankfurt/M.

Selektive Koronarangiographie und Ventrikulographie

Name: Fu H ♂      Alter: 60 J.      KO: 1.99 m²      Station: _____ Datum: _____

Ausgeglichener koronarer Versorgungstyp

10 - 20% = Wandunregelmäßigkeit
30 - 99% = Stenosen
100% = Verschluß    > = verlangsamter Fluß
Ischämiereaktion + + +
Koronarscore   38
Ventrikelscore   0
AoP = 148/ 80  mmHg
p̄ =      96  mmHg

LVP  148 /  /  /14/13 mmHg

LV$_{EDV}$ 169 ml/1,73 m²
( n < 160 )

LV$_{EF}$  70 %   n  > 65 %
post ES > 75 %

LV$_{Muskelmasse}$      ml/1,73 m²
( n  100-200)

Herzvol.   820 ml/1,73 m²
n  ♂ < 800   ♀ < 700

Wand
Enddiastole
Systole
normal

RAO   Syst.post ES   LAO

LV  rechts vordere Schrägprojektion RAO:

links vordere Schrägprojektion LAO:

b

als Ausdruck einer Ischämie angesehen werden dürfen. Das Beispiel (Abb. 2.68) zeigt das EKG eines Patienten, bei dem sowohl WPW-Perioden als auch Perioden mit normaler Überleitung auftraten. Nach Belastung zeigen die WPW-Schläge eine stark gesenkte ST-Strecke, während die normal geleiteten Schläge unauffällige Endteile erkennen lassen. Tritt im EKG unter Belastung zusammen mit einer Ischämiereaktion ein Schenkelblock (besonders häufig Linksschenkelblock) auf, so liegt offenbar häufig eine Septumischämie zugrunde, wie angiographische Befunde zeigen. Ein Schenkelblock allein dagegen − ohne gleichzeitige Ischämiereaktion − ist diagnostisch nicht anders als im Ruhe-EKG einzuordnen, wenn er unter Belastung auftritt.

### 2.5.6.5 Veränderungen der R-Amplitude

BONORIS et al. (1978) aus der Arbeitsgruppe von ELLESTAD haben darauf hingewiesen, daß Änderungen der R-Zackenamplitude einen Hinweis auf eine Myokardischämie liefern können. Eine Größenzunahme der R-Zacke während Belastung soll für eine Ischämie sprechen, eine Abnahme oder ein Gleichbleiben gilt als normal. Ausgedehnte Nachprüfungen dieses Befundes stehen noch aus, eine systematische QRS-Veränderung infolge der unter Belastung auftretenden Ventrikelfunktionsstörungen erscheint jedoch durchaus denkbar. Erste Überprüfungen scheinen den Befund zumindest teilweise zu bestätigen, allerdings ist die Spezifität danach niedriger als die der ST-Senkung (SCHULZ u. KALTEN-

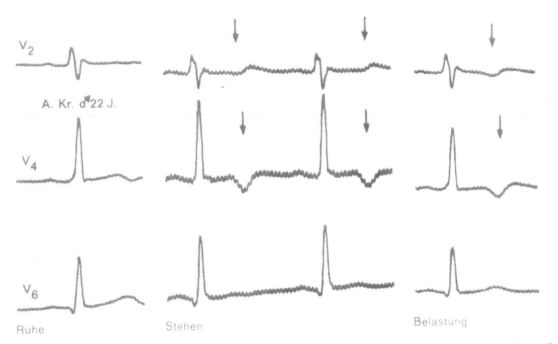

**Abb. 2.67.** Vegetativ bedingte T-Wellenveränderungen bei einem 22jährigen herzgesunden Mann. Im Ruhe-EKG angedeutet terminal negative T-Wellen, im Stehen und unter Belastung auffallende, spitz-negative T-Wellen

BACH, 1979). Am deutlichsten sind die QRS-Amplitudenveränderungen im kontinuierlich geschriebenen Computer-EKG ablesbar. Ein Beispiel zeigt die Abb. 2.52.

#### 2.5.6.6 Lokalisation der Ischämie aus dem EKG

Aus dem Auftreten einer Ischämiereaktion in bestimmten EKG-Ableitungen kann auf die Lokalisation der Ischämie und damit der zugrunde liegenden Koronarsklerose nur sehr begrenzt geschlossen werden (BECKER 1974). Die Zuhilfenahme der orthogonalen Ableitungen hat keine Erweiterung der Aussagemöglichkeiten erbracht. Eine weitgehend gleiche Ischämiereaktion kann z. B. durch eine proximale Stenose im Bereich der rechten Kranzarterie, des R. interventricularis anterior oder des R. circumflexus hervorgerufen sein. Voraussagen über die Lokalisation einer Ischämie sind nur bei bestimmten Befundkonstellationen möglich: Eine Ischämiereaktion in Ableitung $V_4$ bei Zustand nach Hinterwandinfarkt ist beispielsweise mit großer Wahrscheinlichkeit auf eine Stenose im R. interventricularis anterior zurückzuführen.

### 2.5.7 Bewertung von Angina-pectoris-Beschwerden in Verbindung mit dem Belastungs-EKG

Bei jeder Belastungsuntersuchung ist die Erfragung und Aufzeichnung subjektiver Beschwerden und zusätzlicher objektiver Befunde wie
– Angina pectoris
– Atemnot
– Erschöpfungsgefühl
– Schweißausbruch
– Muskelschmerzen
erforderlich.

Das Zusammentreffen von subjektiver Angina pectoris und objektiver ST-Senkung ergibt eine fast vollständige Übereinstimmung mit dem koronarographischen Befund im Sinne einer schweren stenosierenden Koronarsklerose. Die Treffsicherheit einer klassischen Ischämiereaktion allein ist allerdings nicht viel geringer; hilfreich sind Angaben über Angina pectoris dagegen besonders bei nur fraglicher ST-Senkung, bei ST-Hebung, bei Zustand nach Herzinfarkt, bei der Belastungsuntersuchung von Frauen und bei der Untersuchung digitalisierter Patienten.

Gelegentlich können auch schwere, ischämische ST-Senkungen vorkommen, ohne daß der Patient über eine Angina pectoris klagt. Bisweilen wird anstelle eines Brustschmerzes oder eines Engegefühls auch lediglich eine Atemnot subjektiv empfunden. Anginöse Symptome ohne Myokardischämie sind bei vielen Erkran-

**Abb. 2.68.** Ruhe- und Belastungs-EKG eines 33jährigen Mannes mit intermittierend auftretendem WPW-Syndrom. *Oben:* Normales Ruhe- und Belastungs-EKG bei normaler Erregungsleitung. *Unten:* Im Ruhe-EKG typisches WPW-Syndrom, unter Belastung kommt es jetzt zu ST-Senkungen wie bei einer Myokardischämie. Diese sind jedoch nur leitungsbedingt und nicht Ausdruck einer Mangeldurchblutung des Herzmuskels

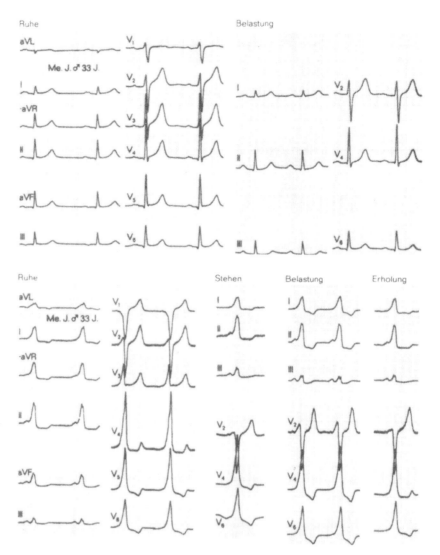

kungen bekannt. Besonders zu erwähnen sind die hypertrophe obstruktive Kardiomyopathie, das hyperkinetische Herzsyndrom und das Syndrom der kongenitalen Mitralinsuffizienz („Click-Syndrom").

## 2.5.8 Vergleich von Koronarogramm und Belastungs-EKG

Die Treffsicherheit des Belastungs-EKG kann durch dessen Sensitivität und Spezifität charakterisiert werden. Als Maß der Sensitivität gilt dabei die Zahl der richtig-positiven Ergebnisse im Verhältnis zur Summe der richtig-positiven und falsch-negativen Ergebnisse. Die Sensitivität wird also durch falsch-negative Ergebnisse vermindert.

Die Spezifität ergibt sich aus der Zahl der richtig-negativen Ergebnisse im Verhältnis zur Summe der richtig-negativen und falsch-positiven Ergebnisse. Die

Spezifität wird dementsprechend durch falsch-positive Ergebnisse erniedrigt.

Beim Vergleich von Koronarographie und Belastungs-EKG ist zu beachten, welche Methode als Standard dient; im allgemeinen werden Spezifität und Sensitivität des Belastungs-EKG anhand der Koronarographie als Standardmethode beurteilt. Selbstverständlich dürfen Patienten mit durchgemachtem Herzinfarkt nicht unkritisch in derartige Untersuchungen eingeschlossen werden, da sie zu Unrecht als falsch-negativ eingestuft werden können, wenn zwar eine Myokardnarbe, aber kein vitales, unter Belastung ischämisch werdendes Myokardareal vorliegt. Diese Situation findet sich regelhaft bei Zustand nach Herzinfarkt infolge einer koronaren Eingefäßkrankheit.

In der Literatur (Tabelle 2.5) werden meist für die Spezifität des Belastungs-EKG relativ hohe Werte angegeben, die Sensitivität schwankt dagegen erheblich; manche Untersucher fanden bei koronarer Dreigefäßkrankheit eine sehr viel höhere Sensitivität im Vergleich

**Tabelle 2.5 a.** Beziehungen zwischen koronarangiographischem Befund und Belastungs-EKG (Literaturangaben modifiziert nach ROSKAMM u. SAMEK, 1975)

| Autoren Jahr | Belastungsmethode Ischämiekriterium | Stenose | Patientengut (davon Z. n. Infarkt) | EKG Standardmethode | Koronarangiographie als Standard |
|---|---|---|---|---|---|
| ASCOOP et al., 1971 | Fahrradergometer Herzfrequenz 170/min $ST \geqq 0,1$ mV | $\geqq 50\%$ | 96 Patienten (23% ?) | Sens.: 26/29=50% Spez.: 49/67=73% | Sens.: 26/44=59% Spez.: 49/52=94% |
| MARTIN u. McCONAHAY, 1972 | Laufband (90% der max. Herzfrequenz) a) $ST \geqq 0,05$ mV b) $ST \geqq 0,075$ mV c) $ST \geqq 0,1$ mV d) $ST \geqq 1,5$ mV | $\geqq 50\%$ | 100 Patienten (16%) | a) Sens.: 53/69=77% Spez.: 21/31=68% b) Sens.: 43/51=84% Spez.: 29/49=59% c) Sens.: 39/43=91% Spez.: 33/57=58% d) Sens.: 30/30=100% Spez.: 37/70=53% | a) Sens.: 53/63=84% Spez.: 21/37=57% b) Sens.: 43/63=63% Spez.: 29/37=73% c) Sens.: 39/63=62% Spez.: 33/37=89% d) Sens.: 30/63=48% Spez.: 37/37=100% |
| McHENRY et al., 1972 | Laufband (90% der max. Herzfrequenz) $ST \geqq 0,1$ mV | $\geqq 75\%$ | 166 Patienten (12%) | Sens.: 70/74=95% Spez.: 76/92=83% | Sens.: 70/86=82% Spez.: 76/80=95% |
| KUBICEK, 1973 | Fahrradergometer, halbliegend (Herzfrequenz ca. 200-Alter), $ST \geqq 0,1$ mV | $\geqq 50\%$ | 122 Patienten (46%) | Sens.: 102/106=96% Spez.: 7/16–44% | Sens.: 102/111=92% Spez.: 7/11–64% |
| KAPLAN et al., 1973 | Laufband (75–90% der max. Herzfrequenz) $ST \geqq 0,1$ mV | $\geqq 50\%$ | 152 Patienten (?) | Sens.: 98/104=94% Spez.: 9/48=19% | Sens.: 98/137=72% Spez.: 9/15=60% |
| HELFANT et al., 1973 | Fahrradergometer (70% der max. Herzfrequenz), $ST \geqq 0,1$ mV | $\geqq 75\%$ | 63 Patienten (30% ?) | Sens.: 26/31=84% Spez.: 25/32=78% | Sens.: 26/33=79% Spez.: 25/30=83% |
| RIOS u. HURWITZ, 1974 | Laufband, bis zur subjektiven Erschöpfung, $ST \geqq 0,1$ mV | $\geqq 75\%$ | 50 Patienten (?) | Sens.: 24/25=96% Spez.: 20/25=80% | Sens.: 24/29=83% Spez.: 20/21=95% |
| BARTEL et al., 1974 | Laufband (90% der max. Herzfrequenz) $ST \geqq 0,1$ mV | $\geqq 70\%$ | 455 Patienten (32%) | Sens.: 216/227=95% Spez.: 122/238=51% | Sens.: 216/332=65% Spez.: 122/133=92% |

**Tabelle 2.5 b.** Beziehungen zwischen koronarangiographischem Befund und Belastungs-EKG (neuere Literatur)

| Autoren Jahr | Belastungsmethode Ischämiekriterium | Stenose | Patientengut | EKG als Standard | Koroanrangiographie als Standard |
|---|---|---|---|---|---|
| FROEHLICHER et al., 1973 Brocks Air Force Base Texas | Laufband ansteigend maximal ST $\geqq 0,1$ mV | $\geqq 50\%$ | 76 asymptomatische Männer mit auffälligem Bel.-EKG | Sens.: 33/ 76=43% | |
| LINHARD et al., 1974 Philadelphia | Laufband ansteigend maximal ST $\geqq 0,1$ mV | $\geqq 50\%$ | 178 Pat. mit ST-Senkung, davon a) 57 normales Ruhe-EKG atypische Beschwerden b) 61 path. Ruhe-EKG. keine Medikamente c) 60 path. Ruhe-EKG, verschiedene Herzmedikamente | | a) Sens.: 29/34=85% Spez.: 23/23=100% b) Sens.: 23–37=76% Spez.: 19/24=79% c) Sens.: 18/33=55% Spez.: 17/27=63% |
| LINHARD et al., 1974 Philadelphia | Laufband ansteigend maximal ST $\geqq 0,1$ mV | $\geqq 50\%$ | 98 Frauen (davon 59 mit Angina pectoris) | | Sens.: 17/24=72% Spez.: 58/74=73% |
| KALTENBACH, 1975 Frankfurt/M | Kletterstufe, konstant submaximal-maximal ST $\geqq 0,1$ mV | $\geqq 50\%$ | 180 kardiologische Routinepat. (davon 93 mit KHK) | | Sens.: 74/78=95% Spez.: 70/73=96% |

**Tabelle 2.5 b.** (Fortsetzung)

| Autoren Jahr | Belastungs-methode Ischämiekriterium | Stenose | Patientengut | EKG als Standard | Koronarangiographie als Standard |
|---|---|---|---|---|---|
| KRELHAUS et al., 1975 Düsseldorf | Fahrrad ansteigend submaximal (80% der max. HF) ST $\geq 0,1$ mV | $\geq 50\%$ | 210 Patienten mit Verdacht auf KHK (177 männl., 33 weibl.) | | Sens.: 32/80 = 40% (20% bei Eingefäßbefall 91% bei Mehrgefäßbefall) Spez.: 189/210 = 90% |
| NIEDERER et al., 1975 Erlangen | Fahrrad liegend submaximal | De Bakey Stadien III + IV | 461 Patienten | Sens.: 83% Spez.: 85% | Sens.: = 83% Spez.: = 85% |
| RENTROP et al., 1975 Bad Krozingen | Fahrrad liegend ansteigend submax. (80% der max. HF) ST $\geq 0,075$ mV | $\geq 50\%$ | 145 Patienten (140 männlich, 5 weiblich) 137 Z. n. infarkt 50% mit Digitalis | | Sens: 23/77 = 30% bei Eingefäßbefall 22/40 = 55% bei Zweigefäßbefall 22/28 = 79% bei Dreigefäßbefall 67/145 = 46% Gesamt |
| SAMEK et al., 1975 Bad Krozingen | Fahrrad liegend ansteigend submax. (80% der max. HF) ST $\geq 0,075$ mV | $\geq 50\%$ eines nicht infarzierten Gefäßes | 146 Z.n. Hinterwandinfarkt | Sens.: 59/95 = 62% Spez.: 45/51 = 88% | Sens.: 59/65 = 91% Spez.: 45/81 = 56% |
| | | | 116 Z.n. Anteroseptalinfarkt | Sens.: 22/58 = 38% Spez.: 48/58 = 83% | Sens.: 22/32 = 69% Spez.: 43/84 = 57% |
| ERICSSEN et al., 1976 Oslo | Fahrrad ansteigend submax. (90% der max. HF) ST $\geq 0,1$ mV | $\geq 50\%$ | 105 Männer | Sens.: 56/85 = 65% Spez.: 6/17 = 35% | |
| KANSAL et al., 1976 Birmingham Alabama | Laufband ansteigend submax. (90% der max HF) ST $\geq 0,05$ mV | $\geq 50\%$ | 37 Patienten mit Angina pectoris und ST-Senkung im Ruhe EKG (kein Infarkt 26 ST-Senkung unter Belastung) | Sens.: 23/26 = 92% Spez.: 9/11 = 75% | |
| FROEHLICHER et al., 1977 Brooks Air Force Base Texas | Laufband maximal ST $\geq 0,1$ mV | $\geq 50\%$ | 298 asymptomatische Männer 27 mit leichter AP | | Sens.: 34/98 = 35% Spez.: 130/190 = 63% |
| ROSKAMM et al., 1977 Bad Krozingen | Fahrrad liegend ansteigend submax. (80% der max. HF) ST $\geq 0,1$ mV | $\geq 50\%$ | 311 Patienten (269 ♂) ohne transmuralen Infarkt (in Klammern Pat. ohne Digitalis ohne Frauen und ohne intramuralen Infarkt) a) 108 (31) Pat. mit ST ↓ u. AP 105 (48) Pat. ohne ST ↓ u. AP b) 138 (39) Pat. mit ST ↓ 173 (76) Pat. ohne ST ↓ c) 176 (59) Pat. mit AP 135 (56) Pat. ohne AP | a) Sens.: 86% (97%) Spez.: 88% (98%) b) Sens.: 74% (82%) Spez.: 78% (80%) c) Sens.: 67% (75%) Spez.: 84% (95%) | |

zum Zwei- oder Eingefäßbefall. Die Ergebnisse können nur als relevant angesehen werden, wenn Patienten mit durchgemachtem Infarkt − auch nicht-transmuraler Art − ausgeschlossen wurden; bei Berücksichtigung dieses Umstandes fand sich sowohl bei Ein- als auch bei Zwei- und Dreigefäßerkrankungen eine hohe Treffsicherheit des Belastungs-EKG (KALTENBACH et al., 1976).

Bei der Untersuchung von 311 Patienten (269 Männer und 42 Frauen im Alter von 20–65 Jahren) ohne transmuralen Myokardinfarkt verglichen ROSKAMM et al. (1977) die Befunde einer ergometrischen Belastungsprüfung im Liegen mit der Koronarographie. Es zeigte sich folgendes:

1. Patienten, die eine ischämische ST-Senkung von $\geq 0,1$ mV und Angina pectoris bekamen (n = 108), hatten in 86,1% auch eine wenigstens 50%ige Stenose mindestens einer Herzkranzarterie. Die Übereinstimmung war mit 91,3% bei den Männern signifikant höher als bei Frauen mit 56,2%. Nicht digitalisierte Pa-

tienten hatten mit 92,7% eine signifikant höhere Übereinstimmung mit dem Koronarbefund als digitalisierte
mit 79,2%. Wenn Frauen, digitalisierte Personen und
Patienten mit intramuralem Infarkt ausgeschlossen
wurden, stieg die Übereinstimmung auf 96,8%.

2. Bei Patienten mit nur ischämischer ST-Senkung
oder nur Angina pectoris lag die Übereinstimmung bei
30 bzw. 36,8%.

3. Bei Patienten, die weder eine ischämische ST-Senkung noch eine Angina pectoris hatten (n = 105), lag
auch in 87,6% ein negativer Koronarbefund vor. Nach
Ausschluß von Frauen, digitalisierten Patienten und
solchen mit intramuralem Myokardinfarkt stieg die
Übereinstimmung auf 97,9%.

4. Bei Patienten mit ST-Senkung und Angina pectoris treten signifikant häufiger Mehrgefäßerkrankungen
auf (57,5%) als in den Gruppen mit nur ST-Senkung,
nur Angina pectoris oder ohne ST-Senkung und Angina
pectoris (16,6, 8,9 bzw. 1,9%).

5. Mit zunehmender ST-Senkung im Belastungs-
EKG und abnehmender Arbeitstoleranz steigt signifikant die Anzahl der Patienten mit positivem Koronarbefund, insbesondere mit Mehrgefäßbefall.

### 2.5.8.1 Belastungs-EKG bei Zustand nach Herzinfarkt

Bei Zustand nach transmuralem Myokardinfarkt findet
sich koronarographisch bei 95% der Patienten entweder eine hochgradige, über 75%ige Stenose oder ein
Verschluß des zum Infarktareal führenden Kranzgefäß-
astes. Normale Kranzarterien werden in weniger als 5%
der Patienten gefunden (BECKER et al., 1974). Ziel des
Belastungs-EKG bei durchgemachtem Infarkt ist daher
nicht der Nachweis einer stenosierenden Koronarsklerose, sondern der Nachweis oder Ausschluß einer Myokardischämie im nicht-infarzierten Gebiet. Patienten
mit durchgemachtem Myokardinfarkt und positiver
Ischämiereaktion zeigen gegenüber solchen ohne Ischämiereaktion einen signifikant höheren Koronar-Score
und sehr viel häufiger eine Zwei- bzw. Dreigefäßerkrankung (BECKER et al., 1974).
In seltenen Fällen kann allerdings eine positive Ischämiereaktion bei durchgemachtem Infarkt auch bei
Vorliegen einer Eingefäßerkrankung dann auftreten,
wenn es sich um einen kleinen Infarktbezirk im termi-
nalen Versorgungsbereich einer proximal stenosierten
Kranzarterie handelt. In einer solchen Situation entsteht im gesamten poststenotischen Myokard unter Belastung eine Ischämie, während nur die „letzte Wiese"
durch Narbe ersetzt ist. Eine Ischämiereaktion ist bei
Zustand nach Infarkt grundsätzlich nur in EKG-Ableitungen ohne infarktbedingte QRS-, ST- und T-Verän-
derungen diagnostizierbar. In EKG-Ableitungen mit
Infarktresiduen können ST-Veränderungen unter Belastung nicht als Ausdruck einer Ischämie angesehen werden, sie sind als Hinweis auf Ventrikelfunktionsstörungen im Sinne der Hypokinesie, Akinesie oder Dyskinesie (paradoxe Pulsation) zu bewerten (BECKER et al.,
1974). SAMEK et al. (1975) fanden in einer Studie an

**Tabelle 2.6.** Ausmaß des Koronarbefalls bei Patienten mit
Hinterwandinfarkt. Bei fehlender Ischämiereaktion findet sich
überwiegend ein Eingefäßbefall. Bei eindeutiger Ischämie-
aktion überwiegt der Befall aller drei Kranzgefäßhauptäste

| Betroffenes Gefäß | Gefäßeinengung in % des Lumens | |
|---|---|---|
| | Patienten mit Ischämiereak-tion n = 28 | Patienten ohne Ischämiereak-tion n = 4 |
| R. interventricularis anterior | 78 | 28 |
| R. circumflexus | 67 | 23 |
| Rechte Kranzarterie | 88 | 78 |

**Tabelle 2.7.** Ausmaß des Koronarbefalls bei Patienten mit
Vorderwandinfarkt. Bei fehlender Ischämiereaktion findet
sich überwiegend ein Eingefäßbefall. Bei eindeutiger Ischämiereaktion überwiegt der Befall aller drei Kranzgefäßhauptäste

| Betroffenes Gefäß | Patienten ohne Ischämiereak-tion. Durch-schnittliche Gefäßeinengung in % n = 38 | Patienten mit Ischämiereak-tion. Durch-schnittliche Gefäßeinengung in % n = 10 |
|---|---|---|
| R. interventricularis anterior | 87 | 80 |
| R. circumflexus | 24 | 59 |
| Rechte Kranzarterie | 26 | 48 |

262 Patienten mit durchgemachtem Infarkt, daß Patienten mit Hinterwandinfarkt eine mindestens 75%ige Stenose in einem zweiten oder dritten Herzkranzgefäß in
62% aufwiesen, wenn bei der Belastung eine ischämische ST-Senkung (> 0,075 mV) und Angina pectoris
auftraten, dagegen nur in 19% bei alleiniger Angina
pectoris. Falls weder ST-Senkung noch Angina pectoris
auftraten, bestand nur in 3% eine Zwei- oder Dreigefäßkrankheit. Bei Patienten mit durchgemachtem Vorderwandinfarkt betrug die Häufigkeit der 75%igen Stenose eines zweiten oder dritten Herzkranzgefäßes mit
ST-Senkung und Angina pectoris 30%, mit ST-Senkung allein 27%, mit Angina pectoris allein 20% und
beim Vorliegen von weder ST-Senkung noch Angina
pectoris 3%.
Ähnliche Ergebnisse fanden sich in der Untersuchung
von BECKER et al. (1974). Beim Fehlen einer Ischämiereaktion war die Eingefäßkrankheit überwiegend, beim
Auftreten einer Ischämiereaktion fand sich koronarographisch überwiegend eine signifikante Stenosierung
aller drei Kranzgefäßhauptäste (Tabellen 2.6, 2.7).
Beim Zustand nach abgelaufenem diaphragmalem
oder posteriorem Hinterwandinfarkt kann das Belastungs-EKG mit hoher Treffsicherheit zeigen, ob auch
im Bereich der Vorderwand eine Durchblutungsnot besteht oder nicht. Bleibt bei genügend hoher und ausreichend langer Belastung bei Zustand nach Hinterwandinfarkt das EKG normal und treten keine pektanginösen Beschwerden auf, dann ist mit hoher Sicherheit
keine signifikante Stenosierung eines Kranzgefäßes au-

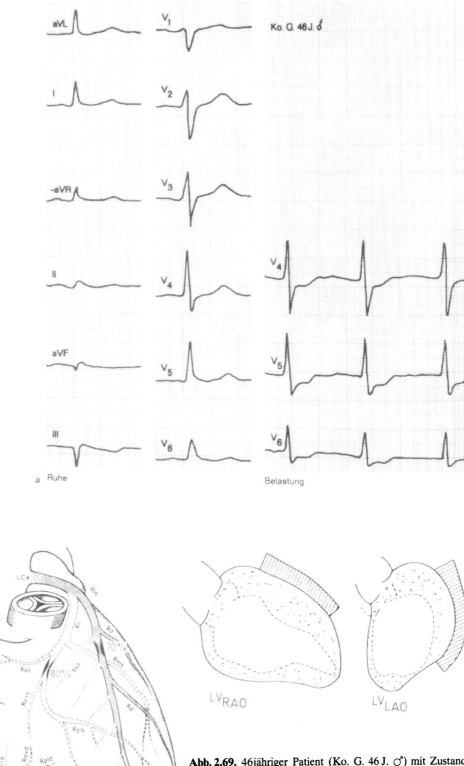

**Abb. 2.69.** 46jähriger Patient (Ko. G. 46 J. ♂) mit Zustand nach diaphragmalem Hinterwandinfarkt und Ischämiereaktion im Belastungs-EKG. Koronarographisch fand sich als Ursache des Infarkts ein Verschluß der rechten Kranzarterie und eine hochgradige Stenose des R. circumflexus. Die Ischämiereaktion ist vorwiegend durch die Stenose in dem nicht zum Infarkt führenden R. interventricularis anterior verursacht. Ventrikulographisch Hypokinesie der diaphragmalen Hinterwand

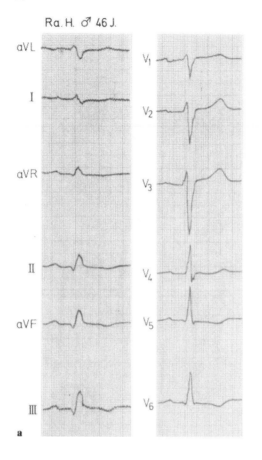

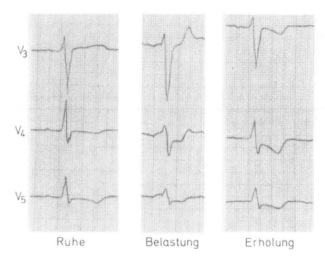

Ruhe          Belastung          Erholung

**Abb. 2.70.** Im Ruhe-EKG Zeichen des abgelaufenen Hinterwandinfarktes, im Belastungs-EKG deutliche Ischämiereaktion besonders in Ableitung $V_4$. Koronarographisch Verschluß der rechten Kranzarterie und des R. interventricularis anterior. Hochgradige Stenose des R. circumflexus, leichte Hauptstammstenose. Ventrikulographisch ausgedehnte Hypokinesie

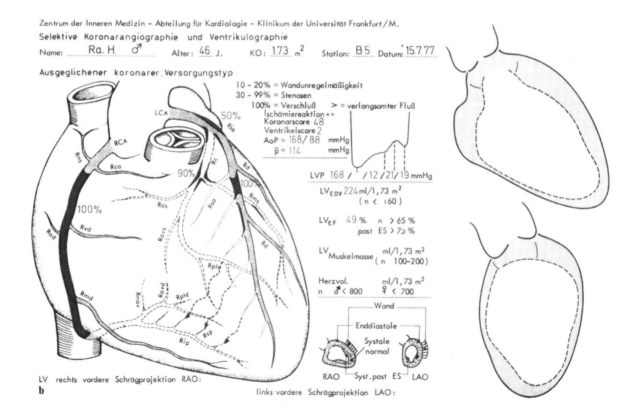

**Abb. 2.71.** Zustand nach kleinem Hinterwandinfarkt infolge Verschlusses des R. circumflexus (Q III im EKG). Die Ischämiereaktion unter Belastung in Ableitung $V_4$ ist Folge der zusätzlichen Stenose des R. interventricularis anterior

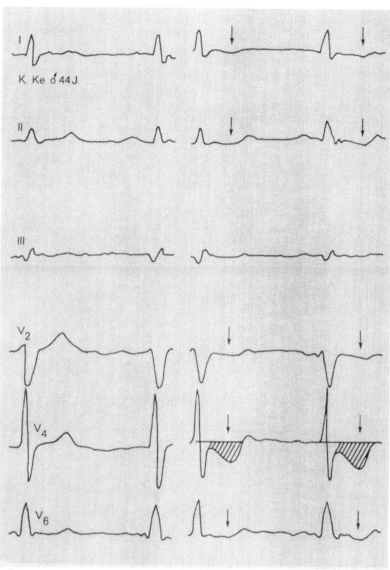

a Ruhe                    Belastung

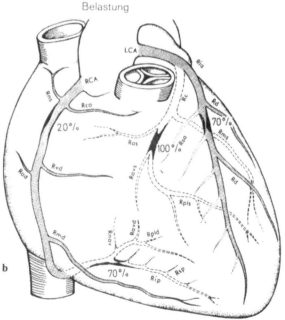

ßerhalb des Infarktareals, d. h. außerhalb der rechten Kranzarterie und/oder des R-circumflexus, anzunehmen. Dementsprechend weist eine Ischämiereaktion bei Zustand nach Hinterwandinfarkt auf eine Mehrgefäßkrankheit hin, d. h. zusätzlich zu den die Hinterwand versorgenden Gefäßen finden sich mit hoher Wahrscheinlichkeit signifikante Stenosen im R. interventricularis anterior.

Bei Zustand nach Vorderwandinfarkt ist der Wert des Belastungs-EKG geringer, insbesondere wenn es sich um einen ausgedehnten Infarkt gehandelt hat. Bei diesen Patienten sind die Wilson-Ableitungen infolge des Infarktes bereits so verändert, daß eine weitergehende Beurteilung unter Belastung meist nicht möglich ist. Beim kleineren, anteroseptalen Infarkt oder anterolateralen Infarkt erlaubt das Belastungs-EKG dagegen noch Rückschlüsse auf den Zustand des übrigen Teils der Vorderwand bzw. der Hinterwand.

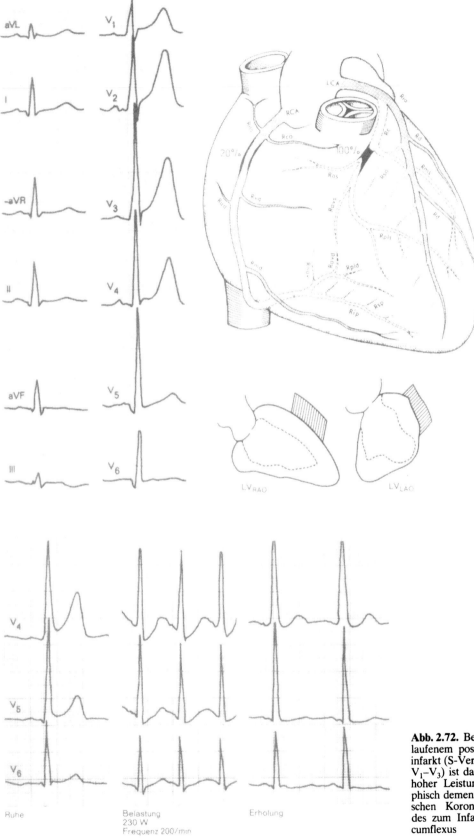

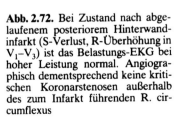

**Abb. 2.72.** Bei Zustand nach abgelaufenem posteriorem Hinterwandinfarkt (S-Verlust, R-Überhöhung in $V_1$–$V_3$) ist das Belastungs-EKG bei hoher Leistung normal. Angiographisch dementsprechend keine kritischen Koronarstenosen außerhalb des zum Infarkt führenden R. circumflexus

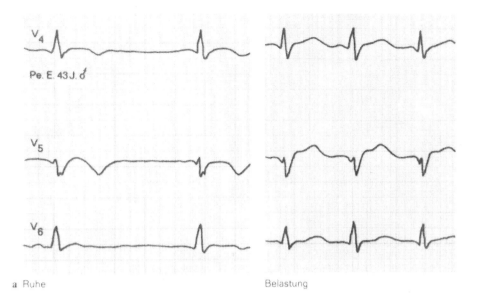

Pe. E. 43 J. ♂

a Ruhe    Belastung

Für die Indikation zur Koronarangiographie bei Zustand nach durchgemachtem Infarkt hat sich das Belastungs-EKG in unserer Erfahrung so gut bewährt, daß sie in den meisten Fällen in erster Linie von dessen Ausfall abhängig gemacht wird.

In Abb. 2.69 ist das Beispiel eines abgelaufenen diaphragmalen Hinterwandinfarktes gezeigt, bei dem unter Belastung eine zusätzliche Vorderwandischämie erkennbar wurde. Dementsprechend fand sich neben dem Verschluß der rechten Kranzarterie und der Stenosierung des R. circumflexus eine hochgradige Stenose im R. interventricularis anterior. Abb. 2.70 zeigt einen ähnlichen Befund jedoch mit ausgedehnterer Koronarsklerose und stärkerer Ventrikelschädigung.

In Abb. 2.71 ist ein abgelaufener kleiner Hinterwandinfarkt gezeigt, der als Folge eines Verschlusses des R. circumflexus auftrat. Die Ischämiereaktion in $V_4$ ist Folge der zusätzlichen kritischen Stenose des R. interventricularis anterior.

Im vierten Beispiel (Abb. 2.72) fand sich bei Zustand nach abgelaufenem posteriorem Hinterwandinfarkt ein normales Belastungs-EKG. Dementsprechend war angiographisch eine Eingefäßkrankheit mit isoliertem Verschluß des R. circumflexus nachweisbar.

Bei Zustand nach Vorderwandinfarkt finden sich unter Belastung häufig Endteilveränderungen im Sinne von ST-Hebungen und T-Wellenumkehr, die nicht als Zeichen einer Myokardischämie zu verwerten sind, sondern als Folge der Vorderwanddyskinesie auftreten. Die Abb. 2.73 und 2.74 zeigen entsprechende Beispiele von durchgemachtem Vorderwandinfarkt bei Eingefäßkrankheit. Beide Patienten hatten keine pektanginösen Beschwerden. Schließlich wird ein Patient mit Angina pectoris bei durchgemachtem kleinem, spitzennahem Vorderwandinfarkt gezeigt (Abb. 2.75). Im Belastungs-EKG ist eine deutliche Ischämiereaktion erkennbar, trotz angiographisch nachweisbarer Eingefäßkrankheit. Die Vorderwandischämie ist Folge des proximalen Ver-

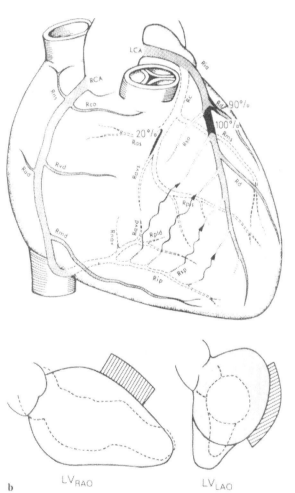

**Abb. 2.73.** Zustand nach Vorderwandspitzeninfarkt mit paradoxer Pulsation im Ventrikulogramm (systolische Auswärtsbewegung) bei Eingefäßerkrankung. Im Belastungs-EKG T-Wellenumkehr und ST-Hebung in Ableitungen mit Infarktresiduen

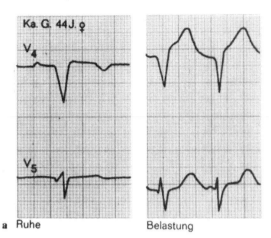

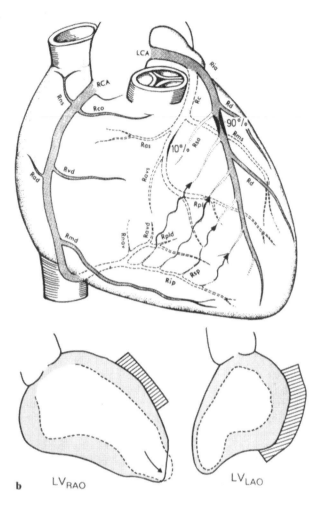

**Abb. 2.74.** Zustand nach Vorderwandinfarkt. Im Belastungs-EKG T-Wellenumkehr, ST-Hebung, keine Angina pectoris. Koronarographisch Eingefäßbefall, ventrikulographisch Spitzendyskinesie

schlusses im R. interventricularis anterior bei einem nur kleinen Infarkt im Endversorgungsgebiet dieses Gefäßes („letzte Wiese").

## 2.5.9 Belastungs-EKG nach Koronaroperationen

Mit dem Belastungs-EKG kann das funktionelle Ergebnis einer aorto-koronaren Bypass-Operation objektiviert und beurteilt werden. Ein gutes Ergebnis ist im Belastungstest durch Verschwinden der Angina pectoris oder Steigerung der Angina-pectoris-freien Leistung, durch den normalen ST-Streckenverlauf oder Verringerung der ST-Senkung gekennzeichnet. Die maximale Arbeitstoleranz wird gesteigert. Einige Autoren (z. B. BLOCK et al., 1977; LESBRE, 1977) benützen auch das maximal erreichbare Produkt: systolischer Blutdruck × Herzfrequenz zur Objektivierung des Operationsergebnisses. Die Zunahme der Maximalwerte oder höhere Werte bei Beginn der ischämischen ST-Senkung werden als Folge einer besseren Myokarddurchblutung gewertet.

Der Vergleich ischämischer ST-Senkungen hat neben einer gut reproduzierbaren Belastungsform zur Voraussetzung, daß medikamentöse Einflüsse ausgeschlossen werden und kardiotomiebedingte Endteilveränderungen im EKG abgeklungen sind. Ist dies der Fall, findet sich zwischen postoperativem Angiogramm und Ausfall des Belastungs-EKG eine gute Übereinstimmung. Besonders wertvoll ist das Belastungs-EKG in der langfristigen Verlaufsbeobachtung koronaroperierter Patienten, weil diese Kranken in der subjektiven Bewertung pektanginöser Symptome oft unsicher sind, da sich Beschwerden infolge der Thorakotomie mit echten anginösen Symptomen überlagern können. Die Indikation für eine eventuell notwendig werdende erneute Koro-

narangiographie kann durch regelmäßige Kontrollen des Belastungs-EKG sicherer gestellt werden.

In einer Studie an der Frankfurter Klinik (KREHAN et al., 1976a) ließ sich bei 80% von 42 untersuchten Patienten aus dem Ausfall des postoperativen Belastungs-EKG das morphologische Ergebnis der Bypass-Operation richtig voraussagen. Bei 20% der Patienten fand sich keine direkte Übereinstimmung zwischen Ausfall des Belastungs-EKG und angiographischem Befund. Bei diesen Patienten handelte es sich entweder um eine unvollständige Revaskularisierung (z. B. nur *ein* Bypass bei Mehrgefäßerkrankung) oder es war perioperativ zu einer Myokardinfarzierung gekommen. Auch bei der Beurteilung des postoperativen Belastungs-EKG ist die Mitbewertung pektanginöser Beschwerden wichtig (Abb. 2.76).

In Abb. 2.77 ist das Beispiel eines 48jährigen Mannes mit Angina pectoris und Ischämiereaktion im Belastungs-EKG auf dem Boden einer Dreigefäßerkrankung gezeigt, der nach aorto-koronarem Bypass zur rechten Kranzarterie und zum R. circumflexus Beschwerdefreiheit und ein normales Belastungs-EKG aufwies. Eine Revaskularisation des nur distal befallenen R. interventricularis anterior wurde wegen des klei-

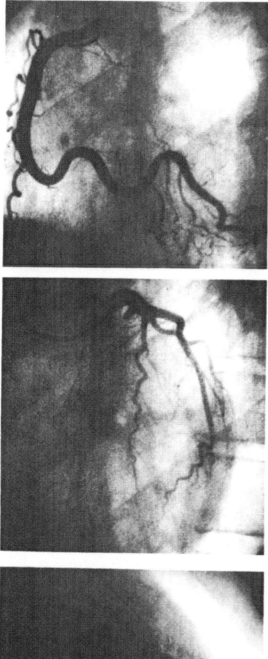

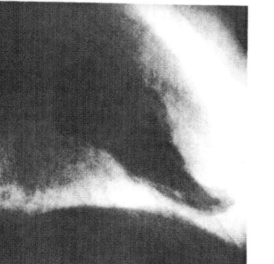

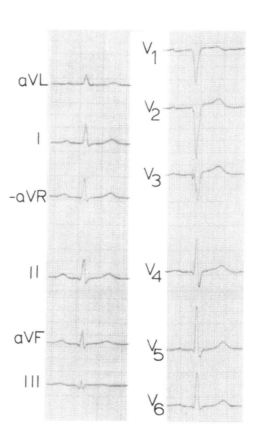

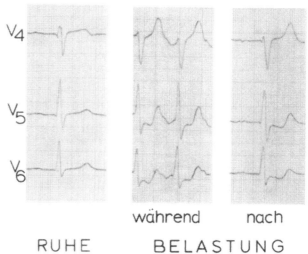

RUHE BELASTUNG

während nach

**Abb. 2.75.** Trotz durchgemachten Vorderwandinfarktes auf dem Boden einer Eingefäßkrankheit pathologisches Belastungs-EKG mit Ischämiereaktion. Diese ungewöhnliche Befundkonstellation kommt im vorliegenden Fall zustande, weil der kleine Spitzeninfarkt nur einen *Teil* des poststenostischen Myokardareals betroffen hat, so daß unter Belastung eine Ischämie außerhalb der Infarktnarbe auftritt. Der R. interventrikularis anterior ist proximal verschlossen, ventrikulographisch kleine Spitzenakinesie

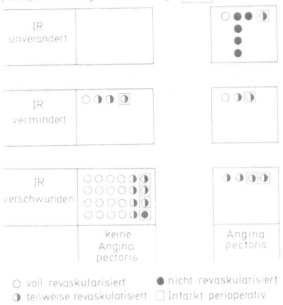

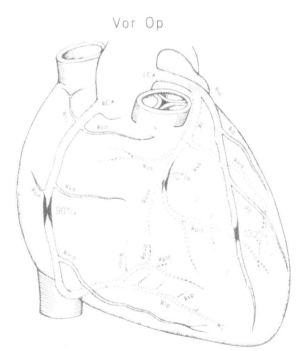

**Abb. 2.76.** Vergleich von postoperativem Beschwerdebild, Belastungs-EKG und Revaskularisationsergebnis

nen Perfusionsareals nicht durchgeführt und war offensichtlich auch nicht erforderlich.

Im Fall der Abb. 2.78 blieb das Belastungs-EKG trotz erfolgreicher, aber unvollständiger Revaskularisation pathologisch. Das Ergebnis ist verständlich, da eine vollständige Revaskularisation neben dem Bypass zum

R. interventricularis anterior auch einen Bypass zur rechten Kranzarterie und zum R. circumflexus erfordert hätte; die beiden letztgenannten Bypassverbindungen waren jedoch aus technischen Gründen nicht durchführbar.

Ein Jahr nach Bypass-Operation wurden in Bad Krozingen 404 Patienten nachuntersucht. Entsprechend dem Ergebnis der zweiten Angiographie wurden die Patienten in vier Gruppen unterteilt:
– Gruppe A mit *vollständiger Revaskularisation:* Alle mehr als 50%ig stenosierten Gefäße sind mit einem offenen Bypass versorgt.
– Gruppe B mit *ausreichender Revaskularisation:* Alle mehr als 50%ig stenosierten Hauptgefäße sind mit einem offenen Bypass versorgt. Kleinere Gefäße, die nicht ausreichend versorgt sind, werden nicht berücksichtigt.
– Gruppe C mit *nicht ausreichender Revaskularisation:* Mindestens ein Hauptgefäß ist durch einen funktionsfähigen Bypass versorgt, andere bypasswürdige Hauptgefäße sind jedoch nicht versorgt bzw. der Bypass ist verschlossen.
– Gruppe D: *Alle Bypässe sind verschlossen.*

Die Angina-pectoris-freie Arbeitstoleranz bei einer Belastung im relativen „steady-state" (auf dem Fahrradergometer im Liegen) lag bei den Gruppen A–D präoperativ im Durchschnitt zwischen 32 und 39 W. Postoperativ stieg sie im Durchschnitt auf 81 W in der Gruppe A; je unvollständiger die Revaskularisation (Gruppen B, C, D), desto geringer war der Anstieg (Abb. 2.79).

Die maximale ischämische ST-Senkung lag in den Gruppen A–D präoperativ im Durchschnitt zwischen 0,19 und 0,22 mV. Postoperativ verringerte sich die

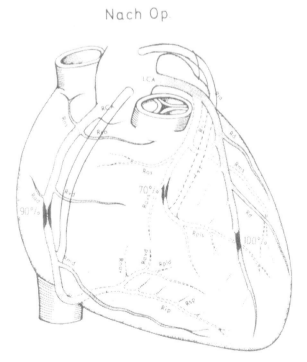

**Abb. 2.77a** (Legende s. S. 77)

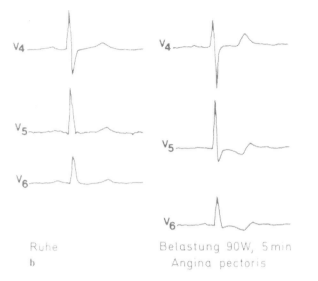

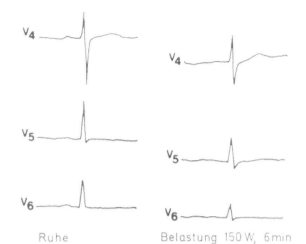

Ruhe                 Belastung 90W, 5min          Ruhe              Belastung 150W, 6min
b                        Angina pectoris

**Abb. 2.77.** 48jähriger Mann mit Angina pectoris auf dem Boden einer Dreigefäßkrankheit. Nach aorto-koronarem Bypass zur rechten Kranzarterie und zum R. circumflexus Beschwerdefreiheit und normales Belastungs-EKG

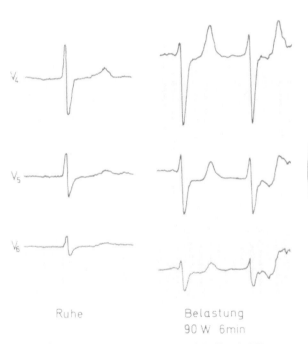

Ruhe                 Belastung
                     90 W 6min

**Abb. 2.78.** Bei koronarsklerotischem Befall aller drei Hauptäste war aus technischen Gründen nur eine unvollständige Revaskularisation (Bypass zum R. interventricularis anterior) möglich. Das Belastungs-EKG blieb auch postoperativ pathologisch im Sinne einer Ischämiereaktion

ischämische ST-Senkung in der Gruppe A auf durchschnittlich 0,03 mV. Je unvollständiger die Revaskularisation, desto schwerer blieb die postoperative ischämische ST-Senkung. Wenn alle Bypässe verschlossen waren, war das Ausmaß der ischämischen ST-Senkung jedoch überraschend wieder geringer (Abb. 2.80).

Eine bessere Parallelität zwischen angiographischem Ergebnis und funktionellem Erfolg zeigte das Verhalten des maximalen Pulmonalkapillardruckes unter Belastung (Abb. 2.81). Er betrug präoperativ im Durchschnitt zwischen 21 und 28 mm Hg. Postoperativ kam es in der Gruppe A mit vollständiger Revaskularisation zur größten Abnahme, die Gruppe D dagegen blieb unverändert.

Auch andere Autoren haben sich mit der Frage der Voraussagbarkeit des anatomischen Operationserfolges beschäftigt. Einige dieser Arbeiten sind in Tabelle 2.8 angeführt. Die Ergebnisse sind recht unterschiedlich.

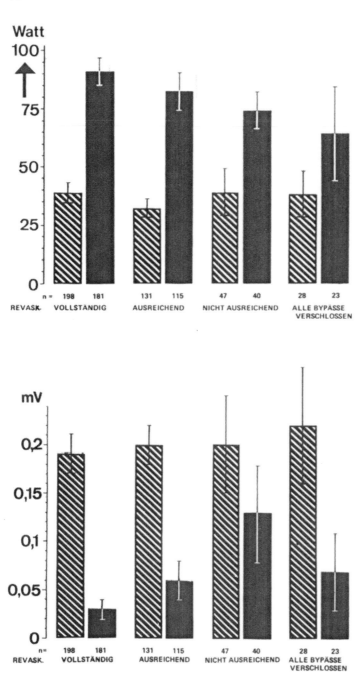

**Abb. 2.79.** Angina-pectoris-freie Arbeitstoleranz unter Ergometerbelastung im Liegen
bei Patienten vor *(schraffierte Säulen)* und
1 Jahr nach *(schwarze Säulen)* einer koronaren Bypass-Operation, unterteilt nach dem
Revaskularisationsergebnis (Durchschnitts-
werte und Konfidenzintervall)

**Abb. 2.80.** Maximale ischämische ST-Senkung unter Ergometerbelastung im Liegen
bei Patienten vor *(schraffierte Säulen)* und
nach *(schwarze Säulen)* einer koronaren Bypass-Operation, unterteilt nach dem Revaskularisationsergebnis

Bei einer vollständigen Revaskularisation, d. h. alle
kritisch stenosierten Gefäße sind mit einem Bypass versorgt und dieser Bypass ist gut durchgängig, ist meistens
auch der Belastungstest negativ; es treten keine ischämischen ST-Senkungen oder Angina pectoris auf. Je
nach Untersucher werden in 5–14% falsch-positive Ergebnisse verzeichnet. Das ist ein Prozentsatz, den man
auch beim Belastungs-EKG unter Umständen finden
kann. Als Ursache für ein falsch-positives Testergebnis
trotz vollständiger Revaskularisation müssen folgende
Faktoren diskutiert werden:

1. Brustschmerzen, die eher auf den operativen Eingriff zurückzuführen sind (keine echte Angina pectoris);
2. absichtlich unrichtige Angaben von seiten des Patienten (Rentenwunsch);
3. Störungen des Erregungsrückgangs durch Medikamente oder Kardiotomie.

Aus Tabelle 2.8 ist zu ersehen, daß die Sensitivität
(Anzahl der richtig-positiven Ergebnisse) zum Teil wenig befriedigend ist. Bei Patienten, bei denen alle Bypässe verschlossen sind, kommen falsch-negative Er-

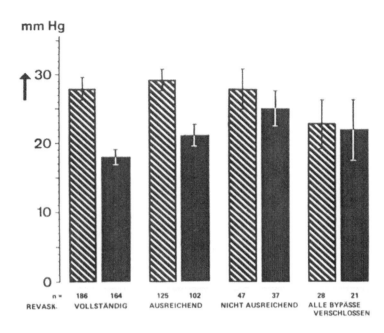

**Abb. 2.81.** Maximaler Pulmonalkapillardruck unter Ergometerbelastung im Liegen bei Patienten vor *(schraffierte Säulen)* und nach *(schwarze Säulen)* einer koronaren Bypass-Operation, unterteilt nach dem Revaskularisationsergebnis

**Tabelle 2.8.** Ergebnisse der Belastungsuntersuchung in Beziehung zur Vollständigkeit der koronaren Bypass-Revaskularisation

| Autoren Jahr | Patienten-Anzahl | Krit. Ste-nose | Bela-stungsart | Positiver Test | Anzahl der positiven Belastungstests Revaskularisation | | |
| --- | --- | --- | --- | --- | --- | --- | --- |
| | | | | | vollständig | unvollst. | alle „grafts" verschl. |
| BARTEL et al., 1973 | 27 | > 70% | Laufband | ST-Senkung > 0,1 mV (> 0,2 mV[a]) | 1/7 (14%) | 5/11 (45%) | 6/9 (67%) |
| SIEGEL et al., 1975 | 86 | > 70% | Ergometer | ST-Senkung ST-Hebung 0,1 mV | 3/41 (7%) | 25/84 (30%) | 2/3 (67%) |
| KREHAN et al., 1976 | 42 | > 50% | Kletterstufe | ST-Senkung > 0,1 mV[b] und AP ST-Senkung oder AP | 2/19 (11%) 1/19 (5%) | 3/18 (17%) 7/18 (38%) | 5/5 (100%) 0/5 |
| McCONAHAY et al., 1977 | 217 | > 50% | Laufband | ST-Senkung ≥ 0,1 mV | 6/65 (9%) | 42/132 (32%) | 6/20 (30%) |

[a] Bei Digitalis, ST-Veränderung schon in Ruhe.
[b] In den Extremitätenableitungen 0,05 mV.

gebnisse vor, in einer Arbeit bei 70% der Fälle. Folgende Faktoren müssen dabei berücksichtigt werden:

1. Die Untersuchungsgruppen der Patienten, bei denen sämtliche „grafts" verschlossen sind, sind relativ klein (3–20 Patienten), so daß schon vom statistischen Gesichtspunkt her mit einer ungenauen Aussage gerechnet werden muß.

2. Viele dieser Patienten haben intraoperativ oder in der Zwischenzeit einen Myokardinfarkt erlitten. Das daraus resultierende Narbengebiet hat natürlich unter Belastung keinen höheren Sauerstoffbedarf und somit entsteht auch keine ischämische ST-Senkung oder tritt auch keine Angina pectoris auf.

Zusammenfassend kann festgestellt werden:
– ein positiver Belastungstest (ischämische ST-Senkung, Angina pectoris) bedeutet meistens eine unvollständige oder erfolglose Bypass-Operation;
– ein negativer Test bei genügend hoher Belastung spricht für ein funktionell gutes Ergebnis, kann aber nicht als Beweis für offene „grafts" gelten;
– das Hinzuziehen des Pulmonalkapillardruckes als weiterem Ischämieindikator verbessert die Aussagekraft des Belastungstests bei Patienten mit schlechter Revaskularisation.

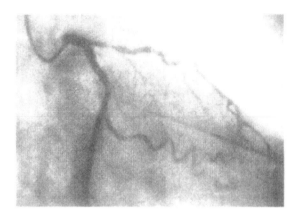

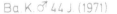

Ba. K. ♂ 44 J. (1971)

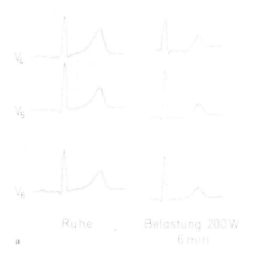

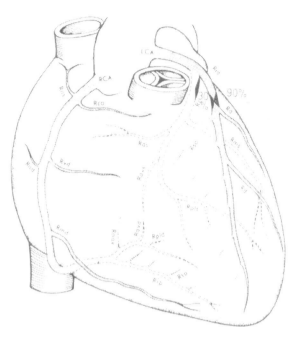

**Abb. 2.82.** Progression der Koronarsklerose im Angiogramm und im Belastungs-EKG im Zeitraum von 7 Jahren bei einem Patienten, der ursprünglich eine Eingefäßerkrankung mit singulärer Stenose des R. interventricularis anterior (Ria) aufwies. Im Verlauf der Erkrankung wandelte sich die hochgradige Ria-Stenose in einen Verschluß um, und zusätzlich trat eine kritische Stenose im R. circumflexus auf. Während 1971 nur eine geringe ST-Senkung bei Belastung mit 200 W erkennbar war, trat 1978 schon bei 65 W eine deutliche Ischämiereaktion in Erscheinung. Dementsprechend hatte auch die Angina-pectoris-Symptomatik stark zugenommen.

Therapeutisch war bei dem Patienten 1971 (noch vor der Bypass-Ära) eine Vineberg-Operation durchgeführt worden. 1978 wurde ein Bypass zum R. circumflexus angelegt. Die Ventrikelfunktion blieb während des ganzen Verlaufs gut erhalten. Vermutlich hatte die in die Vorderwand implantierte A. thoracica interna eine Minimalversorgung garantiert, die eine Infarzierung trotz proximalen Ria-Verschlusses verhütete; angiographisch zeigte die implantierte Arterie ein freies Lumen und durch Kollateralen einen guten Anschluß an das Koronarsystem der Vorderwand. Eine weitere Kollateralenquelle stellte die rechte Kranzarterie (unten) dar

## 2.5.10 Verlaufsbeurteilung der koronaren Herzkrankheit durch das Belastungs-EKG

Die Verlaufsbeurteilung kann neben dem Beschwerdebild der Angina pectoris durch das Belastungs-EKG erheblich erleichtert und objektiviert werden. Tritt im Beschwerdebild eine Änderung ein, so kann das Belastungs-EKG das Ausmaß der Änderung erfassen. Nicht selten sind subjektive Angaben auch nicht zu verwerten, da sie durch Dissimulation oder durch Simulation verfälscht sind. In allen diesen Fällen kann die ergometrische Untersuchung eine willkommene diagnostische Objektivierung ermöglichen.

Findet sich bei einem Kranken eine Situation, die derzeit keiner Operation bedarf, so kann das wiederholte Belastungs-EKG helfen, einerseits den besten Zeitpunkt der Operation nicht zu versäumen, andererseits unnötige Operationen zu vermeiden. Leidet ein Patient beispielsweise an einer Angina pectoris infolge Eingefäßkrankheit, die medikamentös gut eingestellt werden kann, so besteht häufig keine Operationsindikation. Zeigt die Verlaufskontrolle im Belastungs-EKG eine Zunahme der Ischämie (stärkere ST-Senkung bei gleicher Leistung oder gleiche ST-Senkung bei geringerer Leistung), so muß ein Fortschreiten der Koronarsklerose angenommen und die Operationsindikation erneut überprüft werden. Abb. 2.82 zeigt ein Beispiel. Für Patienten mit durchgemachtem Herzinfarkt trifft das gleiche zu. Voraussetzung für die Verwertbarkeit des Belastungs-EKG im Verlauf sind physikalisch und biologisch genau reproduzierbare Belastungsbedingungen.

### Literatur

Ascoop CA, Simoons ML, Egmond WG, Bruschke AV (1971) Exercise test, history, and serum lipid levels in patients with chest pain and normal electrocardiogram at rest: Comparison to findings at coronary arteriography. Am Heart J 82:609

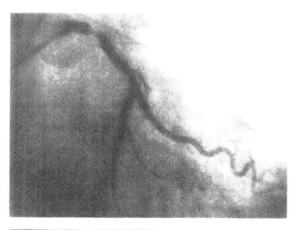

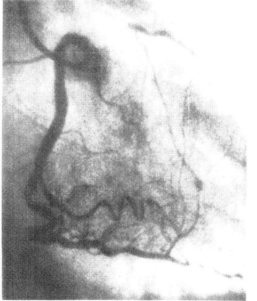

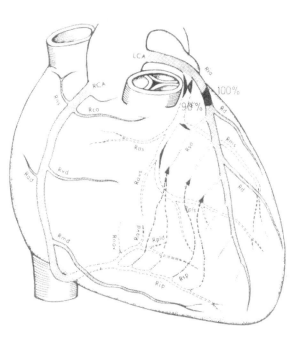

Ba. K ♂ 51 J. (1978)

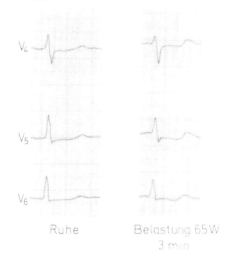

Ruhe                 Belastung 65W
                          3 min

**Abb. 2.82b** (Legende s. S. 80)

BARTEL AG, BEHAR VS, PETER RH, ORGAIN ES, KONG Y
    (1973) Exercise stress testing in evaluation of aortocoronary
    bypass surgery. Circulation 48:141
BARTEL AG, BEHAR VS, PETER RH, ORGAIN ES, KONG Y
    (1974) Graded exercise stress tests in angiographically do-
    cumented coronary artery disease. Circulation 49:348
BECKER HJ (1974) Koronarangiographische und ventrikulo-
    graphische Befunde bei Zustand nach Herzinfarkt. Habili-
    tationsschrift Frankfurt/M.
BECKER H-J, THIESSEN S (to be published) Zur Wertigkeit der
    korrigierten orthogonalen Ableitungen nach Frank zur Er-
    kennung einer Myokardischämie im Belastungs-EKG.
BECKER HJ HOFFMANN KU, SCHÄFER GE, KALTENBACH M
    (1974) Das Belastungselektrokardiogramm bei Zustand
    nach Herzinfarkt. Dtsch Med Wochenschr 99:2079
BLOCK TA, MURRAY JA, ENGLISH M (1977) Improvement in
    exercise performance after unsuccessful myocardial revas-
    cularization. Am J Cardiol 40:673
BONORIS PE, GREENBERG PS, CHRISTISON GW, CASTELLANET
    MJ, Ellestad MH (1978) Evaluation of R wave amplitude
    changes versus ST-segment depression in stress testing. Cir-
    culation 57:1066
BRAUNE W (1978) Inaugural-Dissertation, Frankfurt/M.
BRUCE RA, KUSUMI F, HOSMER D (1973) Maximal oxygen

intake and nomographic assessment of functional aerobic
    impairment in cardiovascular disease. Am Heart J 85:546
BURMEISTER W, BINGERT A (1965) Die Körperoberflächenfor-
    mel nach Du Bois und Du Bois als Repräsentant der Kör-
    perzellmasse bei Männern im Alter zwischen 21 und 51
    Jahren. Klin Wochenschr 44:901–902
BUSSMANN W-D, BRAUNE W(1979) Vergleich der körperlichen
    Belastung am Fahrradergometer und an der Kletterstufe
    Dtsch Med Wochenschr 104:248–252
CAHEN P, QUARD S, CHAZUD P, OLLAT G, FREILLAT A, PIATON
    Y HAURY L, MICHAUD Ch (1977) Valeur diagnostique de
    l'épreuve d'effort chez la femme. In: Epreuves d'effort en
    cardiologie. Bordeaux
CHAITMAN BR (1978) Multiple lead exercise ECG. Circulation
    57:72
CUMMING GR (1978) Frequency and significance of „abnor-
    mal" exercise ECG patterns in asymtomatic women. In:
    Epreuves d'effort. Expansion scientifique Paris, S. 15

ENGEL HJ, LICHTLEN P (1976) Angina pectoris und Myokard-
infarkt ohne Koronarsklerose. Ther Umsch 33:75
ELLESTAD MH (1975) Stress testing – principles and practice.
Philadelphia
ELLESTAD MH, MAURICE K, WAN KC (1975) Predictive implications of stress testing. Circulation 51:363–369
ERIKSSEN J, ENGE I, FORFANG K, STORSTEIN D (1976) False
positive diagnostic tests and coronary angiographic findings
in 105 presumably healthy males. Circulation 54:371
FROEHLICHER VF, YANOWITZ FG, THOMPSON AJ, LANCASTER
MC (1973) The correlation of coronary angiography and
the electrocardiographic response to maximal treadmill testing in 76 asymptomatic men. Circulation 48:597
FROEHLICHER VF, THOMAS MM, PILLOW Ch, LANCASTER MC
(1974) Epidemiologic study of asymptomatic men screened
by maximal treadmill testing für latent coronary artery disease. Am J Cardiol 34:770
FROEHLICHER VF, THOMPSON AJ, WOLTHUIS R, FUCHS R, BA-
LUSEK R, LONGO MR, TRIEBWASSER JH, LANCASTER MC
(1977) Angiographic findings in asymptomatic aircrewmen
with electrocardiographic abnormalities. Am J Cardiol
39:32
GOLDSCHLAGER N, SELZER A, COHN K (1976) Treadmill stress
test as indicators of presence and severity of coronary disease. Ann Intern Med 85:277
HELFANT RH, BANKA VS, DEVILLA MA, PINE R, KABDE V,
MEISTER SG (1973) Use of bicycle ergometrie and sustained
handgrip exercise in the diagnosis of presence and extend of
coronary heart disease. Br Heart J 35:1321
HENKELS U, BLÜMCHEN G, EBNER F (1977) Zur Problematik
von Belastungsprüfungen in Abhängigkeit von der Tages-
zeit bei Patienten mit Koronarinsuffizienz. Herz Kreislauf
9:343–347
McHerny PL, PHILLIPS JF, KNOEBEL SB (1972) Correlation of
computer-quantitated treadmill exercise electrocardiogram
with arteriographic location of coronary artery disease. Am
J Cardiol 30:747
IRVING JB, BRUCE RH (1977) Exertional hypotension and
postexertional ventricular fibrillation in stress testing. Am J
Cardiol 39:849–851
JELINEK MV, LOWN B (1974) Exercise stress testing for exposure of cardiac arrhythmias. Prog Cardiovasc Dis 16:
497
KALTENBACH M (1976) Exercise testing of cardiac patients.
Bern Stuttgart Wien
KALTENBACH M (1977) Medikamentöse Therapie der koronaren Herzkrankheit. Arzneim Forsch 27:703
KALTENBACH M, KLEPZIG H (1963) Das EKG während Bela-
stung und seine Bedeutung für die Erkennung der Koronarinsuffizienz. Z Kreislaufforsch 52:486
KALTENBACH M, KLEPZIG H, TSCHIRDEWAHN B (1964) Die
Kletterstufe eine einfache Vorrichtung für exakt meßbare
und reproduzierbare Belastungsuntersuchungen. Med Klin
59:248
KALTENBACH M BECKER HJ KROCKOW P von, ZIMMERMANN D
(1967) Zur medikamentösen Behandlung der Angina pectoris. Verh Dtsch Ges Inn Med 73:591–596
KALTENBACH M, MARTIN KL, HOPF R (1976) Treffsicherheit
von Belastungsuntersuchungen zur Erkennung von Koronarstenosen. Dtsch Med Wochenschr 101:1907
KANSAL S, ROITMAN D, SHEFFIELD LT (1976) Stress testing
with ST-segment depression at rest – an angiographic correlation. Circulation 54:636
KAPLAN MA, HARRIS CN, AONOW WS, PARKER DP, ELLESTAD
MH (1973) Inability of the submaximal treadmill stress test
to predict the location of coronary disease. Circulation
47:250
KLEPZIG H Jr (1978) Vergleichende Untersuchungen über die
klinische Bedeutung von Arbeitsversuchen an der Kletterstufe, am Fahrradergometer im Liegen und Sitzen und am
Laufband zur Erkennung einer Koronarinsuffizienz. Inaugural-Dissertation, Frankfurt
KREHAN L BECKER HJ, HOLZMANN L, KOBER G, KALTENBACH
M (1976a) Das Belastungs-Elektrokardiogramm nach aor-
tocoronarer Bypass-Operation. Z Kardiol [Suppl] 3:106

KREHAN L, KOBER G, BECKER HJ, KALTENBACH M (1976b)
Koronarangiographische Befunde bei Prinzmetal-Angina
und ST-Hebung im Belastungs-EKG. Dtsch Med Wochenschr 101:947–953
KRELHAUS W, LOOGEN F, SAWOWA A, SEIPEL L (1975) Die
Wertigkeit des submaximalen Belastungs-EKG im Vergleich zur Koronarographie. Verh Dtsch Ges Kreislauf-
forsch 41:190
KUBICEK F (1973) Ergometrische Untersuchungen bei der co-
ronaren Herzkrankheit. Herz Kreislauf 5:363
LAWRIE GM, (1977) Results of coronary bypass more than 5
years after operation in 434 patients. Am J Cardiol 40:665
LESBRE JP (1977) Relationship between exercise test and coronary angiogram in women. In: Epreuves d'effort en cardio-
logie. Bordeaux, P
LINDNER W (1978) Vergleichende Untersuchungen über die
Aussagekraft von Kletterstufe und Fahrradergometer zur
Erkennung der koronaren Herzkrankheit. Inaugural-Dissertation, Frankfurt
LINHARD JW, TURNOFF HB (1974) Maximum treadmill exercise test in patients with abnormal control electrocardiograms. Circulation 49:667
LINHARD JW, LAWS JG, SATINSKY JD (1974) Maximum treadmill exercise electrocardiographie in female patients. Circulation 50:1173
MARTIN CM, McCONAHAY DR (1972) Maximum treadmill exercise electrocardiography. Correlation with coronary arteriography and cardiac hemodynamics. Circulation 46:956
MASERI A (1978) In Kaltenbach et al (Eds): Coronary heart
disease. Thieme, Stuttgart
McCONAHAY DR, VALDES M, McCALLISTER BD, CROCKETT JS,
CONN RD, REED WA, KILLEN DA (1977) Accuracy of
treadmill testing in assessment of direct myocardial revascularization Circulation 56:548
McHENRY PL, PHILLIPS JF, KNOEBEL SB (1972) Correlation of
computer-quantitated treadmill exercise electrocardiogram
with arteriographic location of coronary artery disease. Am
J Cardiol 30:747
MELLEROWICZ H, REINDELL H, HOLLMANN W, KLAUS EJ,
NIELS H, ROSKAMM H (1961) Vorschläge zur Standardisie-
rung der ergometrischen Leistungsmessung. Z Kreislauf-
forsch 50:273
NIEDERER W, SCHEBELLE K, PETENYI M, BACHMANN K (1975)
Aussagekraft des Belastungs-EKG im Vergleich mit der
Koronarangiographie. Münch Med Wochenschr 117:721
PARKER JO (1977) Hemodynamics during exercise testing in
coronary artery disease. In: Epreuves d'effort Expansion
scientifique, Paris S. 345
PARSI RA, SEMMLER H (1977) Die ischämische Herzkrankheit
im Elektrokardiogramm unter besonderer Berücksichtigung
der Belastungs-Elektrokardiographie. Jena
PETERSEN P BECKER H-J, KOBER G, KALTENBACH M (1976)
Ischämiereaktion im Elektrokardiogramm unter Maximal-
belastung an der Kletterstufe im Vergleich zum koronarangiographischen Befund. Herz Kreislauf 8:553
REDWOOD DR, BORER JS, EPSTEIN ST (1976) Whither the ST-
segment during exercise? Circulation 54:703
RENTROP P, FRIEDRICH B, ROSKAMM H (1975) Ergometrische
Befunde bei Koronarkranken in Abhängigkeit von Ausdehnung und Lokalisation des Gefäßbefalls. Med. Klin 70:1955
RIOS JC, HURWITZ LE (1974) Electrocardiographic response
to atrial pacing and multistage treadmill exercise testing.
Correlation with coronary arteriography. Am J Cardiol
34:661
ROCHMIS P, BLACKBURN H (1971) Exercise test: a survey of
procedures, safety and litigation experience in appreximate-
ly 170000 tests. JAMA 217:1061
ROSKAMM H, SAMEK L (1975) Die Beziehungen zwischen Ko-
ronarangiogramm und Belastungs-EKG. Dtsch Med Wochenschr 100:2538
ROSKAMM H, SAMEK L, LÖNNE E (1976) Sicherheitsmaßnah-
men in der ergometrischen Funktionsdiagnostik. Dtsch
Rentenversicherung, 124–127
ROSKAMM H, SAMEK L, ZWEIGLE K, STÜRZENHOFECKER P, PE-
TERSEN J, RENTROP P, PROKOPH J (1977) Die Beziehungen

zwischen den Befunden der Koronarangiographie und des Belastungs-EKG bei Patienten ohne transmuralen Myokardinfarkt. Z Kardiol 66:273

SAMEK L, ROSKAMM H, RENTROP P, KAISER P, STÜRZENHOF-ECKER P, SCHOBER B, GÖRNANDT L, VELDEN R (1975) Belastungsprüfungen und Koronarangiogramm im chronischen Infarktstadium. Z Kardiol 64:809

SCHERER D, KALTENBACH M (1979) Häufigkeit lebensbedrohlicher Komplikationen bei ergometrischen Belastungsuntersuchungen. Dtsch med Wschrift 104:1161–1165

SCHULZ W, KALTENBACH M, SCHERER D. UNVERDORBEN M, KROH M (1979) Sensitivität und Spezifität der R-Amplitude im Belastungs-EKG zur Diagnose der koronaren Herzkrankheit. Z Kardiol 68:250 (Abstract)

SHEFFIELD LT, (1977) The exercise test in perspective. Circulation 55:681

WICKS JR, SUTTON JR, OLDRIDGE NB (1978) Comparison of the electrocardiographic changes induced by maximum exercise testing with treadmill and cycle ergometer. Circulation 57:1066

# 2.6 Einschwemmkatheterisierung

H. ROSKAMM

In Kap. 1 wurde dargestellt, daß die Erhöhung des enddiastolischen Druckes im linken Ventrikel während körperlicher Belastung unter bestimmten Voraussetzungen ein Ischämieindikator ist. Die Erhöhung des enddiastolischen Druckes im linken Ventrikel führt zu einer entsprechenden Erhöhung des Pulmonalkapillardruckes. Letzterer kann einfach mit einer Rechtsherzeinschwemmkatheterisierung gemessen werden.

## 2.6.1 Methodik

Für die *Katheterisierung* wird ein doppellumiger Swan-Ganz-Ballonkatheter der Stärke 5 F von 110 cm Länge verwandt, welcher mit Hilfe einer modifizierten Seldinger-Technik (Desilet Hofmann, Teflon-Trichter) von der Ellenbeuge – meist V. basilica – bis in den rechten Vorhof und nach Aufblasen des Ballons mit 0,6 ml Luft via rechten Ventrikel in die A. pulmonalis und weiter ins Lungenkapillargebiet (PC-Stellung) vorgeschoben wird.

Die *Druckmessung* erfolgt über einen externen Druckwandler, die Druckkurven werden zusammen mit dem EKG auf einem Sechsfachschreiber aufgezeichnet und später manuell oder rechnerunterstützt ausgewertet. Druckkurven, Mitteldrucke und EKG werden außerdem laufend über Monitor beobachtet. Die Belastungsuntersuchung wird in der Regel im Liegen durchgeführt. Nach Druckregistrierung in horizontaler Lage und nach passiver Hochlagerung der Beine wird die Belastung mit 25 W begonnen und je nach Ermessen des durchführenden Arztes um jeweils 25 bzw. 50 W gesteigert. Jede Belastungsstufe wird über 6 min beibehalten, um Steady-state-Bedingungen zu erhalten. Maximal werden vier Belastungsstufen zugemutet. PC-Drucke und EKG werden jede Minute registriert. In der 5. Minute wird der Katheter in die A. pulmonalis zurückgezogen, es erfolgt hier eine erneute Druckregistrierung und eine Blutabnahme. Gleichzeitig erfolgt Abnahme von arterialisiertem Blut aus dem hyperämisierten Ohrläppchen. Aus den beiden gleichzeitig abgenommenen Blutproben wird die arteriovenöse Sauerstoffdifferenz bestimmt. Die Sauerstoffaufnahme ist bei Untersuchungen im „steady state" und bei gut geeichten Ergometern sehr konstant (z. B. 100 W: 1450 ml ± 60 ml). Sie kann somit aus Normalwerttabellen für die entsprechenden Belastungsstufen abgelesen werden (REINDELL et al., 1967). Aus dieser eingesetzten Sauerstoffaufnahme und

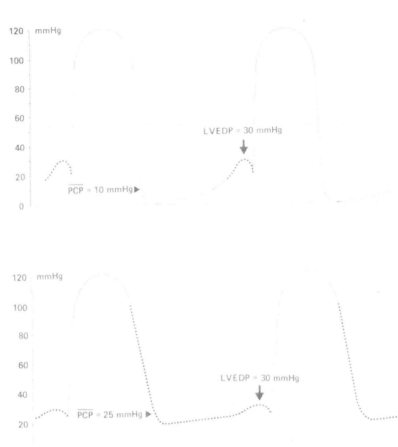

**Abb. 2.83a, b.** Schematische Darstellung der Erhöhung des diastolischen Ventrikeldruckes. **a** Frühdiastolischer Druck normal, erhebliche Erhöhung des enddiastolischen Druckes auf 30 mm Hg; findet sich häufig bei alleiniger Reduktion der Dehnbarkeit des linken Ventrikels. Der PC-Mitteldruck ist mit 10 mm Hg normal. **b** Auch der frühdiastolische Druck ist bereits deutlich erhöht; der PC-Mitteldruck entspricht mit 25 mm Hg dabei weitgehend dem enddiastolischen Druck von 30 mm Hg. Findet sich bei Herzinsuffizienz und vor allem bei vorwiegender Relaxationsstörung

der arteriovenösen Sauerstoffdifferenz wird das Herzminutenvolumen kalkuliert.

Der über einen Rechtsherzkatheter zu gewinnende *Pulmonalkapillardruck* (PCP) ermöglicht eine Aussage über die Höhe des linksventrikulären Füllungsdruckes. BRADLEY et al. (1970), FALICOV u. RESSEKOV (1970), BOUCHARD et al. (1971), SCHNELLBACHER et al. (1971) konnten zeigen, daß bei Fehlen einer Mitralstenose enddiastolischer linker Ventrikeldruck, linker Vorhofdruck, PC-Druck sowie bei Fehlen einer pulmonalen Hypertonie auch der diastolische Pulmonalisdruck auf gleichem Niveau liegen.

Wie in Kap. 1 näher ausgeführt, ist die Erhöhung des enddiastolischen Druckes während Myokardischämie durch passagere Herzinsuffizienz und Ventrikeldilatation, durch Reduktion der Dehnbarkeit des linken Ventrikels und durch eine gestörte Relaxation zu erklären. Wegen der ganz entscheidenden Bedeutung der gestörten Relaxation ist parallel mit dem enddiastolischen Druck auch der frühdiastolische Druck stark erhöht, im Gegensatz zur rein enddiastolischen Druckerhöhung infolge Reduktion der Compliance bei z. B. großer Myokardnarbe. Da bei Ischämie früh- und enddiastolischer Druck gleichermaßen erhöht sind, kommt es zu einer entsprechenden Erhöhung des PCP (Abb. 2.83), bei reiner Erhöhung des enddiastolischen Druckes im linken Ventrikel dagegen nur zu einer geringgradigen Er-

höhung des PCP, der ja als Mitteldruck gemessen auch das mittlere Druckverhalten während der gesamten Diastole repräsentiert (Abb. 2.83).

Für die Beurteilung der *Hämodynamik* kann die Stadieneinteilung der Herzinsuffizienz nach ROSKAMM und REINDELL (1977) verwandt werden:

Stadium 0: Normale Ventrikelfunktion

Stadium 1: Abnorme Ventrikelfunktion bei Belastung. Gestörte Fluß-Druck-Beziehung bei Belastung (PCP erhöht). HMV in Ruhe und bei Belastung normal.

Stadium 2: Abnorme Ventrikelfunktion in Ruhe. Gestörte Fluß-Druck-Beziehung in Ruhe. HMV in Ruhe und bei Belastung normal.

Stadium 3: Herzinsuffizienz bei Belastung. HMV bei Belastung eingeschränkt.

Stadium 4: Herzinsuffizienz in Ruhe. HMV in Ruhe eingeschränkt.

Als Normwerte für HMV und Druckverhalten werden die durch EKELUND und HOLMGREN (1967) ermittelten Werte zugrunde gelegt. Bei der koronaren Herzerkrankung ist der Pulmonalkapillardruck in Ruhe und vor allem während körperlicher Belastung bei weitem der wichtigste hämodynamische Parameter.

## 2.6.2 Risiko der Einschwemmkatheteruntersuchung

Wie aus Tabelle 2.9 hervorgeht, ist das Einschwemmkatheterverfahren eine risikoarme Untersuchungsmethode. Wenn auch bei über 10 000 Untersuchungen kein Todesfall aufgetreten ist, so muß doch darauf hingewiesen werden, daß es bei dieser großen Anzahl von Untersuchungen eine Reihe von Situationen gab, bei denen eine komplette Reanimation mit Defibrillation, passagerer Schrittmachertherapie, Intubation und künstlicher Beatmung notwendig wurde.

Dieses sollte als Hinweis verstanden werden, daß Einschwemmkatheteruntersuchungen bei Koronarkranken nur dort durchgeführt werden sollten, wo die entsprechenden personellen und apparativen Voraussetzungen für eine Reanimation vorhanden sind.

## 2.6.3 Ziele der Einschwemmkatheteruntersuchung bei Patienten mit koronarer Herzkrankheit

Im Bereich der koronaren Herzkrankheit kann der Einschwemmkatheter mit folgenden Schwerpunkten eingesetzt werden.

1. Gewinnung eines weiteren Ischämieindikators, was von Nutzen sein kann, wenn einer der beiden klassischen Ischämieindikatoren − Angina pectoris und ischämische ST-Senkung im Belastungs-EKG − nicht sicher beurteilbar ist. Wie aus Abb. 2.84 hervorgeht, sind die drei Ischämieindikatoren Angina pectoris, ischämische ST-Senkung und pathologischer PCP-Anstieg während Belastung austauschbar: Im positiven wie im negativen Fall ist die Kombination Angina pectoris und PCP-Anstieg oder ST-Senkung und PCP-Anstieg gleich sicher wie die klassische Kombination Angina pectoris und ST-Senkung in der Voraussage bzw. im Ausschluß einer stenosierenden Koronarsklerose. Die Einschwemmkatheteruntersuchung bei Belastung ist aus diesem Grunde dann indiziert, wenn einer der klassischen Indikatoren unsicher ist, so z.B.:
− Bei Gutachtenpatienten und Patienten nach Thorakotomie kann die Angabe Angina pectoris häufig nicht verwertet werden.
− Bei schon pathologischem Ruhe-EKG sowie bei Auftreten von Schenkelblöcken während Belastung kann das Belastungs-EKG häufig nicht verwertet werden.
Diese Bedingungen sind häufig erfüllt bei koronaroperierten Patienten. Aus diesem Grunde hat sich für uns hier eine zusätzliche Einschwemmkatheteruntersuchung während Belastung für die postoperative Erfolgsbeurteilung der aorto-koronaren Bypass-Operation bewährt (Abschnitt 2.5).

Wenn die beiden klassischen Ischämieindikatoren Angina pectoris und ischämische ST-Senkung gut verwertbar sind, ergibt die zusätzliche Einschwemmkathe-

**Tabelle 2.9.** Komplikationen bei 14 568 Einschwemmkatheteruntersuchungen mit Swan-Ganz-Katheter in Ruhe und während Belastung (RHZ − Bad Krozingen vom 30. 10. 72–31. 12. 79)

|  | n | % |
|---|---|---|
| Todesfälle | 0 | 0 |
| Kammerflimmern |  |  |
| → Defibrillation | 1 | 0,007 |
| Kammertachykardie |  |  |
| → Reanimation/Debibrillation | 6 | 0,04 |
| → spontan rhythmisiert | 12 | 0,08 |
| Vorhofflimmern | 9 | 0,06 |
| Bradykardie |  |  |
| → Asystolie |  |  |
| → Reanimation | 3 | 0,02 |
| Abschneiden des Kathers |  |  |
| bzw. Knotenbildung | 0 | 0 |
| Bakterielle Sepsis | 8 | 0,05 |
|  | 0 | 0 |

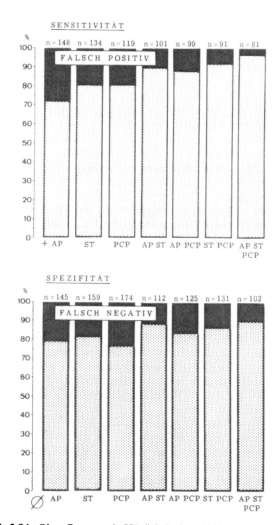

**Abb. 2.84.** *Oben:* Prozentuale Häufigkeit einer 50%igen Stenose bei positivem Ausfall der Ischämieindikatoren (*AP =* Angina pectoris, *ST* ischämische ST-Senkung und *PCP* überhöhter Pulmonalkapillardruckanstieg) bei Belastung, einzeln oder in Kombination. *Unten:* Prozentuale Häufigkeit einer fehlenden 50%igen Stenose bei negativem Ausfall derselben Ischämieindikatoren (*n* Anzahl der Patienten, *dunkle Säulenanteile* falsch-positive und falsch-negative Befunde

teruntersuchung nur eine geringe weitere Sicherheit der Voraussage (Abb. 2.84). Wichtig kann sie jedoch auch hier bei Frauen sein: Wie allgemein bekannt, sind Angina pectoris und ischämische ST-Senkung bei Frauen nicht so sicher zu verwerten wie bei Männern. In unserem Kollektiv von Patienten ohne transmuralen Herzinfarkt haben Frauen mit Angina pectoris und ischämischer ST-Senkung während Belastung nur in 56% eine mehr als 50%ige Stenose wenigstens einer Herzkranzarterie im Gegensatz zu 92% bei Männern. Die bei Frauen vorhandene Unsicherheit konnte auf 80% Übereinstimmung angehoben werden, wenn neben Angina pectoris und ischämischer ST-Senkung auch der pathologische PCP-Anstieg während Belastung nachgewiesen wurde.

2. Wichtiger als der diagnostische ist der funktionsdiagnostische Beitrag der Einschwemmkatheteruntersuchung. Wie in Kap. 1 dargestellt, besteht eine Korrelation zwischen Anstieg des enddiastolischen Druckes im linken Ventrikel (LVEDP) während belastungsinduzierter Angina pectoris und der Größe des Ischämiebezirkes. Wird bei Patienten ohne bisherigen Herzinfarkt und nicht vergrößertem Herzen bei geringer Belastung von z. B. 25 W ein starker PCP-Anstieg auf z. B. 40 mm Hg festgestellt, muß mit einer schweren Koronargefäßsklerose gerechnet werden, häufig ist es eine Dreigefäßerkrankung oder eine linke Hauptstammstenose. Dasselbe gilt auch für Patienten mit nicht allzu großem Infarkt ohne wesentliche Herzvergrößerung. Mit diesem Befund hängt auch zusammen, daß Patienten, die einen sehr guten Operationserfolg gezeigt hatten, präoperativ im Durchschnitt neben der schweren Angina pectoris auch einen steilen PCP-Anstieg während Belastung aufgewiesen hatten. In diesem Sinne ist auch die Auffassung von EKELUND und HOLMGREN (1967) zu verstehen, nur sehr zurückhaltend bei den Patienten die Operationsindikation zu stellen, wenn der PCP während Belastung nicht pathologisch ansteigt, eine Auffassung, die sich mit unserem Vorgehen deckt. Das funktionsdiagnostische Ergebnis eines steilen PCP-Anstiegs während Belastung hat für uns ein großes Gewicht bei der Diskussion um die Operationsindikation. Nach unserer Meinung sollte der subjektive Parameter Angina pectoris durch objektive Parameter wie ischämische ST-Senkung und PCP-Anstieg während Belastung untermauert werden.

In diesem Sinne ist bei uns die Einschwemmkatheteruntersuchung ein semi-invasives funktionsdiagnostisches Verfahren ohne großen Aufwand, welches zwischen einfacher Ergometrie und Koronarangiographie eingeschaltet wird. Es dient uns dazu:
– Die Indikation zur Koronarangiographie zu präzisieren. Bei einer Reihe von Patienten mit fraglicher Angina pectoris oder fraglicher ST-Senkung während Belastung wird erst nach Vorliegen des Einschwemmkatheterergebnisses endgültig über die Durchführung der Koronarangiographie entschieden.
– Bei Patienten, die zur Operation anstehen, hilft uns die Kenntnis über das PCP-Verhalten während Bela-

stung, die Operationsindikation zu stellen oder sie abzulehnen.
– Wie bereits oben erwähnt, hilft uns die Einschwemmkatheteruntersuchung, postoperativ den Operationserfolg zu erfassen. Ein Patient, der präoperativ 25 W mit einem PCP-Anstieg auf 40 mm Hg und postoperativ 150 W ohne PCP-Anstieg aufweist, hat eine sehr effektive Revaskularisationsoperation bekommen.

## Literatur

BOUCHARD RJ, GAULT JH, ROSS J (1971) Evaluation of pulmonal arterial end-diastolic pressure as an estimate of left ventricular endiastolic pressure in patients with normal and abnormal left ventricular performance. Circulation 44:1072
BRADLEY RD, JENKINS BS, BRANTHWAITE MA (1970) The influence of atrail pressure on cardiac performance following myocardial infarction complicated byshock. Circulation 42:827
EKELUND LG, HOLMGREN A (1967) Central hemodynamics during exercise. Circulation [Suppl.] 20/21:1
FALIKOV RW, RESSEKOV L (1970) Relationship of the pulmonary artery end-diastolic pressure of the left ventricle. End diastolic and mean filling pressure in patients with and without left ventricular disfunction. Circulation 42:65
REINDELL H, ROSKAMM H (1977) Herzkrankheiten. Springer, Berlin Heidelberg New York
REINDELL H, KÖNIG K, ROSKAMM H (1967) Funktionsdiagnostik des gesunden und kranken Herzens. Thieme, Stuttgart
ROSKAMM H, WEIDEMANN H, MEINEKE B, PETERSEN J, REINDELL H (1970) Die Diagnostik einer beginnenden Herzinsuffizienz mit Hilfe des Einschwemmkatheterverfahrens. Z Kreislaufforschung 59:119
SCHNELLBACHER K, ROSKAMM H, LÖSEL E, NIEHL B, REINDELL H (1971) Zur Aussagekraft des diastolischen Pulmonalarteriendruckes für die Beurteilung der Dynamik des linken Ventrikels. Therapiewoche 21:51,3985

# 2.7 Myokardszintigraphie mit Thallium-201

P. RENTROP und H. SCHICHA

Die Myokardszintigraphie mit dem Radionuklid Thallium-201 wird von einigen Arbeitsgruppen als eine wesentliche Bereicherung in der nicht-invasiven Diagnostik der koronaren Herzerkrankung gesehen. Als Gründe werden angeführt:

1. Aufgrund ihrer verhältnismäßig großen Sensitivität und Spezifität für eine koronare Herzkrankheit ermöglicht die Belastungszintigraphie eine gezieltere Indikation zur Koronarangiographie (HAMILTON, 1978).

2. Der Erfolg therapeutischer Maßnahmen wie der aorto-koronaren Bypass-Operation könnte sich mit Hilfe der Thalliumszintigraphie objektivieren lassen (NARAHARA et al., 1977; SBARBARO et al., 1977).

3. Bei bekanntem koronarangiographischem Befund könnte das Belastungsszintigramm Hinweise auf die funktionelle Wirksamkeit von Stenosen geben (LENAERS et al., 1977).

4. Die Infarktdiagnostik könnte durch die Thalliumszintigraphie an Sicherheit gewinnen (HENNING et al., 1977; WACKERS et al., 1977).

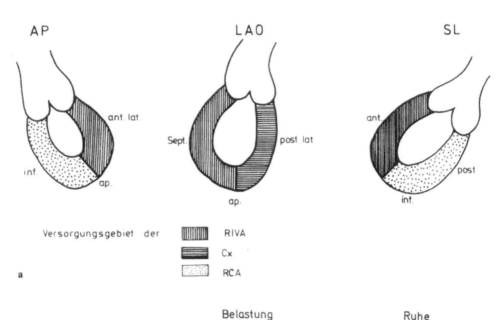

**Abb. 2.85a–e.** Zuordnung der Myokardareale zu den großen Koronararterien (*AP* anteriore Sicht, *LAO* linksschräge Sicht, *SL* linksseitliche Sicht. *RIVA* Ramus interventricularis anterior, *Cx* Ramus circumflex sinister, *RCA* Arteria coronariae dextra).
**b** Myokardszintigramm mit Thallium-201 nach Belastung und nach 2 Stunden in Ruhe in *LAO*-45°-Projektion. *Oben:* analoge Darstellung. *Unten:* digitale Darstellung. Defekt im Spitzenbereich unter Belastung (Ischämie).
**c** Digitales Farbszintigramm. Darstellung des linken Ventrikels in Ruhe in verschiedenen Projektionen. Links oben: *AP,* rechts oben: *LAO*-45°, links unten: *LAO*-60°, rechts unten: *SL.*
**d** Digitales Farbszintigramm. Zustand nach abgelaufenem Hinterwandinfarkt. Der Aktivitätsspeicherdefekt ist in Ruhe (rechts) und nach Belastung (links) in gleicher Weise zu erkennen.
**e** Digitales Farbszintigramm. Nach maximaler Belastung (links) Mindereinlagerung von Thallium infolge Ischämie im Diaphragmal- und Spitzenbereich, die im Ruheszintigramm (rechts) nicht erkennbar ist.

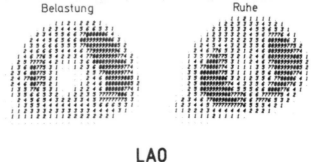

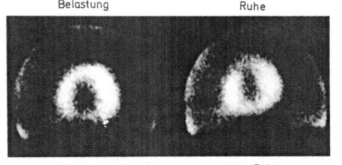

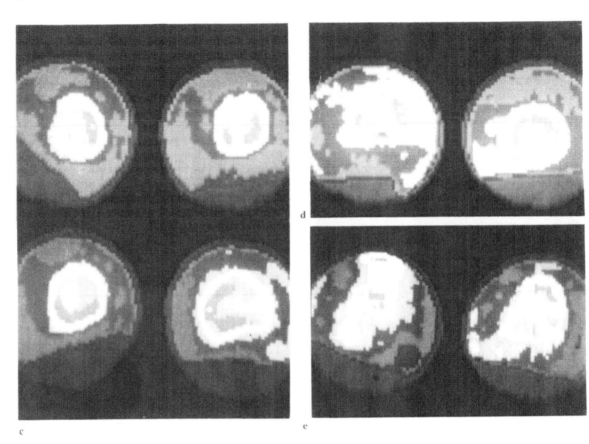

**Abb. 2.85 c–e** (Legende s. S. 87)

Im folgenden soll untersucht werden, inwieweit diese Erwartungen an die Methode gerechtfertigt erscheinen.

## 2.7.1 Methodik

Thallium-201 wird im Zyklotron hergestellt. Beim Zerfall entsteht u. a. eine Röntgenstrahlung zwischen 69 und 83 keV, die das Körpergewebe ausreichend durchdringt und eine Messung mit der Szintillationskamera ermöglicht. Die physikalische Halbwertzeit von 73 Std erlaubt eine begrenzte Lagerhaltung von Thallium-201.

Im Organismus verhält sich Thallium-201 ähnlich wie Kalium: Es wird über das NA+K+-ATPase-System im Myokard eingelagert. Nach intravenöser Injektion werden 3–4% im Herzmuskel angereichert. Das Ausmaß der Thalliumaufnahme korreliert mit der lokalen Durchblutung. Im Blut kommt es zu einem schnellen Konzentrationsabfall mit einer Halbwertzeit von etwa 5 min (ATKINS et al., 1977). Nur wenige Prozente werden mit dem Urin ausgeschieden. Die biologische Halbwertzeit liegt bei etwa 10 Tagen (BRADLEY-MOORE et al., 1975).

Für ein Myokardszintigramm wird eine Dosis von 1,5–2 mCi i. v. appliziert. Dabei beträgt die Strahlenbelastung des Ganzkörpers etwa 0,2 rad/mCi, der Gonaden etwa 0,6 rad/mCi und der Nieren, Schilddrüse sowie des Magen-Darm-Traktes etwa 1 rad/mCi (BRADLEY-MOORE et al., 1975).

Die Myokardszintigraphie wird mit einer hochauflösenden Szintillationskamera mit Niederenergie-Parallelloch-Kollimatoren oder konvergierenden Kollimatoren durchgeführt. Für jede Aufnahme werden etwa 300000 counts in 4–8 min gesammelt.

Am wenigsten aufwendig ist die qualitative Auswertung der analogen Szintigramme (Abb. 2.85). Je nach Projektion und Herzform stellt sich vorwiegend oder ausschließlich der linke Ventrikel als hufeisenförmige oder ellipsoide Gestalt dar. Im Bereich der Herzspitze sowie der Herzbasis findet man häufig eine Verminderung der Aktivität. Dies ist durch die geringere Myokarddicke im apikalen Bereich sowie durch Abgrenzungsschwierigkeiten am Übergang zu den Herzklappen bedingt.

Objektiver ist die Quantifizierung der Thalliumszintigramme. Die Daten werden digitalisiert, geglättet, normiert und der Untergrund wird subtrahiert. Die Aktivitätseinlagerung in den verschiedenen Abschnitten des linken Ventrikels wird als relativer Wert bezogen auf das Maximum angegeben. Die quantitative Auswertung erhöht die Treffsicherheit der Thalliumszintigraphie (EMRICH et al., 1978; MEADE et al., 1978).

Bei jeder Untersuchung werden Aufnahmen in ap- sowie in mehreren Standard-LAO-Projektionen ange- fertigt. Akute und abgelaufene Myokardinfarkte sowie Ruheischämien lassen sich in Ruhe erfassen. Eine Bela- stungsischämie wird durch Vergleich eines unmittelbar nach Belastung angefertigten Szintigrammes mit dem Ruheszintigramm nachgewiesen. Hierbei hat sich die „Redistributionsuntersuchung" weitgehend durchge- setzt (BELLER u. POHOST, 1977; POHOST et al., 1977): Eine erste Szintigraphieserie wird sofort im Anschluß an maximale Belastung durchgeführt; die „Ruheunter- suchung" erfolgt 2–6 Std später ohne erneute Injektion. Die Vorteile gegenüber dem zweizeitigen Vorgehen, das eine zweimalige Tracerapplikation erfordert, sind offenkundig.

## 2.7.2 Thalliumszintigraphie in der Vorfelddiagnostik zur Koronarangiographie

### 2.7.2.1 Sensitivität und Spezifität

Die Sensivität der Thalliumszintigraphie, d. h. der Pro- zentsatz pathologischer Befunde bei Koronarkranken, wurde bei 60 Patienten mit angiographisch gesicherten Kranzgefäßstenosen von mehr als 50% untersucht. Die Spezifität, d. h. der Prozentsatz von Normalbefunden bei Herzgesunden, wurde bei 20 Normalpersonen er- mittelt. Mit Hilfe von ROC-Kurven (Receiver-Opera- tor-Characteristic) (METZ, 1978) wurde die Sensitivität bei einer Spezifität von 90–95% ermittelt, d. h. bei den gesunden Probanden betrug der Anteil falsch-positiver Befunde 5–10%.

In Ruhe war das Thalliumszintigramm bei 70% der Patienten mit koronarer Herzkrankheit pathologisch, unter Belastung bei 94% (Tabelle 2.10). Bei Patienten mit den Zeichen eines alten Infarkts im Ruhe-EKG fand sich eine signifikant höhere Nachweiswahrschein- lichkeit des Thalliumszintigramms als bei Patienten ohne Infarkt; in der Infarktgruppe waren 97% der Be- lastungsszintigramme pathologisch, in der Gruppe mit normalem Ruhe-EKG nur 88% (Tabelle 2.10). Zwi- schen Patienten mit Ein-, Zwei- und Dreigefäßerkran- kungen bestanden keine signifikanten Unterschiede.

In der Literatur wird die Sensitivität der Thallium- szintigraphie sehr unterschiedlich angegeben. LENAERS et al. (1977) errechneten bei Kombination von Ruhe- und Belastungsuntersuchungen eine Nachweiswahr- scheinlichkeit von 95%, BAILEY et al. (1977) dagegen nur von 75% (Tabelle 2.10). Die unterschiedlichen Er- gebnisse verschiedener Autoren dürften zum einen auf den Auswertemodus zurückzuführen sein: Die quanti- tative Analyse, die sich noch nicht allgemein durchge- setzt hat, ist der alleinigen Bildbetrachtung überlegen (EMRICH et al., 1978; MEADE et al., 1978). Zum anderen

sind Unterschiede in der Zusammensetzung des Patien- tengutes zu berücksichtigen, wie der Vergleich der In- farktgruppe mit Patienten ohne Infarkt zeigt. Schließ- lich ist der Belastungsmodus von Bedeutung. Besonders bei Patienten mit koronarer Herzkrankheit ohne In- farkt ist eine hohe Sensitivität der Thalliumszintigraphie nur zu erzielen, wenn die Belastung nahezu bis zur Lei- stungsgrenze des Patienten gesteigert wird (EMRICH et al., 1978; McLAUGHLIN et al., 1977).

### 2.7.2.2 Aussagefähigkeit der Thalliumszintigraphie in Abhängigkeit von der Prävalenz der Erkrankung

Die Aussagefähigkeit jeder diagnostischen Untersu- chung hängt neben der Sensitivität und Spezifität des Verfahrens von der Häufigkeit der Erkrankung in der untersuchten Population, der „Prävalenz", ab (LUSTED, 1971). Die Beziehung zwischen Aussagefähigkeit („predictive value") und Prävalenz kann mit Hilfe des Theorems von Bayes quantitativ ausgedrückt werden. In Abb. 2.86 wird die Beziehung zwischen der Aussage- fähigkeit eines pathologischen oder normalen Thal- liumszintigramms und der Prävalenz der koronaren Herzkrankheit in der untersuchten Population darge- stellt. Bei der Berechnung der Kurven wurde von einer Sensitivität der Belastungsszintigraphie von 90% und von einer Spezifität von 90% ausgegangen (Tabelle 2.10).

Beim breiten Einsatz eines diagnostischen Verfah- rens als „screening"-Methode ist eine niedrige Präva- lenz anzusetzen. Bei der Annahme einer 5%igen Präva- lenz würde ein normales Myokardszintigramm eine ko- ronare Herzkrankheit mit über 95%iger Wahrschein- lichkeit ausschließen (Abb. 2.86). Jedoch würde bei dieser niedrigen Prävalenz der Anteil von etwa 10% falschpositiver Befunde die Aussagekraft der Methode

**Tabelle 2.10.** Empfindlichkeit der Myokardszintigraphie mit Thallium-201 zum Nachweis einer koronaren Herzkrankheit bei verschiedenen Autoren. + MI: Bei Patienten mit Infarkt- zeichen im Ruhe-EKG. – MI: Bei Patienten ohne Infarktzei- chen im Ruhe-EKG. $n$ = Anzahl der untersuchten Patienten mit koronarer Herzkrankheit

| Arbeitsgruppe | | Empfindlichkeit [%] | | |
|---|---|---|---|---|
| | $n$ | | Ruhe | Ruhe und Belastung |
| BAILEY et al., 1977 | 63 | | 49 | 75 |
| BURGUET et al., 1976 | 11 | (+MI) | 70 | – |
| | 13 | (–MI) | 22 | – |
| HAMILTON et al., 1978 | 107 | | 35 | 77 |
| LENAERS et al., 1977 | 70 | | – | 95 |
| PACHINGER et al., 1977 | 53 | | 65 | – |
| RITCHIE et al., 1977 | 76 | | 38 | 76 |
| VERANI et al., 1978 | 48 | | – | 79 |
| Eigene Daten | | | | |
| alle Patienten | 60 | | 70 | 94 |
| (+MI) | 34 | | 88 | 97 |
| (–MI) | 26 | | 46 | 88 |

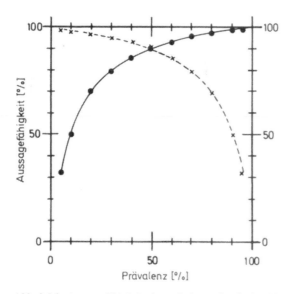

**Abb. 2.86.** Aussagefähigkeit („predictive value") der Myokardszintigraphie mit Thallium-201 in Abhängigkeit von der Häufigkeit der koronaren Herzkrankheit in der untersuchten Population (Prävalenz). *Durchgezogene Linie:* Wahrscheinlichkeit einer koronaren Herzkrankheit bei pathologischem Thalliumszintigramm. *Gestrichelte Linie:* Wahrscheinlichkeit eines normalen Koronarangiogrammes bei normalem Thalliumszintigramm

erheblich beeinträchtigen: Nur 32% der Patienten mit pathologischem Thalliumszintigramm hätten in der Tat eine koronare Herzkrankheit. Eine definitive Klärung der Diagnose wäre bei der Mehrzahl der Patienten mit pathologischem Thalliumszintigramm nur durch eine koronarangiographische Untersuchung möglich. Während bei den gegenwärtig angewandten Screening-Methoden der Anteil der Normalpersonen in der Mehrzahl der koronarangiographisch untersuchten Kollektive zwischen 10 und 20% liegt, würde er bei Einsatz der Thalliumszintigraphie als Screening-Methode auf etwa 70% ansteigen. Die Strahlenbelastung der untersuchten Population, das Risiko der invasiven Diagnostik für einen hohen Prozentsatz von Herzgesunden sowie wirtschaftliche Erwägungen lassen daher die Thalliumszintigraphie als Screening-Methode für die koronare Herzkrankheit ungeeignet erscheinen.

Allein aufgrund einer sorgfältigen Anamnese lassen sich Patientengruppen mit höherer Prävalenz der koronaren Herzkrankheit definieren. So ist bei typischen pektanginösen Beschwerden in etwa 90% der Fälle mit einer koronaren Herzkrankheit zu rechnen (PROUDFIT et al., 1966). Aus Abb. 2.86 ergibt sich, daß bei 90%iger Prävalenz 99% der Patienten mit pathologischem Thalliumszintigramm eine koronare Herzkrankheit haben. Jedoch wird bei dieser Prävalenz die Aussagekraft der Methode durch den Anteil von etwa 10% falsch-negativer Befunde beeinträchtigt: 50% der Patienten mit normalem Myokardszintigramm und typischen pektanginösen Beschwerden haben eine koronare Herzkrankheit. Der Ausschluß wirksamer Kranzgefäß-

verengungen ist demnach bei hoher Prävalenz durch die Thalliumszintigraphie nicht mit der erforderlichen Sicherheit möglich.

Eine Gruppe mit mittlerer Prävalenz stellen Patienten mit sogenannter „atypischer Angina pectoris" dar. Hierunter werden Beschwerden verstanden, von denen ein erfahrener Untersucher annimmt, daß sie auf einer Koronarsklerose beruhen, obgleich nicht alle Kriterien der „typischen Angina pectoris" erfüllt sind. Nach den Ergebnissen von Proudfit et al. (1966) sind koronarangiographisch bei 64% dieser Patienten hochgradige proximale Stenosen in großen Kranzgefäßen nachzuweisen. Bei dieser Prävalenz kann die Aussagekraft der Anamnese durch die Thalliumszintigraphie erheblich gesteigert werden (Abb. 2.86): Über 90% der Patienten mit pathologischem Thalliumszintigramm haben eine koronare Herzkrankheit; bei normalem Thalliumszintigramm liegen bei etwa 85% keine Verengungen im Kranzgefäß vor.

Zusammengefaßt ergibt sich:

Eine Einengung der Indikation zur invasiven Diagnostik ist mit Hilfe der Thalliumszintigraphie nur bei Patientenkollektiven möglich, bei denen aufgrund der übrigen Vorfelddiagnostik eine koronare Herzkrankheit mit etwa 40–60%iger Wahrscheinlichkeit anzunehmen ist, In Patientengruppen mit sehr hoher oder niedriger Prävalenz der koronaren Herzkrankheit stellt die Methode keine Bereicherung der Diagnostik dar.

### 2.7.3 Objektivierung der koronarchirurgischen Ergebnisse mit Hilfe der Myokardszintigraphie

Bisher liegen nur wenige Daten über die Thalliumszintigraphie vor und nach aorto-koronarer Bypass-Operation vor. Der Wert der Myokardszintigraphie zur Überprüfung des Operationsergebnisses kann daher nur mit Vorbehalt diskutiert werden. Hier gelten ähnliche Überlegungen, wie sie oben ausgeführt wurden: Persistierende typische pektanginöse Beschwerden sind mit hoher Wahrscheinlichkeit Ausdruck einer unvollständigen Revaskularisation (RENTROP et al., 1977). Eine Normalisierung des Thalliumszintigramms weist zwar auf eine Verbesserung der Myokardfunktion hin (NARAHARA et al., 1977; SBARBARO et al., 1977), jedoch ist damit eine unvollständige Revaskularisation etwa aufgrund einer Bypaßstenose nicht ausgeschlossen. Daher kann bei postoperativ symptomatischen Patienten nicht auf eine Kontrollangiographie verzichtet werden. Bei postoperativ beschwerdefreien Patienten dürfte die routinemäßige Kontrollszintigraphie aufgrund der niedrigen Aussagekraft eines pathologischen Szintigrammes bei geringer Prävalenz nicht indiziert sein. Sinnvoll erscheint die Überprüfung des Operationsergebnisses mit Hilfe der Thalliumszintigraphie am ehesten bei Patientengruppen, bei denen aufgrund der Anamnese und anderer Vorfelduntersuchungen mit etwa 50%iger

Wahrhscheinlichkeit eine unvollstänige Revaskularisation anzunehmen ist. Selbst bei diesen Patienten wird man häufig jedoch auf eine Myokardszintigraphie verzichten und das Operationsergebnis ohne weitere Zwischenschritte durch eine Kontrollangiographie objektivieren, da erst bei genauer Kenntnis der anatomischen Verhältnisse eine optimale Beratung und Behandlung des operierten Patienten möglich ist.

## 2.7.4 Myokardszintigraphie als Ergänzungsuntersuchung zur Koronarangiographie

Die meisten Untersucher sind sich einig, daß bei einer aorto-koronaren Bypass-Operation sämtliche größeren Gefäße mit proximalen Stenosen von mehr als 50%, die nicht-infarziertes Gewebe versorgen, einen Bypass erhalten sollten. Gelegentlich ist es jedoch auch bei optimaler Filmtechnik schwierig, den Schweregrad einer Stenose eindeutig festzulegen. In dieser Situation sind Zusatzuntersuchungen wünschenswert, die eine Beurteilung der funktionellen Wirksamkeit einer Verengung erlauben. Da die lokale Thalliumaufnahme im Myokard mit der Perfusion korreliert, liegt es nahe, mit Hilfe der Belastungsszintigraphie Perfusionsdefizite zu lokalisieren und so die „Bypassbedürfigkeit" einzelner Kranzgefäßè festzustellen.

Die 60 von uns untersuchten koronarkranken Patienten wiesen proximale Stenosen von mehr als 50% in 140 Gefäßen auf. Im Thalliumszintigramm wurden in Ruhe Speicherdefekte im Versorgungsgebiet von 45% der verengten Gefäße gefunden, unter Belastung in

75%. Infarzierte Areale wiesen in Ruhe in 86% und unter Belastung in 93% einen Speicherdefekt auf, während bei nicht-infarzierten Arealen, die von einem um mehr als 50% stenosierten Kranzgefäß versorgt wurden, in Ruhe nur in 26% und nach Belastung in 67% eine verminderte Thalliumaufnahme gefunden wurde (Abb. 2.87).

Die normale Thalliumaufnahme im Versorgungsgebiet eines Drittels aller stenosierten Gefäße ohne Infarkt läßt zwei Deutungsmöglichkeiten zu: Entweder ist die Stenose funktionell nicht wirksam, d. h. trotz maximaler Belastung kommt es im Versorgungsgebiet dieser um mehr als 50% verengten Gefäße nicht zu einer Ischämie, oder das Thalliumszintigramm erfaßt einen hohen Anteil von Perfusionsstörungen nicht.

Da Störungen der lokalen Wandfunktion ein sehr empfindlicher Ischämieparameter sind (BORER et al., 1977; RENTROP et al., 1978; SHARMA u. TAYLOR, 1975), wurden bei 20 Patienten mit koronarer Herzkrankheit und bei 14 Normalpersonen ein Thalliumszintigramm sowie ein Ventrikulogramm in Ruhe und nach bzw. während maximaler Belastung durchgeführt.

35 um mehr als 50% stenosierte Kranzgefäße versorgten in diesem Kollektiv nicht-infarziertes Myokard. Unter Belastung traten im Versorgungsgebiet von 98% dieser Gefäße Wandbewegungsstörungen auf, während Speicherdefekte im Thalliumszintigramm in 66% gefunden wurden (Abb. 2.88).

Hieraus ergibt sich: Eine normale Thalliumaufnahme im Versorgungsgebiet eines um mehr als 50% stenosierten Kranzgefäßes schließt eine funktionelle Wirksamkeit der Stenose nicht mit hinreichender Sicherheit aus. Die Thalliumszintigraphie liefert bei bekanntem koronarangiographischem Befund somit wahrscheinlich keine wesentliche Zusatzinformation.

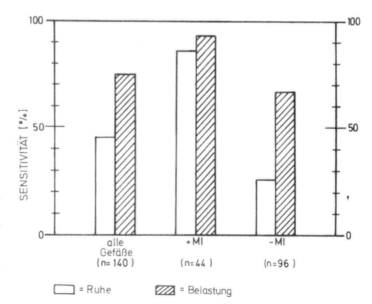

**Abb. 2.87.** Nachweisempfindlichkeit (Sensitivität) der Myokardszintigraphie mit Thallium-201 hinsichtlich der Zahl der um mehr als 50% verengten Kranzgefäße bei 140 verengten Kranzarterien in einem Kollektiv von 60 Patienten mit koronarer Herzkrankheit. +MI: Gefäße, deren Versorgungsgebiet nach dem Ruhe-EKG infarziert ist; −MI: Gefäße, deren Versorgungsbiet nach dem Ruhe-EKG nicht infarziert ist

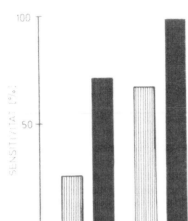

**Abb. 2.88.** Nachweisempfindlichkeit (Sensitivität) der Myokardszintigraphie ▨ und der Ventrikulographie ■ in Ruhe und bei Belastung hinsichtlich der Zahl der um mehr als 50% stenosierten Kranzgefäße, die nicht-infarziertes Myokard versorgen (n = 35), in einem Kollektiv von 20 Patienten mit koronarer Herzkrankheit und 14 Herzgesunden. Spezifität: 94%

## 2.7.5 Myokardszintigraphie in der Diagnostik des akuten Infarktes

Innerhalb der ersten 4 Std findet man beim Infarktpatienten mit beinahe 100%iger Nachweiswahrscheinlichkeit einen entsprechenden Speicherdefekt (HENNING et al., 1977; WACKERS et al., 1977). Allerdings ist es in diesem frühen Stadium nicht möglich, zentrale Nekrose und Periinfarktischämie voneinander zu trennen. Ebensowenig kann eine reversible Ruheischämie bei instabiler Angina pectoris von einer irreversiblen Nekrose allein aufgrund des Thalliumszintigramms unterschieden werden. Möglicherweise wird die Myokardszintigraphie Bedeutung bei der Verlaufs- und Therapiekontrolle des Infarktes gewinnen.

### Literatur

ATKINS HL, BUDINGER TF, LEBOWITZ E, ANSARI AN, GREENE MW, FAIRCHILD RG, ELLIS KJ (1977) Thallium-201 for medical use. Part 3: Human distribution and physical imaging properties. J Nucl Med 18:133

BAILEY IK, GRIFFITH LSC, ROULEAU J, STRAUSS HW, PITT B (1977) Thallium-201 myocardial perfusion imaging at rest and during exercise. Circulation 55:79

BELLER GA, POHOST GM (1977) Mechanism for thaliumthallium-201 redistribution after transient myocardial ischemia. Circulation [Suppl. III] 55/56:141

BORER JS, BACHARACH SL, GREEN KM, KENI MV, EPSTEIN SF, JOHNSTON GS (1977) Realtime radionuclide cineangiography in the noninvasive evaluation of global and regional left ventricular function at rest and during exercise in patients with coronary artery disease. N Engl. J Med 296:839

BRADLEY-MOORE PR, LEBOWITZ E, GREENE MW, ATKINS HL, ANSARI AN (1975) Thallium-201 for medical use. 2: Biologic behavior. J Nucl Med 16:156

BURGUET W, BECQUEVORT P, DWELSHAUVERS J, LENAERS A, MERCHIE G (1976) La scintigraphie du myocarde au 201-Tl dans la maladie coronarienne. In: Höfer R (Hrsg.) Radioaktive Isotope in Klinik und Forschung (Gasteiner Internat. Symp.) Bd. 12 Egermann, Wien, S. 457

EMRICH D, RENTROP P, FACORRO L, KARSCH R, SCHICHA H, CARSTENS B, KREUZER H (1978) Limitations of Thallium-201 scintigraphy for evaluation of chronic ischemic heart disease. 2. Intern. Congr. World Fed. of Nucl. Med. and Biol. Washington

HAMILTON GW, TROBAUGH GB, RITCHIE JL, GOULD KL, DeROUEN TR, WILLIAMS DL (1978) Myokardial imaging with 201-thallium: An analysis of clinical usefules based on Bayes theorem. Semin Nucl Med 8:358

HENNING H, SCHELBERT HR, RIGHETTI A, ASHBURN WL, O'ROURKE RA (1977) Dual myocardial imaging with technetium-99m pyrophosphate and thallium-201 for detecting, localizing and sizing acute myocardial infarction. Am J Cardiol 40:147

LENAERS A, BLOCK P, THIEL E van, LEBEDELLE M, BECQUEVORT P, ERBSMANN F, ERMANS AM (1977) Segmental analysis of Tl-201 stress myocardial scintigraphy. J Nucl Med 18: 509

LUSTED LB (1971) Decision-making studies in patient management. N Engl. J Med 284:416

McLAUGHLIN PR, MARTIN RP, DOHERTY P, DASPIT S, GORIS M, HASKELL W, LEWIS S, KRISS JP, HARRISON D (1977) Reproducibility of thallium-201 myocardial imaging. Circulation 55:497

MEADE RC, BAMRAH VS, HORGAN JD, RUETZ PP, KRONENWETTER C, YEH EL (1978) Quantitative methods in the evaluation of thallium-201 myocardial perfusion images. J Nucl Med 19:1175

METZ CE (1978) Basic principles of ROC analysis. Semin Nucl Med 8:283

NARAHARA K, RITCHIE J, WILLIAMS D, HAMILTON G (1977) Pre- and postoperative thallium-201 myocardial imaging: Noninvasive assessment of graft patency and regional myocardial perfusion. Circulation [Suppl. III] 55/56:231

PACHINGER O, PROBST P, OGRIS E, KAINDL E (1977) Quantitative 201-thallium-myokardszintigraphie bei koronarer Herzkrankheit. Herz-Kreislauf 9:310

POHOST GM, ZIR LM, MOORE RH, McKUSICK KA, GUINEY TE, BELLER GA (1977) Differentiation of transiently ischemic from infarcted myocardium by serial imaginng after a single dose of thallium-201. Circulation 55:294

PROUDFIT WL, SHIREY EK, SONES MS (1966) Selective cine coronary arteriography: Correlation with clinical findings in 1,000 patients. Circulation 33:901

RENTROP P, KARSCH R, NITSCHE K (1978) The ischemic segment and left ventricular function during exercise angina. Clin Cardiol 1:22

RENTROP P, GRAF F, RÖDER MG, KOVACSICS H, ROSHAMM H (1977) Belastungs-EKG und -PCP nach aortacoronarer Bypass-Operation in Abhängigkeit von der Vollständigkeit der Revaskularisation. Dtsch. Gesellschaft Kreislaufforschung, 43. Jahrestagung, Bad Nauheim, 1977

RITCHIE JL, TROBAUGH GB, HAMILTON GW, GOULD KL, NARAHARA KA, MURRAY JA, WILLIAMS DL (1977) Myocardial imaging with thallium-201 at rest and during exercise: Comparison with coronary arteriography and resting and stress electrocardiography. Circulation 56:66

SBARBARO JA, KARUNARATNE H, CANTEZ S, HARPER P, RESNEKOV L (1977) Tl 201 imaging in the assessment of coronary artery bypass graft (CABG) patency. Circulation [Suppl III] 55/56:23

SHARMA B, TAYLOR SH (1975) Localization of left ventricular ischemia in angina pectoris by cineangiography during exercise. Br Heart J 37:963

TURNER DA, BATTLE WE, DESHMUKH H, COLANDREA MA, SNYDER GJ, FORDHAM EW, MESSER JV (1978) The predictive value of myocardial perfusion scintigraphy after stress in patients without previous myocardial infarction. J Nucl Med 19:249

VERANI MS, MARCUS ML, RAZZAK MA, EHRHARDT JC (1978) Sensitivity and specificity of thallium-201 myocardial perfusion scintigrams under exercise − in the diagnosis of coronary artery disease. J Nucl Med 19:773

WACKERS FJT, BECKER AE, SAMSON G, SOKOLE EB, van der SCHOOT JB, VET AJTM, LIE KI, DURRER D, WELLENS H (1977) Location and size of acute transmural myocardial infarction estimated from Tl-201 scintiscans. Circulation 56:72

## 2.8 EKG-getriggerte Herzbinnenraumszintigraphie (Gated Cardiac Blood Pool Scanning, Equilibrium-Radionuklid-Cine-Ventrikulographie)

G. HÖR und R. STANDKE

Die Anwendung von Radionukliden hat in der Kardiologie eine unerwartete Expansion erfahren. Fortschritte in Radiopharmazie, Gammakamera- und Computertechnologie haben die klinischen Erfolge der kardiovaskulären Nuklearmedizin begründet (PIERSON et al., 1975/79; STRAUSS et al., 1977/79; HOLMAN et al., 1978). Besondere Bedeutung kommt der nicht-invasiven Darstellung der Pumpfunktion des Herzens zu, sowohl in der kardiologischen Intensivstation wie in der Ambulanz. Mit einer Gammakamera kann die Passage eines radioaktiven Bolus durch die großen Gefäße und Herzkammern in rascher Bildfolge dokumentiert werden *(Radionuklid-Angiokardiographie)*. Nach Gleichverteilung der Radioaktivität im kardialen Blutpool kann die von den Herzbinnenräumen ausgehende Gammastrahlung durch Triggerung der Gammakamera über Biosignale (z. B. EKG) in wählbaren Herzzyklusphasen szintigraphiert werden *(EKG-getriggerte Herzbinnenraumszintigraphie, Equilibrium-Radionuklid-Ventrikulographie (ERNVG))*.

Funktionsgrößen des Herzens − Wandbewegung, Ventrikelvolumina, Auswurffraktion − können prinzipiell sowohl nach dem Verfahren der sogenannten ersten Passage wie nach Gleichverteilung analysiert werden. Mit On-line an die Gammakamera angeschlossenen Rechnern sind *Volumenkurven* in Kontraktions- und Relaxationsphasen registrierbar. Die genannten Informationen konnten bisher nur über eine Herzkatheterisation erhalten werden. Zum derzeitigen Stand nuklearmedizinischer Verfahren in der Kardiologie siehe PITT und STRAUSS (1976/77) sowie ADAM et al. (1978/79).

### Methodenprinzipien der getriggerten Herzbinnenraumszintigraphie (GHBRS)

*Qualitativ.* Die Idee der Synchronisation von EKG- und nuklearmedizinischen Meßdaten (HOFFMANN u. KLEINE, 1968) wurde auf die Gammakamerameßtechnik übertragen (STRAUSS et al., 1971; ADAM et al., 1974; EMRICH et al., 1974; HUNDESHAGEN, 1975). Die elektronische Auswahl von „regions of interest" hat die regionale Funktionsszintigraphie des Herzens ermöglicht.

Digitalisierte Szintigramme der Herzaktion können − je nach Rechnerkapazität − in einer oder mehreren Bildmatrizen mit 32 × 32, 64 × 64 oder 128 × 128 Bildpunkten angefertigt werden.

### Dual-getriggerte Herzbinnenraumszintigraphie („DUGA-Technik")

Die von der Gammakamera in Enddiastole (ED) und Endsystole (ES) registrierte Information (Triggerung über einen physiologischen Synchronisator) wird alternierend auf zwei getrennte Kernspeichereinheiten übertragen (DRESSLER et al., 1977). Durch Summierung der in mehreren hundert Herzzyklen akkumulierten Gammakameraimpulse können Ventrikelszintigramme in ED und ES mit ausreichender Zählstatistik und Bildgüte erstellt werden. Als Triggersignal dient der ansteigende Schenkel der R-Zacke (für die Öffnung der Gamma-

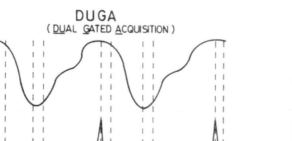

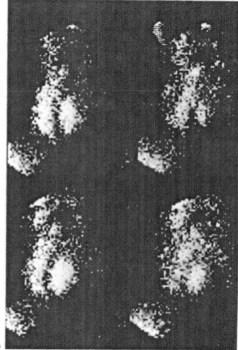

**Abb. 2.89. a** Prinzip der dual-getriggerten Herzbinnenraum-szintigraphie (DUGA-Technik). **b** EKG-getriggertes Herzbinnenraumszintigramm bei koronarer Herzkrankheit in 2. schräger Ansicht LAO 45°) in ED *(links)* und ES *(rechts)*. *Oben:* In Ruhe, Normokinesie. *Unten:* Während Belastung deutliche Zunahme des ESV, gering auch des EDV mit Abnahme der Auswurffraktion

kamera in ED); der vom Triggergerät errechnete Abstand des absteigenden Schenkels der T-Welle ist das Biosignal für die Datenakquisation der in ES einlaufenden Gammakameraimpulse (Abb. 2.89a; zur Technik s. STRAUSS et al., 1977; SAUER et al., 1978a).

**Multipel-getriggerte Herzbinnenraumszintigraphie („MUGA-Technik")**

Computerverfahren zur Anfertigung von Ventrikelszintigrammen über einen kompletten Herzzyklus haben zur Entwicklung der sogenannten *Kinematographischen Herzbinnenraumszintigraphie* oder *Radionuklid-Cine-Ventrikulographie* geführt (ADAM et al., 1974, 1977; GREEN et al., 1975; BORER et al., 1977; BRILL et al., 1978; GEFFERS et al., 1978): Nach Eliminierung arrhythmischer Herzzyklen und Auswahl eines repräsentativen Zyklus wird dieser in 16 oder mehr Segmente unterteilt. Die in jedem Segment akkumulierten Gammakameraimpulse werden vom Rechner über ca. 500 Zyklen segmentgerecht aufaddiert (Abb. 2.90a). Je nach Leistungsfähigkeit des Rechners können 16–100 Bilder (im sogenannten „list-mode"-Verfahren) pro Sekunde registriert und wiedergegeben werden (BACHARACH et al., 1977; BUROW et al., 1977; BREUEL et al., 1978; KNOPP et al., 1978). Darstellungsmöglichkeiten der Radionuklid-Ventrikulographie zeigen Abb. 2.90b, c: Die Ulmer-Technik ermöglicht die Anfertigung sogenannter parametrischer Scans als Amplitude und Phase, wodurch die Motilität des Ventrikels in allen Teilbereichen des Herzens darstellbar ist. Damit ist eine genauere Analyse der Ventrikelfunktion im Vergleich zu anderen Verfahren möglich, die Bewegungsstörungen nur in Randbereichen erfassen, somit fälschlich der „Seitenwand" zuordnen können (Abb. 2.90c links oben). Auch die Auswurffraktion des rechten Ventrikels ist mit der ERNVG bestimmbar (MADDAHI et al., 1979).

**Quantitative Parameter**

Je nach technologischem Aufwand sind verschiedene Parameter bestimmbar: Ventrikelvolumina (SANDLER u. DODGE, 1960), Auswurffraktion (durch Ventrikelvolumen-proportionale Impulsratenmessungen über ROI's

der Ventrikel), maximale (dA/dt max) und minimale (dA/dt min) Änderungsgeschwindigkeit, systolische und diastolische Zeitintervalle (BREUEL et al., 1978; QURESHI et al., 1978). Eine technisch vereinfachte Registrierung von Volumenkurven des linken Ventrikels mit EF-Bestimmung, aber ohne Ventrikelszintigraphie erlaubt das für die kardiologische Intensivstation empfohlene „nukleare Stethoskop", z. B. zur Verlaufskontrolle unter eingreifenden Therapiemaßnahmen im kardiogenen Schock (WAGNER et al., 1976; 1979). Zu den von uns analysierten Parametern s. HÖR et al. (1980).

Hingewiesen sei auf einen kürzlich erstellten Methodenvergleich zur „optimierten" Bestimmung der LVEF mit einer Intraobservervarianz zwischen 2,1 und 4,2% (SCHICHA et al., 1980), die im Bereich der biplanen (Röntgenkontrastmittel-) Cineventrikulographie liegt.

**Radiopharmazeutika und Strahlenexposition**

20 mCi $^{99m}$Tc-Humanserumalbumin, in – vitro oder in – vivo markierter Erythrozyten werden i. v. injiziert (ATKINS et al., 1973; PAVEL et al., 1977; SAUER et al., 1978a). Die Strahlenexposition (mrad, entsprechende Daten der Herzkatheteruntersuchung in Klammern gesetzt) beträgt: für den Ganzkörper 300, Gonaden 475 (10–100), Knochenmark 520 (3000–3900) (Angaben nach STRAUSS u. PITT, 1977).

**Anwendung in der klinischen Kardiologie**

Die HBRS erlaubt eine visuell-qualitative Beurteilung der Pumpfunktion beider Ventrikel. Am Sichtgerät des Datensystems können die in Tabelle 2.11 genannten Informationen gewonnen werden. Beim Herzgesunden

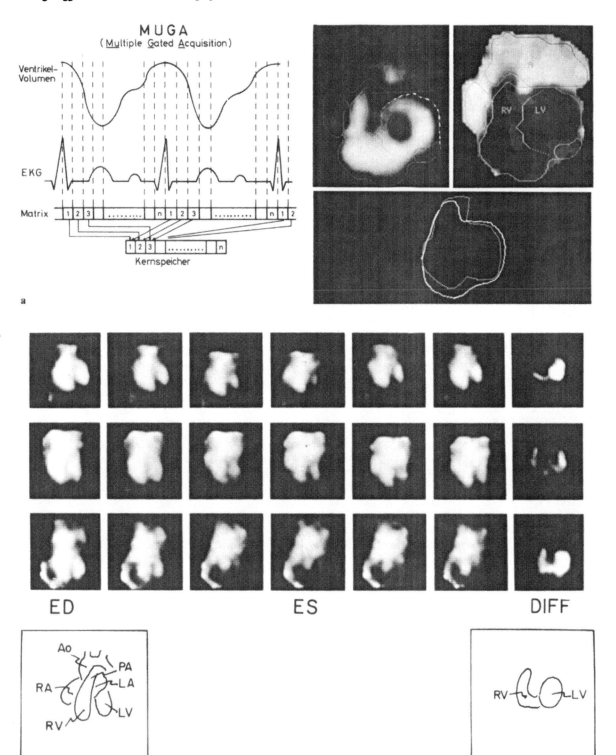

**Abb. 2.90. a** Prinzip der multipel-getriggerten Herzbinnen-raumszintigraphie (MUGA-Technik): sog. Radionuklid-Cine-Ventrikulographie. **b** Radionuklid-Cine-Ventrikulographie bei einem Patienten mit Dreigefäßerkrankung ohne Angina pectoris bei Belastung. *1. Reihe:* In Ruhe normale Ventrikelfunktion. *2. Reihe:* Während Belastung ohne Nitroglyceringabe: Beachte die Bewegungsstörungen anteroseptal und anterolateral. *3. Reihe:* Weitgehende Normalisierung während Belastung mit Nitroglycerin. Rechts jeweils „Differenz"-Szintigramme nach Subtraktion der Impulse des ES- vom ED-Ventrikelszintigramm (mit Genehmigung von Dr. J. S. BORER, Cardiology Branch, NIH, Bethesda, USA, genehmigter Druck aus Circulation 57:318 (1978) **c** Radionuklid-Ventrikulographie bei Spitzenakinesie. (Ulmer-Technik, mit freundl. Genehmigung durch Prof. ADAM, s. Text)

**Tabelle 2.11.** Beurteilungskriterien des EKG-getriggerten Herzbinnenraumszintigrammes. (Nach STRAUSS u. PITT, 1976)

Flächengröße des Aktivitätsmusters des linken Ventrikels in Enddiastole und Endsystole relativ zum Gesamtsichtfeld der Gammakamera.
Konfiguration und Dicke des Ventrikelseptums, relativ zur Hinterwand und zur freien Wand des linken Ventrikels.
Breite des Aktivitätsbandes der A. pulmonalis relativ zu dem der Aorta.
Flächen- und Volumenvergleich des rechten und linken Ventrikels.
Regionale Wandbewegung beider Ventrikel

**Tabelle 2.12.** Ergebnisse der quantitativen EKG-getriggerten Herzbinnenraumszintigraphie im Vergleich mit der linksventrikulären Cine-Angiographie.* (Nach SAUER et al., 1978 b)

| | Herzgesunde (n = 16) | Koronare Herzkrankheit (n = 74 Pat. nach transmuralem MI) | |
|---|---|---|---|
| EDV [ml/m²] | 64±18 | 86±30 | |
| | 62±18* | 80±29* | (r=0,77) |
| ESV [ml/m²] | 21±7 | 46±26 | |
| | 16±8 | – | |
| EF [%] | 69±7 | 50±15 | |
| | 74±6* | 55±15* | (r=0,89) |

wird eine intakte globale Wandbewegung an der Verkleinerung der Ventrikelszintigrammflächen in ES erkennbar, ebenso eine durch Ergometrie induzierte Steigerung der Ventrikelkontraktilität mit Anstieg der Auswurffraktion (Tabelle 2.12 u. Abb. 2.91). Radiologisch unklare *Verschattungen* im Bereich der großen Gefäße *(Aneurysmen)* werden u. U. durch die Radionuklid-Angiokardiographie bereits im Vorfeld der invasiven Diagnostik geklärt. Bei *Kardiomegalie* gibt die GHBRS

**Tabelle 2.13.** Befunde der GHBRS bei kardiogenem Schock. (Nach PITT u. STRAUSS, 1976)

| Klinisch | Szintigraphisch |
|---|---|
| Massiver Vorderwand-infarkt | Massive Dilatation und Hypokinesie des linken Ventrikels, LVEF erniedrigt, massiver ²⁰¹Tl-Fixationsdefekt im Myokardszintigramm |
| Rechtsherzinfarkt | Relativ gute Kontraktion des linken Ventrikels, massive Dilatation und Hypokinesie des rechten Ventrikels |
| Septumruptur[a] | Simultan-biventrikulärer szintigraphischer Effekt (Shunt!) |
| Papillarmuskelruptur[a] | Fehlen eines Links-Rechts-Shunts, Vergrößerung des linken Vorhofes |

[a] Injektion des ⁹⁹ᵐTc-HSA über Swan-Ganz-Katheter.

Aufschluß darüber, ob ein Aneurysma des linken Ventrikels mit noch ausreichender Beweglichkeit des Restmyokards oder eine globale Störung der Ventrikelfunktion bzw. ein *Perikarderguß* vorliegt.

Im *kardiogenen Schock* kann die rechtzeitige Erkennung der Ursache (Rechts-, Linksherzversagen, Tabelle 2.13) mit Einleitung adäquater Therapie lebensentscheidende Konsequenzen nach sich ziehen.

**Akuter Myokardinfarkt**

Verlaufskontrollen dienen dem Nachweis von Komplikationen in der früh- und spätstationären Phase: Aneurysma falsum (Abb. 2.91), Überwachung eingreifender Therapie, Nachweis progressiver Ventrikelfunktionseinbuße. Erfahrungen haben gelehrt, daß Akinesien, Erhöhung der Ventrikelvolumina und Verminderung der Auswurffraktion mit szintigraphischen Verfahren

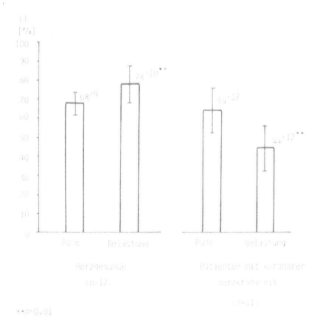

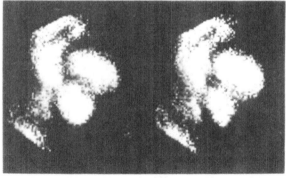

**Abb. 2.91. a** Ergebnisse der quantitativen EKG-getriggerten Herzbinnenraumszintigraphie in Ruhe und während ergometrischer Belastung (nach SAUER et al., 1979; HÖR et al., 1978) **b** EKG-getriggertes Herzbinnenraumszintigramm bei gedeckter Perforation des linken Ventrikels nach Myokardinfarkt (autoptisch bestätigt), in LAO 45°, links in ED, rechts in ES

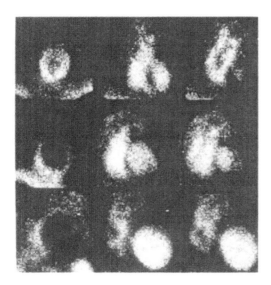

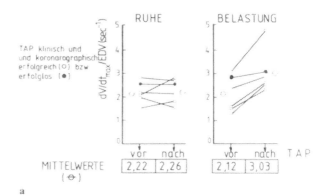

a

**Abb. 2.92.** $^{201}$Tl-Myokardszintigramme und Radionuklidventrikulogramme (DUGA-Technik) in linksschräger Ansicht. *Oben:* Normalbefund. *Mitte:* Zustand nach Hinterwandinfarkt: posterolateraler Speicherdefekt im Myokardszintigramm bei vergrößertem Ventrikelkavum. Entsprechend dazu fehlende systolische Einwärtsbewegung der posterolateralen Kammerwand. *Unten:* „Ischämische Kardiomyopathie". Im Myokardszintigramm liegt eine $^{201}$Tl-Fixation nur im Bereich der Ausflußbahn des linken Ventrikels vor. Entsprechend dem ausgedehnten apiko-posterioren $^{201}$Tl-Fixationsdefekt und der Dilatation der Kammer ist bei massiv vergrößertem Ventrikelvolumen die systolische Einwärtsbewegung im Bereich der gesamten einsehbaren Ventrikelkavumzirkumferenz aufgehoben. Die rechte Herzkammer ist normal groß und kontrahiert sich regelrecht

rechtzeitig erkannt und zur Prognose herangezogen werden können (COHN et al., 1974; RIGO et al., 1974, 1975; SCHULZE et al., 1975).

## Koronare Herzkrankheit

Regionale und globale Hypo- und Akinesien nach abgelaufenen Myokardinfarkten (Abb. 2.93) sind mit der GHBRS nachweisbar.

Bei 70 von 74 Patienten (95%) konnten wir eine oder mehrere regionale Kontraktionsstörungen des linken Ventrikels feststellen (SAUER et al., 1978 b). Dabei bestand eine enge Korrelation zwischen der nuklearmedizinisch bestimmten Abnahme der Auswurffraktion und dem Ausmaß der angiographischen Ventrikelkontraktionsstörung. Die Bestimmung der funktionellen Reserve des linken Ventrikels erlaubt eine sichere Unterscheidung von gesunden und koronarkranken Patienten (BORER et al., 1977, 1978): Bei Herzgesunden steigt die Auswurffraktion während Ergometerbelastung, bei Patienten mit koronarer Herzkrankheit kommt meistens eine erhebliche Abnahme mit neuen oder verstärkten Ventrikelkontraktionsstörungen im Versorgungsbereich der stenosierten Koronararterien vor (Abb. 2.91).

## Kritik und Aussagekraft

Verzerrungsfreie Übereinstimmung der Triggerintervalle mit der mechanischen ES und ED sowie Wahl der optimalen Referenzregion für die extrakardiale Untergrundaktivität sind bei den verschiedenen szintigraphischen Techniken unterschiedlich gut gelöst (BUROW et al., 1977; CAHILL et al., 1977; GEFFERS et al., 1978; SORENSEN et al., 1978). Wir haben die Validität der GHBRS anhand der *Lävokardiographie* überprüft. Fol-

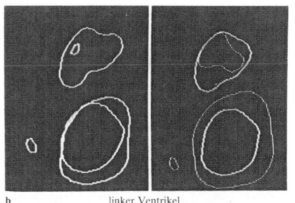

b linker Ventrikel

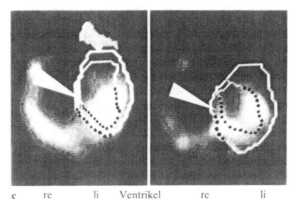

c re li Ventrikel re li

**Abb. 2.93 a–c.** Radionuklid-(Cine-)Ventrikulographie vor und nach transluminaler Angioplastik: **a** Maximale Volumenänderung als Fraktion des enddiastolischen Volumens: $dV/dt_{max}/EDV$ sec$^{-1}$. **b** Konturen des li. Ventrikels in links schräger Ansicht (LAO 45 Grad): beachte die Akinesie des Septums während Belastung (links vor) und die Normokinesie nach (rechts) erfolgreicher transluminärer Dilatation einer kritischen Stenose der linken Kranzarterie (KALTENBACH). **c** Korrespondierendes Verhalten der septalen Hypokinesie (vor) und Normokinesie (nach erfolgreicher TAP) im Ventrikelkontur-Display und in der Schlagvolumenverteilung

gende *Korrelationen* wurden festgestellt: für LVEDV (r = 0,78), LVESV (r = 0,92) und für LVEF (r = 0,91) (SAUER et al., 1978 a). Die *Sensitivität* zur Erkennung regionaler Ventrikelwandbewegungsstörungen beträgt 94, die *Spezifität* 86 und die daraus resultierende *Treffsicherheit* 90%. Durch Kombination mit der $^{201}$Tl-Myokardszintigraphie ist die Nachweissicherheit einer koronaren Herzkrankheit weiter zu verbessern. Ob die Radionuklid-Angiokardiographie (in der ersten Passage) segmentale (apikale) Akinesien genauer lokalisieren läßt (RAMOS et al., 1979), bleibt zu überprüfen. Wir kombinieren die GHBRS in jedem Fall mit der Registrierung der ersten Tracerpassage zur Erfassung von Mißbildungen des venösen Systems, der intrakardialen Anatomie, einschließlich Aorta ascendens und Aortenbogen sowie von Rechts-Links-Shunts. Der **Echokardiographie** ist die GHBRS in der Bestimmung der linksventrikulären Auswurffraktion offenbar überlegen, im Nachweis früher postoperativer Bewegungsstörungen des Ventrikelseptums (nach koronarer Bypass-Operation) unterlegen (RIGHETTI et al., 1977; WEXLER et al., 1978).

## Künftige Bedeutung für die Klinik

Die GHBRS ist zur Zeit das genaueste nicht-invasive Verfahren zur Beurteilung der regionalen und globalen Pumpfunktion des Herzens. Sie erlaubt die Ermittlung von Parametern der Pumpleistung, wie sie bisher nur durch Herzkatheterisation gewinnbar waren. Ventrikuläre Kontraktionsstörungen in *Ruhe* und *nach Stimulation* sind risikoloser und ohne Beeinflussung der Ventrikeldynamik (BROWN et al., 1964; RAHIMTOOLA et al., 1967) darstellbar. Die Weiterentwicklung zur kinematographischen *Radionuklid-Ventrikulographie* mit quantitativer Analyse biventrikulärer Volumenkurven sowie der segmentalen Wandbewegung prädestiniert das szintigraphische Verfahren zur Bestimmung der *funktionellen Reserve des linken Ventrikels* (BORER et al., 1977, 1978; HAMILTON et al., 1978; HÖR et al., 1978; SAUER et al., 1979). Der Einfluß von *Pharmaka* auf die Ventrikelfunktion, z. B. bei akutem Myokardinfarkt, ist prüfbar (SALEL et al., 1976; BORER et al., 1978). Die Entscheidung für oder gegen koronare Bypass-Operationen wird unterstützt, da die hämodynamische Auswirkung einer angiographisch nachgewiesenen Koronararterienstenose szintigraphisch erkannt wird. Diese Vorzüge sowie die Unterscheidung von globalen Hypokinesien mit stark erniedrigter Auswurffraktion gegenüber lokalisierten Dys- und Akinesien mit normaler LVEF haben dazu geführt, daß in manchen Zentren der USA bereits heute ein Rückgang der Frequenz bisher als unumgänglich angesehener Herzkatheterisationen bei Patienten mit koronarer Herzkrankheit zu verzeichnen ist. Die klinischen Indikationen sind in Tabelle 2.14 zusammengefaßt.

Erfolgreich durch transluminäre Angioplastik (TAP) dilatierte kritische Koronararterienstenosen lassen im Radionuklid-Ventrikulogramm während Belastung einen Anstieg der LVEF, der maximalen Volumenänderung in der systolischen Austreibungsphase ($dV/dT_{max}/EDV$) und eine Normalisierung der Wandbewegung während Fahrradergometrie nachweisen (Abb. 2.93 a, b, c) (HÖR et al., 1980; s. auch KALTENBACH et al., 1980). Im $^{201}$Tl-Myokardszintigramm ist eine Normalisierung der myokardialen $^{201}$Tl-Verteilung erkennbar, während im Falle einer erfolglosen TAP eine belastungsinduzierte regionale Ischämie (im Frühszintigramm nach Belastung) mit konsekutiver Radiothallium-Redistribution (im Spätszintigramm) persistiert, die die hämodynamische Auswirkung der nichtdilatierbaren kritischen Koronararterienstenose auf den Myokardkreislauf dokumentiert.

**Tabelle 2.14.** Kardiologische Indikation der EKG-getriggerten Herzbinnenraumszintigraphie/Radionuklid Ventrikulographie

---

Myokardinfarkt mit Herzinsuffizienz (Infarktaneurisma), kardiogener Schock (Prognose — Rechtsherzinfarkt), Erkennung reversibler und irreversibler Wandbewegungsstörungen während Ergometrie, perioperativer Infarkt, Überwachung einer eingreifenden Therapie des Myokardinfarktes, z. B. intraaortale Ballonpumpe
Verlaufskontrolle vor und nach herzchirurgischen Eingriffen, Effektivitätskontrolle medikamentöser Therapie auf Ventrikelfunktion (Nitroglycerin etc.), Indikationsstellung zum Herzkatheter
Indikationshilfe vor und Verlaufskontrolle nach nicht-operativer transluminaler Angioplastik (TAP) kritischer Koronararterienstenosen (GRÜNTZIG et al., 1978; KALTENBACH et al., 1980)

---

Die nicht-invasive Bestimmung von belastungsinduzierten Änderungen der Ventrikelvolumina sowie der Kontraktilität des linken und rechten Ventrikels einschließlich der Darstellung von Asynergien dürfte in Zukunft zur Selektion vor und zur Erfolgskontrolle nach operativ, nicht-operativ und medikamentös behandelten Koronararterienerkrankungen von Bedeutung sein. Auch nach Gabe von Vasodilatatoren („Intervention gated blood pool scan", STRAUSS et al., 1979) könnte die Radionuklid-Cine-Ventrikulographie routinemäßig eingesetzt werden (GRAY et al., 1979; SLUTSKY et al., 1979).

Neben der Bestimmung globaler Parameter der Funktion beider Ventrikel ist neuerdings auch die qualitative und quantitative Analyse der regionalen (segmentalen) Ventrikelfunktion möglich (PICHLER, 1978; ADAM et al., 1979; MADDOX et al., 1979), wobei Sensitivität und Vorhersage einen hohen Grad an Genauigkeit erreichen (BORER et al., 1979).

## Literatur

ADAM WE, MEYER G, BITTER F, KAMPMANN H, STAUCH M, PAIRA M (1974) Camera-kinematography: A nuclear medicine procedure for imaging heart kinetics. J Nucl Biol Med 18:53

ADAM WE, SIGEL H, GEFFERS H, KAMPMANN F, BITTER F, STAUCH M (1977) Analyse der regionalen Wandbewegung des linken Ventrikels bei koronarer Herzerkrankung durch ein nicht-invasives Verfahren (Radionuklid-Kinematographie). Z Kardiol 66:545

ADAM WE, de JONG R, KNAPP WH, STAUCH M, TILLMANNS H (1978) Nuklearmedizinische Methoden in der Kardiologie. (Bericht über Titi-See-Symposium, 17.–19. 11. 1977). Z Kardiol 67:3

ADAM WE, TARKOWSKA A, BITTER F, STAUCH M, GEFFERS H (1979) Equilibrium (gated) radionuclide ventriculography. Cardiovasc Radiol 2:161

ATKINS HL, ECKELMAN WC, KLOPPER JF, RICHARDS P (1973) Vascular imaging with $^{99m}$Tc red blood cells. Radiology 106:357

---

\* Eine Einengung der Indikation zur Koronarangiographie ist selbstverständlich auch mit den übrigen nicht-invasiven Verfahren möglich, die in diesem Buch erwähnt sind (s. Kap. 2.5 und 2.9) (Hinweis d. Herausgeb.)

BACHARACH SL, GREEN MV, BORER JS, DOUGLAS MA, OSTROW HG, JOHNSTON GS (1977) A real-time system for multi-image gated cardiac studies. J Nucl Med 18:79

BORER JS, BACHARACH SL, GREEN MV, KENT KM, EPSTEIN SE, JOHNSTON GS (1977) Real time radionuclide cineangiography in the noninvasive evaluation of global and regional left ventricular function at rest and during exercise in patients with coronary artery disease. N Engl J Med 296:839

BORER JS, BACHARACH SL, GREEN MV, KENT KM, JOHNSTON GS, EPSTEIN E (1978) Effect of nitroglycerin on exercise-induced abnormalities of left ventricular regional function and ejection fraction in coronary artery disease. Circulation 57:314

BORER JS, KENT KM, BACHARACH StL, GREEN MV, ROSING DR, SEIDES STF, EPSTEIN STE, JOHNSTON GS (1979) Sensitivity, specifity and predictive accuracy of radionuclide cineangiography during exercise in patients with coronary artery disease – comparison with exercise electrocardiography. Circulation 60:572

BREUEL HP, FELIX R, KNOPP R, OTTEN H, SIMON H, WINKLER C (1978) Funktionsszintigraphie der Kontraktion des linken Ventrikels. ROEFO 129:317

BRILL G, OBERHAUSEN E, KLEIN CP (1978) Nuklearmedizinische Bestimmung der Ejektionsfraktion des Herzminutenvolumens und zeitlichen Volumendifferentials. Nucl Med 17:199

BROWN R, RAHIMTOOLA SH, DAVIS GD, SWAN HJC (1964) The effects of angiocardiographic contrast medium on circulatory dynamics in man: cardiac output during angiocardiography. Circulation 31:234

BUROW RD, STRAUSS HW, SINGLETON R, POND M, REHN T, BAYLEY IK, GRIFFITH IC, NICKOLOFF E, PITT B (1977) Analysis of left ventricular function from multiple gated acquisition cardiac blood pool imaging-comparison to contrast angiography. Circulation 56:1024

CAHILL P, ORNSTEIN LHE, BECKER DV (1977) Operator independent edge detection algorithms in nuclear medicine. J Nucl Med 18:607

COHN JN, GUIHA NH, BRODER MI, LIMAS CJ (1974) Right ventricular infarction (clinical and hemodynamic features). Am J Cardiol 33:209

DRESSLER J, SAUER E, HÖR G, BOFILIAS J, LUTILSKY L, SEBENING H, LICHTE H, PABST HW (1977) EKG-getriggerte Herzbinnenraumdarstellung. Electro Med 3:92

EMRICH D, LUIG H, BREUEL HP, NEUBAUR J, STRAUER BE (1974) Funktionsszintigraphie der Kontraktion des linken Ventrikels. In: Pabst, HW, Hör G (Hrsg) Nuklearmedizin. Schattauer, Stuttgart New York, S 215

GEFFERS H, ADAM WE, BITTER F, SIGEL H, STAUCH M (1978) Radionuklid-Ventrikulographie. I. Grundlagen und Methoden. Nucl Med 17:206

GRAY R, MADDAHI J, BERMAN D, RAYMOND M, WAXMAN A, GANZ W, MATLOFF J, SWAN HJC (1979) Scintigraphic and hemodynamic demonstration of transient left ventricular dysfunction immediately after uncomplicated coronary artery bypass grafting. J Thorac Cardiovasc Surg 77:504

GREEN V, OSTROW G, DOUGLAS A, MYERS W, SCOTT N, BAILEY J, JOHNSTON S (1975) High temporal resolution ECG-gated scintigraphic angiocardiography. J Nucl Med 1:95

GRÜNTZIG A, HIRZEL H, GATTIKER R, TURINA M, MYLER R, KALTENBACH M (1978) Die perkutane transluminale Dilatation chronischer Koronarstenosen. Schweiz Med Wochenschr 108:1721

HAMILTON GW, CALDWELL H, SORENSEN G, RITCHIE L, ALBRO C, KENNEDY J (1978) Exercise radionuclide left ventricular function and thallium myocardial imaging in coronary artery disease. Proc. 2nd Int. Congr. World Fed. Nucl. Med. Biol. Washington, p 8

HÖR G, SAUER E, DRESSLER J, SEBENING H, LUTILSKY L, PABST HW (1978) Left ventricular function in coronary artery disease (CAD) at rest and during ergometric exercise applying gated cardiac blood pool scan (GCBPS) Proc. 2nd Int. Congr. World Fed. Nucl. Med. Biol. Washington, p 92

HÖR G, KANEMOTO N, KALTENBACH M, STANDKE R, MAUL FD, KLEPZIG H Jr (1980) Transluminale Angioplastik: Erfolgs-

kontrolle mit Verfahren der Nuklearmedizin nach nicht-operativer Dilatation kritischer Koronararterienstenosen. Herz (München) 5:168

HOFFMANN G, KLEINE N (1968) Der Informationsgehalt der radiokardiographischen Funktionsanalyse. In: HOFFMANN G, HÖFER R (Hrsg) Radionuklide in Kreislaufforschung und Kreislaufdiagnostik. Schattauer, Stuttgart New York, S 1

HOLMAN BL, SONNENBLICK EH, LESCH M (1978) Principles of cardiovascular nuclear medicine. Grune and Stratton, New York

HUNDESHAGEN H (1975) Die digitale Radionuklid-Angiokardiographie. In: PABST HW, HÖR G, SCHMIDT HAE (Hrsg) Nuklearmedizin. Schattauer, Stuttgart New York, S 17

KALTENBACH M, KOBER G, SCHERER D (1980) Mechanische Dilatation von Koronararterienstenosen. Z Kardiol 69:1

KNOPP R, BREUEL HP, SCHMIDT H, WINKLER C (1978) Funktionsszintigraphie des Herzens. ROEFO 128:44

MADDAHI J, BERMAN DS, MATSUOKA DT, WAXMAN AD, STANKUS KE, FORRESTER JS, SWAN HJC (1979) A new technique for assessing right ventricular ejection fraction using rapid multiple-gated equilibrium cardiac. Circulation 60:581

MADDOX DE, WYNNE J, UREN R, PARKER JA, IDOINE J, SIEGEL LC, NEILL JM, COHN PF, HOLMAN BL (1979) Regional ejection fraction: A quantitative radionuclide index of regional left ventricular performance. Circulation 59:1001

PAVEL DG, ZIMMER AM, PATTERSON VN (1977) In vivo labeling of red blood cells with $^{99m}$Tc: A new approach to blood pool visualization. J Nucl Med 18:305

PICHLER M (1978) Non-invasive assessment of segmental left ventricular wall motion: Its clinical relevance in detection of ischemia. Clin Cardiol 1:173

PIERSON RN, KRISS JP, JONES RH, MacINTYRE WJ (1975) Quantitative nuclear cardiography. Wiley, New York

PIERSON RN, FRIEDMAN M, TANSEY WA, CASTELLAN FS, ENLANDER D, HUANG PJ (1979) Cardiovascular Nuclear Medicine: An overview. Sem Nucl Med 9:224

PITT B, STRAUSS HW (1976) Myocardial imaging in the noninvasive evaluation of patients with suspected ischemic heart disease. Am J Cardiol 37:97

PITT B, STRAUSS HW (1977) Current concepts: Evaluation of ventricular function by radioisotopes. N Engl J Med 296:1097

QURESHI S, WAGNER HN, ALDERSON P, HOUSHOLDER DF, DOUGLASS KH, LOTTER G, NICKOLOFF EL, TANABE M, KNOWLES LG (1978) Evaluation of left-ventricular function in normal persons and patients with heart disease. J Nucl Med 19:135

RAHIMTOOLA SH, DUFFY JP, SWAN JHC (1967) Ventricular Performance after Angiography. Circulation 35:70

RAMOS M, SALZMANN C, NOELPP NB, RÖSLER H, GURTNER HI (1979) Erste Passage- und Pool-Szintigraphie in der Beurteilung der lokalen Dynamik des linken Ventrikels: eine Vergleichsstudie. In: SCHMIDT HAE, ORTIZ-BERROCAL, (Hrsg) Nuklearmedizin. Schattauer, Stuttgart New York, S 388

RIGHETTI A, CRAWFORD MH, O'ROURKE RA, SCHELBERT HR, DAILY PO, ROSS J (1977) Interventricular septal motion and left ventricular function after coronary bypass surgery-evaluation with echocardiography and radionuclide angiography. Am J Cardiol 39:372

RIGO P, MURRAY M, STRAUSS HW, TAYLOR D, KELLY D, WEISFELDT M, PITT B (1974) Left ventricular function in acute myocardial infarction evaluated by gated scintiphotography. Circulation 50:678

RIGO P, MURRAY M, TAYLOR DR, WEISFELDT ML, KELLY DT, STRAUSS HW, PITT B (1975) Right ventricular dysfunction detected by gated scintiphotography in patients with acute inferior myocardial infarction. Circulation 52:268

SALEL AF, BERMAN DS, de NARDO GL, MASON DT (1976) Radionuclide assessment of nitroglycerin influence on abnormal left ventricular segmental contraction in patients with coronary heart disease. Circulation 53:975

SANDLER H, DODGE HJ (1960) The use of single plane (a-p) angiograms for the calculation of the centricular volume in man. Am Heart J 63:325

Sauer E, Sebening H, Weber N, Hör G, Lutilsky L, Dressler J, Bofilias I, Pabst HW (1978a) Nicht-invasive Bestimmung der linksventrikulären Auswurffraktion, des enddiastolischen und endsystolischen Volumens und der regionalen Ventrikelwandbewegung mit der EKG-getriggerten Herzbinnenraumszintigraphie. Dtsch Med Wochenschr 103:1199

Sauer E, Sebening H, Dressler J, Lutilsky L, Hör G, Pabst HW, Blömer H (1978b) Die kombinierte Anwendung der [201]Thallium-Myokardszintigraphie und der EKG-getriggerten Herzbinnenraumszintigraphie zur Beurteilung der linksventrikulären Funktion nach Myokardinfarkt, Verh Dtsch Ges Inn Med 83:648

Sauer E, Sebening H, Dressler J, Lutilsky L, Klein G, Ulm K, Hör G, Pabst HW, Blömer H (1979) Linksventrikuläre Funktionsbeurteilung in Ruhe und unter Ergometerbelastung mit der Herzbinnenraumszintigraphie bei koronarer Herzkrankheit. Herz Kreisl 11:286

Schicha H, Karsch KR, Rentrop P, Luig H, Kreuzer H, Emrich D (1980) Vergleich verschiedener Gated-Pool-Verfahren zur Bestimmung der linksventrikulären Ejektionsfraktion mit dem Angiogramm. In: Höfer R, Bergmann H (Hrsg) Radioaktive Isotope in Klinik und Forschung, Bd 14. Egermann, Wien, S 75

Schulze R Jr, Rouleau J, Rigo P, Bowers S, Strauss HW, Pitt B (1975) Ventricular arrhythmias in the late hospital phase of acute myocardial infarction – relation to left ventricular function detected by gated cardiac blood pool scanning. Circulation 52:1006

Slutsky R, Karliner J, Ricci D, Schuler G, Pfisterer M, Peterson K, Ashburn W (1979) Response to left ventricular volume to exercise in man assessed by radionuclide equilibrium angiography. Circulation 60:565

Sorensen SG, Williams DL, Hannah JE, Hamilton GW (1978) The R-wave synchronized blood pool ejection fraction: A comparison of accuracy and reproducibility of fixed and computer-automated varying left ventricular regions-of-interest. J Nucl Med 19:669

Strauss HW, Zaret BE, Hurley PJ, Natarajan TK, Pitt B (1971) A non-invasive scintiphotographic method for measuring left ventricular ejection fraction in man without cardiac catheterization. Am J Cardiol 28:575

Strauss HW, Pitt B, Rouleau J, Bailey IK, Wagner HN (1977) Atlas of cardiovascular nuclear medicine. Mosby, Saint Louis

Strauss HW, Pitt B (1977) Gated cardiac blood-pool scan: Use in patients with coronary heart disease. Prog. Cardiovasc Dis 20:207

Strauss HW, Kusick KA, Boucher ChA, Bingham, JB, Pohost GM (1979) Of linens and laces – the eighth anniversary of the gated blood pool scan. Sem Nucl Med 9:296

Wagner HN Jr, Wake E, Nickoloff E, Natarajan TK (1976) The nuclear stethoscope: A simple device for generation of left ventricular volume curves. Am J Cardiol 38:747

Wagner HN Jr, Rigo P, Baxter RH, Alderson PO, Douglass KH, Housholder DF (1979) Monitoring ventricular function at rest and during exercise with a nonimaging nuclear detector. Am J Cardiol 43:975

Wexler JP, Strom J, Sonnenblick EA (1978) Comparison of left ventricular ejection fraction (LVEF) determined by scintigraphy, echocardiography and angiography. Proc. 2nd Int. Congr. World Fed. Nucl. Med. Biol. Washington, p 143

# 2.9 Echokardiogramm bei koronarer Herzkrankheit

P. Bubenheimer

## 2.9.1 Methodik und Interpretation

Seit die Pioniere der Ultraschalldiagnostik des Herzens, Edler u. Hertz (1954), die Hinterwandbewegungen des linken Ventrikels am Menschen erstmals darstellten, hat die echokardiographische Funktionsdiagnostik des linken Ventrikels große Bedeutung gewonnen. Technische Verbesserungen erlaubten eine exakte Differenzierung der Echos von Endokard und Epikard, was Voraussetzung für eine genaue Messung der Myokarddicken (Feigenbaum et al., 1968; Sjögren et al., 1970; Troy et al., 1972) und ihrer Veränderungen während des Herzzyklus war (Troy et al., 1972; Corya et al., 1977). Die Standardisierung der Untersuchungstechnik des linken Ventrikels mit gleichzeitiger Darstellung von Septum und Hinterwand ermöglichte, definierte Querdurchmesser des linken Ventrikels während des Herzzyklus zu messen (Popp et al., 1969; McDonald et al., 1972) und so eine Funktionsbeurteilung von Kontraktions- und Füllungsablauf durchzuführen (Abb. 2.94). Solange der linke Ventrikel eine definierte Geometrie (Rotationsellipsoid) und ein homogenes Kontraktionsverhalten aller Myokardsegmente zeigt, ist die Beziehung zwischen den echographisch bestimmten Querdurchmessern und den angiographisch bestimmten Volumina eng (Feigenbaum et al., 1969, 1972; Popp u. Harrison, 1970; Pombo et al., 1971), auch zwischen der systolischen Änderung des Querdurchmessers und der Ejektionsfraktion bestehen enge lineare Korrelationen (Lewis u. Sandler, 1971; Pombo et al., 1971). Bei segmentaler Deformierung oder segmentaler Kontraktionsstörung des linken Ventrikels, wie wir sie am ausgeprägtesten bei der koronaren Herzkrankheit finden, sind die Beziehungen zwischen Echokardiogramm und Angiogramm weniger eng (Ludbrook et al., 1973; Popp et al., 1973; Ratshin et al., 1974; Sweet et al., 1975; Teichholz et al., 1976; Chandraratna et al., 1977). So kann das Echokardiogramm des linken Ventrikels bei einem umschriebenen apikalen Vorderwandinfarkt normal sein, beim umschriebenen posterioren Infarkt stark abnorm, obwohl die globale Ventrikelfunktion nur gering gestört ist (Abb. 2.95). Im ersten Fall wird die Gesamtfunktion des linken Ventrikels überschätzt, im zweiten Fall unterschätzt. Deshalb muß das Echokardiogramm bei Patienten mit Myokardinfarkt zur Vermeidung von Fehlurteilen in Kenntnis der Infarktlokalisation (EKG) angefertigt und beurteilt werden. Der Informationsgehalt des Echokardiogramms kann deutlich erhöht werden, wenn neben der gut standardisierten und fast immer möglichen Darstellung des basalen Septums (anteroseptal) und der basalen Hinterwand (posterior bis posterolateral) andere Myokardabschnitte von zusätzlichen Ableitungspunkten angelotet werden (JACOBS et al., 1973; CORYA et al., 1974; FEIGENBAUM, 1975; DILLON et al., 1976; NIEMINEN, 1977) (Abb. 2.94, 2.96). Leider sind solche Ableitungen über zusätzlichen Ventrikelsegmenten aus zeitlichen und methodischen Gründen nicht immer durchführbar, auch ist deren Ableitungstechnik nicht einheitlich standardisiert. Man erhält deshalb mehr qualitative als quantitative Zusatzinformation. Vor allem sollten, wenn möglich, parasternale Zusatzableitungen aus tieferen Interkostalräumen zur Darstellung des apikalen, anterioren Septums und der apikalen, inferioren Hinterwand, sowie subxiphoidale Ableitungen zur Darstellung des inferioren Septums und der Lateralwand vorgenommen werden.

Mit der weiteren Entwicklung der zweidimensionalen Untersuchungstechnik werden wir wahrscheinlich in Zukunft umfassendere und leichter verständliche Informationen über den linken Ventrikel erhalten (FEIGENBAUM, 1975). Insbesondere hat die Entwicklung des „sector scanners" die Möglichkeit, Ultraschallschnittbilder des Herzens zu gewinnen, erweitert. Im Vergleich mit der eindimensionalen Technik ist die axiale Auflösung weniger gut, dies wird jedoch durch die erleichterte topographische Orientierung wettgemacht.

Bei Darstellung des linken Ventrikels in mehreren Schnittebenen können die räumliche Ausdehnung eines Aneurysmas und seine Abgrenzung gegen gesundes Myokard beurteilt werden (GRUBE et al., 1978). Zwischen ischämie- und narbenbedingter Kontraktionsstörung zu differenzieren, gelingt mit dieser Methode bislang nicht eindeutig. Technik und Methodik sind jedoch so stark im Fluß, daß ein endgültiges Urteil über die klinische Wertigkeit von Ultraschallschnittbildern des Herzens von Koronarpatienten verfrüht wäre. Im folgenden beschränken wir uns auf die TM-Echokardiographie.

### 2.9.2 Fragestellung

Die angiographische Beurteilung des Septums (GENSINI, 1975), gelegentlich auch der posterioren Hinterwand, ist im LAO-Ventrikulogramm besonders schwierig und problematisch; hier kann das Echokardiogramm zusätzliche Informationen liefern (DILLON et al., 1976). Auch kann die bei Infarktpatienten häufige Unterschätzung der Qualität der Ventrikelfunktion im RAO-Ventrikulogramm (VOGEL et al., 1973; NEUHAUS et al., 1978) durch das Echokardiogramm aufgedeckt werden, da hier in einer Schnittebene untersucht wird, die der LAO-Projektion nahekommt. Schwerpunktmäßig ist das Echokardiogramm aber im Vorfeld der invasiven Diagnostik einzusetzen, um Patienten zu identifizieren, die wegen einer sehr schlechten Ventrikelfunktion ungünstige Voraussetzungen für einen geplanten operativen Eingriff (Aneurysmektomie oder Bypass-Operation) mitbringen (DILLON et al., 1976) (Abb. 2.96). Desweiteren eignet sich das Echokardiogramm als nicht-invasive Methode in idealer Weise für langfristige Verlaufskontrollen nach großem Myokardinfarkt zur Beurteilung der kontraktilen Funktion des nicht-infar-

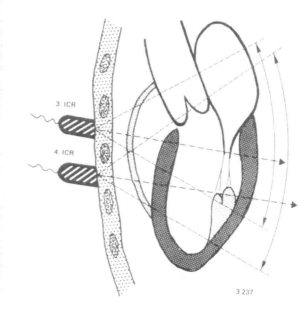

**b**  **Abb. 2.94a, b.** Legende s. S. 102

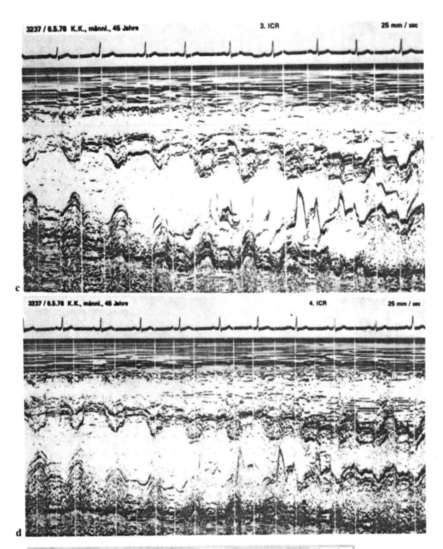

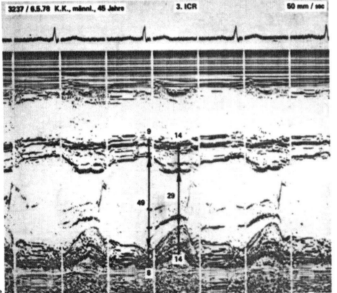

**Abb. 2.94a–e.** Normales Echogramm eines 45jährigen Patienten, welcher 4 Monate vor der Untersuchung einen intramuralen Vorderwandinfarkt erlitt. Das EKG **a** ist wieder normal. Koronarangiographisch fanden sich lediglich etwa 50%ige Stenosen des R. interventricularis anterior im mittleren Drittel sowie eines großen Posterolateralastes des R. circumflexus sinister. Im Schema **b** sind die echographischen Ableitungspositionen (parasternale Standardableitung im 3. ICR und Zusatzableitung im 4. ICR) und die von diesen ausgeloteten Sektoren dargestellt. Der „time-motion-sector-scan" ist von beiden Positionen **c, d** normal. Die standardisierte Darstellung des linken Ventrikels **e** zeigt normale enddiastolische und endsystolische Dimensionen und eine hochnormale Verkürzungsfraktion (0,41), sowie ein nach Amplitude und Zeit normales Kontraktionsverhalten von Septum und Hinterwand (systolische Dickenzunahme des Septums 56%, der Hinterwand 63%). Eine wesentliche globale oder segmentale Schädigung des linken Ventrikels kann bei diesem echographischen Befund ausgeschlossen werden, was ventrikulographisch bestätigt wurde

zierten, aber überlasteten Restmyokards. Es ergeben sich daher bei Patienten mit durchgemachtem Myokardinfarkt folgende Fragestellungen an das Echokardiogramm:

1. Sind die basalen Myokardabschnitte (bei Vorderwandinfarkt das Septum, bei Hinterwandinfarkt die Posterolateralwand) in den Infarkt einbezogen?

2. Wie gut ist die kontraktile Funktion des nicht-infarzierten Myokards?

3. Wie schwer wird die Gesamtschädigung des linken Ventrikels eingeschätzt?

Dabei sind die ersten beiden Fragen aufgrund des Kontraktionsverhaltens der dargestellten Myokardzonen (systolische Wanddickenzunahme), die dritte Frage aufgrund der Messung des Querdurchmessers und seiner relativen systolischen Veränderung (Verkürzungsfraktion) zu beantworten. Der Untersucher muß hierbei, wie schon dargelegt, besonders in der Abschätzung der globalen Ventrikelfunktion Zurückhaltung üben.

Um das Echokardiogramm bei Patienten mit koronarer Herzkrankheit sinnvoll und möglichst ergiebig interpretieren zu können, muß der Untersucher mit der geometrischen Umformung, welche der linke Ventrikel nach Myokardinfarkt erfährt, vertraut sein und die Auswirkungen von Ischämie und Narbe auf die Bewegungsmuster der Ventrikelwände im Echokardiogramm kennen.

Nach Myokardinfarkt kommt es im chronischen Stadium in Abhängigkeit von der Narbengröße zu einer Dilatation des linken Ventrikels (KLEIN et al., 1967;

KITAMURA et al., 1973), welche in der Querachse stärker als in der Längsachse ausgeprägt ist und deshalb echographisch besonders sensitiv erfaßt werden kann (TEICHHOLZ et al., 1976; HUESMANN, 1978). Die Dilatation ist begleitet von einer exzentrischen Hypertrophie des Restmyokards (RACKLEY et al., 1970; HAMILTON et al., 1972). Aufgrund dieser Hypertrophie sind die Myokarddicken nicht-infarzierter und normal perfundierter Segmente trotz Dilatation normal (meist im oberen Normalbereich, vgl. posterobasale Hinterwand mit den

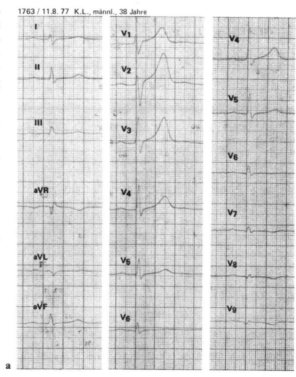

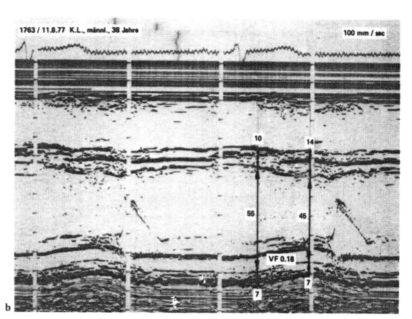

**Abb. 2.95a, b.** Der 38jährige Patient hat im Januar 1974 einen umschriebenen posterolateralen Hinterwandinfarkt durchgemacht **a,** angiographisch lag eine Eingefäßerkrankung des R. circumflexus sinister — 80%ige proximale Stenose — vor. Das Ventrikulogramm zeigte eine leichtgradige Schädigung des linken Ventrikels (Ejektionsfraktion 52% in RAO-Projektion) bei akinetischer Seitenwand sowie hypokinetischer Hinter- und Unterwand. Im Echogramm **b** des linken Ventrikels kommt die infarzierte posterobasale Hinterwand voll zur Geltung. Die Hinterwand ist eine verdünnte akinetische Narbe ohne systolische Dikkenzunahme (anhand der noch vorhandenen systolischen Wandexkursion würde man diesen Wandabschnitt nur als hypokinetisch einstufen!). Die Kontraktion des Septums ist normal (systolische Dickenzunahme 40%). Der endsystolische Querdurchmesser (ES) ist mäßig vergrößert, die Verkürzungsfraktion (VF) ist stark erniedrigt, so daß das echographische Urteil „mäßig schwere Schädigung der links-ventrikulären Funktion" lauten müßte. Allerdings läßt der normale enddiastolische Durchmesser eine Unterschätzung der Ventrikelfunktion mit Hilfe von ES und VF vermuten

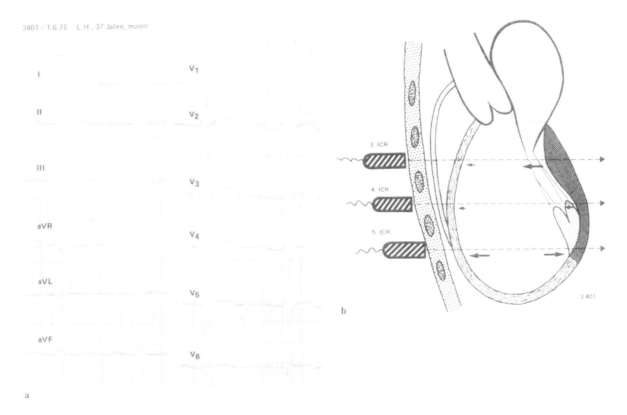

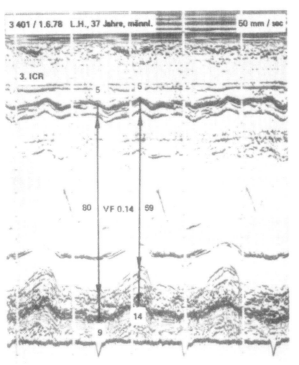

**Abb. 2.96a–e.** Der 37jährige Mann erlitt im August 1974 einen großen Vorderwandinfarkt **a**, als dessen Ursache im Dezember 1975 ein proximaler subtotaler Verschluß des R. interventricularis anterior, welcher die Herzspitze umgreift, nachgewiesen werden konnte (Eingefäßerkrankung). Im Ventrikulogramm damals großes Vorderwandspitzenaneurysma und schwere Gesamtschädigung des linken Ventrikels. Seit Mai 1978 Linksherzinsuffizienz, deshalb erneute Untersuchung unter der Fragestellung „Aneurysmektomie?". Echographisch konnte der sehr stark vergrößerte linke Ventrikel in drei Etagen vom 3., 4. und 5 ICR dargestellt werden (s. Schema **b**). Dabei zeigte es sich, **(c)** daß das Ventrikelseptum bis basal eine dünne dyskinetische Narbe ist, auch die im 5. ICR **(e)** angelotete apikale Vorderwand ist dyskinetisch. Hier weist auch die apikale Hinterwand eine Dyskinesie auf, der Strahlengang des Echolotes geht quer durch das große Aneurysma. Auch die mittlere Hinterwand **(d)** (4. ICR) ist noch in die Narbe einbezogen (fehlende systolische Dickenzunahme). Nur die posterobasale Hinterwand zeigt normale **(c)** Kontraktionen. Die Gesamtfunktion ist echographisch schwer beeinträchtigt. Aufgrund der weiten Ausdehnung der Narbe mit Einschluß des Septums und großer Teile der Hinterwand erscheint eine Aneurysmektomie nicht möglich, eine erneute Katheteruntersuchung erübrigte sich aufgrund des Echogramms. Beachte die intensivierten Echos der vernarbten Wandabschnitte (Septum, apikale Hinterwand), während die gut kontrahierende basale Hinterwand eine zartere Echostruktur aufweist. Dieser Myokardabschnitt zeigt trotz der starken Dilatation des Ventrikels eine normale Myokarddicke von 9 mm, was auf die exzentrische Hypertrophie des Restmyokards hinweist

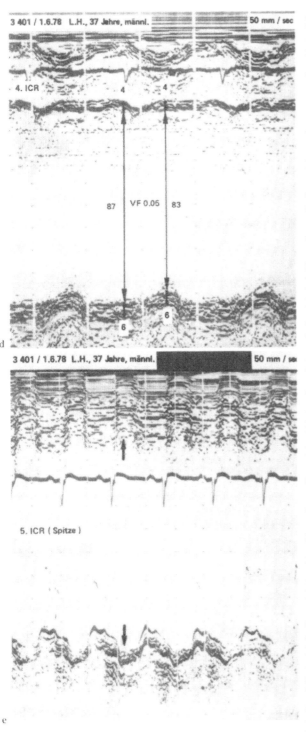

sche Dickenzunahme des Myokards normal, gelegentlich sogar erhöht. Die systolische Durchmesserverkürzung ist dann trotz Dilatation häufig noch im Normbereich, eine Konstellation, wie wir sie bei chronischer, jedoch kompensierter Volumenüberlastung des linken Ventrikels finden (Abb. 2.98).

## 2.9.3 Segmentale Myokardfunktion

Der zur Beurteilung des segmentalen Kontraktionsverhaltens empfindlichste Echoparameter ist die systolische Wanddickenzunahme (TROY et al., 1972; HEIKKILÄ et al., 1972; GOLDSTEIN u. DE JONG, 1974). Dieser Parameter ist Amplitude und Geschwindigkeit der Wandexkursion, die in früheren echographischen Studien als Parameter der segmentalen und globalen Myokardfunktion auch bei koronarer Herzkrankheit benutzt wurden (INOUE et al., 1971; WHARTON et al., 1971; LUDBROOK et al., 1974), deutlich überlegen, da er nicht von der räumlichen Verlagerung des Herzens während des Herzzyklus abhängig ist (MCDONALD et al., 1972; CORYA et al., 1977). So können passive Mitbewegungen akinetischer Bezirke zu Wandbewegungen trotz fehlender Kontraktion dieses Wandsegmentes führen (Abb. 2.95, 2.97). Andererseits kann ein normal kontrahierendes Wandsegment eine abnorme Exkursion zeigen, wenn es an ein größeres ischämisches bzw. vernarbtes Segment angrenzt (KERBER u. MARCUS, 1978). Die normale systolische Wanddickenzunahme zeigt allerdings schon bei Herzgesunden eine erhebliche interindividuelle Streuung und ist in verschiedenen Wandsegmenten unterschiedlich stark ausgeprägt; die Dickenzunahme des Septums ist in der Regel geringer als die der Hinterwand. Die Unterteilung in akinetische, hypokinetische, normokinetische und hyperkinetische Segmente nehmen wir echographisch vor allem aufgrund der systolischen Wanddickenzunahme vor (Tabellen 2.15, u. Abb. 2.94–2.99). Von Dyskinesie sprechen wir nur, wenn zusätzlich zu fehlender Wanddickenzunahme eine paradoxe Bewegung der Wand vorliegt, ein Befund, den wir im Bereich der Ventrikelbasis am Septum selten, an der Hinterwand fast nie vorfinden, häufiger bei herzspitzenwärts gelegenen Zusatzableitungen über der eigentlichen Vorderwand oder der apikalen Hinterwand (Abb. 2.96). Hypo- und Akinesien können durch Narbe, aber auch durch Ischämie bedingt sein. Ein gewisses, jedoch unsicheres – da stark durch die Untersuchungstechnik beeinflußbares – Unterscheidungsmerkmal ist die Intensität der Echos, da Narben stärker reflektieren als gesundes Myokard (JACOBS et al., 1973; CORYA et al., 1976) (Abb. 2.94–2.99). Hypokinesie eines nicht-infarzierten Myokardabschnittes (z. B. des Septums nach Hinterwandinfarkt) läßt eine kritische Stenose des zugehörigen Koronargefäßes erwarten (JACOBS et al., 1973; CHANDRARATNA et al., 1977; GORDON u. KERBER, 1977). Die umgekehrte Schlußfolgerung – normales Kontraktionsverhalten – keine kritische Stenose – ist jedoch nicht erlaubt, al-

infarzierten Arealen in Abb. 2.96!), niedrig normale oder abnorm dünne Wandungen von nicht-infarzierten Arealen weisen auf eine unzureichende bzw. nicht abgeschlossene Anpassung des Restmyokards hin (Abb. 2.97) (RACKLEY et al., 1970). Sind die basalen Ventrikelabschnitte weder in den Infarkt einbezogen noch durch Ischämie beeinträchtigt, so ist die systoli-

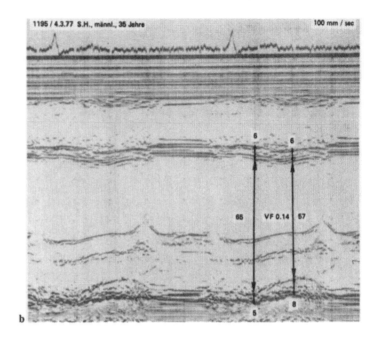

**Abb. 2.97.** S. H. ♂, 35 J. Im EKG (**a**) chronisches Stadium eines anteroseptalen und inferioren Infarktes, welchen der Patient im Oktober 1976 einzeitig erlitt. Das Echogramm (**b**) zeigt, daß das basale Septum eine akinetische Narbe ist (trotzdem leichte systolische posteriore Bewegung!). Die posterobasale Hinterwand, welche nicht im infarzierten Areal liegt, ist bei deutlicher Dilatation des linken Ventrikels abnorm dünn, zeigt jedoch eine normale systolische Dickenzunahme von 60%. Eine adäquate Hypertrophie ist hier ausgeblieben, möglicherweise infolge einer Mangelperfusion auch der nichtinfarzierten Segmente bei angiographisch nachgewiesener, schwerer Dreigefäßerkrankung (R. interventricularis sinister proximal verschlossen, R. circumflexus sinister proximal um ca. 90% stenosiert, A. coronaria dextra im mittleren Drittel verschlossen). Die Ventrikelfunktion ist echographisch schwer beeinträchtigt, da ES stark vergrößert und VF stark erniedrigt ist. Dies wurde ventrikulographisch bestätigt (Ejektionsfraktion in RAO-Projektion 20%)

**Tabelle 2.15.** Echographische Beurteilung der segmentalen Myokardfunktion aufgrund der systolischen Wanddickenzunahme bei Erwachsenen. Als normale enddiastolische Myokarddicken gelten 8–11 mm bei Männern und 7–10 mm bei Frauen. Die angegebenen Anhaltswerte gelten nur für die Standardableitung des basalen Septums und der basalen Hinterwand

| Segmentale Myokardfunktion | Systolische Wanddicken- zunahme | |
|---|---|---|
| | Septum | Hinterwand |
| Normokinetisch | | |
|   Unterer Normgrenzbereich | 20–30% | 40–50% |
|   Mittlerer Normbereich | 30–70% | 50–80% |
|   Oberer Normgrenzbereich | 70–80% | 80–90% |
| Hyperkinetisch | >80% | >90% |
| Hypokinetisch | <20% | <40% |
| Akinetisch | 0% | 0% |
| Dyskinetisch | ≤0% | ≤0% |
| | zusätzlich paradoxe Exkursion gefordert! | |

tion von Kontraktion (HERMAN et al., 1967) und Relaxation (GIBSON et al., 1976, 1977) führen. Diese Asynchronien können bei stärkerer Ausprägung eine erhebliche Minderung der Förderleistung des linken Ventrikels verursachen. Sie lassen sich mit dem TM-Echogramm besonders einfach und sensitiv erfassen (INOUE et al., 1971; UPTON et al., 1976a), da diese Methode in der zeitlichen Analyse von Bewegungsabläufen im Vergleich mit anderen Untersuchungsverfahren ihre besondere Stärke besitzt. Dabei kann der zeitliche Bewegungsablauf zweier gegenüberliegender Wandabschnitte, z. B. von Septum und Hinterwand, verglichen oder der Bewegungsablauf eines Wandabschnittes auf das EKG, das Apexkardiogramm (INOUE et al., 1971) oder die Mitralsegelbewegung (UPTON et al., 1976b) bezogen werden.

### 2.9.4 Globale Myokardfunktion

Analog zu den angiographischen Größen endsystolisches Volumen und Ejektionsfraktion sind zur Beurteilung der Globalfunktion des linken Ventrikels aus dem Echokardiogramm der endsystolische Ventrikeldurchmesser ES (HUESMANN, 1978) und die relative systoli-

lenfalls kann eine normale Perfusion solcher Wandabschnitte vermutet werden (KOLIBASH et al., 1977). Neben Störungen der Kontraktionsamplituden verschiedener Myokardabschnitte können Ischämie oder Narbe häufig auch zu einer Störung der zeitlichen Koordina-

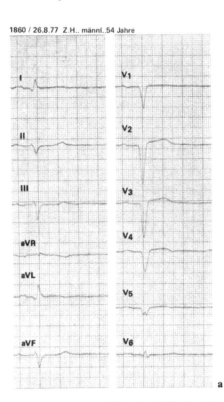

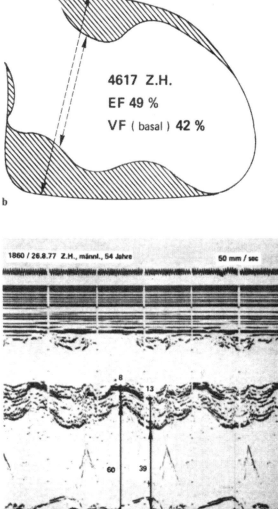

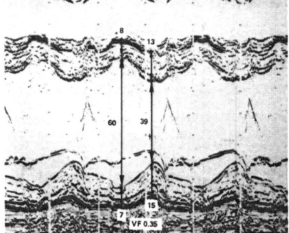

**Abb. 2.98 a–c.** Das EKG **a** des 54jährigen Patienten zeigt einen großen Vorderwandinfarkt, der bereits 5 Jahre zurückliegt. Angiographisch jetzt ca. 75%ige Stenose des R. interventricularis anterior im proximalen Drittel, während die beiden anderen Hauptgefäße nur an kleineren Seitenästen signifikante Stenosen aufweisen. Im Ventrikulogramm große anteroapikale Narbe. Bei sehr guter Funktion des Restmyokards, vor allem basal, ist die Ejektionsfraktion nur gering erniedrigt **b.** Im Standardechogramm **c** ist der linke Ventrikel enddiastolisch leicht dilatiert, der endsystolische Durchmesser liegt jedoch noch im oberen Normgrenzbereich, die Verkürzungsfraktion ist normal. Das basale Septum, welches nicht in den Infarkt einbezogen ist, kontrahiert normal, die basale Hinterwand ist hyperkinetisch (systolische Dickenzunahme des Septums 63%, der Hinterwand 114%). Echographisch werden somit ein sehr guter Zustand des Restmyokards, einschließlich des basalen Septums, sowie eine gute Gesamtfunktion des linken Ventrikels festgestellt. Somit liegen vom Myokardzustand her günstige Voraussetzungen für die zur Diskussion gestellte operative Behandlung vor

sche Durchmesserverkürzung, die Verkürzungsfraktion VF (McDONALD et al., 1972; FORTUIN et al., 1972), geeignet, da in beide Größen die enddiastolische Ventrikelgröße und die systolische Größenänderung eingehen (Tabelle 2.16). Meist geht eine Zunahme von ES mit einer Erniedrigung von VF einher, doch kann ES normal, VF jedoch erniedrigt sein (im Frühstadium des Infarktes oder bei Ischämie ohne Infarkt), oder ES vergrößert, VF jedoch normal sein (bei großen Vorderwandinfarkten mit voller Kompensation durch das basale Restmyokard, Abb. 2.98). Zwischen ES oder VF einerseits und der angiographisch bestimmten Ejektionsfraktion andererseits bestehen nach Myokardin-

**Tabelle 2.16.** Beurteilung der globalen Ventrikelfunktion bei Koronarpatienten anhand der echographischen Funktionsdaten endsystolischer Querdurchmesser (ES) und Verkürzungsfraktion (VF). Die angegebenen Werte von ES beziehen sich auf erwachsene Männer, bei Frauen liegen die entsprechenden Werte von ES etwa 3–4 mm niedriger

| Gloable Ventrikelfunktion | ES [mm] | VF |
|---|---|---|
| Normal | 29–39 | 0,28–0,40 |
| Leicht geschädigt | 40–44 | 0,25–0,27 |
| Mäßig geschädigt | 45–49 | 0,20–0,24 |
| Stark geschädigt | ≥50 | ≤0,19 |

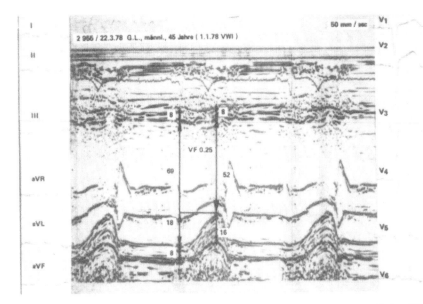

**Abb. 2.99.** 12 Wochen nach Infarkt zeigt das EKG eine große anterolaterale Narbe an. Das Echogramm weist − was vom EKG bei erhaltenen kleinen R-Zacken in den Ableitungen $V_1$-$V_3$ nicht eindeutig vorauszusagen ist − auf Beteiligung des basalen Septums hin. Dieses ist sowohl bei Betrachten der systolischen Wanddickenzunahme als auch der Wandexkursion akinetisch. Die Durchmesserverkürzung kommt allein durch Kontraktion der hyperkinetischen Hinterwand (Exkursion 18 mm, systolische Wanddickenzunahme 100%) zustande, trotzdem bleibt die Durchmesserverkürzung abnorm niedrig. Die starke enddiastolische und endsystolische Dilatation weisen auf eine stärkere (durch eine große Narbe bedingte) Gesamtschädigung des Ventrikels hin, als allein aufgrund von VF zu erwarten wäre. Die normale Myokarddicke der Hinterwand zeigt an, daß die Hypertrophie des Restmyokards mit der Dilatation Schritt gehalten hat

farkt mäßig gute lineare Korrelationen, welche nach Vorderwandinfarkt besser als nach Hinterwandinfarkt sind (KNAPP et al., 1977; BUBENHEIMER et al., 1978), was durch die geringere Variationsbreite der Lokalisation von Koronargefäßstenose und Infarkt bei Vorderwandinfarkt als bei Hinterwandinfarkt bedingt ist. Wichtig ist, daß eine globale schwere Ventrikelschädigung echographisch vor allem nach Vorderwandinfarkten mit guter Sicherheit erfaßt oder auch ausgeschlossen werden kann (LUDBROOK et al., 1973; DILLON et al., 1976; CHANDRARATNA et al., 1977; NIEMINEN, 1977; BUBENHEIMER et al., 1978). Wird eine schwere globale Ventrikelschädigung durch das Echokardiogramm gesichert, so kann auf Koronarangiographie und Ventrikulographie wegen fehlender therapeutischer Konsequenz verzichtet werden (Abb. 2.96, − Verweis auf die ausgewählten Beispiele Abb. 8.6, S. 300, Abb. 8.7, S. 302 und Abb. 8.10, S. 309). Nach Bypass-Operation oder Aneurysmektomie eignet sich das Echokardiogramm zur Verlaufskontrolle der Ventrikelfunktion (KISSLO et al., 1973) sowie zum Nachweis von Perikardergüssen, wenn das Röntgenbild eine Vergrößerung der Herzsilhouette erkennen läßt (RIGHETTI et al., 1977).

## Literatur

BUBENHEIMER P, HUESMAN K, KANNEGIESSER C, ROSKAMM H (1978) Kann das Ausmaß der linksventrikulären Schädigung nach Myokardinfarkt echographisch beurteilt werden? Z Kardiol [Suppl] 5:138

CHANDRARATNA PAN, RASHID A, TOLENTINO A, HILDNER FJ, FESTER A, SAMET P, LITTMAN BB, SABHARWAL S (1977) Echocardiographic assessment of left ventricular function in coronary arterial disease. Br Heart J 39:139

CORYA BC, FEIGENBAUM H, RASMUSSEN S, BLACK MJ (1974) Anterior left ventricular wall echoes in coronary artery disease. Am J Cardiol 34:652

CORYA BC, RASMUSSEN S, FEIGENBAUM H, BLACK MJ, KNOEBEL SB (1976) Echocardiographic detection of scar tissue in patients with coronary artery disease Am J Cardiol 37:129

CORYA BC, RASMUSSEN S, FEIGENBAUM H, KNOEBEL SB, BLACK MJ (1977) Systolic thickening and thinning of the septum and posterior wall in patients with coronary artery disease, congestive cardiomyopathy and atrial septal defect. Circulation 55:109

DILLON JC, FEIGENBAUM H, WEYMAN AE, CORYA BC, PESKOE S, CHANG S (1976) M-mode echocardiography in the evaluation of patients for aneurysmectomy. Circulation 53:657

EDLER I, HERTZ CH (1954) The use of ultrasonic reflectoscope for the continuous recording of the movements of heart walls. Kungl Fysiogr Sällsk i Lund förhandl 24:5

FEIGENBAUM H (1975) Echocardiographic examination of the left ventricle (editorial). Circulation 51:1

FEIGENBAUM H, POPP RL, CHIP JN, HAINE CL (1968) Left ventricular wall thickness measured by ultrasound. Arch Intern Med 121:391

FEIGENBAUM H, WOLFE SB, POPP RL, HAINE CL, DODGE HT (1969) Correlation of ultrasound with angiocardiography in measuring left ventricular volume. Am J Cardiol 23:111

FEIGENBAUM H, POPP RL, WOLFE SB, TROY BL, PMOBO JF, HAINE CL, DODGE HT (1972) Ultrasound measurements of the left ventricle. A correlative study with angiocardiography. Arch Intern Med 129:461

FORTUIN NJ, HOOD WP, CRAIGE E (1972) Evaluation of left ventricular function by echocardiography. Circulation 46:26

GENSINI GG (1975) Coronary arteriography Futura, Mount Kisco S 371

GIBSON DG, PREWITT TA, BROWN DJ (1976) Analysis of left ventricular wall movement during isovolumic relaxation and its relation to coronary artery disease. Br Heart J 38:1010

GIBSON DG, TRAILL TA, BROWN DJ (1977) Changes in left ventricular free wall thickness in patients with ischemic heart disease. Br Heart J 39:1312

GOLDSTEIN S, DE JONG JW (1974) Changes in left ventricular wall dimensions during regional myocardial ischemia. Am J Cardiol 34:56

GORDON MJ, KERBER RE (1977) Interventricular septal motion in patients with proximal and distal left anterior descending coronary artery lesions. Circulation 55:338

GRUBE E, OTTEN H, SIMON H, BODEM G, OCHS H (1978) Darstellung linksventrikulärer Aneurysmen mit Hilfe der zweidimensionalen Sektor Echokardiographie. Z Kardiol 67:3

HAMILTON GW, MURRAY JA, KENNEDY JW (1972) Quantitative angiocardiography in ischemic heart disease. The spectrum of abnormal left ventricular function and the role of abnormally contracting segments. Circulation 45:1065

HEIKKILÄ J, TABAKIN BS, HUGENHOLTZ PG (1972) Quantification of function in normal and infarcted regions of the left ventricle. Cardiovasc Res 6:516

HERMAN MV, HEINLE RA, KLEIN MD, GORLIN R (1967) Localized disorders in myocardial contraction. Asynergy and its role in congestive heart failure. N Engl J Med 277:222

HUESMANN K (1978) Echokardiographische Beurteilung der Funktion des linken Ventrikels nach Vorderwandinfarkt im Vergleich mit ventrikulographischen Befunden. Dissertation, Freiburg/Br.

INOUE K, SMULYAN H, MOOKHERJEE S, EICH RH (1971) Ultrasonic measurement of left ventricular wall motion in acute myocardial infarction. Circulation 43:778

JACOBS JJ, FEIGENBAUM H, CORYA BC, PHILLIPS JF (1973) Detection of left ventricular asynergy by echocardiography. Circulation 48:263

KERBER RE, MARCUS ML (1978) Evaluation of regional myocardial function in ischemic heart disease by echocardiography. Progr Cardiovasc Dis 20:441

KISSLO JK, WOLFSON S, ROSS A, PASTERNAK R, HAMMOND G, COHEN LS (1973) Ultrasound assessment of left ventricular function following aortocoronary saphenous vein bypass grafting. Circulation [Suppl III] 47, 48:156

KITAMURA S, KAY JH, KROHN BG, MAGIDSON O, DUNNE EF (1973) Geometric and functional abnormalities of the left ventricle with a chronic localized non-contractile area. Am J Cardiol 31:701

KLEIN MD, HERMAN MV, GORLIN R (1967) A hemodynamic study of left ventricular aneurysm. Circulation 35:614

KNAPP WH, WESCH H, TILLMANNS H (1977) Herzdiagnostik mit Hilfe der M-Mode-Echographie. Fortlaufende Registrierung transversaler linksventrikulärer innerer Durchmesser. IV. Messung an Patienten mit koronarer Herzkrankheit. Z Kardiol 66:409

KOLIBASH AJ, BEAVER BM, FULKERSON PK, KHULLAR S, LEIGHTON RF (1977) The relationship between abnormal echocardiographic septal motion and myocardial perfusion in patients with significant obstruction of the left anterior descending artery. Circulation 56:780

LEWIS RP, SANDLER H (1971) Relationship between changes in left ventricular dimensions and the ejection fraction in man. Circulation 44:548

LUDBROOK P, KARLINER JS, PETERSON K, LEOPOLD G, O'ROURKE RA (1973) Comparison of ultrasound and cineangiographic measurements of left ventricular performance in patients with and without wall motion abnormalities. Br Heart J 35:1026

LUDBROOK P, KARLINER JS, LONDON A, PETERSON KL, LEOPOLD GR, O'ROURKE RA (1974) Posterior wall velocity: An unreliable index of total left ventricular performance in patients with coronary artery disease. Am J Cardiol 33:475

McDONALD IG, FEIGENBAUM H, CHANG S (1972) Analysis of left ventricular wall motion by reflected ultrasound. Circulation 46:14

NEUHAUS KL, BORNIKOEL K, RÖNSBERG D, SCHRAGE FJ, LOOGEN F (1978) Funktionsanalyse des linken Ventrikels mit Aneurysma. Z Kardiol 67:335

NIEMINEN S (1977) Echoventriculography in chronic coronary heart disease. Eur J Cardiol 5:343

POMBO JF, TROY BL, RUSSEL RO (1971) Left ventricular volumes and ejection fraction by echocardiography. Circulation 43:480

POPP RL, HARRISON DC (1970) Ultrasonic cardiac echography for determining stroke volume and valvular regurgitation. Circulation 41:493

POPP RL, WOLFE SD, HIRATA T, FEIGENBAUM H (1969) Estimation of right and left ventricular size by ultrasound. A study of the echoes from the interventricular septum. Am J Cardiol 24:523

POPP RL, ALDERMAN EL, BROWN OR, HARRISON DC (1973) Sources of error in calculation of left ventricular volumes by echocardiography. Am J Cardiol 31:152

RACKLEY CE, DEAR HD, BAXLEY WA, JONES WB, DODGE HT (1970) Left ventricular chamber volume, mass and function in severe coronary artery disease. Circulation 41:605

RATSHIN RA, BOYD CN, RACKLEY CE, RUSSELL RO (1974) The accuracy of ventricular volume analysis by quantitative echocardiography in patients with coronary artery disease, with and without wall motion abnormalities. Am J Cardiol 33:164

RIGHETTI A, CRAWFORD MH, O'ROURKE RA, DAILY PO, ROSS J (1977) Echocardiographic and roentgenographic determination of left ventricular size after coronary arterial bypass graft surgery. CHEST 72:455

SJÖGREN AL, HYTONEN I, FRICK MH (1970) Ultrasonic measurement of left ventricular wall thickness. CHEST 57:37

SWEET RL, MORASKI RE, RUSSEL RO, RACKLEY CE (1975) Relationship between echocardiography, cardiac output, and abnormally contracting segments in patients with ischemic heart disease. Circulation 52:634

TEICHHOLZ LE, KREULEN T, HERMAN MV, GORLIN R (1976) Problems in echocardiographic volume determinations: echocardiographic-angiographic correlations in the presence or absence of asynergy. Am J Cardiol 37:7

TROY BL, POMBO J, RACKLEY CE (1972) Measurement of ventricular wall thickness and mass by echocardiography. Circulation 45:602

UPTON MT, GIBSON DG, BROWN DJ (1976a) Echocardiographic assessment of abnormal left ventricular relaxation in man. Br Heart J 38:1001

UPTON MT, GIBSON DG, BROWN DJ (1976b) Instantaneous mitral valve leaflet velocity and its relation to left ventricular wall movement in normal subjects. Br Heart J 38:51

VOGEL JHK, CORNISH D, McFADDEN RB (1973) Underestimation of ejection fraction with singleplane angiography in coronary artery disease: role of biplane angiography. CHEST 64:217

WHARTON CFP, SMITHEN CS, SOWTON E (1971) Changes in left ventricular wall movement after acute myocardial infarction measured by reflected ultrasound. Br Med J 4:75

# 3 Koronararteriographie und Ventrikulographie

## 3.1 Koronararteriographie

G. KOBER

### 3.1.1 Historisches

Die ersten angiographischen Darstellungen der Koronararterien kamen meist zufällig während der Angiographie der Herzhöhlen oder der Aorta ascendens zustande. Von gezielt vorgenommenen, nicht-selektiven Koronarangiographien in vivo wird im Tierversuch erstmals von ROUSTHÖI 1933 und beim Menschen von RADNER 1945 berichtet.

Zunächst blieb die Koronarographie auf nicht-selektive Methoden beschränkt, womit sich allerdings nur eine geringe Kontrastmittelkonzentration in den Koronararterien erzielen ließ. Die resultierende ungenügende Detailerkennbarkeit erschwerte von vornherein die Beurteilung der Koronaranatomie, was besonders für engkalibrige und stenosierte Koronararterien mit geringem Koronarfluß zutraf.

Ziel verschiedener Modifikationen der nicht-selektiven Angiographie war eine höhere Kontrastmittelkonzentration in den Koronararterien. Diese wurde einmal erreicht durch die künstliche Verminderung des Herzzeitvolumens, wodurch ein langsamerer Kontrastmittelabstrom in den großen Kreislauf und eine geringere Kontrastmittelverdünnung zustande kam. Methodisch konnte dies durch Erzeugung einer Bradykardie oder eines vorübergehenden Herzstillstandes nach Injektion von Acetylcholin (ARNULF, 1958) erzielt werden oder durch Erhöhung des intrabronchialen Druckes über einen Preßversuch bzw. während künstlicher Überdruckbeatmung (NORDENSTRÖM, 1960).

Andererseits wurde über Spezialkatheter der Kontrastmittelabstrom in den großen Kreislauf behindert (sog. Okklussionsangiographie; DOTTER u. FRISCHE, 1958) bzw. das Kontrastmittel bei der Injektion möglichst in die Nähe der Koronarostien gebracht (Spiralkatheter; BELLMANN et al., 1960; PAULIN, 1964). Teilweise wurden verschiedene Interventionen kombiniert angewendet.

Trotz aller Verbesserungen blieb die nicht-selektive Koronarographie diagnostisch unbefriedigend. Die große Kontrastmittelmenge, welche bei jeder Darstellung bolusartig in die Aorta ascendens injiziert werden mußte, begrenzte die Anzahl der möglichen Projektionsebenen. Der größte Teil des injizierten Kontrastmittels floß nicht in die Koronararterien, sondern ungenutzt in den großen Kreislauf ab.

Daher wurden die nicht-selektiven Koronarangiographien sofort bedeutungslos, als SONES und SHIREY 1962 zeigen konnten, daß beim gesunden wie auch kranken Menschen selektive Koronarangiographien mit geringem Risiko möglich sind.

Die selektive Methode ermöglicht kontrastreiche, überlagerungsfreie Bilder und die Beurteilung des Kollateralflusses. Die Detailerkennbarkeit des Röntgenbildes hat in den letzten Jahren durch bedeutsame Fortschritte auf dem Gebiete der Röntgen- und Kinotechnik erheblich zugenommen. Hierzu gehören vor allem die Entwicklung neuer Röntgen-Hochleistungsgeneratoren, des hoch auflösenden Cäsiumjodid-Bildverstärkers und einer leistungsfähigen Fernsehtechnik. Darüber hinaus stehen heute speziell für Herzkatheteruntersuchungen angelegte Röntgenarbeitsplätze zur Verfügung. Innerhalb weniger Jahre hat die selektive Koronarangiographie nicht zuletzt auch durch diese technischen Fortschritte weltweite Verbreitung gefunden und zu entscheidenden therapeutischen Konsequenzen geführt.

### Literatur

ARNULF G (1958) L'artériographie méthodique des artères coronaires grâce à l'utilisation de l'acétylcholine. Données expérimentales et cliniques. Bull Acad Natl Med (Paris) 142: 661–673 (1958)

BELLMANN S, FRANK HA, LAMBERT PB, LITTMAN D, WILLIAMS JA (1960) Coronary arteriography. I. Differential opacification of the aortic stream catheters of special design − experimental development. N Engl J Med 262:325

DOTTER CT, FRISCHE LH (1958) Visualization of the coronary circulation by occlusion aortography: A practical method. Radiology 71:502

NORDENSTRÖM B (1960) Contrast examination of the cardiovascular system during increased intrabronchial pressure. Acta Radiol [Suppl] (Stockh) 200:1–110 (1960)

PAULIN S (1964) Coronary angiography. A technical anatomic and clinical study. Acta Radiol [Suppl] (Stockh) 233

RADNER S (1945) An attempt at the roentgenologic visualization of the coronary blood vessels in man. Acta Radiol 26:497

ROUSTHÖI P (1933) Über Koronarangiographie. Acta Radiol 14:419

SONES FM, SHIREY EK (1962) Cinecoronary arteriography. Mod Concepts Cardiovasc Dis 31:735

## 3.1.2 Methodenbeschreibung

### 3.1.2.1 Allgemeine Vorbereitung, notwendige Voruntersuchungen und Nachbeobachtung des Patienten

Die Indikation zur selektiven Koronarangiographie kann im allgemeinen nur aufgrund sorgfältiger Voruntersuchungen gestellt werden. Hierzu gehören eine eingehende Anamnese, die körperliche Untersuchung, ein Ruhe- und Belastungs-EKG und die Röntgenuntersuchung der Thoraxorgane nach Möglichkeit einschließlich einer Herzvolumenbestimmung im Liegen. Bei Hinweisen auf weitere kardiale Störungen oder Infarktfolgen werden entsprechende, nicht-invasive Zusatzuntersuchungen wie z. B. die Ableitung eines Phonokardiogramms, einer Karotispulskurve, eines Ultraschallechokardiogramms oder eine Rhythmusanalyse vorgenommen.

Im Rahmen des routinemäßigen Laboratoriumsprogramms (BSG, Blutbild, Urinuntersuchung einschließlich Sediment, Serumenzymaktivitäten, harnpflichtige Substanzen, Serumkonzentrationen von Bilirubin, Cholesterin, Triglyceriden, Harnsäure und Blutzucker, Plättchenaggregationstest) wird auch besonders auf solche Erkrankungen geachtet, die eine zusätzliche Behandlung erfordern oder eine augenblickliche bzw. permanente Kontraindikation für eine Koronarangiographie oder -chirurgie darstellen.

Nach Indikationsstellung wird die Untersuchung dem Patienten vorgeschlagen. Es erfolgt eine eingehende Aufklärung bezüglich möglicher Komplikationen und der sich evtl. aus den Untersuchungsergebnissen ableitbaren Konsequenzen (Operationsindikation!). Diese Aufklärung kann z. B. unter Zuhilfenahme eines kurzen orientierenden Textes vorgenommen werden, der dem Patienten zum Lesen gegeben wird. Zwei Beispiele für eine solche Patienteninformation sind auf dieser und der nächsten Seite unten abgedruckt. Auch sollte bereits der Hausarzt in der Lage sein, seinen Patienten in großen Zügen über die Untersuchung aufzuklären, wenn er ihn mit der Frage der Koronarangiographie in der Klinik vorstellen möchte.

Nach Einwilligung des Patienten in die Untersuchung erfolgt die stationäre Aufnahme auf einer Allgemeinstation des Krankenhauses, eine ambulante Koronarangiographie sollte möglichst vermieden werden. Bei stabiler Angina pectoris sollte die Untersuchung nicht länger als 4–8 Wochen nach der Indikationsstellung durchgeführt werden. Handelt es sich nach Beschwerdebild und Vorbefunden um einen Risikopatienten, so muß die Angiographie vordringlich vorgenommen werden. Im Anschluß an die Untersuchung ist sofort über eine eventuelle Operationsindikation und dringlich erforderliche operative Maßnahmen zu entscheiden. Lehnt der Patient dagegen von vornherein operative Maßnahmen kategorisch ab, so besteht in der Regel keine Indikation zur Koronarographie.

Unmittelbar vor der Angiographie werden einige Laborwerte (BSG, kleines Blutbild, Enzymaktivitäten, Serumelektrolyte) kontrolliert. Die Ableitung eines EKG unmittelbar vor der Katheteruntersuchung ist wichtig zum Ausschluß eines frischen Myokardinfarktes. Die Thromboplastinzeit (Quick-Test) wird nur bei Antikoagulantientherapie zur Vermeidung ernster Blutungskomplikationen bestimmt. Die Katheteruntersuchung über eine Arteriotomie (Sones-Technik) wird auch unter wirksamer Antikoagulation durchgeführt. Der Quick-Wert sollte allerdings 15% nicht unterschreiten. In einigen Kliniken läßt man ihn auf 30–40% ansteigen. Umfangreichere Gerinnungsanalysen sind nur bei klinischen Hinweisen auf eine Gerinnungsstörung sinnvoll.

---

**KLINIKUM DER JOHANN WOLFGANG GOETHE-UNIVERSITÄT**

**Zentrum der Inneren Medizin**

**Abteilung für Kardiologie**                                    **6 Frankfurt am Main 70**
**Theodor-Stern-Kai 7**

Merkblatt zur Herzkatheteruntersuchung

Herzkatheteruntersuchungen werden heute in allen Teilen der Welt routinemäßig durchgeführt; in zahlreichen Fällen kann die Diagnose nur mit ihrer Hilfe gesichert oder über eine Operationsmöglichkeit entschieden werden.

Auf Grund moderner Untersuchungstechnik ist das Risiko der Untersuchung gering, es ist aber nicht gleich Null, wenn auch schwerstkranke Patienten untersucht werden. Bei diesen können jederzeit auch spontan, d. h. ohne irgendeinen Eingriff, Komplikationen eintreten. Das Risiko (Mortalität) einer Linksherzkatheteruntersuchung und Koronararteriographie wird von den größten Zentren der Welt heute mit etwa 0,1% angegeben. In unserem eigenen Krankengut liegt es bisher deutlich niedriger als dieser Wert (1 Todesfall unter mehr als 2000 Untersuchungen). Es können aber leichtere Komplikationen wie Kontrastmittelunverträglichkeit oder Herzrhythmusstörungen gelegentlich auftreten; sie sind im allgemeinen ohne Folgen zu beherrschen.

Wenn in der Ellenbeuge in örtlicher Betäubung ein Blutgefäß (Arterie oder Vene) freigelegt wird, kann sich ein Bluterguß bilden, der bisweilen erst in mehreren Wochen vollständig wieder verschwindet. Die Arterie wird beim Abschluß der Untersuchung durch eine Naht verschlossen, so daß der Durchfluß erhalten bleibt. In sehr seltenen Fällen kann es zum Pulsverlust an der Hand kommen; wenn dies mit Beschwerden verbunden ist, wird eine chirurgische Revision durchgeführt (weniger als 1% der Untersuchungen).

**REHABILITATIONS-ZENTRUM**                    **HERZKATHETERLABOR**
**7812 BAD KROZINGEN**

## EINVERSTÄNDNISERKLÄRUNG für

eine CORONARANGIOGRAPHIE (Coro) und/oder            ☐ bitte
eine LINKS − RECHTS − HERZKATHETERUNTERSUCHUNG       ☐ ankreuzen

Unter örtlicher Betäubung wird entweder in der rechten Ellenbeuge die Armschlagader freigelegt und der Katheter einge-
führt (SONES-Technik) oder in der rechten oder linken Leistenbeuge die Beinschlagader punktiert und über einen Führungsdraht der Katheter eingeführt (JUDKINS-Technik). Der Katheter wird in die *linke Herzkammer* vorgeschoben, die mit
Kontrastmittel gefüllt wird. Dabei tritt ein Hitzegefühl auf, eventuell begleitet von leichter Übelkeit, das aber nach wenigen
Sekunden vorübergeht. Anschließend werden mit der Katheterspitze die Abgänge der Herzkranzarterien aufgesucht und
Kontrastmittel zur Darstellung eingespritzt. Bei der LINKS − RECHTS − HERZKATHETERUNTERSUCHUNG wird
zusätzlich ein Katheter in die Vene eingeführt. Nach Entfernen des Katheters werden Gefäß und Haut genäht, bzw. wird
während einiger Minuten ein Druck auf die Punktionsstelle ausgeübt. WÄHREND DER UNTERSUCHUNG SIND WIR
AUF IHRE MITARBEIT (GUTE ATEMTECHNIK) ANGEWIESEN, DAMIT DER FILM OPTIMALE ERGEBNISSE
LIEFERT.

Im Rahmen der HERZKATHETERUNTERSUCHUNG können Komplikationen auftreten:
1. KONTRASTMITTELREAKTION
   Ist Ihnen eine Kontrastmittel- oder Jod-Allergie bekannt?            ☐ JA
                                                                        ☐ NEIN

2. RHYTHMUSSTÖRUNGEN
   Herzstolpern, -flimmern, -stillstand

3. GEFÄSSKOMPLIKATIONEN
   verzögerte Wundheilung, Infektion, Nachblutung, thrombotischer Gefäßverschluß, periphere Embolien, umschriebene
   Gefühlsstörungen am Unterarm oder Bein

4. Die drei „GROSSEN KOMPLIKATIONEN"
   a) HERZINFARKT
   b) HIRNEMBOLIE
   c) TOD

Im Rehabilitationszentrum Bad Krozingen waren im Rahmen der „CORO" und LINKS − RECHTS − HERZKATHE-
TERUNTERSUCHUNG bei 7561 Untersuchungen (bis 31.12.79) Komplikationen jedoch bisher sehr selten: ein Todesfall; 3 kleine Herzinfarkte; 14 ernsthafte Herzrhythmusstörungen (Kammerflimmern), die sofort medikamentös oder
elektrisch beherrscht wurden; eine wesentliche bleibende Funktionsstörung auf Grund einer Gefäßkomplikation.


Aufkleber


Name, Vorname des Patienten


Geburtsdatum

                          Ich habe von dem vorstehenden Text Kenntnis genommen. Die Notwendig-
                          keit, Art und Ausführung der Maßnahmen sowie mögliche Auswirkungen
                          sind mir erklärt worden. Es wurde mir die Möglichkeit gegeben, ergänzende
                          und erläuternde Fragen im Gespräch mit dem Arzt zu klären.

ICH BIN MIT DER DURCHFÜHRUNG DES MIR VORGESCHLAGENEN ÄRZTLICHEN EINGRIFFES EIN-
VERSTANDEN.

Bad Krozingen, den . . . . . . . . . . . . . . . . . . . . . . . . . . . . . . . . . . . . . . . .

. . . . . . . . . . . . . . . . . . . . . . . . . . . . . . . . . . . . . . . . . . . . . . . . . . . . . . . . .
          Gegenzeichnung des Arztes                          Unterschrift des Patienten bzw. des
                                                             Erziehungsberechtigten

In einigen Zentren erhält der Patient 3 Tage lang, beginnend mit dem Tag vor der Untersuchung, als Infektionsprophylaxe orales Penicillin 3 × 1 Million IE und als Thrombozytenaggregationshemmer 3 × 1 Tabl. Acetylsalicylsäure (z. B. 3 × 1 Tab. Deskoval). Eine Behandlung mit $\beta$-Rezeptorenblockern sollte wenn möglich 24 Std vor der Untersuchung beendet werden, ausgenommen sehr schwere Formen von instabiler Angina pectoris. Eine eigentliche Prämedikation ist nicht unbedingt erforderlich; bei sehr erregbaren Patienten können 5–10 mg Diazepam 1–2 Std vor Untersuchungsbeginn gegeben werden, in einigen Zentren erfolgt diese Therapie routinemäßig. Nach Messung der intraventrikulären Drucke erhält der Patient Nitroglycerin sublingual. Hiermit wird eine Dilatation der normalen Koronaräste erzielt, wodurch Stenosen besser hervortreten. Auch werden Kollateralen besser sichtbar gemacht und Katheterspasmen verhindert, die eine Beurteilung des Befundes erschweren (s. Kap. 3.1.2.2)

Vor Beginn der Untersuchung wird die Qualität des peripheren Gefäßpulses an der Extremität getastet, die als Zugangsweg dient und mit dem Puls auf der gegenüberliegenden Seite verglichen. Damit soll unter anderem vermieden werden, daß ein bereits vor der Untersuchung fehlender oder abgeschwächter Puls auf die Untersuchung selbst zurückgeführt wird und evtl. gefäßchirurgische Konsequenzen abgeleitet werden.

Nach der Untersuchung erfolgt die Rückverlegung auf die Allgemeinstation, wo der Puls in den ersten 4 Std an beiden Armen und der Blutdruck am linken Arm des Patienten in viertel- bis halbstündlichen Intervallen überwacht werden. Verschwindet der Radialispuls am „untersuchten Arm" im Laufe der Kontrollen, so kommen ursächlich ein zu fest sitzender Verband oder eine lokale Thrombose in Frage. Ein solcher später Pulsverlust ist nie − im Gegensatz zu der Zeit sofort nach Entfernung des Katheters − Folge eines Gefäßspasmus. Ein thrombotischer Verschluß erfordert in der Regel die umgehende Freilegung der Arterie und Thrombektomie. Je nach Aussehen der arteriellen Primärnaht kann diese erneut eröffnet oder proximal bzw. distal hiervon über eine zusätzliche kleine Arteriotomie eingegangen werden. Zur Thrombektomie wird ein Fogarty-Katheter (meist der Stärke 4 F) mehrmals weit nach proximal *und* distal vorgeschoben und der Eingriff erst dann beendet, wenn wieder ein guter ante- und retrograder Fluß aus der Arterie hergestellt ist. Der Versuch, die Durchblutung durch Eingriffe am Gerinnungssystem herzustellen, ist nicht tauglich. Die Thrombolyse mit Streptokinase verbietet sich wegen dabei auftretender schwerster Blutungen, die Gabe von Heparin und anderen Mitteln ist wirkungslos.

Lokale Nachblutungen im Bereich der Arteriotomiestelle können arterieller oder venöser Natur sein. Die venöse Blutung steht meist mit Hochlagerung des Armes und Lockerung des Druckverbandes, welcher über eine venöse Stauung einen Druckanstieg in den Unterarmvenen verursacht. Eine arterielle Sickerblutung sistiert meist auf gezielte Kompression, manchmal allerdings erst nach mehrmaligem Verbandswechsel. Das erneute Aufsuchen des Gefäßes zur sekundären Blutstillung wird dagegen nach sorgfältiger Naht nur selten erforderlich.

Werden nach Abschluß der Untersuchung Schmerzen im Wundbereich angegeben, so reicht die Verordnung eines leichten Analgetikums (z. B. Novalgin-Tropfen) meist aus.

Nach komplikationslosem Verlauf kann der Patient in der Regel am Tage nach der Untersuchung im Anschluß an Verbandswechsel und Ableitung eines Kontroll-EKG in ambulante Betreuung entlassen werden. Die Entfernung der Hautfäden sowie die Kontrolle der Wundheilung und des Radialispulses erfolgen dann ambulant 1 Woche später. Nicht selten ist zu diesem Zeitpunkt ein harmloses, mehr oder weniger großflächiges Hämatom am Unterarm zu erkennen. Eine verzögerte Wundheilung z. B. durch ein infiziertes Hämatom wird äußerst selten beobachtet und erfordert eine sorgfältige Behandlung. Auch die endgültige Besprechung des Untersuchungsergebnisses kann meist zu diesem Zeitpunkt erfolgen.

### 3.1.2.2 Beschreibung der Methode nach Sones mit technischen Einzelheiten*

Dieser Teil beinhaltet alle Maßnahmen vom Eintreffen des Patienten im Herzkatheterlabor bis zur Verlegung auf Station nach Beendigung der Untersuchung.

**Vorbereitung des Patienten**

Der Patient wird mit freiem Oberkörper bequem auf dem Untersuchungstisch gelagert. Bei Verwendung einer Drehwanne erfolgt eine lockere Befestigung mit Klettenbändern, um eine Verlagerung des Körpers beim Drehen der Wanne zu verhindern. Lockere Zahnprothesen werden entfernt und EKG-Elektroden zur Ableitung von zwei Extremitäten- und bei speziellen Indikationen auch von Brustwandableitungen angelegt. Anschließend werden − falls dies noch nicht vorher erfolgt ist − die bei der Angiographie erforderliche Atemtechnik eingeübt und Hustenübungen vorgenommen, wie sie zur Beeinflussung kontrastmittelbedingter bradykarder Herzaktionen eingesetzt werden. Bei der Inspiration kommt es auf eine ausgiebige Bauchatmung an, wodurch erst eine von Abdominalorganen überlagerungsfreie Projektion des Herzens möglich wird. Hierbei ist zur Vermeidung ungünstiger Kreislaufeffekte ein Pressen zu vermeiden, was dem Patienten häufig einfacher gelingt, wenn er den Mund geöffnet hält.

Vor sorgfältiger Desinfektion von Ober- und Unterarm mit einem jodfreien Hautdesinfektionsmittel (z. B. Kodan) wird 8−10 cm ober- und unterhalb des vorgesehenen Hautschnittes je ein 4 cm breites, gefaltetes Klebeband (Tesakrepp 322) zur späteren Fixierung der Gefäßhaltebänder angebracht (Abb. 3.1). Anschließend wird der Arm einschließlich der Hand mit sterilen Tüchern (bevorzugt Papier-Einmalartikel) sorgfältig abgedeckt unter Freilassung des für die Hautinzision vorgesehenen Areals.

**Freilegung und Versorgung der Arterie**

Die A. brachialis verläuft medial des M. biceps brachii in der Bizepsfurche und gelangt in der Ellenbeuge an die Oberfläche, wo sie sich gut palpieren läßt. Hier wird eine sorgfältige Lokalanästhesie (z. B. mit Scandicain 1%) vorgenommen, ohne die Arterie anzupunktieren. Nach einem queren, etwa 2−3 cm langen Hautschnitt wird die Arterie mittels zweier gebogener Halsted-Mosquito-Klemmen unter Spreizung des umliegenden Gewebes aufgesucht und stumpf vom umliegenden Gewebe befreit (Abb. 3.2). Eine Klemme wird unter die Arterie geschoben und vorsichtig gespreizt. Anschließend wird die Arterie in ihrem Bett angehoben und zwei Haltebänder werden unter dem Gefäß hindurchgezogen (Abb. 3.3). Nach Arteriotomie und Einführung des Katheters werden die Haltebänder an den Falten der an Ober- und Unterarm befestigten Klebebänder angeklemmt.

---

\* Es wird im wesentlichen die in Frankfurt angewandte Technik beschrieben, die in Bad Krozingen gepflegte weicht hiervon geringfügig ab.

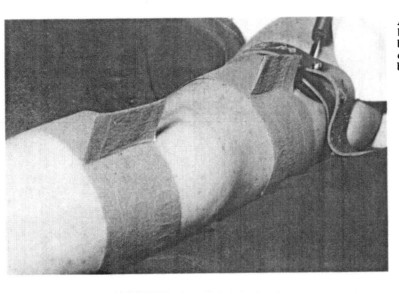

**Abb. 3.1.** Ober- und unterhalb der Ellenbeuge werden Klebebänder auf der Haut
befestigt. Die in der Mitte gefaltete Lasche
dient zum Anklemmen der Gefäßhaltebänder

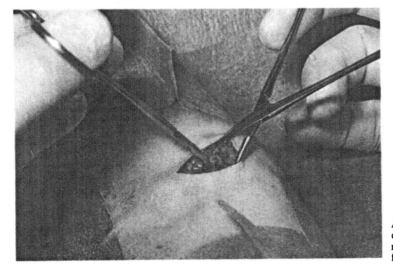

**Abb. 3.2.** Stumpfe Präparation der A. brachialis mit Halsted-Mosquito-Klemmen
nach Durchtrennung von Haut und ober-
flächlicher Faszie

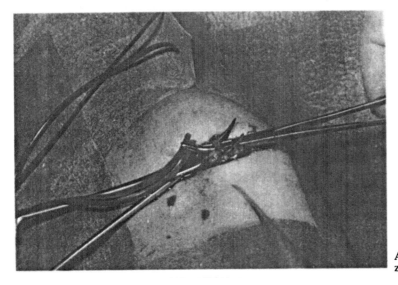

**Abb. 3.3.** Die freigelegte Arterie wird mit
zwei Haltebändern umschlungen

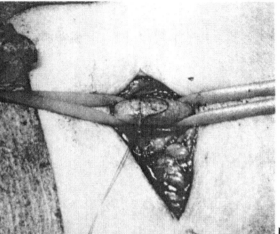

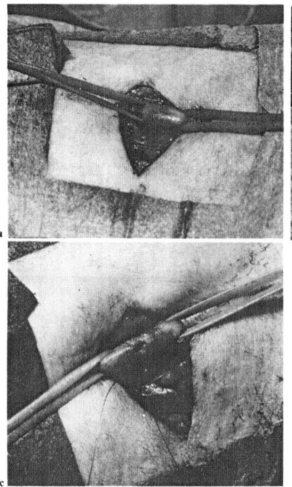

**Abb. 3.4a–c.** Vor der Arteriotomie wird eine intramurale Tabaksbeutelnaht mit einem monofilen Faden angelegt. **a** = angeschlungene Arterie, **b** = nach Anlage der Tabaksbeutelnaht, **c** = nach Eröffnung

Als Haltebänder haben sich wegen ihrer Elastizität sterile Gummibänder (Vesseloops, Firma Med-General) gegenüber festen gewebten Nabelbändchen als vorteilhaft erwiesen. Sie gewährleisten einen gleichmäßigen Zug am Gefäß unabhängig von der Lage des Armes und damit eine optimale Blutstillung bei schonender Behandlung der Arterie. Erfolgt neben der Koronarangiographie auch eine Rechtsherzkatheteruntersuchung, so sollten zur Schonung subkutaner Gefäße nach Möglichkeit tiefe Begleitvenen der Arterie als Zugang dienen.

Bei sorgfältiger Präparation sind Blutungen selten. Gelegentlich kommt es beim Spreizen der Präparierklemmen zur Verletzung oder zum Abriß einer von der A. brachialis abzweigenden kleinen Muskelarterie. Kommt eine solche Blutung nicht spontan zum Stillstand, so ist eine feine Umstechung an der Arterie erforderlich. Venöse Blutungen können durch Einreißen oder Abriß einer Vene auftreten; eine sorgfältige Unterbindung ist erforderlich, um der Ausbildung eines Hämatoms mit der Gefahr einer verzögerten Wundheilung vorzubeugen. Nach Anklemmen der Gummihaltebänder an den unter dem Abdecktuch befindlichen

Klebebandlaschen wird eine intramurale Tabaksbeutelnaht um die vorgesehene Arteriotomiestelle angelegt (Abb. 3.4).

Eine längsovale Form des Tabaksbeutels verhindert Stenosen der Arterie, wenn der Tabaksbeutel nach Beendigung der Untersuchung zugezogen wird. In der überwiegenden Anzahl wird hierbei eine sofortige völlige Abdichtung der Arterienöffnung erreicht. Gelegentlich wird bei einer Blutung aus einer punktförmigen Restöffnung eine zusätzliche Einzelknopfnaht erforderlich. Die Verwendung einer Lupenbrille ist u. U. empfehlenswert.

Weitere Möglichkeiten der Versorgung der Arteriotomie bestehen in quer- oder längsverlaufenden Einzelknopf- oder fortlaufenden Nähten. Diese Techniken sind etwas aufwendiger, führen im Gegensatz zur Tabaksbeutelnaht seltener zur sofortigen Blutstillung und besitzen keine Vorteile bezüglich der Durchblutung des Unterarms. Eigene Messungen mit Hilfe der Venenverschlußplethysmographie ergaben bei den verschiedenen Nahttechniken gleiche Durchblutungswerte in Ruhe, während und nach maximaler Belastung am operierten wie am nicht-operierten Arm.

Nach Anlegen des Tabaksbeutels wird die Arterie am besten mit einem spitzen Skalpell inzidiert und die Öffnung mit einer bis ins Gefäßlumen eingeführten spitzen Schere gespreizt. Vor der Inzision ist auf eine gute Blutfüllung des angeschlungenen Gefäßsegmentes zu achten. Bei blutleerem Gefäß mit aneinanderliegender vorderer und hinterer Gefäßwand kann es leicht zur Verletzung der dorsalen Arterienwand kommen.

Anschließend wird eine Knopfkanüle in das Gefäß nach distal eingeführt und eine auf das Körpergewicht des Patienten (Tabelle 3.1) bezogene, mit physiologischer Kochsalzlösung auf 10 ml verdünnte Heparinmenge injiziert. Der Patient wird auf ein hierbei zu erwartendes, schnell vorübergehendes unangenehmes Brennen oder Kältegefühle in Hand und Unterarm aufmerksam gemacht. Bei wirksamer Antikoagulation (Quick 10–30%) werden unabhängig vom Körpergewicht 0,75 ml Heparin verwendet. Extrem selten muß die Heparinwirkung schnell aufgehoben werden. Dies gelingt mit Protaminhydrochlorid (z. B. Protamin 1000 Roche), wobei 1 ml Protamin 1000 E Heparin neutralisiert.

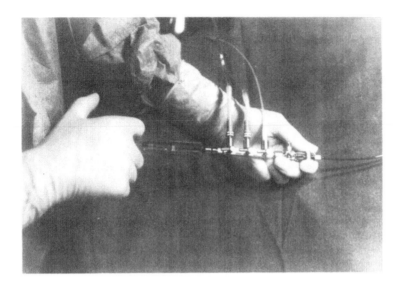

**Abb. 3.5.** Dreiwegehahnsystem mit Rotationskupplung zum Anschluß des Katheters *(vorn)*, des Verbindungsschlauches zum Druckaufnehmer *(seitlich vorn)*, der Infusionsflaschen mit physiologischer Kochsalzlösung *(seitlich Mitte)* und Kontrastmittel *(seitlich hinten)* sowie der Spritze zur manuellen oder maschinellen Injektion von Kontrastmittel *(hinten)*

**Tabelle 3.1.** Intraarterielle Heparindosierung bei der selektiven Koronararteriographie nach Sones

| Körpergewicht [kg] | < 45 | 46–55 | 56–65 | 66–75 | 76–85 | 86–95 | 96–105 |
|---|---|---|---|---|---|---|---|
| Heparin [ml] 1 ml = 5000 E | 0,65 | 1,0 | 1,3 | 1,65 | 2,0 | 2,35 | 2,7 |
| Einheiten | 3250 | 5000 | 6500 | 8250 | 10000 | 11750 | 13500 |

Nach Abschluß der Untersuchung muß man sich vor dem endgültigen Verschluß der Arteriotomie von einem guten Blutfluß aus dem proximalen und distalen Gefäßgebiet überzeugen. Ist dieser nicht vorhanden, so sollte von einem Fogarty-Embolektomie-Katheter der Größe 4 F großzügig Gebrauch gemacht werden. Das gleiche gilt, wenn der Radialispuls nach Verschluß und Rückverlagerung der Arterie in das Gefäßbett nicht zu tasten ist. Im Anschluß an die Hautnaht wird ein leichter Druckverband angelegt, der Arm etwas hochgelagert und der Patient aufgefordert, in den folgenden 3 Std den Arm nicht zu beugen. Die weitere Beobachtung erfolgt auf Station.

**Sondierung des linken Ventrikels und der Koronararterien**

Der Koronarographiekatheter nach Sones wird an ein Dreiwegehahnsystem (Abb. 3.5) angeschlossen, das zur Rotation des Katheters mit einer Drehkupplung ausgerüstet ist. Die drei Anschlüsse am Dreiwegehahnsystem dienen der Zufuhr von physiologischer Kochsalzlösung, Röntgenkontrastmittel und zur Messung des intraarteriellen Druckes über einen Statham-Druckwandler. Nach Durchspülung und äußerer Benetzung mit physiologischer Kochsalzlösung wird der Katheter in die mit einer kleinen gebogenen Pinzette gespreizte Arterienöffnung eingeführt. Das weitere Vorschieben des Katheters unter ständiger Druckkontrolle muß ohne Widerstand und für den Patienten schmerzfrei erfolgen. Jeder Widerstand oder Schmerzen des Patienten müs-

sen beachtet werden. Ein gleichzeitiger Druckabfall weist auf die Sondierung und Obturation eines von der Hauptarterie abzweigenden Gefäßes oder eine Intimaläsion hin. Ein Gefäßspasmus entsteht gelegentlich bei kleiner Armarterie. Der Katheter wird zurückgezogen bis zum kleinkalibrigen Spitzenanteil. Beim erneuten Sondieren ist auf zügiges Vorschieben des Katheters und gute Benetzung der Wand mit physiologischer Kochsalzlösung zu achten.

Ein Hindernis läßt sich meist leicht umgehen durch Rückzug, Rotation und erneutes Vorschieben des Katheters. Zur Orientierung soll im Zweifelsfall immer eine kleine Menge verdünntes Kontrastmittel vorsichtig injiziert werden. Hierdurch läßt sich der weitere Gefäßverlauf sichtbar machen. Vor der Injektion ist auf die Übertragung einer einwandfreien arteriellen Druckkurve über den Katheter zu achten, um intramurale oder extravasale Kontrastmittelinjektionen zu vermeiden. Die Kontrastmittelinjektion in einen Seitenast ist harmlos, wird aber vom Patienten meist sehr schmerzhaft empfunden. Die intramurale Lage der Katheterspitze kann infolge der Seitenlöcher unter Umständen keinen Druckabfall bewirken. Sie wird erkennbar an einem Kontrastmittelextravasat, das nach vorsichtiger Injektion für längere Zeit sichtbar bleibt.

Besondere Schwierigkeiten können bei der Passage eines rechtwinkligen oder s-förmigen Übergangs der A. subclavia in den Truncus brachiocephalicus entstehen. Dies trifft besonders für die elongierten Gefäße langjähriger Hypertoniker oder für Patienten mit schwerer allgemeiner Arteriosklerose zu. Durch Drehung und Beugung des Kopfes nach links und tiefe Inspiration und evtl. Umlagerung des Armes lassen sich meist eine Streckung des Gefäßverlaufs und eine ungehinderte Katheterpassage erreichen. Gelegentlich erweist sich zur Überwindung einer Gefäßkrümmung die Bildung einer U-förmigen Schlinge an der Spitze des Katheters als hilfreich. Die Katheterspitze wird hierzu an der Gefäßwand oder in einem Gefäßabgang vorsichtig abgestützt und evtl. unter leichter Rotation vorgeschoben. Die Schlinge gleitet anschließend meist ohne Widerstand stumpf durch den gewundenen Gefäßverlauf.

Mündet der Truncus brachiocephalicus bei elongierter Aorta spitzwinklig in den Aortenbogen, so neigt der Katheter dazu, in die Aorta descendens zu gleiten. Durch Drehung des Patienten nach rechts (in die linksvordere Projektion) und tiefe Inspiration ist jedoch auch diese Schwierigkeit meist leicht zu umgehen. Selten wird die Verwendung eines speziell vorgeformten Katheters unter Zuhilfenahme eines Führungsdrahtes notwendig. Dagegen kann die Sondierung der Aorta ascendens bei der sehr seltenen direkten Einmündung der rechten A. subclavia in die Aorta descendens jenseits des Aortenbogens (A. lusoria) unmöglich werden. Hier muß die Untersuchung vom linken Arm aus durchgeführt werden.

Mit einer U-förmigen Katheterbiegung läßt sich die Aortenklappe in der Regel mühelos und atraumatisch überwinden. Stenosierte Aortenklappen mit exzentrischer Öffnung sind dagegen meist nur mit gestrecktem und steifem Katheter zu passieren.

Bei freier Lage des Katheters im Ventrikellumen, erkenntlich am Druckkurvenverlauf und einer extrasystolenfreien Herzaktion, erfolgt nach Spülung mit physiologischer Kochsalzlösung die Registrierung von systolischem und diastolischem Druck mit unterschiedlicher Empfindlichkeit des Systems sowie einer Ausziehkurve zur Aorta.

Gelingt die Ventrikelsondierung nur unter Schwierigkeiten, so wird die Ventrikulographie (s. Abschnitt 3.3) vor Rückzug des Katheters in die Aorta und vor der Koronarangiographie vorgenommen. Manche Untersucher bevorzugen generell die Durchführung der Ventrikulographie vor der selektiven Koronarographie.

**Selektive Koronarangiographie (Sones-Technik).** Mit dem gleichen Angiographiekatheter nach Sones werden nacheinander beide Koronararterien sondiert und in mehreren Ebenen gefilmt. Der Untersucher muß sich bereits während der Untersuchung ein Bild über die Lage und das Ausmaß der wichtigsten Stenosen in den Hauptästen machen. Hiernach entscheidet er über die für eine optimale Diagnostik notwendige Anzahl der Darstellungen und Projektionsebenen.

Bei Verwendung einer Drehmulde und feststehender Röntgenanlage wird der Patient zunächst in die linksvordere Schrägprojektion (= LAO = Boxerstellung) gedreht, in der beide Koronarostien in der Bildebene einander gegenüber liegen, das der rechten Koronararterie am rechten Aortenrand, das der linken Koronarar-

terie am linken Aortenrand. Ist eine Röntgeneinrichtung mit C- oder U-Bogen vorhanden, so werden Röntgenröhre mit Bildverstärker in entsprechende Projektionsrichtungen um den Patienten herumgedreht.

Meist wird zunächst die linke Koronararterie unter Bildung einer Katheterschlinge sondiert, deren Krümmung auf der Aortenklappe ruht und deren Größe abhängig ist von der Höhe des Abgangs der Koronararterie aus der Aorta (Abb. 3.6). Der Abgang besonders der linken Koronararterie ist bei der stenosierenden Koronarsklerose auf dem Durchleuchtungsschirm häufiger an mehr oder weniger auffälligen, sich mit der Herzaktion bewegenden dünnen Kalkschatten zu erkennen. Eine vorsichtige Probeinjektion von Kontrastmittel gibt Aufschluß über die Lage des Katheters und über die Anatomie von Ostium und Hauptstamm der linken Kranzarterie. Bei stabiler Katheterlage im Koronarostium werden in LAO-Projektion wenigstens zwei, von der Wirbelsäule überlagerungsfreie selektive Koronarangiographien unter etwas verschiedenen Projektionswinkeln vorgenommen. Anschließend wird der Patient mit liegendem Katheter in die rechtsvordere Schrägprojektion (= RAO = Fechterstellung) gedreht und in mehreren, verschieden weit gedrehten Positionen angiographiert (Abb. 3.7). Bei nicht überlagerungsfreier Darstellung besonders im Anfangsteil des R. interventricularis anterior werden zusätzlich hemiaxiale und evtl. laterale Projektionen eingestellt.

Nach erneuter Drehung des Patienten in LAO-Position wird die Katheterschlinge mit der zum linken Ostium zeigenden Spitze unter leichtem Zug zur rechten Aortenwand rotiert. Die Katheterspitze gleitet meist mühelos in das Ostium der rechten Koronararterie, wenn der Schaft des Katheters hierbei nach rechts (im Uhrzeigersinn), seltener nach links, rotiert wird (Abb. 3.8). Manche Untersucher bevorzugen zunächst eine nicht-selektive Darstellung der rechten Koronararterie über eine Kontrastmittelinjektion in den rechten Sinus Valsalvae.

Die sorgfältige Beobachtung des Druckes im Katheter ist erforderlich. Ein Druckabfall zeigt die Obturation des Koronargefäßes, eines kleineren Seitenastes (z. B. der Sinusknotenarterie, Konusarterie) oder eine hochgradige Stenose der rechten Kranzarterie an. Vor der eigentlichen Angiographie ist eine vorsichtige Probeinjektion erforderlich. Anschließend wird die rechte Koronararterie in verschiedenen LAO- und RAO-Projektionen gefilmt. Bei Injektion in die rechte Koronararterie muß wegen der Kontrastmittelwirkung auf den Sinusknoten mit einer stärkeren Bradykardie und evtl. vorübergehenden Asystolie gerechnet werden. Dies trifft in besonderem Maße für direkte Injektionen in die Sinusknotenarterie zu.

Schwierig kann sich die Sondierung der rechten Koronararterie bei rechtskonvexbogigem Verlauf der Aorta ascendens gestalten. Die Katheterspitze leistet hierbei äußeren Drehbewegungen nur ungenügend Folge. Durch Verwendung eines drehungsfesteren (z. B. Positrol-) Katheters läßt sich auch diese Schwierigkeit meist leicht überwinden.

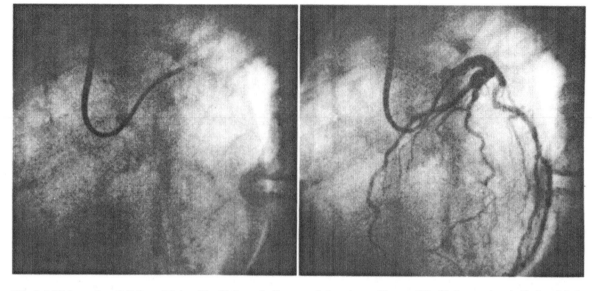

**Abb. 3.6.** Linksvordere Schrägprojektion. Der Katheter befindet sich in der Aorta ascendens. Er ist am Übergang vom Schaft zur verjüngten Spitze stärker abgebogen und ruht hier auf der Aortenklappe. Die Katheterspitze befindet sich im Ostium der linken Kranzarterie (links vor Kontrastmittelinjektion, rechts während der selektiven Darstellung der linken Kranzarterie)

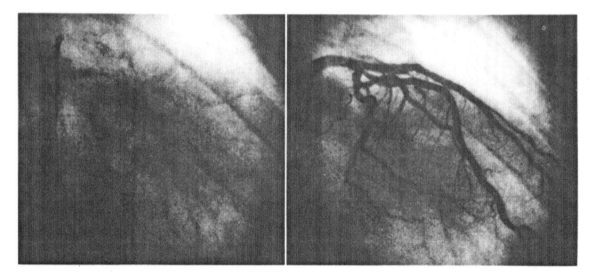

**Abb. 3.7.** Lage des Sones-Katheters in der linken Koronararterie in rechtsvorderer Schrägprojektion (RAO-Projektion) vor *(links)* und während *(rechts)* Kontrastmittelinjektion

### 3.1.2.3 Judkins-Technik und andere transfemorale Verfahren der selektiven Koronarangiographie
G. KOBER, P. STÜRZENHOFECKER

Nach Rasur der Leistengegend, Hautdesinfektion und sterilem Abdecken wird die A. femoralis punktiert. Durch die Punktionskanüle wird ein 145 cm langer, 0,038 Zoll (0,9 mm) dicker teflonüberzogener Führungsdraht bis in die Aorta abdominalis eingeführt, die Nadel anschließend unter leichter Kompression der Punktionsstelle zurückgezogen. Über den Führungsdraht wird zur Erweiterung der Punktionsstelle in der Arterie zunächst ein 7-F (2,3 mm) Teflon-Dilatator in das Gefäß vorgeschoben. Dann wird der 8-F (2,6 mm) starke Katheter über den Führungsdraht eingeführt und beide gemeinsam bis zum Aortenbogen vorgeschoben. Von hier aus wird der Katheter allein in die Aorta ascendens vorgeführt. Nach Entfernen des Drahtes wird durch den Katheter Blut aspiriert und der Katheter mit physiologischer Kochsalzlösung unter Heparinzusatz gespült und mit Kontrastmittel gefüllt.

Die Spitze des linkskoronaren Katheters wird langsam weiter in Richtung der Aortenklappe (retrograd)

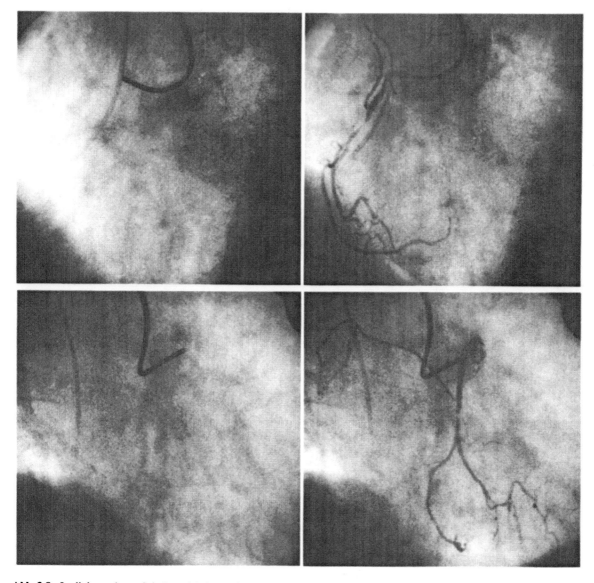

**Abb. 3.8.** In linksvorderer Schrägprojektion *(oben)* und in rechtsvorderer Schrägprojektion *(unten)* ist der im Ostium der rechten Kranzarterie liegende Sones-Katheter vor *(links)* und während *(rechts)* Kontrastmittelinjektion abgebildet. Der Katheter ruht mit seiner stärksten Biegung auf der Aortenklappe

vorgeschoben, entlang der medialen Wand der Aorta ascendens (Abb. 3.9 A, B) bis ins Ostium der linken Koronararterie (Abb. 3.9 C). Die Lage der Katheterspitze kann durch leichtes Drehen und weiteres Vorschieben korrigiert werden. Im einmal sondierten Koronarostium bleibt der Katheter meist mit großer Zuverlässigkeit stabil liegen. Wie bei der Sones-Technik erfolgen die Kontrastmittelinjektionen per Hand in mehreren Projektionsebenen. Die 15° rechtsvordere (RAO), die 50–70° linksvordere (LAO) und die laterale Ebene haben sich als Standard bewährt.

Nach Darstellung der linken Koronararterie wird der Katheter über einen Führungsdraht gegen den speziell für die Sondierung der rechten Koronararterie vorgeformten Katheter ausgetauscht und dieser in gleicher

Weise bis zur Aorta ascendens vorgeschoben. Von seiner Ausgangsposition etwa 1–2 cm unterhalb des linken Koronarostiums (4–5 cm oberhalb der Aortenklappe) (Abb. 3.9 D) wird der Katheter langsam im Uhrzeigersinn rotiert. Hierbei bewegt sich die Katheterspitze nach kaudal und erreicht den rechten Sinus Valsalvae (Abb. 3.9 E). Bei weiterer Rotation fällt die Katheterspitze in das Ostium der rechten Kranzarterie (Abb. 3.9 F). Die Sondierung der rechten Koronararterie mißlingt häufig, wenn der Katheter bei Beginn der Rotation zu tief in der Aortenwurzel liegt, wodurch die erwünschte ausgiebige Bewegung nach kaudal nicht zustande kommt. Gleiches gilt, wenn mit der Rotation des Katheters zu weit oberhalb der Aortenklappe begonnen wird. Für die Sondierung beider Koronararterien stehen

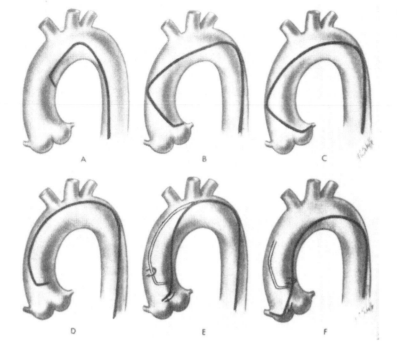

Katheter mit unterschiedlichen Maßen zur Verfügung (s. S. 129), die je nach anatomischen Gegebenheiten eingesetzt werden.

Da der Koronarkatheter sowohl bei Sondierung der linken wie auch der rechten Koronararterie deutlich sichtbar in das Koronarostium fällt, sollte zur Vermeidung von Komplikationen (z. B. Dissektionen) ein gewaltsames Vorschieben unbedingt vermieden werden. Das gilt auch für den bereits im Ostium liegenden Katheter.

Die Ventrikulographie erfordert bei der Judkins-Technik einen weiteren Katheterwechsel (s. Abschnitt 3.3).

### 3.1.3 Ausstattung des Herzkatheterlabors

G. KOBER

Zur Durchführung koronarographischer Untersuchungen sind gewisse räumliche, personelle und apparative Voraussetzungen unbedingt erforderlich. Die notwendige apparative Ausstattung umfaßt elektromedizinische Geräte einschließlich solcher zur Notfallbehandlung, eine moderne Röntgenanlage, Einrichtungen zur Filmverarbeitung und -auswertung. Für Untersuchungen mit speziellen Fragestellungen werden zusätzliche Geräte benötigt. Eine weitere Voraussetzung ist das Vorhandensein eines ausreichenden, an der Katheterfrequenz zu orientierenden Sortiments an Instrumenten, Kathetermaterial und weiteren Verbrauchsgütern sowie optimale Möglichkeiten zu deren Reinigung, Pflege, Sterilisation und Aufbewahrung.

Die Ausrüstung sollte im Interesse der Patienten von bester Qualität sein. Eine ungenügende, nicht dem modernsten technischen Entwicklungsstand entsprechende Ausstattung führt ebenso wie die mangelnde Erfahrung des Untersuchers zu unvollständigen Untersuchungen, Fehldiagnosen und zur unnötigen Gefährdung des Patienten.

#### 3.1.3.1 Räumliche Erfordernisse

Eine mehrteilige Vorbereitungseinheit dient als Umkleide- und Waschraum für die Untersucher, zur Vorbereitung und wenn nötig zur Überwachung des Patienten im Anschluß an die Katheteruntersuchung.

Ein Kühlschrank zur Lagerung von Kathetern, ein Wärmeschrank zum Anwärmen von Kontrastmittel und Infusionslösungen, eine Spülvorrichtung sowie Druckluft- und Saugeinrichtungen zur Reinigung von Kathetern und Instrumenten gehören zur weiteren Ausstattung. Daneben ist genügend Lagerraum zur übersichtlichen Aufbewahrung von Kathetern und anderem Verbrauchsmaterial erforderlich.

Im Herzkatheterraum, d. h. im Strahlbereich, befinden sich Röntgenanlage, Untersuchungstisch, Patient und Untersucher. Alle zur Untersuchung notwendigen Instrumente und Geräte sind für die Untersucher übersichtlich und bequem erreichbar aufgestellt. Während der gesamten Untersuchung befindet sich das pflegerische und technische Personal in einem strahlensicheren Überwachungs- und Meßraum bzw. hinter einer Strahlenschutzwand in optischer und akustischer Verbindung mit den Untersuchern. Von hier aus werden Untersuchungsablauf und Hämodynamik überwacht und Registrierungen der Meßparameter vorgenommen.

Eine Raumeinheit in möglichst naher Nachbarschaft des Katheterraums besteht aus zwei getrennten Dunkelräumen zur Filmentwicklung und -weiterverarbeitung, einschließlich Anfertigung von Filmkopien und fotographischen Einzelbildabzügen.

Filmbetrachtung und Katheterauswertung erfolgen in einem Raum, zu dessen Ausstattung ein 35-mm-Kinoprojektor und evtl. eine Rechenanlage zur Bestimmung von Ventrikelvolumina und Kreislaufparametern gehören. Als wertvoll hat sich die Speicherung der Katheterbefunde und der wichtigsten Originalkurven sowie der Arztbriefe auf einer Mikrofilmkartei erwiesen, die alle wichtigen Befunde jederzeit schnell greifbar macht (s. Abschnitt 3.2).

### 3.1.3.2 Personelle Voraussetzungen

Ein gut eingearbeitetes und erfahrenes Personal ist zum Gelingen der Untersuchungen bei niedriger Komplikationsrate erforderlich. Mangelnde Kenntnisse der Untersucher können durch keinen noch so großen technischen Aufwand kompensiert werden.

Die Untersuchung selbst wird von einem, besser von zwei in der Untersuchungstechnik und der Beherrschung von Komplikationen erfahrenen Ärzten durchgeführt. Zwei, in Ausnahmefällen auch eine pflegerische oder technische Hilfskraft sorgen während der Untersuchung für die erforderlichen Registrierungen auf Direktschreiber und Magnetband, Analyse von Blutgasen und evtl. Assistenzen bei der Untersuchung. Sie sind in der Erkennung möglicher Komplikationen und dem Einsatz der jeweils erforderlichen Notfallmaßnahmen eingearbeitet. Ein Fotograph oder eine medizinisch-technische Assistentin übernimmt die Verantwortung für alle Arbeiten, die mit der Herstellung und Weiterverarbeitung der Filme zusammenhängen, angefangen vom Füllen und Auswechseln der Filmkassetten bis zur Überwachung der Filmqualität.

### 3.1.3.3 Apparative Ausstattung

#### Lagerung des Patienten

Während der Untersuchung ist für den Patienten eine möglichst bequeme Lagerung anzustreben. Bei herkömmlichen Röntgenanlagen mit feststehender Röntgenröhre und Bildverstärker werden Angiographien in verschiedenen Projektionsebenen durch Drehung des in einer motorbetriebenen Rotationsmulde liegenden Patienten möglich (Abb. 3.10). Die Rotationsmulde ist auf einer schwimmenden Tischplatte montiert, die schnelle und dosierte Verschiebungen des Patienten im Strahlengang ohne Kraftaufwand ermöglicht. Zur Lagerung des Armes, der bei der Sones-Technik als Zugang zum Herzen dient, wird eine Armhalterung an der Drehwanne befestigt, die allen Drehungen der Rotationswanne folgt.

Nachteile dieses Verfahrens sind die bei der Drehung der Wanne eintretenden Verlagerungen des Patienten entsprechend der Schwerkraft. Darüber hinaus ergeben sich Unbequemlichkeiten für den Patienten und Schwierigkeiten für den Untersucher besonders bei hemiaxialen Darstellungen, weil der Patient hierzu in eine halb sitzende Stellung (mit Hilfe eines unter den Rücken eingeschobenen dicken Schaumstoffkeils) unter gleichzeitiger Rotation um die Körperlängsachse gebracht werden muß.

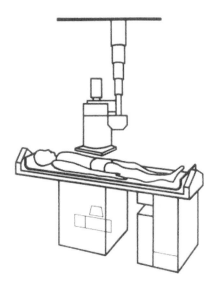

**Abb. 3.10.** Schema eines herkömmlichen Röntgenuntersuchungsgerätes. Die Röntgenröhre befindet sich fest installiert unter dem Untersuchungstisch. Bildverstärker und Kinokamera sind an einem Deckenstativ in der Höhe je nach der Konstitution des Patienten verstellbar befestigt. Der Röntgenstrahlengang ist streng vertikal. Zur Erzielung seitlicher Projektionen wird der in einer Rotationsmulde liegende Patient bei feststehender Röntgenanlage nach rechts (RAO-Projektion = Fechterstellung) und links (LAO-Projektion = Boxerstellung) gedreht

Bei modernen Röntgenanlagen werden Röntgenröhre und Bildverstärker, die an einem C- oder U-Bogen montiert sind, um den bequem liegenden Patienten gedreht. Zur Erzielung hemiaxialer Darstellungen wird eine zusätzliche Drehung des Untersuchungstisches oder des Röntgengerätes vorgenommen. Die Lage des Patienten selbst bleibt während der ganzen Untersuchung unverändert (Abb. 3.11).

#### Röntgeneinrichtung und -technik

Zur Aufzeichnung von Angiogrammen stehen grundsätzlich zwei Verfahren zur Verfügung. Die sogenannte direkte Aufzeichnung bedient sich großformatiger Filme, die in einem Blattfilmwechsler (AOT) automatisch nacheinander mit einer maximalen Frequenz von 6 Bildern/s belichtet werden können. Diese Technik spielt für die selektive Koronarangiographie heute keine Rolle mehr. Durchgesetzt hat sich dagegen die Kineangiographie, bei der das Röntgenbild indirekt entsteht, nachdem es von einem Bildverstärker verstärkt wird und von diesem mit einer Filmkamera auf 35-mm-Film aufgenommen wird (Abb. 3.12).

Das Ziel der Röntgenuntersuchung, die Koronarmorphologie bis in die Gefäßperipherie eingehend abzuklären, macht eine technisch hochwertige Röntgeneinrichtung erforderlich. Die für die Diagnostik benötigte hohe Qualität des Röntgenbildes kann nur durch eine optimale Abstimmung aller Glieder der Kette: Röntgenstrahlenquelle, Aufzeichnungssystem (Bildverstärker, Kinokamera), Qualität des Filmes, Art seiner Belichtung während der Angiographie und Weiterverarbeitung erreicht werden. Die Bildqualität des Koronarogramms ist eine Funktion der Detailerkennbarkeit, die sich aus dem Auflösungsvermögen und dem Kontrast

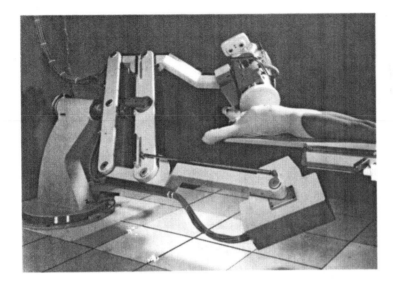

**Abb. 3.11.** Moderne Röntgeneinrichtung zur selektiven Koronarangiographie. Der Patient wird während der Untersuchung nicht bewegt. Röntgenröhre und Bildverstärker, die an einem U-Bogen befestigt sind, werden um den Patienten herum gedreht

zusammensetzt. Sie ist ferner abhängig von der Eigenschaft des Bildverstärkers mit optischem System und dem Filmmaterial einschließlich des „Rauschens". Letzteres stellt die Summe dar von bildüberlagernden Strukturen, die vom Untersuchungsobjekt ausgehen, von Quantenfluktuationen oder von solchen, die im Abbildungssystem entstehen, wozu Körnigkeit des Aufzeichnungsmaterials und elektronisches Rauschen des Übertragungssystems gehören.

Die Anwendung einer hochauflösenden Feinfokus-Röntgenröhre (Brennfleck 0,6 mm) zur Erlangung einer optimalen Abbildungsschärfe empfiehlt sich. Die Verwendung eines größeren Fokus (Brennfleck 1,5–2 mm) ermöglicht dagegen eine höhere Leistung für das Einzelbild, z. B. bei kräftigen Patienten oder projektionsbedingten größeren Körperdurchmessern, und längere Bildserien. Teilweise muß ein gewisser Kompromiß eingegangen werden, je nachdem, ob ein größerer Brennfleck mit den Vorteilen der höheren Leistung und der verlängerten Kinoserie oder ein fein-

zeichnender Brennfleck mit erhöhter Auflösung und kürzeren Serienzeiten bevorzugt werden soll.

Die besten Voraussetzungen für ein kontrastreiches Kineangiogramm sind je nach Durchstrahlungsrichtung bei einer Hochspannung von 65–85 kV gegeben. In diesem Bereich liegt die maximale Röntgenstrahlenabsorption des Kontrastmittels. Mit zunehmender Spannung kommt es zunächst bis 100 kV zu einer Abnahme des Bildkontrastes, der ab 110 kV konstant auf einer niedrigeren Stufe verbleibt. Optimale Angiogramme lassen sich mit der niedrigen Spannung von 65–85 kV und kurzen Belichtungszeiten jedoch nur erzielen, wenn ein Röntgengenerator mit hoher Stromstärke, d. h. hoher elektrischer Leistung, zur Verfügung steht.

Die Wahl der Belichtungszeit des Einzelbildes der Serie muß sich zur Vermeidung von Bewegungsunschärfe der Geschwindigkeit der Objektbewegung anpassen. Zur Beurteilung von Koronararterien und Ventrikelfunktion haben sich Belichtungszeiten bis zu maximal 5 ms als ausreichend erwiesen.

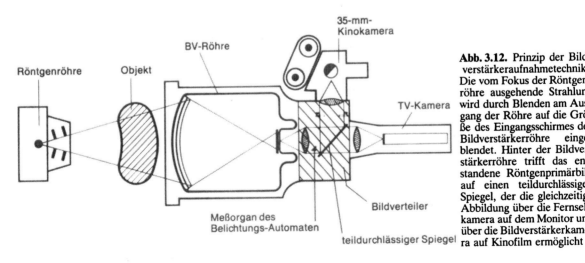

**Abb. 3.12.** Prinzip der Bildverstärkeraufnahmetechnik. Die vom Fokus der Röntgenröhre ausgehende Strahlung wird durch Blenden am Ausgang der Röhre auf die Größe des Eingangsschirmes der Bildverstärkerröhre eingeblendet. Hinter der Bildverstärkerröhre trifft das entstandene Röntgenprimärbild auf einen teildurchlässigen Spiegel, der die gleichzeitige Abbildung über die Fernsehkamera auf dem Monitor und über die Bildverstärkerkamera auf Kinofilm ermöglicht

**Abb. 3.13. a** Optisches System, das das Verhältnis von Bildgröße zu Objektgröße festlegt. Die Objektgröße ist vorgegeben, ebenso die Brennweite $f_1$ des Basisobjektivs, die durch die Konstruktion des Bildverstärkers gegeben ist. Die Vergrößerung des Bildes (Bildgröße) wird durch das Kameraobjektiv bestimmt. **b** Durch unterschiedliche Kameraobjektive entstehen die Abbildungen des „exact framing", „equal area framing" und „over framing"

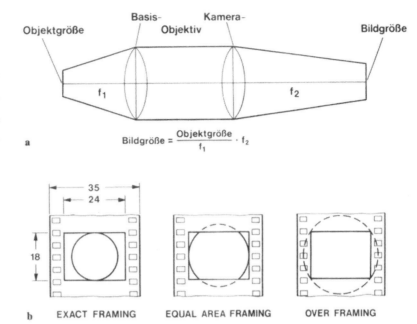

Das Vorhandensein eines modernen Cäsiumjodid(CsJ-)-Bildverstärkers gilt für die selektive Koronarangiographie heute als unbedingt notwendig. Dieser zeichnet sich gegenüber dem herkömmlichen Zink/Cadmiumsulfid-Bildverstärker durch eine bessere Röntgenstrahlenabsorption aus, die zu einer stärkeren Ausnutzung der einfallenden Strahlung und damit zu einer Verbesserung des Bildkontrastes sowie des Auflösungsvermögens führt. Darüber hinaus tritt eine Verminderung des Quantenrauschens ein. Auch wird eine Einsparung der Strahlendosis möglich.

Bildverstärkerröhren gleichen Typs weisen unterschiedliche Konversionsfaktoren (früher: Verstärkungsfaktoren) auf, die bereits vor Inbetriebnahme der Anlage ermittelt werden müssen. Für die selektive Koronarangiographie sollten nach Möglichkeit nur ausgesuchte Bildverstärkerröhren mit hohem Konversionsfaktor verwendet werden. Außerdem sollten Röntgenanlage und Entwicklungsmaschine in regelmäßigen Abständen auf ihre gleichbleibende Qualität, Leistung und Funktion überprüft werden.

Wegen der hohen Strahlenbelastung von Patient und Untersucher und zur Schonung der Röntgenröhre wurde die kontinuierliche Röntgenstrahlung während der Kinoszene zugunsten einer pulsierenden Röntgenstrahlung aufgegeben. Bei dieser Technik erfolgt eine synchrone Steuerung der Röntgenröhre über die Sektorenblende der Kinokamera. Die Kamerasektorenblende ist mit einem Kontakt versehen, der nur bei offener Blendenstellung ein Signal zum Einschalten der Röntgenstrahlung gibt.

Ein weiterer Vorteil des Pulsbetriebes gegenüber dem kontinuierlichen Kinobetrieb besteht darin, daß die Belichtungszeit unabhängig von der Aufnahmefrequenz (Bildfrequenz) eingestellt werden kann. Während beim kontinuierlichen Kinobetrieb kurze Belichtungszeiten nur mit hohen Aufnahmefrequenzen erreicht werden, sind hierdurch extrem kurze Belichtungszeiten, die für kardiologische Röntgenuntersuchungen erforderlich sind, auch bei üblichen Aufnahmefrequenzen einzustellen.

Für die Koronarangiographie haben sich 5- bis 7-Zoll-Bildverstärker besonders bewährt, die einen günstigen Kompromiß zwischen Strahlenbelastung und Abbildungsformat des Röntgenprimärbildes ergeben. Eine größere Detailerkennbarkeit wird durch den optischen Vergrößerungseffekt erzielt (Abb. 3.13 oben). Das sekundäre Leuchtschirmbild des Bildverstärkers wird mit einem optischen System, bestehend aus dem Basisobjektiv am Bildverstärker und aus dem Kameraobjektiv, aufgenommen und in der Filmebene der Kinokamera abgebildet. Das optische System bestimmt somit das Verhältnis von Bildgröße zur Objektgröße.

$$\text{Bildgröße} = \frac{\text{Objektgröße} \cdot \text{Brennweite des Kameraobjektivs}}{\text{Brennweite des Basisobjektivs}}.$$

Als Objektgröße gilt, wie auf Abb. 3.13 oben zu ersehen, das Bild auf dem sekundären Leuchtschirmbild.

Das Basisobjektiv ist eine durch die Konstruktion des Bildverstärkers und des Bildverteilers vorgegebene Größe. Die Brennweite $f_1$ ist damit festgelegt. Da die Objektgröße und die Brennweite $f_1$ vorgegeben sind, läßt sich durch Veränderung der Brennweite $f_2$ des Kameraobjektives der Abbildungsmaßstab und damit die Bildgröße verändern. Dies ist einmal erforderlich, um die Bildgröße den entsprechenden „Kameraformaten" anzupassen, zum anderen, um das rechteckige bzw. quadratische Filmbild der Aufnahmekamera so vollständig wie möglich mit dem runden Feld des Bildverstärkers auszufüllen.

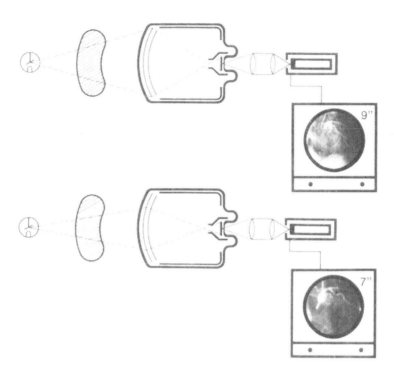

**Abb. 3.14.** Prinzip des formatumschaltbaren Bildverstärkers von 9 auf 7 Zoll. Bei der 9-Zoll-Einstellung des Bildverstärkers wird das auf dem gesamten primären Leuchtschirm des Bildverstärkers aufgezeichnete Bild auf dem sekundären Leuchtschirm abgebildet *(oben).* Die Vergrößerung des Bildausschnittes nach Umschaltung des Bildverstärkers auf 7 Zoll geschieht dadurch, daß nur eine kleinere zentrale Fläche des primären Leuchtschirms des Bildverstärkers auf dem gesamten sekundären Leuchtschirm abgebildet und damit gegenüber der 9-Zoll-Einstellung entsprechend vergrößert wird *(unten).* Die in der Abbildung oben und unten gezeigten Fernsehbilder demonstrieren den Vergrößerungseffekt

Der Abbildungsmaßstab (Vergrößerung) kann für Fernseh- und Aufzeichnungskamera unterschiedlich eingestellt werden. Bei den verschiedenen Aufzeichnungsverfahren wird ein „over framing" angewendet, da hierdurch die Auflösung verbessert wird (Abb. 3.13 unten). Für die praktische Anwendung bedeutet dies, daß Fernsehbild und Filmbild bezüglich des darzustellenden Objektes u. U. nicht identisch sind. Auf dem Filmbild wird infolge des „over framing" ein kleinerer Objektanteil erfaßt und gegenüber dem „exact framing" oder „equal area framing" vergrößert abgebildet. Die Randanteile des Fernsehbildes erscheinen teilweise nicht auf dem Kinobild, so daß u. U. bei einzelnen Filmszenen „nachgefahren" werden muß, um alle Anteile des Koronargefäßes in den Abbildungsbereich der Kinokamera zu bekommen.

Problematisch ist diese stärkere Vergrößerung des Objektes für die Ventrikulographie, da exakte Volumenanalysen erschwert werden, wenn das vollständige Bild der Herzkammer aus verschiedenen, während des Nachfahrens entstandenen Einzelbildern zusammengesetzt werden muß. Als vorteilhaft hat sich besonders für die Darstellung vergrößerter Ventrikel die Anwendung eines zusätzlichen 9-Zoll-Bildverstärkers bewährt.

Als weitere Vergrößerungsmethode des Röntgenprimärbildes ist die elektronenoptische Vergrößerung bei modernen Bildverstärkerröhren anzuführen. Bei einer bestimmten primären Röntgenstrahleneinblendung wird die elektronenoptische Abbildung innerhalb der Bildverstärkerröhre dahingehend verändert, daß nur eine verkleinerte, zentral gelegene Fläche des primären Leuchtschirmbildes des Bildverstärkers auf der gesamten Fläche des sekundären Leuchtschirmbildes abgebil-

det wird (Abb. 3.14). Man erhält ein vergrößertes Film- bzw. Fernsehbild. Durch die Formatumschaltung entsteht allerdings ein geringerer Konversionsfaktor. Dies erfordert, um gleiche Filmbildhelligkeiten zu erreichen, eine erhöhte Strahlendosis. Inzwischen ist man dazu übergegangen, sogenannte variable Irisblenden vor der Röntgenröhre anzubringen, die beim Formatwechsel automatisch umgeschaltet werden. Bei Verwendung der elektronenoptischen Vergrößerung schließt sich die Blende. Man erhält somit eine vom Konversionsfaktor unabhängige, konstante mittlere Filmbildhelligkeit ohne erhöhte Strahlendosis.

Die bei der Kineangiographie üblicherweise eingesetzten Kameras mit 35-mm-Kleinbildformat erlauben eine hohe Bildfrequenz bis zu etwa 150 Bildern/s. In der Regel sind im Rahmen der Routinediagnostik jedoch 32 Bilder/s zur Beurteilung des linksventrikulären Kontraktionsablaufes und der Koronararterien völlig ausreichend.

Daneben stehen heute 70- und 100-mm-Kameras zur Verfügung. Diese erlauben lediglich eine Aufnahmefrequenz von 6 (70-mm-Kamera) bzw. 12 Bildern/s (100-mm-Kamera) und sind aus diesem Grunde zum Studium von Bewegungsabläufen nicht geeignet. Durch die während der verschiedenen Herzphasen unterschiedlich starken Herzwandbewegungen treten störende Bewegungsunschärfen in einem Teil der Bilder auf. Dies macht sich weit störender bei der geringen Anzahl der 70-mm-Aufnahmen bemerkbar als in den Kinoserien. Hier sind immer noch eine große Anzahl scharfer Abbildungen vorhanden. Technisch hochwertige 70-mm-Aufnahmen erreichen jedoch eine weit höhere Bildqualität als 35-mm-Kinoserien, so daß die zusätzliche Ausstattung eines modernen Herzkathetermeßplatzes mit einer 70-mm-Kamera als wertvolle Ergänzung der Kinotechnik anzusehen ist.

Für die Koronarangiographie ist eine leistungsfähige Fernsehkette mit Monitoren unentbehrlich. Ein Monitor muß von dem oder den Untersuchern, und ein zweiter vom Pflegepersonal bequem eingesehen werden können. Eine gute Fernseheinrichtung erleichtert wesentlich die Sondierung und damit den Fortgang der Untersuchung. Darüber hinaus ist sie zur schnellen Erfassung des Untersuchungsbefundes notwendig. Der Untersucher muß sich bereits während der Untersuchung ein Bild über den Befund, die ausreichende angiographische Dokumentation der Veränderungen und über die Notwendigkeit zusätzlicher Projektionen machen.

Es ist empfehlenswert, die Angiogramme auf einem Video-Bandspeichergerät aufzunehmen. Hierbei wird das Fernsehbild auf Magnetband gespeichert. Die Registrierung kann sowohl während der Röntgendurchleuchtung, also bei sehr geringer Strahlenbelastung des Patienten, als auch während der Kinoaufnahme mit entsprechend höheren Aufnahmedaten erfolgen.

Der Nachteil der Methode ist darin zu sehen, daß die Bildauflösung durch die Bandbreite, die Zeilenzahl des Fernsehens und seine Bildfrequenz von 25 Bildern/s (50 Halbbildern) begrenzt ist. Unter Bandbreite, einem in der Fernsehtechnik häufig gebrauchten Begriff, versteht man die Anzahl der elektrischen Schwingungen, die eine Fernsehkette übertragen kann. Bei dem Abtastvorgang entlang einer Zeile ändert sich die Höhe des Bild- bzw. Videosignals außerordentlich rasch, wenn verschieden helle Bildelemente abgetastet werden. Diese zeitliche Änderung kann man als Spannungskurve ansehen und somit in Sinusschwingungen zerlegen. Ein weiterer Verlust an Auflösungsvermögen tritt durch den höheren Rauschpegel ein, wenn mit der niedrigen Durchleuchtungsdosis gearbeitet wird. Wenn aus diesen Gründen auch die Detailerkennbarkeit der Bandspeicherszene derjenigen der Filmszene unterlegen ist, so ist die sofortige Verfügbarkeit der Bandaufzeichnung doch eminent wertvoll und in vielen Fällen unentbehrlich. Hiermit werden mehrfache Betrachtungen der gefilmten Szene bereits während der Untersuchung möglich, was oft die Voraussetzung für weitere diagnostische Schritte ist.

Die auf Bandspeicher festgehaltenen Szenen sollten nicht gelöscht werden, ehe der Film nach seiner endgültigen Verarbeitung beim Untersucher ist. Es ist auch im Interesse des Kranken notwendig, daß der Kinofilm noch am Untersuchungstag entwickelt und zur Beurteilung verfügbar wird. Ist der Film aufgrund von Verarbeitungsfehlern nicht auswertbar, kann im Notfall bei der Befundung immer auf das Bandspeicherbild zurückgegriffen werden. Diese Situation darf allerdings nur extrem selten vorkommen!

Der belichtete Film wird in einer Entwicklungsmaschine in mehreren Schritten weiterverarbeitet. An den eigentlichen Entwicklungsprozeß schließen sich Fixierung, Wässerungsvorgang und Trocknen des Filmes an.

Die für die einzelnen Prozesse erforderlichen Flüssigkeiten verbrauchen sich und müssen in Abhängigkeit von der Anzahl der entwickelten Filme erneuert werden.

Die Betriebstemperatur der Anlage muß überwacht werden. Durch die regelmäßige, wenigstens 1mal wöchentliche Entwicklung vorbelichteter Filmstreifen, sogenannter Stufenkeile, muß die Funktion der Entwicklungsanlage überwacht werden.

Fehler bei der Entwicklung führen zu Kontrastverlusten und sind z. B. auch an Schatten und milchigen bzw. farbigen Schleiern, braunen Entwicklerrückständen oder weißen Fixierpräzipitaten auf der Filmfolie zu erkennen.

Der getrocknete Film wird auf einem Schneidetisch weiter verarbeitet, indem die zu einem Patienten gehörenden Filmszenen gegebenenfalls aus verschiedenen Filmkassetten aneinandergefügt, beschriftet und dem Untersucher in einer festen Dose übergeben werden.

## Strahlenschutz

Die in der Röntgendiagnostik eingesetzten energiereichen Strahlen sind biologisch aktiv. Sie führen bei Überdosierung zu Strahlenschäden, durch die Patient und Untersucher gleichermaßen gefährdet sind. Zur Vermeidung derartiger Schäden sind verschiedene Vorsichtsmaßnahmen zu beachten.

Im Vordergrund jeden Strahlenschutzes muß der sparsame Umgang mit Röntgenstrahlen stehen. Dabei ist zu beachten, daß die Strahlenbelastung während Kinoszenen 10–15mal höher liegt als bei der Durchleuchtung. Bei der selektiven Koronarangiographie nimmt die Strahlenbelastung mit der Erfahrung des Untersuchers wegen geringerer Einschaltzeiten von Durchleuchtung und Kino ab.

Die Strahlenbelastung wird zur persönlichen Kontrolle des Untersuchers mit Filmplaketten, Bleistiftdosimetern und Ringen überwacht, die vom Untersucher unter der Strahlenschutzkleidung oder den hiervon ungeschützten Körperstellen (Finger, Kopf) zu tragen sind. Die zulässigen maximalen Strahlenbelastungswerte sind nach der International Commission of Radiological Protection (ICRP) für die verschiedenen Körperregionen unterschiedlich hoch angesetzt. Diese Grenzwerte liegen z. B. für den Kopf und Körperstamm bei 100 mR/Woche und für die Extremitäten bei 1200 mR/Woche. Als Strahlenbelastung des Untersuchers in Augenhöhe sind je nach Dauer der Untersuchung und Untersuchungstechnik 3–15 mR/Patient anzusetzen. In einer großen Untersuchungsserie aus der Cleveland-Clinic (BALTER et al., 1978) wurde eine mittlere Belastung in Augenhöhe von 6,4 mR/Patient gemessen.

Bei der Angiokardiographie ist die Strahlenbelastung des Patienten und des Arztes zu unterscheiden. Patienten werden einer für sie aus diagnostischen und therapeutischen Gründen wichtigen Untersuchung einmalig oder bei erforderlichen Kontrolluntersuchungen insgesamt nur wenige Male unterzogen. Die dabei unbedingt notwendige Strahlenbelastung ist für den Patienten nicht zu umgehen. Der Untersucher, der sich zur Kathetermanipulation in der Nähe des Patienten befindet, wird ebenfalls einer Strahlenbelastung ausgesetzt, die jedoch in seinem Falle völlig unerwünscht ist und soweit wie möglich vermieden werden sollte. Hierzu kommt, daß der Untersucher täglich und über viele Jahre dieser unerwünschten und nicht völlig vermeidbaren Strahlenbelastung ausgesetzt ist, was mit der Summation der Einzelbelastungen auf Dauer zu Strahlenschäden führen kann.

Die Strahlenbelastung von Patient und Untersucher kommt durch Primärröntgenstrahlung und Streustrahlung zustande. Den Patienten trifft hauptsächlich die von der Röntgenröhre auf den Bildverstärker gerichtete, durch ihn hindurchgehende Primärstrahlung. Durch die exakte Einstellung der Irisblende

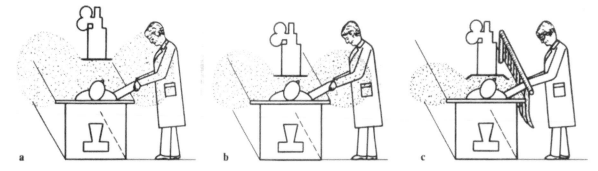

**Abb. 3.15a–c.** Räumliche Verteilung der Streustrahlen bei einem Arbeitsplatz mit Untertischröhre. Befindet sich der Bildverstärker weit oberhalb des Patienten, so kommt es zu einer besonders starken Streustrahlenbelastung des Untersuchers **a;** diese ist weit geringer, wenn der Bildverstärker dem Patienten möglichst weit genähert wird **b.** Die Anbringung eines zusätzlichen Strahlenschutzes am Bildverstärker und am Tisch sowie die Verwendung einer Strahlenschutzbrille durch den Untersucher führt zu einem weitgehenden Schutz des Untersuchers vor Streustrahlung **c**

an der Röntgenröhre auf das Format und die Entfernung des Bildverstärkers ist eine Gefährdung des Untersuchers durch Primärstrahlung nicht gegeben, wenn er sich nicht in den direkten Strahlengang (z. B. mit der Hand) begibt. Die Hauptstrahlenbelastung des Untersuchers entsteht dagegen durch die aus dem Patienten kommende Streustrahlung (JUDKINS et al., 1976; MOHR u. RENTROP, 1977; WHOLEY, 1974; WOLD et al., 1971). Diese Streustrahlung besitzt ein räumliches Profil, das bei einer feststehenden Untertischröhre (herkömmlicher Arbeitsplatz) konstant ist (Abb. 3.15), aber von der Höheneinstellung des Bildverstärkers beeinflußt wird. Bei modernen Koronarographieplätzen ist das Profil der Streustrahlung von der Stellung des U- oder C-Bogens abhängig. Generell ist die Strahlenbelastung für den Untersucher um so höher, je mehr er sich dem im Strahlengang befindlichen Körperteil des Patienten nähert. Die Strahlenbelastung des Untersuchers nimmt andererseits mit dem Quadrat der Entfernung vom Patienten ab, bei doppeltem Abstand besteht damit nur noch ein Viertel der Strahlenbelastung. Aus diesem Grunde ist die Strahlenbelastung des Untersuchers bei der Sones-Technik (Untersucher steht am Arm, neben dem Thorax des Patienten) etwa doppelt so groß wie bei der Judkins-Technik (Untersucher steht neben dem Oberschenkel des Patienten).

Verschiedene Möglichkeiten stehen als Strahlenschutz für den Untersucher zur Verfügung. Prinzipiell kann unterschieden werden zwischen der *Schutzbekleidung des Untersuchers* und *Vorrichtungen an der Röntgenanlage,* die Röntgengerät und Patienten gegen den Untersucher abschirmen.

Als Strahlenschutzkleidung finden generell Mantelschürzen Anwendung, die einen Bleigewichtwert von 0,25–0,5 mm Blei enthalten. Sie stehen auch mit einknüpfbaren Verstärkungen zur Verfügung, wodurch sich z. B. der Bleiwert zum Schutz des Beckens verdoppeln läßt. Arme, Kopf und Unterschenkel werden hierbei jedoch vom Schutz ausgespart. Wegen der relativ hohen Strahlenbelastung des Kopfes und besonderer Empfindlichkeit der Augen empfiehlt es sich, während der Untersuchung eine Strahlenschutzbrille mit bleihaltigen Gläsern zu tragen. Hände und Arme lassen sich dagegen nicht direkt schützen, da z. B. Kathetermanipulationen gefühlvolles Arbeiten erfordern und mit Bleihandschuhen unmöglich sind.

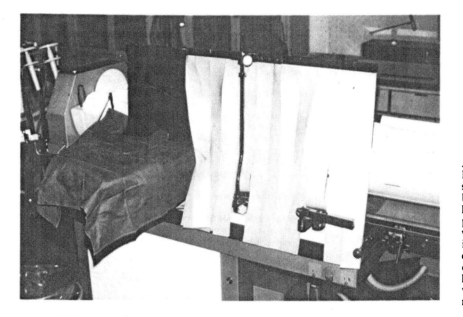

**Abb. 3.16.** Bleigummivorhang zum Schutz des Untersuchers vor Streustrahlung bei der Sones-Technik und herkömmlichem Arbeitsplatz. Der Arm des Patienten wird durch eine Aussparung im hier schwarz erscheinenden Anteil des Vorhangs hindurchgeschoben. Der Vorhang paßt sich Rotationsbewegungen des in der Drehmulde liegenden Patienten an

An der Röntgenanlage angebrachte Vorrichtungen dienen ebenfalls dem Schutz des Untersuchers vor Streustrahlung. Verschiedene Forderungen müssen an eine solche Vorrichtung gestellt werden. Voraussetzung ist ein hoher Strahlenschutzfaktor (z. B. Reduzierung der Strahlung auf $^1/_5$ bei Strahlenschutzfaktor 5). Der Untersuchungsgang darf durch die Vorrichtung nicht beeinträchtigt werden. So muß die Drehung des Patienten oder des Röntgengerätes weiterhin ohne Behinderung möglich sein. Außerdem sollte der Patient durch die Strahlenschutzvorrichtung keine oder allenfalls nur eine unbedeutende zusätzliche Belästigung erfahren. Wichtig ist zudem die Erhaltung der Sichtverbindung zwischen Untersucher und Patient und − wenn nötig − die sterile Handhabung des Schutzes. Im Notfall muß außerdem ein schneller Zugang zum Patienten ohne Behinderung jederzeit möglich sein.

Als Schutzvorrichtung finden z. B. am Bildverstärker befestigte und auf den Patienten herabhängende Bleigummivorhänge oder Bleiketten Verwendung. Eine weitere Möglichkeit besteht in einer seitlichen, an der Untersuchungstischplatte angebrachten Abschirmung, die bei Verwendung der Sones-Technik eine variable Öffnung (wichtig für die Drehung des Patienten) für den Arm des Patienten zuläßt (Abb. 3.16) und Bewegungen des Tisches folgt.

Die Wirksamkeit einer solchen Strahlenschutzvorrichtung kann z. B. durch ein Bleistiftdosimeter überprüft werden (Schulz et al., 1979). Die vergleichenden Messungen mit und ohne Verwendung des abgebildeten Strahlenschutzes ergaben im Mittel von je 10 Herzkatheteruntersuchungen eine signifikante Reduktion der am Kopf des Untersuchers auftreffenden Strahlendosis von 13,9 ± 4,1 mR/Patient auf 2,1 ± 1,5 mR/Patient oder um 85%, entsprechend einem Schutzfaktor von 6,6 (p <0,001). Die Dauer der mittleren Einschaltzeiten von Durchleuchtung und Kinoszenen unterschieden sich in beiden Serien nicht.

Damit läßt sich der am schwierigsten zu schützende Körperteil des katheterisierenden Arztes und speziell die besonders gefährdeten Augen bei herkömmlichen Anlagen gleichzeitig von zwei Seiten, einerseits über einen Strahlenschutzvorhang und andererseits mit einer Bleibrille, wirksam schützen.

Bei modernen U-Bogengeräten und Anwendung der Sones-Technik kann ein Bleigummivorhang zwischen Röntgenröhre und Bildverstärker ausgespannt und in Kombination mit einer kegelförmigen Bildverstärkerabdeckung als Strahlenschutz verwendet werden (Abb. 3.17). Bei Anwendung der Judkins-Technik bietet sich z. B. eine von Hand verstellbare Bleiglasscheibe mit steriler Abdeckung an (Abb. 3.18). Die durch diese Schutzvorrichtung erreichten Schutzfaktoren sind abhängig von der U-Bogenstellung. Bei senkrechter U-Bogenstellung (Röntgenröhre unter dem Patienten) betragen die Schutzfaktoren z. B. für die Augen 5–6 bei der Sones-Technik und 10 bei der Judkins-Technik.

Aus den vorangehenden Ausführungen können einige Punkte als allgemeine Regeln für den Strahlenschutz zusammengefaßt werden. Kurze Einschaltzeiten von Kino und Durchleuchtung sollten jederzeit angestrebt werden. Der Bildverstärkereingang muß zur Vermeidung von Streustrahlen so patientennah wie möglich sein. Die Strahlenquelle sollte mit der stärkstmöglichen Einblendung genutzt werden. Der Untersucher sollte eine wirksame Strahlenschutzkleidung (Mantelschürze, Bleiglasbrille) tragen, den größtmöglichen Abstand zum durchstrahlten Objekt einhalten und mit den Händen den direkten Strahlengang der Röntgenanlage meiden. Personen, die nicht unbedingt im Strahlungsbereich benötigt werden, sollten sich außerhalb, z. B. hinter einer Bleiglaswand unter optischer und akustischer Verbindung aufhalten.

## Literatur

Balter S, Sones FM, Brancato R (1978) Radiation exposure to the operator performing cardiac angiography with U-arm systems. Circulation 58:925–932

Judkins MP, Abrams HL, Bristow JD, Carlsson E, Criley JM, Elliott LP, Ellis KB, Friesinger GC, Greenspan RH, Viamonte M (1976) Report of inter-society commission for heart disease resources. Optimal resources for examination of the chest and cardiovascular system. Circulation 53:A1–A37

Mohr H, Rentrop P (1977) Streustrahlenverteilung an einem U-Stativ in der kardiologischen Praxis. Z Kardiol 66:74–78

Schulz W, Kober G, Kaltenbach M, Manegold K (1979) Verminderung der Streustrahlenbelastung durch einen zusätzlichen Strahlenschutz bei Herzkatheteruntersuchungen. Z. Kardiol. 68, 768–771 (1979)

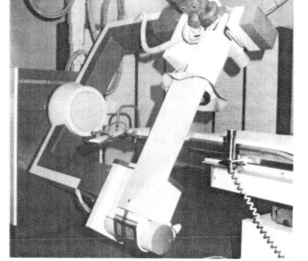

**Abb. 3.17.** Bleigummivorhang als Strahlenschutz an modernem U-Bogengerät und Anwendung der Sones-Technik

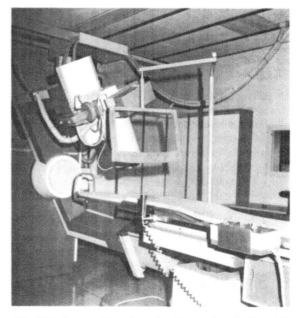

**Abb. 3.18.** Streustrahlenschutz des Untersuchers in Form einer verstellbaren Bleiglasscheibe an modernem U-Bogengerät und Anwendung der Judkins-Technik

WHOLEY MH (1974) Clinical dosimetry during the angiographic examination. Comments on coronary arteriography. Circulation 50:627–631

WOLD GJ, SCHEELE RV, AGARCOAL SK (1971) Evaluation of physican exposure during cardiac catheterization. Radiology 99:188–190

## Apparative (elektromedizinische) Normalausstattung

Alle während der Untersuchung abgeleiteten Daten, wie EKG, intrakardiale Drucke und evtl. die Druckanstiegsgeschwindigkeit, erscheinen fortlaufend und für den Untersucher leicht erkennbar auf einem Sichtgerät, werden kontinuierlich auf Magnetband aufgenommen und bei bestimmten Situationen auf einem Registriergerät aufgezeichnet. Die Druckanstiegsgeschwindigkeit läßt sich nur mit Katheterspitzenmanometern exakt messen.

Das Vorschieben des Katheters erfolgt unter Durchleuchtungskontrolle. Alle Angiogramme werden auf Film und Video-Bandspeicher aufgenommen. Die Injektionen größerer Kontrastmittelmengen für die Ventrikulographie erfolgen über eine motorbetriebene Hochdruckinjektionsspritze. Eine über das EKG herzphasengesteuerte Kontrastmittelinjektion hat sich entgegen anfänglichem Enthusiasmus in der Angiokardiographie nicht als vorteilhaft erwiesen und wird von den meisten Untersuchern nicht mehr eingesetzt (s. Abschnitt 3.3). Zur Messung der intrakardialen Sauerstoffsättigung eignen sich technisch einfache oximetrische Verfahren (z. B. American optical).

## Einrichtungen für Notfälle

Bedrohliche Rhythmusstörungen sind eine relativ häufige Komplikation, mit der jederzeit gerechnet werden muß. Zu ihrer Behandlung ist die sofortige Verfügbarkeit eines aufgeladenen Defibrillators und einer Schrittmachereinheit notwendig. Selbstverständlich müssen alle erforderlichen Notfallmedikamente greifbar sein.

Für die Behandlung von Atemnotzuständen und zu Reanimationszwecken sind alle Voraussetzungen zur Sauerstoffversorgung, Absaugung von Schleim, Intubation und zur vorübergehenden Beatmung notwendig. Auch sollte ein Punktionsbesteck zur Dränage einer Herzbeuteltamponade vorhanden sein.

## Zusätzliche Geräte

Für körperliche Belastungen bei liegenden Kathetern eignen sich besonders Ergometer, die am Röntgentisch befestigt werden und keine Umlagerung des Patienten erfordern.

Auf die Analyse der Atemgase kann meist verzichtet werden. Für bestimmte Fragestellungen kann eine Einrichtung zur Messung der $O_2$-Aufnahme und der $CO_2$-Abgabe benötigt werden.

Wegen der Einfachheit der Messung bei gut reproduzierbaren Werten eignen sich Thermodilutionsmethoden zur Bestimmung des Herzzeitvolumens. Hierzu werden Spezialkatheter in die A. pulmonalis eingeführt und eine Kühleinrichtung für die zu injizierende Flüssigkeit und ein kompaktes Analysegerät benötigt.

Auf die Messung allgemeiner und regionaler Durchblutungs- und Myokardfunktionswerte mit Isotopenmethoden wird eingehend in den Abschnitten 2.7, 2.8 und 3.5 eingegangen.

## Kathetermaterial (Sones-Technik)

Für die Angiographie von Koronararterien und linkem Ventrikel stehen verschiedene Katheter zur Verfügung. In der Regel wird die Koronarangiographie nach Sones mit dem aus mehreren Schichten aufgebauten Sones-Angiographiekatheter der Firma USCI durchgeführt, der röntgenfähig ist und sich durch eine glatte Oberfläche auszeichnet (Abb. 3.19). Mit ihm werden nacheinander beide Koronararterien und der linke Ventrikel dargestellt. Seine Steifigkeit ist temperaturabhängig, er wird daher während der Untersuchung etwas weicher. Er steht in Längen von 80, 100 und 125 cm und Außendurchmessern von 7 F (2,3 mm) und 8 F (2,6 mm) zur Verfügung. Die sich auf 5,5 F (1,8 mm) verjüngende Spitze ist beim Typ 1 1 Zoll (= 2,54 cm) und beim Typ 2 1,5 Zoll (= 3,84 cm) lang. 7 mm vom Endloch entfernt befinden sich zwei paarig gegenüberliegende Seitenöffnungen. Da der dickere 8-F-Katheter bei gleichem Innenlumen eine stärkere Wanddicke als der 7-F-Katheter aufweist, ist er von größerer Steifigkeit. Er ist der Standardkatheter, mit dem die meisten Untersuchungen durchgeführt werden. Zur Erleichterung der Sondierung, besonders der linken Koronararterie, kann der Katheterspitze durch einen während der Aufbewahrung eingelegten Draht eine relativ stabile Vorbiegung gegeben werden (Abb. 3.19 rechts).

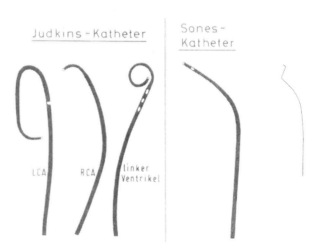

**Abb. 3.19.** Links die zur selektiven Koronarangiographie nach Judkins erforderlichen drei verschieden geformten Katheter. Ein Katheter dient zur Sondierung der linken Koronararterie (LCA), der mittlere zur Sondierung der rechten Kranzarterie (RCA) und der rechts abgebildete Pigtail-Katheter zur Ventrikulographie. Rechts ist der Sones-Katheter mit der handelsüblichen Krümmung abgebildet. Daneben findet sich der hier verwendete Draht zur Vorformung des Katheters. Der Draht wird während der Lagerung in die Katheterspitze eingeführt. Die hierdurch erreichte Form erleichtert insbesondere die Sondierung der linken Koronararterie

Neben dem herkömmlichen Katheter ist ein 7,5 F dicker Sones-Positrol-Katheter der Firma USCI erhältlich, der ein Drahtgeflecht enthält, das ihm höhere Torsionsstabilität verleiht. Mit ihm gelingt es häufig leichter, eine schwer sondierbare rechte Koronararterie z. B. bei stark gebogener Aorta oder Aortenvitien zu sondieren. Bei starker Vorspannung neigt der Katheter jedoch zum Abknicken im Gefäßsystem.

Cordes-Ducor „Brachial-Coronary"-Katheter werden nur unter bestimmten Indikationen für die Koronarographie nach Sones verwendet, da sie einerseits wegen höherer Steifigkeit eine größere Gefahr der Traumatisierung mit sich bringen und andererseits wegen einer rauheren Oberfläche häufiger Gefäßspasmen auslösen. Nach Einlegen eines gebogenen Drahtes und Erhitzen in kochendem Wasserbad nehmen sie jede Vorbiegung stabil an, weshalb sie sich besonders zum Aufsuchen anderweitig schwer sondierbarer Ostien eignen.

Gelingt die Sondierung eines Ostiums weder mit herkömmlichen noch mit speziell geformten Kathetern, so kann die Anwendung eines lenkbaren Katheters (Abbot-guide) doch noch zum Ziele führen. Wegen der umständlichen Handhabung und der großen Empfindlichkeit dieser Katheter eignen sie sich nicht für den Routinegebrauch.

Läßt sich eine Gefäßbiegung schwer mit dem Katheter passieren, so kann zunächst ein weicher Führungsdraht vorgeschoben werden, über den der Katheter anschließend eingeführt wird. Die Verwendung von Führungsdrähten ist auch zur Einführung von vorgeformten Kathetern und zum Katheterwechsel bei schwierigem Gefäßverlauf zu empfehlen.

Sofort nach Gebrauch werden die Katheter erst mit Wasser, dann mit Detergizide und erneut mit Wasser durchgespült und schließlich mit Preßluft getrocknet. Nun kann der vorgeformte Führungsdraht in die Spitze eingelegt und der Katheter der Gassterilisation unterzogen werden.

### Kathetermaterial (Judkins-Technik und andere perkutan-transfemorale Verfahren)
G. KOBER und P. STÜRZENHOFECKER

Die transfemorale Koronarangiographie wird mit 3 verschiedenen speziell vorgeformten Kathetern durchgeführt (Schema s. Abb. 3.19 u. 3.22, Originalfotos s. Abb. 3.20 und 3.21), die zur Sondierung sowohl der linken als auch der rechten Koronararterie und des linken Ventrikels nacheinander eingeführt werden. Damit wird ein wenigstens zweimaliger Katheterwechsel erforderlich.

Die von verschiedenen Untersuchern (AMPLATZ et al., 1967; BOURASSA u. LESPERANCE, 1969; JUDKINS, 1967, 1968; RICKETTS u. ABRAMS, 1962; WILSON et al., 1967) angegebenen transfemoralen Techniken unterscheiden sich durch Material und unterschiedliche Vorformung der Katheter. Wegen des langen Zugangsweges zum Herzen erfordert die transfemorale Technik Katheter mit großer Torsionsstabilität, wobei sich Dacron und Polyurethan mit eingearbeitetem Drahtgeflecht bewährt haben. Transfemorale Katheter weisen lediglich ein Endloch auf, wodurch die Okklusion des sondierten Gefäßes durch den Katheter an der Druckkurve sofort ersichtlich wird. Die am häufigsten verwendeten Judkins-Katheter besitzen einen Außendurchmesser des Schaftes von 8 F (2,6 mm) und der Spitze von 5,5 F (1,8 mm) bei einer Länge von 100 cm.

Die Form der Koronarographiekatheter ist der Anatomie des Aortenbogens und der Lage der Koronarostien angepaßt. Beide Katheter weisen eine primäre, sekundäre und tertiäre Krümmung auf (Abb. 3.20, 3.22). Die Sekundärkrümmung des Katheters für die linke Koronararterie beträgt 180°, diejenige für die rechte Koronararterie etwa 30°. Die tertiäre Krümmung verläuft beim rechtskoronaren Katheter entgegengesetzt. Durch die vorgegebenen Biegungen erhält der Katheter im Gefäß eine Spannung, welche die Katheterspitze im Koronarostium fixiert. Dabei stützt sich der Katheter mit der Sekundärkrümmung an der dem Koronarostium gegenüberliegenden Aortenwand ab (Abb. 3.9, 3.23 B).

Für die Sondierung der Koronararterien stehen Katheter mit unterschiedlichem Krümmungsradius zur Verfügung, die je nach Körpergröße, Alter und Grunderkrankung ausgewählt werden. Bei röntgenologisch normal weiter Aorta werden Katheter der Größe 4 (cm) verwendet. Damit lassen sich etwa 80% aller Patienten untersuchen. Ein 5-cm-Katheter wird gewählt bei im Röntgen-Übersichtsbild sichtbarer, vermehrt entrundeter bzw. verbreiterter Aorta, die den Herzgefäßschatten beiderseits überragt. Dies trifft häufiger bei älteren Pa-

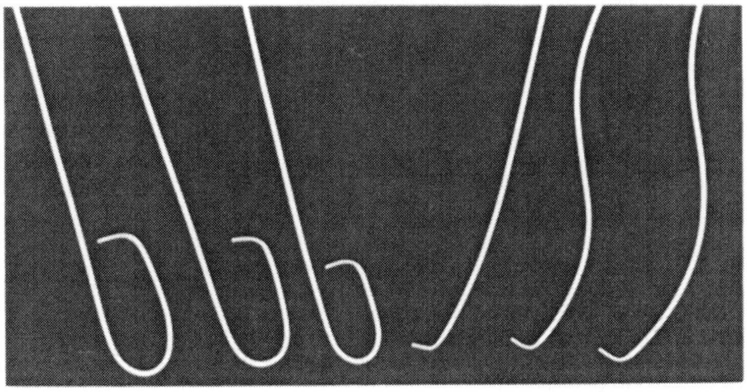

**Abb. 3.20.** Judkins-Koronarkatheter zur Sondierung der linken (links) und rechten (rechts) Kranzarterie. Zur Anpassung an unterschiedlich weite Aorten werden Katheter verschiedener Größen verwendet (s. a. Abbildung 3.22)

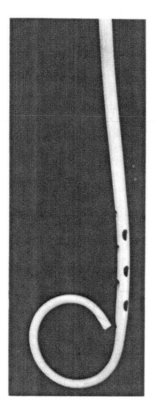

**Abb. 3.21.** Judkins-Ventrikulographiekatheter (sog. pigtail-Katheter). Das Kontrastmittel wird gleichmäßig im Ventrikel verteilt durch die seitliche Anordnung der Löcher am Schaft des Katheters. Die gebogene Spitze soll den Katheter im Ventrikelzentrum stabilisieren und intramurale Injektionen sowie ventrikuläre Extrasystolen verhindern

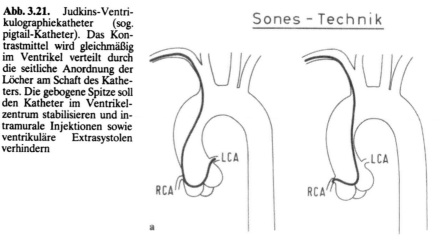

a

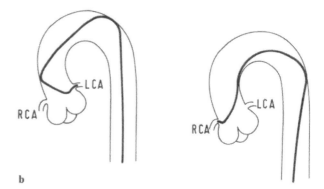

b

**Abb. 3.23a, b.** Schematische Darstellung der Katheterlage in der linken *(links)* und rechten Koronararterie *(rechts)* bei der Sones-Technik (**a**) und Judkins-Technik (**b**). Die Projektionsebene entspricht einer linksvorderen Schrägprojektion

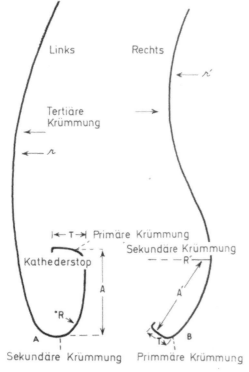

**Abb. 3.22.** Schemazeichnung der Judkins-Koronarographiekatheter für die linke (links) und rechte (rechts) Koronararterie. Die „Größe" der Katheter wird durch die Strecke A bestimmt. 80% aller Untersuchungen lassen sich mit der Größe 4 (A = 4 cm) durchführen, weitere Aorten verlangen Katheter der Größen 5, 6 oder gar 7 (A = 5, 6 oder 7 cm)

tienten und Hypertonikern zu. Katheter der Nummer 6 (6 cm) werden bei Patienten mit Aortenstenose und poststenotischer Erweiterung der Aorta verwendet. Selten wird ein Katheter der Größe 7 cm (bei schwerer Aortendilatation) oder 3 cm (bei Kindern) benötigt.

Verwendet man einen Katheter zu kleiner Größe, so springt dieser leicht in die Aorta zurück und nimmt seine ursprüngliche Form an. Auch ein zu großer Katheter verhindert häufig die Sondierung der Koronarostien, da er sich an der Aortenwand festkeilt. Wurde ein Katheter von falscher Größe gewählt, so sollte er rasch ausgetauscht werden, um unnötige Manipulationen und die Verlängerung der Untersuchung zu vermeiden.

**Literatur**

AMPLATZ K, FORMANEK G, STRAUGER P, WILSON W (1967) Mechanics of selective coronary artery catheterization via femoral approach. Radiology 89:1040–47

Bourassa MG, Lesperance J (1969) Selective coronary arteriography by percutaneous femoral artery approach. Am J
Roentgenol 107:377
Judkins MP (1967) Selective coronary arteriography. I. A percutaneous transfemoral technic. Radiology 89:815–824
Judkins MP (1968) Percutaneous selective coronary arteriography. Radiol Clin North Am 6:3
Ricketts HJ, Abrams HL (1962) Percutaneous selective coronary cine arteriography. JAMA 181:620–24
Wilson WJ, Lee GB, Amplatz K (1967) Biplane selective
coronary arteriography via percutaneous transfemoral approach. Am J Roentgenol 100:332–340

## Instrumentarium. G. Kober

Die erforderliche Ausrüstung zum sterilen Abdecken des Patienten, zur Präparation und Versorgung der Wunde und zum Anschluß des Katheters ist in Tabelle 3.2 zusammengestellt. Die Instrumente befinden sich leicht erreichbar auf einem fahrbaren Tisch.

Es werden Stoff- oder Papiertücher zum sterilen Abdecken von Arm und Körper des Patienten und des Bildverstärkers benötigt, Tupfer, Kompressen und Tuchklemmen.

Hautschnitt und evtl. Arteriotomie werden mit dem gleichen spitzen Skalpell vorgenommen. Zwei gebogene Klemmen dienen der Präparation der Gefäße, je zwei gerade Klemmen zur Befestigung der um Arterie und Vene geschlungenen proximalen und distalen Gummihaltebänder (Vesseloops). Die mit dem Skalpell vorgenommene Arteriotomie wird mit einer feinen Gefäßschere aufgespreizt, der Katheter mit einer gebogenen Iris-Pinzette in das Gefäß eingeführt. Zur Injektion von Heparinlösung in die distale Arterie eignet sich besonders die Knopfkanüle. Für die Arteriennaht hat sich ein leicht hantierbarer ophthalmologischer Nadelhalter bewährt.

**Tabelle 3.2.** Instrumentarium für die selektive Koronarangiographie

5 sterile Papier-Klebetücher zum Abdecken des Armes und Bildverstärkers
1 großes Stofftuch (2 × 1 m) zum Abdecken des Patienten Tupfer und Kompressen
1 Tischklemme
1 spitzes Skalpell
1 anatomische Pinzette (Standard)
1 chirurgische Pinzette (Standard)
1 feine anatomische Iris-Pinzette (gebogen)
4 Halsteadt-Mosquito-Klemmen (gerade, anatomisch)
2 Halsted-Mosquito-Klemmen (gebogen, anatomisch)
1 ophthalmologischer Nadelhalter „Castroviejo", 14 cm lang
1 feine Gefäßschere
1 chirurgische Schere
1 Knopfkanüle
1 Schüssel für physiologische Kochsalzlösung
1 Gefäßnaht, Prolene 5–0 (Ethicon)
1 Hautnaht
1 Catgut
2 Gummihaltebänder (Vesseloops) für Arterie und Vene
1 Dreiwegehahnbank, bestehend aus drei einfachen Dreiwegehahneinheiten mit Rotationskupplung
1 Druckschlauch als Verbindung zum Druckaufnehmer
2 Infusionsbestecke
2 10-ml-Plastikspritzen mit Luer-Schraubansatz

Am proximalen Ende der Dreiwegehahnbank befindet sich die Rotationskupplung zum Anschluß des Katheters. Am distalen Ende werden die Spritzen für manuelle Injektionen und Blutentnahmen oder die Injektionspumpe alternativ angeschlossen. Über die drei Seitenanschlüsse wird die Verbindung zum Druckaufnehmer sowie zu den Infusionsflaschen mit physiologischer Kochsalzlösung und Röntgenkontrastmittel hergestellt. Die Infusionsflaschen werden an einem Infusionsständer befestigt, der am Kopfende des Patienten aufgestellt ist.

Zur Injektion des Kontrastmittels bei der selektiven Koronarangiographie und zur Durchspülung des Katheters mit physiologischer Kochsalzlösung haben sich Plastikspritzen bewährt, die nicht verkleben wie die früher verwendeten Glasspritzen. Als Kontrastmittel wird das Natrium-methylglucamin-diatrizoat (Urografin 76) verwendet, das die geringste Nebenwirkungsrate aufweist. In einer kleinen Schüssel befindet sich mit wenigen Tropfen Heparin angereicherte physiologische Kochsalzlösung, mit der die Katheter abgewischt und durchgespült werden.

### Röntgenkontrastmittel

Die modernen, in der Angiographie eingesetzten Röntgenkontrastmittel sind Salze verschiedener Benzoesäuren. Sie unterscheiden sich einmal durch die chemische Struktur des Anions, d. h. der Grundsubstanz selbst, und den wechselnden Anteil der Kationen Natrium und Methylglucamin (Tabelle 3.3).

Ziel der Kontrastmittelinjektion ist die Sichtbarmachung von Herzhöhlen und Gefäßen im Durchleuchtungs- oder Röntgenbild. Der Kontrast zur kontrastmittelfreien Umgebung ist abhängig von der erreichten lokalen Jodkonzentration. Diese ist proportional dem Jodgehalt und der Injektionsgeschwindigkeit des Kontrastmittels sowie der Menge des sich hiermit anreichernden Blutes. Für die Angiokardiographie haben sich Kontrastmittel mit einem Jodgehalt um 380 mg/ml als notwendig erwiesen.

Die mögliche Injektionsgeschwindigkeit des Kontrastmittels hängt von seiner Viskosität und dem nicht zu beeinflussenden Fließverhalten (laminar, turbulent) durch den Katheter, von den Eigenschaften des Katheters selbst (Innendurchmesser, Öffnungen) sowie von der Art der Injektion (manuell, maschinell) ab.

Kontrastmittel besitzen neben dem für die Diagnostik erwünschten, nur wenige Sekunden anhaltenden Effekt der Kontrastgebung Nebenwirkungen, die von ihren physikalischen und chemischen Eigenschaften abhängen. Es handelt sich um hochkonzentrierte, jodhaltige, gelegentlich Allergien auslösende Salze, die vollständig dissoziieren und damit eine hohe Osmolalität aufweisen, die diejenige des Blutes weit übersteigt. Folgen der hohen Osmolalität sind die Bindung von Wasser, wodurch eine erhebliche Zunahme des intravasalen Blutvolumens bei gleichzeitigem Verdünnungseffekt (Caulfield et al., 1975; Lehan et al., 1963) eintritt. Durch die gute Nierengängigkeit der verwendeten Mittel wird allerdings bei längerer Untersuchungsdauer und mehr-

**Tabelle 3.3.** Zusammensetzung und physikalische Eigenschaften verschiedener Röntgenkontrastmittel für die Angiokardiographie. Die Grundsubstanz der Röntgenkontrastmittel wird durch den „generic name" bezeichnet. Die verschiedenen Mittel unterscheiden sich unter anderem durch den Jodgehalt. Für die selektive Koronarangiographie ist eine Jodkonzentration von etwa 380 mg/ml erforderlich. Das Verhältnis von Methylglucamin-:Natriumsalz (Spalte 4) bestimmt die Viskosität. Mit zunehmendem Gehalt an Natriumsalzen nimmt die Viskosität ab. Sie liegt z. B. bei Angiografin und Telebrix 300 (reine Methylglucaminsalze) trotz geringeren Jodgehalts deutlich über der von Conray EV bzw. Urovison.
Die geringste Viskosität weist Urovison-Na auf, ein reines Na-Salz. Es ist allerdings für die Angiokardiographie nicht geeignet. Osmolalität und osmotischer Druck sind eine Funktion des Dissoziationsgrades. Nicht-ionische Kontrastmittel (Amipaque) weisen demzufolge eine niedrige Osmolalität und niedrigen osmotischen Druck auf. Viskosität, Osmolalität und osmotischer Druck des Blutserums *(unterste Zeile)* liegen deutlich unter den entsprechenden Werten der Kontrastmittel

| Handelsname | „generic name" (Grundsubstanz) | Jodgehalt [mg/ml] | Salzverhältnis (Methylglucamin-:Natrium-Salz) | Viskosität bei 37°C [MPas] | Osmolalität bei 37°C [mosm/kg $H_2O$] | Osmot. Druck 370 [MPa] |
|---|---|---|---|---|---|---|
| Angiografin | Amidotrizoat | 306 | 1:0 | 5,1 | 1540 | 3,94 |
| Conray 70 | Iotalamat | 410 | 1:9 | 5,3 | 2520 | 6,46 |
| Conray EV | Iotalamat | 328 | 2:3 | 3,5 | 1890 | |
| Ronpacon 70 | Metrizoat | 370 | 4:5, 6:0,2 (Ca) :0,14 (Mg) | 6,5 | 2120 | 5,45 |
| Urografin 76 | Amidotrizoat | 370 | 8,7:1 | 8,9 | 2080 | 5,35 |
| Uromiro 380 | Jodamid | 380 | 7:1 | 10,2 | 2400 | 6,15 |
| Urovison | Amidotrizoat | 325 | 1:2,1 | 3,3 | 1660 | 4,24 |
| Telebrix 300 | Joxitalmat | 300 | 1:0 | 5,5 | 1790 | 4,59 |
| Telebrix 380 | Joxitalmat | 383 | 2:1 | 8,5 | 2520 | 6,46 |
| Amipaque | Metrizamid | 300[1] | 0:0 | 6,2 | 480 | 1,24 |
| Urovison-Na[2] | Amidotrizoat | 300 | 0:1 | 2,4 | 1570 | 4,02 |
| Blutserum | – | – | – | 1,6–2,2 | 302 | 0,77 |

[1] Als Beispiel für die selbst herzustellenden Lösungen mit 100–370 mg Jod/ml.
[2] Wegen der geringen Viskosität zur Füllung des Ballons bei der koronaren Angioplastie besonders geeignet.

fachen, nacheinander durchgeführten Kontrastmittelinjektionen eine stärkere Volumenbelastung des Körpers vermieden. Auf die hohe Osmolalität werden auch die Kreislaufwirkungen der Kontrastmittel wie Abnahme des peripheren Widerstandes, Hypotonie, Abnahme der Kontraktilität, Zunahme der Kapillarpermeabilität und zelluläre Dehydratation zurückgeführt (GRAINGER, 1975).

Wegen ihrer geringeren Osmolalität dürften nicht-ionische Kontrastmittel in dieser Hinsicht besser verträglich sein. So besitzt z. B. das Metrizamid eine Osmolalität von 480 mosm/kg $H_2O$ gegenüber Urografin 76 von 2080 mosm/kg $H_2O$ (Blutserum 302 mosm/kg $H_2O$). Nachteile der gegenwärtig vorhandenen nicht-ionischen Kontrastmittel sind jedoch ihr immenser Preis, der sie derzeit für die Angiokardiographie indiskutabel erscheinen läßt, sowie ihre umständliche Handhabung und geringe Stabilität.

Die Verträglichkeit der Kontrastmittel in der Angiokardiographie hängt neben der Grundsubstanz entscheidend von dem Anteil des Natrium- und Methylglucaminsalzes ab. Wegen starker toxischer Nebenwirkungen wird z. B. die Azettrizoatsäure nicht mehr verwendet (GENSINI, 1975; HOPPE u. ARCHER, 1960; TUENGERTHAL, 1974). Der Diatrizoesäure, Iotalaminsäure und Metrizoesäure wird etwa die gleiche Toxizität zugeschrieben (TUENGERTHAL, 1974).

Die Natriumsalze besitzen eine erheblich geringere Viskosität als die Methylglucaminsalze, was sich auf die Fließeigenschaften und damit die Injektionsgeschwindigkeit und letztlich die Qualität der Angiogramme

günstig auswirkt. Unglücklicherweise greifen Natriumsalze besonders stark in den Ablauf der elektrischen Vorgänge in den Zellen des spezifischen Erregungsleitungssystems und der Herzmuskelzellen ein. Es kommt zu erheblichen Repolarisationsstörungen im EKG, Leitungsstörungen und bei höheren Natriumkonzentrationen in hohem Prozentsatz zu Kammerflimmern (TODA, 1974). Auch bei fehlendem oder zu geringem Natriumgehalt der Kontrastmittel werden vermehrt Rhythmusstörungen beobachtet (SIMON et al., 1972; SNYDER et al., 1971 a, b). Dieser Befund konnte allerdings im Rahmen einer eigenen vergleichenden Kontrastmittelstudie unter Anwendung zweier Natrium/Methylglucaminsalzhaltiger Kontrastmittel und eines reinen Methylglucaminsalz-haltigen Kontrastmittels nicht bestätigt werden (KOBER et al., 1975). Die günstigste Natriumkonzentration des Kontrastmittels scheint bei der physiologischerweise im Blut vorkommenden, d. h. um 140 mäq/l, zu liegen (SNYDER et al., 1971a).

Reine Methylglucaminsalze besitzen keine nennenswerte Toxizität. Die bei intrakoronarer Injektion zu beobachtenden geringen EKG-Veränderungen entsprechen denjenigen einer intrakoronaren Injektion von physiologischer Kochsalzlösung oder 5%iger Glucoselösung. Nur bei intrakoronarer Injektion von Blut waren keine EKG-Veränderungen nachweisbar (GENSINI, 1975; GENSINI u. DI GIORGI, 1964). Die alleinige Zusammensetzung von Kontrastmitteln für die Angiokardiographie aus Methylglucaminsalzen verbietet sich dennoch wegen ihrer hohen Viskosität, die eine nur geringe Injektionsgeschwindigkeit erzielen läßt. Es ist darüber hinaus nicht auszuschließen, daß das Fehlen von Natrium auch zu vermehrten Rhythmusstörungen führen kann (SNYDER et al., 1971a, b).

Die heute für die selektive Koronarangiographie verwendeten Kontrastmittel setzen sich aus Mischungen des Natrium- und des Methylglucaminsalzes einer trijodierten Benzoesäure in unterschiedlichem Verhältnis von 1:2 bis 1:9 zusammen (Tabelle 3.3). Hiermit soll ein Kompromiß zwischen Verträglichkeit und Injizierbarkeit erzielt werden. Zur Darstellung der Koronararterien in mehreren Ebenen werden mehrmals 5–10 ml des Kontrastmittels hintereinander injiziert, wobei die Salze der Diatrizoesäure derzeit die am weitesten verbreitete Anwendung finden.

Mit Regelmäßigkeit treten Veränderungen im EKG auf, die meist harmlos und schnell reversibel sind. Bei Injektion in die rechte Koronararterie kommt es zu einer Drehung des QRS-Vektors nach rechts und des T-Vektors nach links (Abb. 3.24). Bei Injektionen in die linke Koronararterie werden umgekehrte Vektorabweichungen mit Drehung des QRS-Komplexes nach links und des T-Vektors nach rechts beobachtet. Die Ursache für die teilweise grotesken, aber schnell reversiblen Kammerendteilveränderungen bei der selektiven Koronarangiographie wird in einer vorübergehenden Störung der im Herzen ablaufenden elektrischen Vorgänge gesehen. Ischämische Ursachen sind auszuschließen, da ähnliche Veränderungen bei Injektionen venösen Blutes und reiner Infusionslösungen nicht auftreten (GENSINI u. DI GIORGI, 1964).

Mit Regelmäßigkeit wird eine kurz anhaltende Abnahme der Herzfrequenz, gelegentlich bis zu einem nur wenige Herzaktionen anhaltenden Sinusstillstand beobachtet (CARSON u. LAZZARA, 1970; FRINK et al., 1975; GENSINI u. DI GIORGI, 1964; LEHAN et al., 1963). Diese ist neben der direkten Kontrastmittelwirkung auf die Schrittmacherzellen des Sinusknotens auf eine Vagusreizung zurückzuführen. Durch vorherige Gabe von Atropin lassen sich deshalb bedrohliche Bradykardien vermeiden. Hiermit kann allerdings eine erhebliche Zunahme der Herzfrequenz erkauft werden. Diese ist aus hämodynamischen Gründen bei Patienten mit schwerer stenosierender Koronarsklerose und eingeschränkter Koronarreserve und wegen der möglichen Erschwerung der Koronarsondierung problematisch und sollte nicht routinemäßig angewandt werden.

Die Beeinflussung der Automatie und der Erregungsleitung des Herzens kann bis zum vorübergehenden Sinusstillstand, SA-Block und AV-Blockierungen I.–III. Grades gehen. In der Regel fallen nur wenige Herzaktionen aus, gefolgt von einem erneuten spontanen Einsetzen der Herztätigkeit. Die Notwendigkeit zu einer vorübergehenden Schrittmacherstimulation ist fast nie gegeben. Bradykardien im Rahmen der Koronarangiographie werden begünstigt durch einen Valsalva-Mechanismus, zu dem viele Patienten während des zur Angiographie notwendigen inspiratorischen Atemstillstandes neigen. Durch Atemübungen vor der Untersuchung läßt sich dies häufig umgehen.

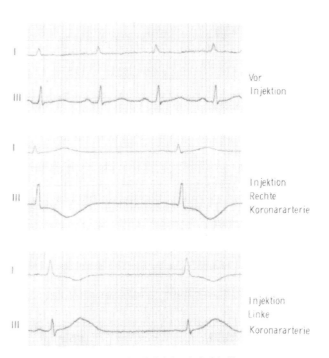

**Abb. 3.24.** Die Kontrastmittelinjektion in beide Koronararterien führt zu unterschiedlichen und typischen EKG-Veränderungen. Bei der Injektion in die rechte Kranzarterie kommt es zur Drehung des QRS-Vektors nach rechts (Größenzunahme von R in III) und des T-Vektors nach links. Bei Injektion in die linke Koronararterie wird eine Drehung des QRS-Vektors nach links (Größenzunahme von QRS in I) und des T-Vektors nach rechts beobachtet

Tachykarde Rhythmusstörungen werden bei der selektiven Koronarangiographie selten beobachtet. Kammerflimmern tritt gelegentlich auf (s. Kap. 3.4) und ist in der Regel durch eine einmalige Kardioversion zu beseitigen. Injektionen in die rechte Kranzarterie führen häufiger zu Kammerflimmern als Injektionen in die linke. Die Ursache dieser Rhythmusstörungen ist in einer kontrastmittelbedingten inhomogenen Kammererregung mit Auslösung eines Reentry-Mechanismus zu sehen.

Die nur wenige Herzaktionen anhaltende Abnahme von Blutdruck und Kontraktilität geht parallel mit der Abnahme der Herzfrequenz (Abb. 3.25). Diese Reaktionen sind ebenfalls auf Änderungen des Elektrolytgleichgewichtes an der Zelle zurückzuführen.

Alle lokal am Herzen angreifenden Kontrastmittelwirkungen werden besonders bei selektiven Koronarangiographien beobachtet wegen der momentan erreichten, hohen lokalen Kontrastmittelkonzentration. Nach Injektion größerer Kontrastmittelmengen in die Herzkammern oder die großen Gefäße treten diese Erscheinungen in weit geringerem Ausmaß auf.

Nicht zu vernachlässigen sind die Kontrastmittelwirkungen, die hauptsächlich auf der Zunahme des intravasalen Volumens und der Abnahme des peripheren Widerstandes und weniger auf einer Abnahme der myokardialen Kontraktilität beruhen. Diese Effekte hängen von der Gesamtmenge des sich im Kreislauf be-

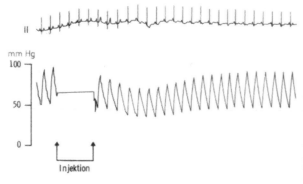

**Abb. 3.25.** Auf Kontrastmittelinjektion in die Koronararterien kommt es zu einer vorübergehenden, nur wenige Herzaktionen anhaltenden Abnahme des arteriellen Blutdrucks. Im abgebildeten Beispiel nimmt der systolische Druck von 95 mm Hg auf 73 mm Hg ab, der diastolische Druck von 50 auf 48 mm Hg. Während der Kontrastmittelinjektion erfolgte keine Druckmessung

findlichen Kontrastmittels ab; sie setzt sich zusammen aus der in die Koronararterien, die Herzhöhlen und die Gefäße injizierten, abzüglich der bereits über die Nieren ausgeschiedenen Kontrastmittelmenge. Gefürchtet sind insbesondere Lungen- und Hirnödem. Weiterhin kann es zu einer Abnahme des arteriellen Blutdruckes, in wenigen Fällen zu einer schweren Hypotonie kommen. Zur Vermeidung von Komplikationen empfiehlt sich der sparsame Umgang mit Kontrastmittel während diagnostischer Angiographien. Gelegentlich ist jedoch aus diagnostischen Gründen beim Erwachsenen die Gabe von größeren Kontrastmittelmengen um 300 ml und darüber nicht zu vermeiden. Auch diese Dosen werden meist gut toleriert, so daß übertriebene Bedenken bei der Kontrastmittelanwendung nicht gerechtfertigt erscheinen.

In einer vergleichenden Untersuchung wurde die Wirkung mehrerer aufeinanderfolgender linksventrikulärer Kontrastmittelinjektionen auf verschiedene Kreislaufparameter untersucht. Dabei ließ sich kein statistisch signifikanter Unterschied in der Reaktionsweise nachweisen zwischen Patienten (1.) mit einer leichteren gegenüber schweren stenosierenden Koronarsklerose, (2.) mit eingeschränkter gegenüber normaler linksventrikulärer Auswurffraktion und (3.) mit normalem und erhöhtem linksventrikulärem Füllungsdruck (KOBER et al., 1978). Das individuelle Risiko eines Kontrastmittelzwischenfalls läßt sich somit nicht voraussehen. Kontrastmittelinjektionen im Rahmen diagnostischer Angiographien sind selbst bei schwerstkranken Patienten möglich und zumutbar, wenn auch mit einer erhöhten Komplikationsrate gerechnet werden muß.

Wenig bekannt und beachtet ist die hämodynamische und elektrophysiologische Bedeutung von Zusätzen in Röntgenkontrastmitteln, die der Stabilität der Kontrastmittel dienen. Es handelt sich vorwiegend um das Dinatrium-EDTA bzw. das Calciumdinatrium-EDTA, die gleichermaßen Schwermetallionen binden, welche als Verunreinigungen in Kontrastmitteln enthalten sind.

Natrium-EDTA bindet andererseits auch Calciumionen und kann zu einer Verarmung an intrazellulärem Calcium (FRINK et al., 1975; NAYLER, 1973; TODA, 1974; TRITTHART et al., 1973) und zusammen mit dem Blutverdünnungseffekt der Kontrastmittel zu einer Abnahme der lokalen und koronarvenösen Calciumkonzentration führen (CAULFIELD et al., 1975). Unter ungünstigen Bedingungen (hohe lokale Kontrastmittelkonzentration und verlängerte Einwirkungszeit bei langsamem Abfluß) ist hierdurch eine negativ-inotrope Wirkung, hervorgerufen über eine elektromechanische Dissoziation (CAULFIELD et al., 1975), nicht auszuschließen. Wenige Untersuchungen weisen auf eine bessere Verträglichkeit von Kontrastmitteln nach Calciumzusatz hin (BALTAXE et al., 1976; EIE et al., 1972; SALVESEN et al., 1967; TRÄGARDH u. LYNCH, 1976). Allerdings ist die klinische Bedeutung von Calciumzusätzen zu Röntgenkontrastmitteln ebenso wie die Bevorzugung von Calciumdinatrium-EDTA gegenüber dem Dinatrium-EDTA bisher nicht sicher zu beurteilen.

## Literatur

BALTAXE HA, SOS TA, MC GRATH MB (1976) Effects of the intracoronary and intraventricular injections of a commonly available vs. a newly available contrast medium. Invest Radiol 11:172–181

BORLE AB (1975) Methods for assessing hormone effects on calcium fluxes in vitro. Methods Enzymol 39:513–573

CAULFIELD JB, ZIR L, HARTHORNE J (1975) Blood Calcium Levels in the Presence of Arteriographic Contrast Material. Circulation 52:119–123

CARSON RP, LAZZARA R (1970) Hemodynamic Responses Intiated by Coronary Stretch Receptors with Special Reference to Coronary Arteriography. Amer J Cardiol 25:571–578

EIE H, GRENDAHL H, NORDVIK A, MÜLLER C (1972) Electrocardiographic changes during selective coronary angiography. A comparison between Urografin 60% and Iopaque 290 without calcium ions. Acta Radiol 12:554–560

FRINK RJ, MERRICK B, LOWE HM (1975) Mechanism of the bradycardia during coronary angiography. Amer J Cardiol 35:17–22

GENSINI GG (1975) Coronary Arteriography. Futura, Mount Visco, New York

GENSINI GG, DI GIORGI S (1964) Myocardial Toxicity of Contrast Agents used in Angiography. Radiology 82:24–34

GRAINGER RG (1975) Adverse Reactions to Radiological Contrast Media. Proc Roy Soc Med 68:765–766

HOPPE JO, ARCHER S (1960) X-ray contrast media for cardiovascular angiography. Angiology 11:244–254

KOBER G, HOPF R, BECKER H.-J, KALTENBACH M (1975) Wirkung und Nebenwirkungen der Kontrastmittel Urografin 76, Telebrix 300 und Telebrix 380 bei der selektiven Koronarangiographie des Menschen. Herz/Kreisl 7:231–236

KOBER G, SCHRÖDER W, KALTENBACH M (1978) Der Einfluß intrakardialer Kontrastmittelinjektionen auf die Hämodynamik des linken Ventrikels. Abhängigkeit von linksventrikulärer Funktion und Schweregrad der Koronarsklerose. Z Kardiol 67:474–480

LEHAN PH, HARMANN MA, OLDEWURTEL HA (1963) Myocardial water shifts induced by coronary arteriography. J clin Invest 42:950

NAYLER WG (1973) Effect of inotropic agents on canine trabecular mscule rendered highly.permeable to calcium. Am J Physiol 225:918–924

SALVESEN S, NILSEN PL, HOLTERMANN H (1967) Ameliorating effect of calcium and magnesium ions on the toxicity of

Isopaque sodium. II. Studies on the isolated heart and auricles of the rabbit. Acta Radiol Suppl 270:30–43

SIMON AL, SHABETAI R, LANG JH, LASSER EC (1972) The mechanism of production of ventricular fibrillation in coronary angiography. Amer J Roentgen 114:810–816

SNYDER C, CRAMER R, AMPLATZ K (1971a) Isolation of Sodium as a Cause of Ventricular Fibrillation. Invest Radiol 6:245–248

SNYDER C, FORMANEK A, FRECH RS, AMPLATZ K (1971b) The Role of Sodium in Promoting Ventricular Arrhythmia During Selective Coronary Arteriography. Amer J Roentgen 113:567–571

TODA N (1974) Automaticity induced by $Ca^{++}$ chelating agents in isolated rabbit left atria. Japan J Pharmacol 24:747–761

TRÄGARDH B, LYNCH PR (1976) Cardiac Function During Coronary Arteriography with Calcium Enriched Diatrizoate and Metrizamide. Invest Radiol 11, 6:569–576

TRITTHART H, MAC LEOD DP, STIERLE HE, KRAUSE H (1973) Effects of Ca-free and EDTA-containing Tyrode solution on transmembrane electrical activity and contraction in guinea pig papillary muscle. Pflügers Arch 338:361–376

TUENGERTHAL S (1974) Wasserlösliche, intravasal injizierbare Nieren- und gallengängige Röntgenkontrastmittel. Ausscheidung und Nebenwirkung. Inaugural-Dissertation Frankfurt

## 3.1.4 Pathologische und normale Befunde der Koronararterien

### 3.1.4.1 Organische Veränderungen an den Koronararterien

Sowohl Ätiologie wie pathologische Anatomie und klinische Bedeutung von morphologischen Veränderungen an den Herzkranzgefäßen sind mannigfaltig. Neben angeborenen Mißbildungen werden adaptative und degenerative sowie entzündliche Veränderungen beobachtet.

Gesunde Koronararterien passen ihre Weite durch Wachstumsvorgänge dem myokardialen Blutbedarf an (KOBER et al., 1974). Pathologische Veränderungen führen erst zum Bild der koronaren Herzkrankheit, wenn ihr Ausmaß hämodynamische Wirksamkeit erlangt hat. Die koronare Herzkrankheit wird beinahe ausschließlich durch die stenosierende Koronarsklerose verursacht. Angeborene Mißbildungen und andere erworbene Erkrankungen spielen zahlenmäßig eine weitgehend zu vernachlässigende Rolle.

#### Koronarsklerose

Die Koronarsklerose ist ein multifaktoriell verursachter und unterhaltener Prozeß mit einem breiten Spektrum morphologischer Veränderungen. Diese führen zu Änderungen der Wandeigenschaften und des Innenlumens der Koronargefäße. Dabei bestehen enge Beziehungen zwischen dem Ausmaß von Veränderungen der Koronargefäße und klinischen Befunden. Grundsätzlich sollte zwischen der stenosierenden und der nicht-stenosierenden Koronarsklerose unterschieden werden.

*Pathologische Anatomie der stenosierenden Koronarsklerose.* Der Ausdruck Koronarsklerose faßt eine Reihe pathologisch-anatomischer Veränderungen zusammen, die nacheinander ablaufen können und sich durch das makroskopische wie histologische Bild unterscheiden (SHIMAMOTO et al., 1973). Charakteristisch für den atherosklerotischen Prozeß sind herdförmige, beetartige Veränderungen, die primär in der Gefäßintima auftreten (stenosierende Koronarsklerose). Diese sind zu unterscheiden vom gleichmäßigen, mit zunehmendem Alter fortschreitenden physiologischen Intimawachstum (NEUFELD et al., 1962; WEGENER et al., 1972), das gerade in den Koronararterien besonders stark ausgeprägt ist (Intimasklerose).

Noch sind nicht alle Schritte der Entstehung eines atherosklerotischen Herdes erforscht und wissenschaftlich abgesichert (ROTTER, 1978; BUNNELL et al., 1973; DOERR, 1974). Dies trifft besonders für die frühen Stadien des Prozesses zu. Es wird vermutet, daß es am Anfang zu einer Endothelschädigung kommt, die durch verschiedene Noxen ausgelöst werden kann (SHIMAMOTO u. NUMANO, 1969; SHIMAMOTO et al., 1973). Es folgt die Ausbildung eines Intimaödems mit Ablagerung eiweißreicher (hyaliner) und lipoidhaltiger (z. B. Cholesterin) Substanzen. Die sich anschließende Neubildung von Bindegewebsfasern (z. B. Kollagen) bedeutet eine Verhärtung (Sklerosierung) des Herdes und hat dem Krankheitsprozeß seinen Namen gegeben. Die zusätzliche Ablagerung von Kalk führt zu einer weiteren Abnahme der Gefäßdehnbarkeit und zu starren Gefäßrohren. Auskristallisiertes reines Cholesterin neigt zu Wasseraufnahme und Quellung und kann einen geschwürigen Aufbruch der Intima (atherosklerotisches Geschwür) nach sich ziehen. Auch der nekrotische Zerfall eines durch Diffusion nicht mehr ausreichend versorgten atherosklerotischen Herdes mit Einriß der darüber befindlichen Deckplatte kann der Entstehung eines atheromatösen Geschwürs vorausgehen. Werden Thrombozytenaggregate und Blutgerinnsel auf diesen rauhen Ulzera abgelagert, so führt dies zu einer erheblichen zusätzlichen Lumeneinengung des Gefäßes. Zusammen mit der Anreicherung von Bindegewebszellen und -fasern kommt es zu einer Einsprossung von Vasa vasorum, die die Quelle subintimaler Blutungen und weiterer plötzlicher Gefäßeinengungen werden können. Eine Blutung in den atherosklerotischen Herd scheint nicht selten dem Infarktereignis unmittelbar voranzugehen.

Atherosklerotische Herde neigen zu einem mehr oder weniger schnellen Wachstum, meist durch Rezidive der beschriebenen Veränderungen. Der schubweise Krankheitsverlauf ist an den verschieden alten Schichten mit zunehmendem Gehalt an Kollagenfasern zu erkennen. Nimmt der Stenosegrad bis zum völligen Gefäßverschluß nur langsam zu, so kann er begleitet werden von der Ausbildung mehr oder weniger funktionsfähiger und für die Ruhedurchblutung ausreichender Kollateralen. Die schnelle Entwicklung eines atheromatösen Herdes kann akut zu einem weitgehenden Gefäßverschluß führen. Eine Kompensation der entstehenden Durchblutungsnot über die Entwicklung wirksamer Kollateralen ist hier aus zeitlichen Gründen nicht

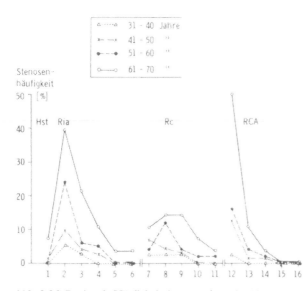

**Abb. 3.26.** Regionale Häufigkeit der stenosierenden Koronarsklerose in Abhängigkeit vom Alter bei 219 Patienten. Getrennte Betrachtung von Hauptstamm der linken Koronararterie (1), proximalem R. interventricularis anterior (2), seiner peripheren Anteile und Seitenäste (3–6), des R. circumflexus und Seitenäste (7–11) und der rechten Koronararterie (12–16)

möglich, so daß sich eine Herzmuskelnekrose im Versorgungsgebiet des betroffenen Gefäßes ausbildet.

*Koronarsklerose und Alter.* Die stenosierende Koronarsklerose ist keine Erkrankung des fortgeschrittenen Alters. Sie beginnt unter hereditären und anderen Einflüssen früher oder später und zeigt in der Regel eine mehr oder weniger schnelle Progredienz. Diese Progredienz gilt sowohl bezüglich des Ausmaßes der Einzelstenosen als auch der Anzahl der Stenosen im gesamten Gefäßbett. Auch mit zunehmendem Alter bleibt die bevorzugte Erkrankung proximaler Gefäßbezirke und insbesondere des R. interventricularis anterior bezüglich Ausmaß und Häufigkeit der Stenosen erhalten (Abb. 3.26). Mehrgefäßerkrankungen werden mit zunehmendem Alter häufiger angetroffen (Abb. 3.27).

Unter den mit der stenosierenden Koronarsklerose nicht zu verwechselnden altersbedingten Koronargefäßveränderungen (WEILER, 1975) werden die zunehmende Intimaverdickung (Intimasklerose) und Gefäßweitenzunahme (aufgrund der Abnahme elastischer Fasern) sowie die teilweise erheblichen Verkalkungen der Gefäßmedia verstanden, die mit atheromatösen Lumeneinengungen einhergehen können, aber davon unabhängig sind.

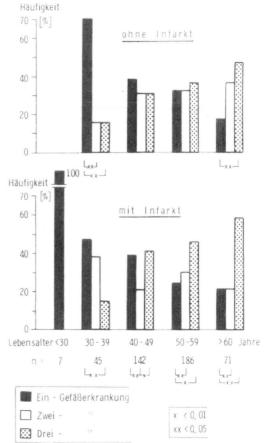

**Abb. 3.27.** Die Häufigkeit von Mehrgefäßerkrankungen nimmt in der Gruppe der Patienten ohne Herzinfarkt *(oben)* wie in der Gruppe nach Infarkt *(unten)* mit dem Lebensalter zu. Während in den jungen Altersgruppen Eingefäßerkrankungen weitgehend überwiegen, fand sich in den älteren Altersgruppen ein umgekehrtes Verhältnis. Hier überwiegen bei weitem die Dreigefäßerkrankungen. * p <0,05, ** p <0,01. (Aus KOBER u. SKUPIN, unveröff. Ergebnisse)

Ähnlich verschiedenen Tumorerkrankungen neigt besonders die in jüngerem Lebensalter beginnende stenosierende Koronarsklerose zu einem progredienten Verlauf, während der koronarsklerotische Prozeß in höherem Lebensalter häufig weitgehend zum Stillstand kommt. Die bevorzugt bei jungen Patienten zu beobachtende schnelle Progredienz eines atherosklerotischen Herdes läßt keine Zeit zur Ausbildung wirksamer Kollateralen und hat meist besonders große Myokardinfarkte zur Folge (LUTZ et al., 1973).

---

**Abb. 3.28a–f.** Stenosen der rechten Koronararterie verschiedener Schweregrade, dargestellt in linksvorderer Schrägprojektion. **a** Normale rechte Kranzarterie. **b** Leichtere Wandunregelmäßigkeiten bzw. Stenosen bis zu 20% des Gefäßdurchmessers. **c** 50%ige Stenose im Hauptstamm der rechten Kranzarterie. **d** 90%ige kurzstreckige Stenose der rechten Kranzarterie. Die Kontinuität zwischen proximalem und distalem An-

teil des Gefäßes ist noch gewahrt, die distale Kranzarterie wird ▶ orthograd aufgefüllt. **e** Verschluß der rechten Kranzarterie (s. Pfeil) nach Abgabe eines rechtsventrikulären Astes. Der distale Gefäßanteil wird nicht mehr orthograd aufgefüllt. **f** Diffuse Wandveränderungen und mäßiggradige Stenosen im gesamten Bereich der rechten Kranzarterien

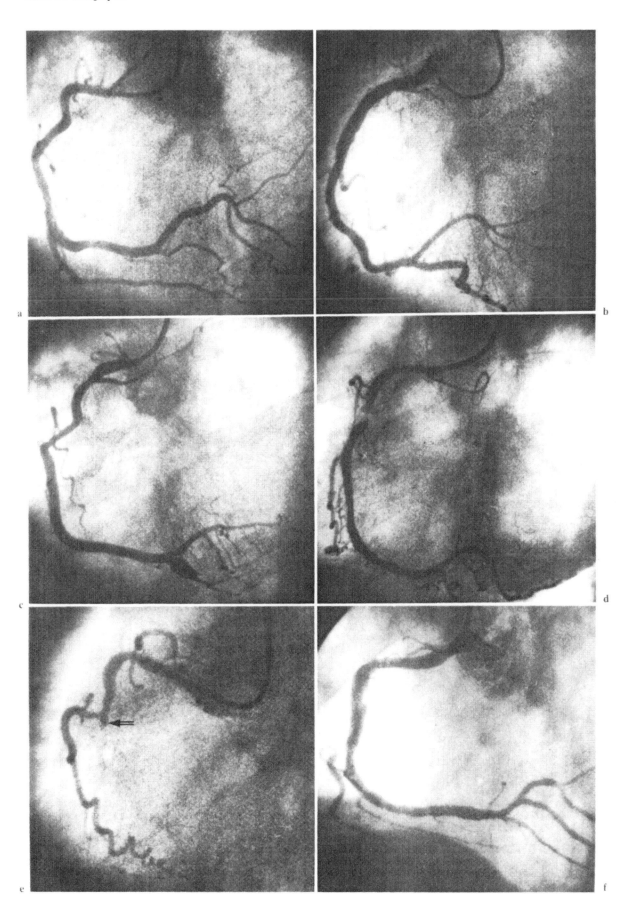

*Lokalisation und Schwere; hämodynamische Bedeutung.* Mit der selektiven Koronarographie wurde erstmals eine eingehende Abklärung der menschlichen Koronarmorphologie in vivo möglich. Es gelingt, die Lokalisation und die Schwere sowie die Verteilung der stenosierenden Wandveränderungen zu erkennen und hieraus u. a. prognostische Aussagen zu machen. Durch die Koronarangiographie lassen sich allerdings nur die Lumina der Koronararterien einengende Veränderungen und damit die stenosierende Koronarsklerose sichtbar machen. Die besonders im Alter auftretende Verdik-

kung der Intima wird ebensowenig erkannt wie flache hyaline Plaques, welche das Lumen nicht einengen. Atheromatöse Gefäßprozesse führen jedoch in der Regel zu Gefäßstenosen oder stören zumindest die glatten Gefäßwandkonturen, so daß ihre Erkennung im Angiogramm möglich wird.

Die *hämodynamische Bedeutung* der Veränderungen für das zu versorgende Myokard läßt sich aus dem koronarangiographischen Befund abschätzen (TYBERG et al., 1977). So konnten die nach dem Hagen-Poiseuille-Gesetz zu vermutenden und aus Modellversuchen und Untersuchungen am Tier gewonnenen Erkenntnisse bestätigt werden, daß unter Ruhebedingungen selbst höchstgradige Koronarstenosen nicht zu einer signifikanten Abnahme der regionalen Myokarddurchblutung führen (ASOKAN et al., 1975; GOULD u. LIPSCOMB, 1974; GOULD et al., 1974; LOGAN, 1975). Die Stenose im Koronargefäß kann hier ohne Schwierigkeiten durch eine Abnahme des peripheren Widerstandes ausgeglichen werden. Unter Bedingungen, die mit einem erhöhten Koronarfluß bzw. einer Verminderung des peripheren Widerstandes einhergehen, wird die Stenose zunehmend wirksam (LIPSCOMB u. GOULD, 1975; HORWITZ et al., 1974) (s. im einzelnen Kap. 1).

Für die Begrenzung des maximalen Koronarflusses bestätigte sich die überwiegende Bedeutung der *Schwere der Stenose,* die im Hagen-Poiseuille-Gesetz mit der 4. Potenz eingeht. Hiernach wird auch verständlich, daß selbst die nur geringe Zunahme einer höhergradigen Stenose zu einer weiteren, erheblichen Einschränkung des maximalen Koronarflusses bzw. der Koronarreserve führt. Dies kann auch die starke Zunahme der Symptomatik von Patienten erklären, deren Angiogramm eine nur geringe Befundverschlechterung erkennen läßt. In Abb. 3.28 sind Stenosen der rechten Koronararterie verschiedener Schweregrade abgebildet.

Gegenüber dem Stenoseausmaß spielt die Zunahme des Strömungswiderstandes, hervorgerufen durch die

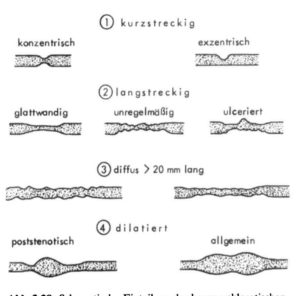

**Abb. 3.29.** Schematische Einteilung der koronarsklerotischen Lumenveränderungen nach dem morphologischen Erscheinungsbild. Es kann zwischen kurzstreckigen *(1),* langstreckigen *(2)* und diffusen *(3)* Einengungen und dilatierenden *(4)* Veränderungen unterschieden werden. Stenosen können konzentrisch oder exzentrisch das Lumen einengen sowie glatte, unregelmäßige und ulzerierte Konturen aufweisen. (Mod. nach RÖSCH u. RAHIMTOOLA, 1977)

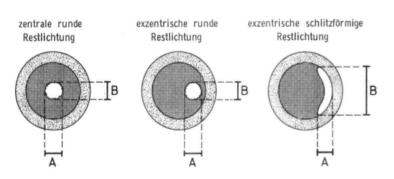

**Abb. 3.30.** Während eine konzentrische *(links)* oder exzentrische *(Mitte)* Stenose mit runder Restlichtung in allen Projektionsebenen gleich stark imponiert, erscheint die Restlichtung bei einer schlitzförmigen Stenose *(rechts)* je nach Projektionsebene verschieden weit. Bei Aufsicht auf den schmalen Teil der Restlichtung *(A)* imponiert die Stenose hochgradig, bei Aufsicht auf den breiten Teil der Restlichtung *(B)* kann

man den Eindruck einer unbedeutenden Stenose erhalten. Es fällt jedoch meist eine geringere Kontrastdichte des dargestellten Gefäßabschnittes auf, hervorgerufen durch die nur sehr dünne Kontrastmittelschicht im Bereich der Stenose. Fehlinterpretationen sind jedoch bei schlitzförmigen Stenosen und einer nicht ausreichenden Anzahl von Projektionsebenen möglich (s. Kap. 3.2).

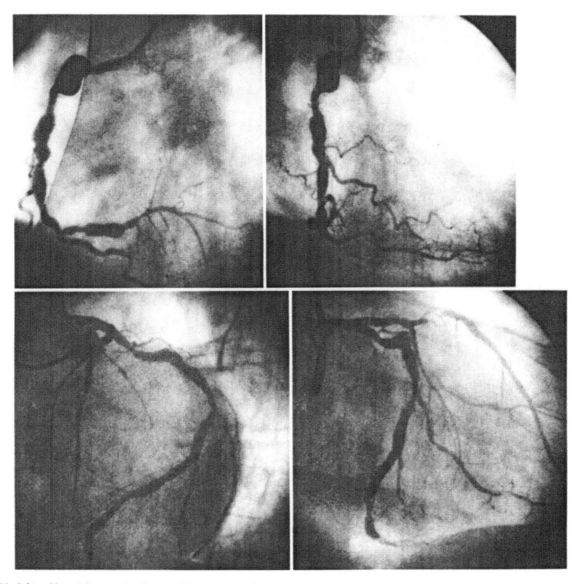

**Abb. 3.31.** *Oben:* Dilatierende Koronarsklerose der rechten Kranzarterie bei einem Patienten mit typischer Angina pectoris, links in linksvorderer, rechts in rechtsvorderer Schrägprojektion. Neben stark erweiterten Segmenten der Kranzarterien werden normal weite bzw. stenosierte Gefäßbezirke beobachtet.
*Unten:* Linke Koronararterie eines Patienten mit schwerer Angina pectoris, links in linksvorderer, rechts in rechtsvorderer Schrägprojektion. Der R. interventricularis anterior ist nach Abgabe des ersten Septumastes hochgradig stenosiert, seine proximalen Anteile und der poststenotische Bezirk erscheinen auffallend eng. Der R. circumflexus ist insbesondere nach Abgabe des dünnen marginalen Astes und erneut im Gesamtbereich des atrioventrikulären Astes stark dilatiert. Es besteht somit ein Mißverhältnis zwischen der Weite des R. interventricularis anterior und der Weite der Äste des R. circumflexus. Beide Äste sind diffus koronarsklerotisch verändert, wobei der R. interventricularis anterior als Folge der Erkrankung eng erscheint, der R. circumflexus dagegen ektatisch

*Länge der Stenose* und die Anzahl der in Serie geschalteten Stenosen, eine weit geringere Rolle (FELDMAN et al., 1978; FIDDIAN et al., 1964). Die Länge der Stenose geht in die Hagen-Poiseuille-Formel nur linear ein. Ihre funktionelle Bedeutung wird daher bereits von geringsten zusätzlichen Lumeneinengungen weit übertroffen.

Nach dem angiographischen Erscheinungsbild lassen sich *kurzstreckige, langstreckige* und *diffuse* stenosierende Wandveränderungen unterscheiden (Abb. 3.28, 3.29). Die Stenosen können *konzentrisch* von allen Seiten das Gefäßlumen einengen und nur ein zentrales Restlumen offenlassen. Daneben fallen *exzentrische* Stenosen auf, meist hervorgerufen durch größere, rauhe Plaques, die einen erheblichen Teil des Lumens einengen können. Hierdurch entstehen teilweise Stenosen mit schlitzförmiger Restlichtung, die je nach Projektionsebene im Angiogramm sowohl als subtotaler Gefäßverschluß oder unbedeutende Stenosierung imponieren können (Abb. 3.30). Bei der direkten Aufsicht sind sie häufig nur aus der geringeren Kontrastdichte

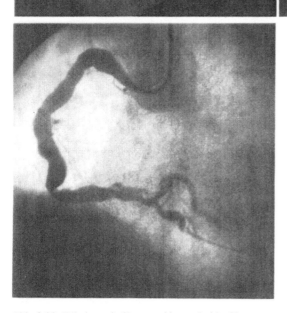
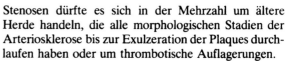

**Abb. 3.32.** Dilatierende Koronarsklerose beider Koronararterien bei einem Patienten mit schwerer Angina pectoris. Beide Hauptäste der linken Koronararterie (*oben links* in RAO- und *rechts* in LAO-Projektion) sind stark erweitert und weisen zusätzlich hochgradige Stenosen und Verschlüsse auf. Auch die rechte Koronararterie läßt neben einigen höhergradigen Stenosen eine erhebliche Ektasie in ihrem gesamten Verlauf erkennen

Stenosen dürfte es sich in der Mehrzahl um ältere Herde handeln, die alle morphologischen Stadien der Arteriosklerose bis zur Exulzeration der Plaques durchlaufen haben oder um thrombotische Auflagerungen.

Gelegentlich wird eine *diffuse,* ein Koronargefäß oder das gesamte Koronargefäßsystem gleichzeitig einengende Erkrankung beobachtet. Angiographisch lassen sich hierbei häufig keine sicheren Stenosen ausmachen, wodurch eine genaue Klassifizierung der Lumeneinengung erschwert bzw. unmöglich wird. Fehldiagnosen durch die Verwechslung mit einem anlagemäßig engen Gefäß sind möglich. Dem geübten Untersucher fällt jedoch eine deutliche, zum betreffenden Versorgungsgebiet des Gefäßes und der Weite der Koronararterien in auffallendem Gegensatz stehende *Enge eines einzelnen Koronargefäßes oder aller Äste* auf (Abb. 3.31).

Selten ist die sogenannte *dilatierende Koronarsklerose* (WILSON et al., 1975 a, b), bei der stärkere Lumeneinengungen und Verschlüsse gleichzeitig mit teilweise grotesken aneurysmatischen Erweiterungen der Koronararterien beobachtet werden (Abb. 3.32). Leichtere poststenotische Erweiterungen der Koronararterien sind dagegen häufiger zu erkennen. Auch die alleinige Ektasie eines Gefäßes kann hämodynamisch ungünstig sein wegen unvermeidbarer Flußverlangsamungen und Turbulenzen der Strömung.

Aus pathophysiologischen Gründen kommt proximalen Gefäßstenosen wegen der Größe des poststenotischen myokardialen Versorgungsgebietes eine weitaus größere funktionelle Bedeutung als peripheren Stenosen zu. Proximale Stenosen sind jedoch angiographisch häufig schwerer darstellbar als peripher gelegene. Dies liegt einmal daran, daß die voneinander abzweigenden divergierenden Äste der Koronararterien proximal noch eng beieinanderliegen und sich im Angiogramm überlagern. Andererseits verlaufen die proximalen Koronararterien streckenweise senkrecht zur Bildebene des Angiogramms, z. B. auf den Untersucher zu, wo-

des betreffenden Gefäßsegmentes (dünne Kontrastmittelschicht) zu vermuten. Aus projektionstechnischen Gründen wird die Schwere exzentrischer Stenosen eher unterschätzt, die Klassifizierung muß immer nach der Projektionsebene mit dem höchsten Stenosierungsgrad erfolgen. Die Bedeutung von Darstellungen in mehreren Projektionsebenen wird ersichtlich.

Längerstreckige Stenosen können als *glattwandig* oder *unregelmäßig* imponieren. Gelegentlich werden im Verlauf einer längerstreckigen Stenose kraterförmige *Ulzerationen* sichtbar. Bei den unregelmäßig geformten

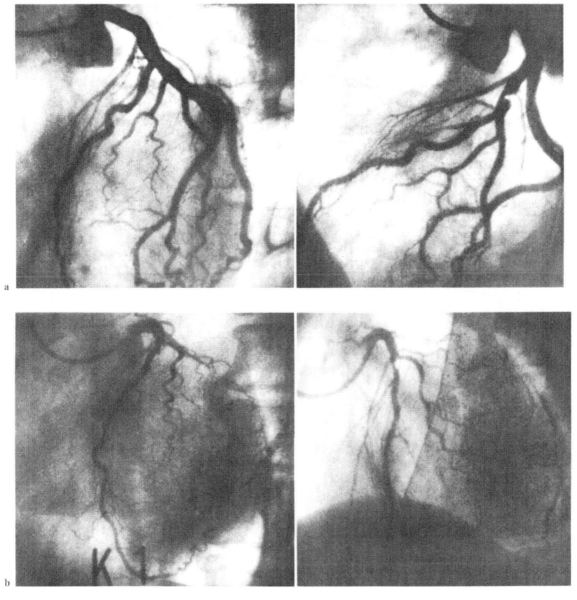

**Abb. 3.33. a** Koronararterie in linksvorderer Schrägprojektion, links im üblichen postero-anterioren Strahlengang, rechts in hemiaxialer (kranio-kaudaler) Strahlenrichtung. **b** Normale *(links)* und hemiaxiale *(rechts)* Projektion der linken Koronararterie bei einer 57jährigen Patientin mit schwerer Angina pectoris. Erst die hemiaxiale Projektion zeigt die höhergradige Stenose des R. interventricularis anterior. Auch die Länge des Verschlusses des R. circumflexus wird in der hemiaxialen LAO-Projektion besser sichtbar

durch eine projektionsbedingte Verkürzung des Gefäßes entsteht, ja sogar eine punktförmige Abbildung eines längeren Gefäßabschnittes möglich wird. Stenosen innerhalb eines solchen Gefäßbezirkes lassen sich nur sicher erkennen, wenn durch die Wahl einer entsprechenden Projektionsebene Überlagerungen mit anderen Gefäßen und projektionsbedingte Verkürzungen der Gefäße vermieden werden. Für den proximalen R. interventricularis anterior der linken Koronararterie und seine Seitenäste haben sich hierzu besonders *hemiaxiale* Projektionen (ALDRIDGE et al., 1975) bewährt

(Abb. 3.33 a, b). Besonders leicht werden auch *kurzstreckige* oder membranartige Stenosen verkannt, da sie sich nur bei streng seitlicher Projektion (Projektionsebene parallel zum Gefäßverlauf) in ihrem wahren Ausmaß erkennen lassen. Daneben gibt es *langstreckige,* sich über mehrere Zentimeter erstreckende Stenosen mit gleichmäßigem, aber auch wechselndem Stenosierungsgrad (Abb. 3.34).

Nach der *Lokalisation* der Gefäßstenosen werden meist Ein-, Zwei- und Dreigefäßerkrankungen unterschieden. Hierunter wird der Befall eines oder mehrerer

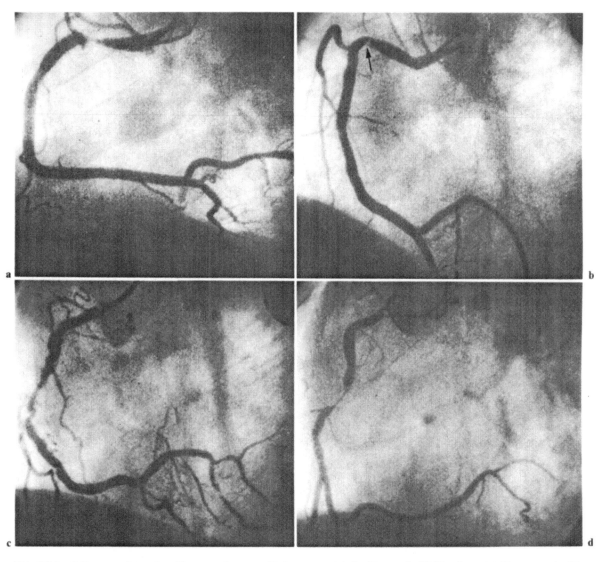

**Abb. 3.34a–d.** Stenosen der rechten Kranzarterie unterschiedlichen Ausmaßes, dargestellt in linksvorderer Schrägprojektion. **a** Kurzstreckige konzentrische Stenose, **b** kurzstreckige exzentrische Stenose (s. Pfeil). **c** Langstreckige unregelmäßige Stenose, **d** langstreckige gleichmäßige Stenose

Hauptäste (R. interventricularis anterior = Ria, R. circumflexus = Rc, rechte Koronararterie = RCA) des Koronargefäßsystems mit Stenosen von über 50% verstanden. Im eigenen Untersuchungsgut (KOBER u. SKUPIN) fanden sich unter 224 Patienten mit Angina pectoris ohne Herzinfarkt 33% Ein-, 32% Zwei- und 35% Dreigefäßerkrankungen. Unter den 74 Eingefäßerkrankungen war der Ria in 76%, der Rc in 16% und die RCA bei 8% der Patienten befallen. Bei den 71 Zweigefäßerkrankungen überwog die Kombination der gleichzeitigen Erkrankung von Ria und Rc mit 54% gegenüber Ria und RCA mit 37% bzw. Rc und RCA mit nur 9%.

Nach durchgemachtem Herzinfarkt hängt das Ergebnis der Koronarangiographie entscheidend von der Indikationsstellung zur Untersuchung ab. Wird die Indikation vom Auftreten einer Angina pectoris abhängig gemacht, so werden überwiegend Mehrgefäßerkrankungen diagnostiziert. Stellt dagegen der durchgemachte Herzinfarkt, unabhängig von der vorliegenden Symptomatik, die alleinige Indikation für die Koronarangiographie dar, so werden besonders bei jugendlichen Herzinfarktpatienten häufig Eingefäßerkrankungen beobachtet.

Bei Eingefäßerkrankungen besteht eine enge Beziehung zwischen dem Sitz der Stenose bzw. des Verschlusses und der Infarktlokalisation, so daß das Ergebnis der Koronarangiographie auch hier von der Selektion der Patienten abhängt.

Unter den hier untersuchten 455 Patienten nach Herzinfarkt kamen Eingefäßerkrankungen in 31% vor, Zweigefäßerkrankungen in 27% und Dreigefäßerkran-

kungen in 42%. Auch hier überwog bei den Eingefäßerkrankungen der Befall des Ria mit 79% (KOBER
und SKUPIN, 1978).

Nach Verschluß oder subtotaler Stenose eines Koronargefäßes durch einen Thrombus, Embolus oder die
Kombination eines atherosklerotischen Herdes mit
Auflagerung thrombotischer Massen kann es durch
Thrombolyse oder Organisation des Thrombus zu einer
Rekanalisation des Gefäßlumens kommen. Die angiographische Differenzierung zwischen lokaler athero-
sklerotischer Stenose und rekanalisiertem Thrombus ist
meist nicht möglich. Bei jungen Frauen werden nicht
selten nach einem sicheren Infarktereignis ein angiographisch normales Koronargefäß oder beinahe normale
Koronararterien gefunden, die eine spontane Thrombolyse sehr wahrscheinlich machen. Der linke Ventrikel
zeigt in diesen Fällen meist ausgedehnte Kontraktionsstörungen bis zur Aneurysmaausbildung (S. 143).

Als Ursachen für einen vorübergehenden Verschluß
eines Koronargefäßes kommen nach ENGEL und LICHT-
LEN (1978) thromboembolische Komplikationen der selektiven Koronarangiographie in Frage, thromboembolische Verschlüsse bei bakterieller Endokarditis, Mitralstenose und nach Herzklappenersatz. Die Einnahme
oraler Kontrazeptiva scheint bei manchen Frauen auch
Thromboembolien der Koronararterien zu begünstigen,
wie sie für andere Gefäßgebiete weitgehend bewiesen
sind. Auch die Streptokinasetherapie kann offensichtlich bei manchen Patienten einen Koronarverschluß beseitigen oder das Ausmaß der Koronarstenose vermindern, ohne einen Einfluß auf das Ausmaß des Infarktbezirkes zu haben.

Der Wert des koronarangiographischen Befundes für
die Beurteilung der Progressionstendenz der stenosierenden Koronarsklerose im allgemeinen oder einer einzelnen Stenose allein ist begrenzt. Die hierzu vorliegenden Untersuchungsbefunde sind widersprüchlich. Aus
therapeutischen Gründen wäre eine Voraussage über
die Entwicklung besonders einer an der Grenze der hämodynamischen Wirksamkeit liegenden Stenose von
größter Wichtigkeit. Nach RÖSCH und RAHIMTOOLA
(1977) scheinen insbesondere proximale Stenosen, längerstreckige Stenosen mit Unregelmäßigkeiten der
Wand und Stenosen bei Patienten mit mehreren Risikofaktoren zu einer besonderen Progredienz zu neigen.
Auch exzentrische Stenosen sollen über Exulzerationen
und thrombotische Auflagerungen besonders schnell zu
totalen Gefäßverschlüssen führen können. Die für die
einzelnen Stenoseformen gefundenen unterschiedlichen
Progressionstendenzen sind jedoch nicht so augen-
scheinlich, daß sich hieraus differenzierte therapeutische Maßnahmen zwingend ableiten ließen.

Über mögliche prognostische Schlüsse hinsichtlich
Infarkthäufigkeit und Überlebensrate aufgrund angiographischer Befunde wird an anderer Stelle berichtet
(s. Abschnitt 4.3).

## Literatur

ALDRIDGE H-E, McLOUGHLIN MJ, TAYLOR KW (1975) Improved diagnosis in coronary cinearteriography with routine use of 110° oblique views and cranial and caudal angulations. Am J Cardiol 36:468–473
ASOKAN SK, FRASER RC, KOLBECK RC, FRANK MJ (1975) Variations in right and left coronary blood flow in man with and wilhout occlusive coronary disease. Br Heart J 37:604
BAROLDI G (1976) Coronary thrombosis: facts and beliefs. Am Heart J 91:683–688
BUNNELL JL, GREENE DG, TANDON RN, ARANI DT (1973) The half-axial projection. A new look at the proximal left coronary artery. Circulation 48:1151–1156
DOERR W (1974) Pathologische Anatomie des Herzens. In: DOERR W (Hrsg) Organpathologie, Bd. I. Thieme, Stuttgart, S. 17
ENGEL H-J, LICHTLEN P (1978) Evidence of spontaneous thrombolysis in the human coronary system. In: KALTENBACH M, LICHTLEN P, BALCON R, BUSSMANN WD (eds) Coronary Heart Disease. Thieme, Stuttgart
FELDMAN RL, NICHOLS W-W, PEPINE C-J, CONTI CR (1978) Hemodynamic significance of the lenght of a coronary arterial narrowing. Am J Cardiol 41:865–871
FIDDIAN RV, BYAR D, EDWARDS EA (1964) Factors affecting flow through a stenosed vessel. Arch Surg 88:105–112
GOULD KL, LIPSCOMB K (1974) Effects of coronary stenosis on coronary flow reserve and resistance. Am J Cardiol 34:48–55
GOULD KL, LIPSCOMB K, HAMILTON GW (1974 Physiologic basis for assessing critical coronary stenosis: Instantaneous flow response and regional distribution during coronary hyperemia as measures of coronary flow reserve. Am J Cardiol 33:87–94
HORWITZ L-D, CURRY G-C, PARKLEY R-W (1974) Differentiation of physiologically significant coronary artery lesions by coronary blood flow measurements during isoproterenol infusion. Circulation 49:55–62
KOBER G, SPAHN G, BECKER H-J, KALTENBACH M (1974) Weite und Querschnittsfläche der großen epikardialen Koronararterien bei Herzmuskelhypertrophie. Z Kardiol 63:297–310
KOBER G, RÜHLE H-J, KALTENBACH M (1977) Ausmaß und Verteilung der stenosierenden Koronarsklerose in Abhängigkeit von der Blutdruckhöhe. Verh. Dtsch Ges Kreislaufforsch 43:243
KOBER G, SKUPIN M (1978), unveröffentlichte Befunde
LIPSCOMB K, GOULD K-L (1975) Mechanism of the effect of coronary artery stenosis on coronary flow in the dog. Am Heart J 89:60
LOGAN SE (1975) On the fluid mechanics of human coronary artery stenosis IEEE Trans Biomed Eng 22:327–334
LUTZ E, BARTELT K-M, BECKER H-J, KOBER G, MARTIN K-L, PETERSEN P, KALTENBACH M (1973) Zur Form pathologischer Veränderungen der muskulären Herzwand bei koronarer Herzkrankheit. Verh. Dtsch Ges Inn Med 79:1151–1153
NEUFELD H-N, WAGENVOORT CA, EDWARDS JE (1962) Coronary arteries in fetuses, juveniles and young adults. Lab Invest 11:837–844
RÖSCH J, RAHIMTOOLA S-H (1977) Progression of angiographically determined coronary stenosis. In: RAHIMTOOLA SH (ed) Coronary bypass surgery. Davis, Philadelphia, pp 55–70
ROTTER W (1978) Vorläufer und frühe Stadien der Atherosklerose und ihre Pathogenese. Med Welt 29:111–1114
SCHETTLER F-G, BOYD G-S (1969) Atherosclerosis. Pathology, aetiology, diagnosis and clinical management. Elsevier, Amsterdam London New York
SHIMAMOTO T, NUMANO F (1969) Atherogenesis I. Excerpta Medica, Amsterdam
SHIMAMOTO T, NUMANO F, ADDISON GM (1973) Atherogenesis II. Excerpta Medica, Amsterdam
TYBERG J-V, MASSIE BM, BOTVINICK E-H, PARMLEY W-W (1977) The Hemodynamics of coronary arterial stenosis. In:

RAHIMTOOLA SH (ed) Coronary bypass surgery. Davis, Philadelphia, pp 71–84

WEGENER K, BERSCH G, BERSCH W, KÖHLER CL, HÖPKER WW (1972) Morphometrische Untersuchungen zur Coronarsklerose. Virchows Arch [Pathol Anat] 356:76–88

WEILER G (1975) Quantitative Morphologie der Koronararterien in der zweiten und dritten Lebensdekade. Basic Res Cardiol 70:596–613

WILSON CS, WEAVER WF, FORKER AD (1975a) Bilateral arteriosclerotic coronary arterial aneurysms successfully treated with saphenous vein bypass grafting. Am J Cardiol 35:315–318

WILSON CS, WEAVER WF, ZEMAN ED, FORKER AD (1975b) Bilateral nonfistulous congenital coronary arterial aneurysms. Am J Cardiol 35:319–323

## Kollateralen

Das Vorkommen von Verbindungen zwischen den Ästen beider Koronararterien war für das gesunde Herz bis vor wenigen Jahrzehnten umstritten. Seit dem Nachweis solcher Verbindungen (SPALTEHOLZ, 1907, 1924; FULTON, 1965; JAMES, 1965) gilt als gesichert, daß es sich bei den Koronararterien zumindest im anatomischen Sinne nicht um Endarterien handelt.

Im gesunden menschlichen Herzen des Erwachsenen und des Feten und bei fast allen Tierspezies ließen sich mehr oder weniger stark ausgeprägte, feine dünnwandige Verbindungen auf arteriolärer Ebene nachweisen. Zwischen verschiedenen Spezies bestehen dabei erhebliche Unterschiede bezüglich der Lokalisation und der Ausprägung der Kollateralen. Im Menschen- und Schweineherzen überwiegt ihr Vorkommen im Subendokard und endomural (FULTON, 1965; SCHOENMAKERS, 1958; SCHAPER, 1971; SCHAPER u. REMIJSEN, 1974), wobei sie sich beim Menschen in größerem Ausmaß auch bis nach subepikardial erstrecken (BELLMANN u. FRANK, 1958). Beim Kaninchen und Hund besteht eine vorwiegend epikardiale und subepikardiale Ausbildung. Eine Bedeutung für die Druchblutung des normalen Herzens kommt diesen, kaum von Blut durchströmten Gefäßen nicht zu.

Die Unterscheidung zwischen Kollateralen als Verbindungen von Ästen der gleichen Koronararterie und Anastomosen als Verbindungen von Ästen der rechten und linken Koronararterie (SPALTEHOLZ, 1924) besitzt keine praktische oder funktionelle Bedeutung und wird im Schrifttum nur teilweise vorgenommen. Meist werden beide Ausdrücke gleichwertig nebeneinander gebraucht. Zunehmende Verwendung finden die Ausdrücke „intrakoronare" Kollateralen oder intrakoronare Anastomosen für Verbindungen zwischen Ästen der gleichen Koronararterie und „interkoronare" Kollateralen für Verbindungen zwischen beiden Koronararterien.

Im Koronarangiogramm des gesunden Menschen lassen sich selbst bei optimaler Technik keine Kollateralen nachweisen. Die Äste beider Koronararterien stehen hier unter gleichem Perfusionsdruck, was bedeutet, daß nennenswerte Kollateralendurchströmung nicht stattfinden kann. Erst bei der stenosierenden Koronarsklerose kann es mit der Druckreduzierung in einem Koronarast (GREGG et al., 1935; GOLDSTEIN et al., 1974) zu einem Druckgefälle zwischen verschiedenen Gefäßgebieten und zu einer Durchströmung präexistenter Kollateralen kommen. Aus tierexperimentellen Untersuchungen und intravitalen sowie postmortalen Angiographien beim Menschen ist bekannt, daß Kollateralen mit dem Ausmaß der koronaren Lumeneinengungen zunehmen (HARRIS et al., 1972; HELFANT et al., 1971; HELFANT u. GORLIN, 1972; MILLER et al., 1972; KOBER et al., 1978). Diese Zunahme bezieht sich sowohl auf die angiographische Nachweisbarkeit wie auf die Güte der Kollateralen (KOBER et al., 1978). Bei Stenosen, die weniger als 60% des Koronarquerschnitts einengen, lassen sich keine Kollateralen nachweisen. Subtotale Stenosen und Verschlüsse gehen dagegen in hohem Prozentsatz mit Kollateralen einher (KOBER et al., 1978).

Wirksame Kollateralen entwickeln sich bei der koronaren Herzkrankheit des Menschen oder im Tierexperiment durch aktives Wachstum präformierter Kollateralen. Der Vorgang wird ausgelöst durch chemische (Hypoxie, Metaboliten) und mechanische (Druckgradient, Fluß) Faktoren und ist damit zeitabhängig (SCHAPER, 1971). Die Fähigkeit zur Bildung von Kollateralen ist nicht nur zwischen verschiedenen Spezies (SCHAPER, 1971; SCHAPER u. REMIJSEN, 1974), sondern auch innerhalb der gleichen Spezies unterschiedlich. Dies kann genetische Ursachen haben. Die Bedeutung äußerer Einflüsse wie Training oder gefäßaktiver Medikamente für die Kollateralenausbildung ist unbewiesen und eher unwahrscheinlich (FERGUSON et al., 1974).

Bei der stenosierenden Koronarsklerose des Menschen lassen sich in Abhängigkeit von der Lokalisation der Koronarstenosen und Verschlüsse mit großer Regelmäßigkeit typische Kollateralbahnen im Angiogramm nachweisen. Abbildung 3.35 zeigt die wichtigsten interkoronaren Anastomosen; auf der linken Seite die über die Vorderwand des Herzens (1–4) und durch das Septum (5) ziehenden, rechts die Seiten- und Hinterwandverbindungen. Jeder eingezeichnete Kollateralweg kann aus einer verschieden großen Anzahl feiner oder relativ weiter Einzelgefäße bestehen. Meist sind in einem Herzen mehrere der beschriebenen Bahnen gleichzeitig nebeneinander zu beobachten.

Während das Vorkommen von Kollateralen heute im gesunden und koronarsklerotischen Herzen gesichert ist, ist die Bedeutung der Kollateralen nach wie vor umstritten. Eindeutige Beziehungen wurden nachgewiesen zwischen Vorkommen von Kollateralen und der Schwere der koronaren Herzkrankheit (HARRIS et al., 1972; KOBER et al., 1978). Von einigen Autoren werden Kollateralen nur als Indikator der Schwere der stenosierenden Koronarsklerose angesehen (HELFANT et al., 1971; HELFANT u. GORLIN, 1972; MILLER et al., 1972) und ihnen keine funktionelle Bedeutung für die Blutversorgung des Herzens zugeschrieben.

In jüngerer Zeit lassen immer mehr Untersuchungen eine protektive Bedeutung von Kollateralen für die strukturelle Erhaltung des Myokards erkennen. Kollateralen können danach zwar den Myokardinfarkt bei einem Koronarverschluß nur selten völlig verhindern,

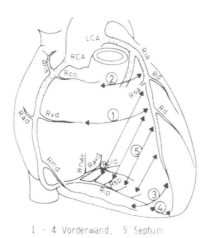 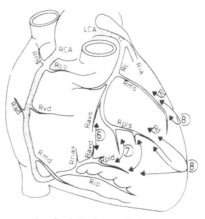

1 - 4 Vorderwand, 5 Septum        6 - 8 Lateral- und Hinterwand

**Abb. 3.35.** Hauptwege interkoronarer Kollateralen. Links sind die über die Vorderwand und durch das Septum ziehenden Gefäße abgebildet, rechts die Seitenwand- und Hinterwandkollateralen.
*1* Verbindung zwischen rechtsventrikulären Ästen und R. interventricularis anterior,
*2* zwischen Konusast und R. interventricularis anterior (Vieussens'sche-Anastomose),
*3* zwischen marginalem Ast und R. interventricularis anterior bzw. seinen spitzennahen Nebenästen,

*4* zwischen R. interventricularis posterior und R. interventricularis anterior,
*5* zwischen R. interventricularis posterior und R. interventricularis anterior durch das Septum ziehend.
Die Kollateralen *6* verbinden die Rr. atrioventriculares dexter et sinister, *7* die Rr. posterolaterales dexter et sinister, *8* den R. posterolateralis sinister bzw. dexter oder den R. marginalis sinister mit diagonalen Ästen. Je nach Verschluß- oder Stenosenlokalisation werden die Kollateralen von rechts nach links oder in umgekehrter Richtung durchströmt

jedoch in seiner Größe beschränken. Diese Aussage gilt nicht nur für tierexperimentelle Befunde (SCHAPER et al., 1969; SCHAPER u. REMIJSEN, 1974; BECKER u. PITT, 1971; REES u. REDDING, 1968), sondern auch für Untersuchungen am Menschen (BANKA et al., 1974; ENSSLEN et al., 1977; FRYE et al., 1977; HAMBY et al., 1976; HECHT et al., 1973; LEVIN et al., 1973; LEVIN, 1974; SCHERER et al., 1973). Der definitive Infarktbezirk ist nach Verschluß eines Koronargefäßes kleiner als das Versorgungsgebiet des Gefäßes (SCHAPER et al., 1969). Dies ist besonders dann der Fall, wenn mit einer nur langsamen Progredienz der Koronarstenose ausreichend Zeit zur Entwicklung funktionsfähiger Kollateralen gegeben ist (BECKER u. PITT, 1971; SCHAPER u. REMIJSEN, 1974).

Während im Tierversuch nach akutem Koronarverschluß nur eine geringe Kollateraldurchblutung des betroffenen Myokards nachgewiesen werden kann (REES u. REDDING, 1968; BECKER u. PITT, 1971; SCHAPER et al., 1973), lassen sich keine Flußunterschiede zwischen normalem und über Kollateralen versorgtem Myokard in Ruhe nachweisen, wenn dem Koronarverschluß eine langsam einsetzende Stenosierung vorausging (BECKER u. PITT, 1971; SCHAPER et al., 1973). Dieser normale Ruhefluß im über Kollateralen versorgten Gebiet geht mit einer normalen regionalen Ruhefunktion des Herzmuskels einher (COHEN et al., 1973). Auch beim Menschen ließen sich bei guten Kollateralen intraoperativ ein hoher Kollateralfluß und hoher peripherer poststenotischer Gefäßdruck nachweisen (SCHERER et al., 1973).

Die funktionelle Bedeutung von Kollateralen ist durch die Messung ihrer Durchblutungsgröße allein

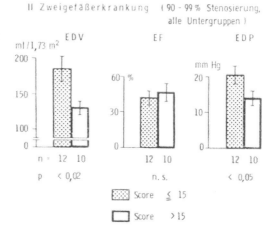

**Abb. 3.36.** Linksventrikuläre Funktion in Abhängigkeit von der Qualität der Kollateralen (Kollateral-Score) bei Patienten mit Erkrankung zweier Hauptäste (Zweigefäßerkrankungen) mit subtotalen Stenosen. Patienten mit guten Kollateralen (Score > 15) weisen als Zeichen der besseren Ventrikelfunktion im Mittel ein signifikant geringeres enddiastolisches Volumen (EDV) und einen geringeren enddiastolischen Druck (EDP) sowie eine größere Auswurffraktion (EF) auf als Patienten mit schlechten Kollateralen (Score ≤ 15)

nicht ausreichend zu erfassen. Zur Abgrenzung eines nutritiven Kollateralflusses von einer möglichen Shuntdurchblutung müßte auch die Wirkung des Flusses auf die Funktion des ischämischen Myokards bekannt sein. Solche Messungen sind im Tierversuch und bei Menschen bisher nicht möglich.

Eine Aussage über die Güte der Kollateralen läßt sich semiquantitativ vornehmen. Eine solche Betrachtung erscheint zur Beurteilung ihrer funktionellen Be-

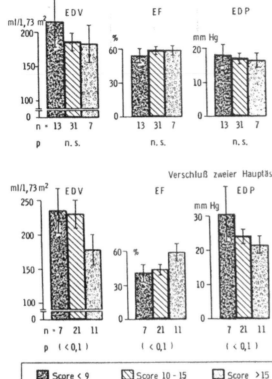

**Abb. 3.37.** Linksventrikuläre Funktion in Abhängigkeit von der Qualität der Kollateralen (Kollateral-Score) bei Patienten mit Dreigefäßerkrankungen und Verschluß eines *(oben)* bzw. zweier *(unten)* Hauptäste. Patienten mit guten Kollateralen (Score > 15) weisen geringere enddiastolische Volumina (EDV) und enddiastolische Drucke (EDP) sowie größere Auswurffraktionen (EF) auf. Die Unterschiede sind bei nur geringen Patientenzahlen statistisch nicht signifikant oder liegen an der Grenze der Signifikanz (p <0,1)

deutung entscheidend. Wird eine Aufteilung der Patienten mit vergleichbarem Koronarbefall nach der Qualität der Kollateralen vorgenommen, so weisen Patienten mit guten Kollateralen die beste linksventrikuläre Ruhefunktion auf (Abb. 3.36, 3.37).

Dagegen ließen sich beim Vergleich der linksventrikulären Funktionsparameter in Ruhe keine signifikanten Unterschiede nachweisen, wenn lediglich eine Aufteilung in Patienten mit und ohne Kollateralen vorgenommen wurde (KOBER et al., 1978 und 1979a). Dies ist damit zu erklären, daß sich unter den Patienten mit Kollateralen ein nennenswerter Anteil von solchen mit sehr schwach ausgebildeten und damit funktionell unbedeutenden Kollateralen befindet.

Die Abb. 3.38–3.41 zeigen Originalbeispiele von Patienten mit gut ausgebildeten Kollateralen. Der Verschluß des R. interventricularis anterior (Abb. 3.38), der Verschluß des R. interventricularis anterior mit gleichzeitiger subtotaler Stenose des Hauptstammes der linken Koronararterie (Abb. 3.39) sowie der Verschluß

von R. interventricularis anterior und rechter Koronararterie (Abb. 3.40) konnten durch Kollateralen so gut kompensiert werden, daß keine bzw. nur geringfügige Kontraktionsstörungen im Ventrikulogramm zu erkennen sind. Durch wirksame Kollateralen konnte auch der völlige Verschluß der linken Koronararterie kurz hinter dem Ostium überstanden werden (Abb. 3.41), allerdings mit einer erheblichen linksventrikulären Kontraktionseinschränkung.

Der vielen Untersuchern nicht gelungene Nachweis der Bedeutung von Kollateralen für die linksventrikuläre Funktion (HELFANT et al., 1971; HELFANT u. GORLIN, 1972; VISMARA et al., 1975; MILLER et al., 1972) dürfte damit u. a. auf die fehlende oder unzureichende Quantifizierung der Kollateralen zurückzuführen sein. Auch die Schwierigkeiten bei der Zusammenstellung vergleichbarer Patientengruppen können hierzu beigetragen haben.

Ob Kollateralen neben dem Einfluß auf die Strukturerhaltung des Myokards eine darüber hinausgehende funktionelle Bedeutung zukommt, ist bisher nicht sicher zu beurteilen. Nach den vorliegenden Untersuchungen scheinen Leistungsfähigkeit, Angina-pectoris-Rate und Ischämiereaktion im EKG sowie die linksventrikuläre Funktion unter Belastung wenig oder überhaupt nicht durch das Vorhandensein von Kollateralen beeinflußt zu werden (VISMARA et al., 1975; MILLER et al., 1972; HARRIS et al., 1972). Allerdings liegen noch keine Untersuchungen vor, die eine Beziehung dieser Parameter zur Güte der Kollateralen herstellen.

Kollateralen dürften damit hauptsächlich zur Ruhedurchblutung des Myokards beitragen. Bei einem darüber hinaus ansteigenden Blutbedarf wird ihre dilatatorische Reserve schnell erreicht, womit die Möglichkeit zu einem weiteren Anstieg der Kollateraldurchblutung nur sehr begrenzt vorhanden ist. Die Ischämie dürfte auch hier als stärkster dilatatorischer Reiz auf die Kollateralen wirken. Neuere Befunde (COHEN et al., 1973; GOLDSTEIN et al., 1974) überraschen in diesem Zusammenhang. Bei vorhandener Myokardischämie berichten die Autoren nach Gabe von Nitroglycerin von einer zusätzlichen Verbesserung der Kollateraldurchblutung über eine weitere Widerstandsabnahme in den Kollateralen selbst. Diese Beobachtung kann z. B. über eine Beeinflussung der extravasalen Komponente des Koronarwiderstandes erklärt werden, die während Myokardischämie erhöht ist und sich am linksventrikulären Füllungsdruck ablesen läßt.

Praktische Konsequenzen, die die Therapie beeinflussen, lassen sich aus dem Vorhandensein oder Nichtvorhandensein von Kollateralen selten ableiten. Gelegentlich wird hierdurch jedoch die Indikation zur Operation mitgeprägt.

Bestehen außergewöhnlich weite Kollateralen zu einem verschlossenen Gefäß, so kann dies im Falle einer Eingefäßerkrankung ein Argument gegen eine Bypass-Operation darstellen. Ist jedoch die Kollateralisierung durch eine zusätzliche Stenose in dem Gefäß gefährdet, das die Kollateralen abgibt, so wird die Indikation zur Bypass-Operation eher gestellt. In diesem Falle droht

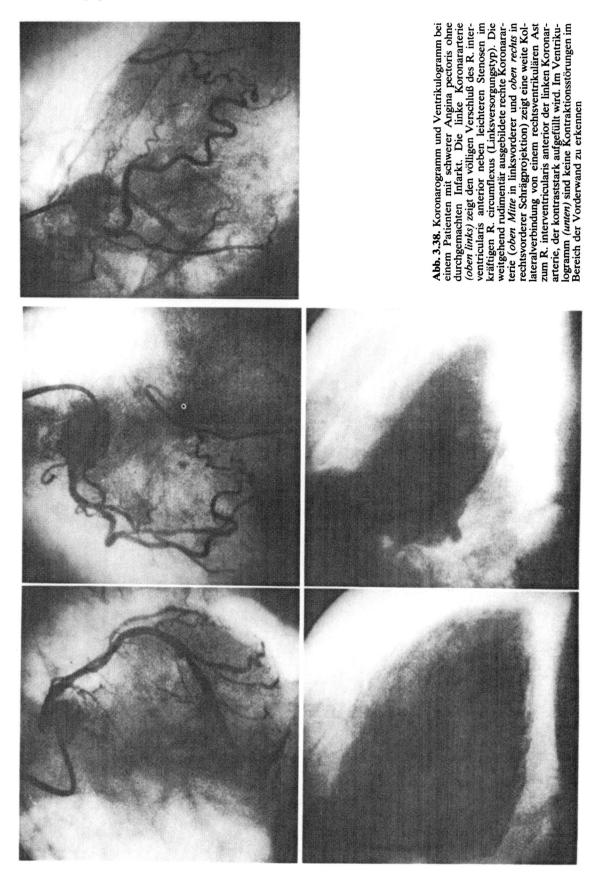

**Abb. 3.38.** Koronarogramm und Ventrikulogramm bei einem Patienten mit schwerer Angina pectoris ohne durchgemachten Infarkt. Die linke Koronararterie *(oben links)* zeigt den völligen Verschluß des R. interventricularis anterior neben leichteren Stenosen im kräftigen R. circumflexus (Linksversorgungstyp). Die weitgehend rudimentär ausgebildete rechte Koronararterie *(oben Mitte* in linksvorderer und *oben rechts* in rechtsvorderer Schrägprojektion) zeigt eine weite Kollateralverbindung von einem rechtsventrikulären Ast zum R. interventricularis anterior der linken Koronararterie, der kontraststark aufgefüllt wird. Im Ventrikulogramm *(unten)* sind keine Kontraktionsstörungen im Bereich der Vorderwand zu erkennen

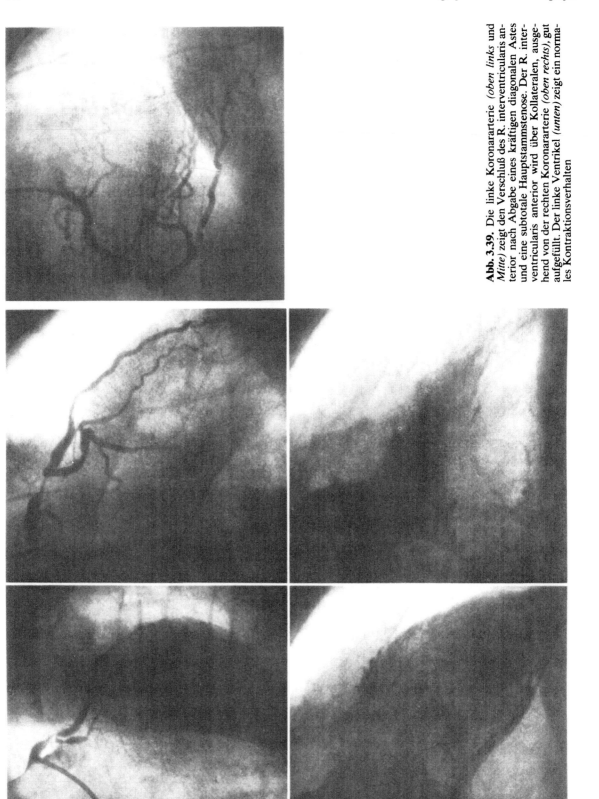

**Abb. 3.39.** Die linke Koronararterie *(oben links* und *Mitte)* zeigt den Verschluß des R. interventricularis anterior nach Abgabe eines kräftigen diagonalen Astes und eine subtotale Hauptstammstenose. Der R. interventricularis anterior wird über Kollateralen, ausgehend von der rechten Koronararterie *(oben rechts),* gut aufgefüllt. Der linke Ventrikel *(unten)* zeigt ein normales Kontraktionsverhalten

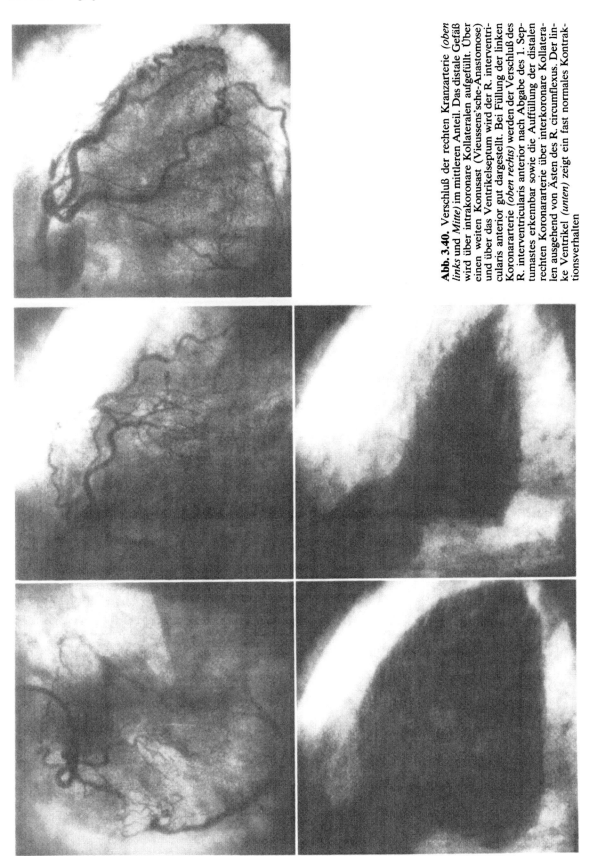

**Abb. 3.40.** Verschluß der rechten Kranzarterie *(oben links* und *Mitte)* im mittleren Anteil. Das distale Gefäß wird über intrakoronare Kollateralen aufgefüllt. Über einen weiten Konusast (Vieussens'sche-Anastomose) und über das Ventrikelseptum wird der R. interventricularis anterior gut dargestellt. Bei Füllung der linken Koronararterie *(oben rechts)* werden der Verschluß des R. interventricularis anterior nach Abgabe des 1. Septumastes erkennbar sowie die Auffüllung der distalen rechten Koronararterie über interkoronare Kollateralen ausgehend von Ästen des R. circumflexus. Der linke Ventrikel *(unten)* zeigt ein fast normales Kontraktionsverhalten

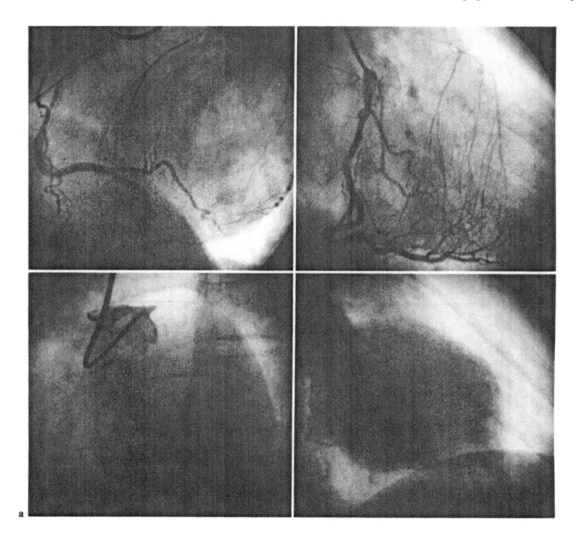

a

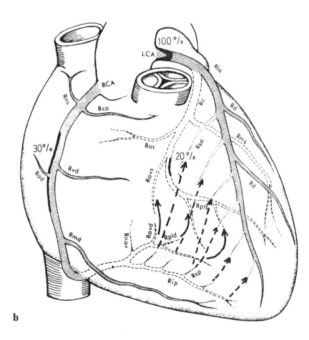

b

**Abb. 3.41.** Verschluß des Hauptstamms der linken Koronararterie *(Mitte links)*. R. interventricularis anterior und R. circumflexus werden über Kollateralen, ausgehend von der rechten Koronararterie, kontraststark aufgefüllt (*oben links* in linksvorderer, *oben rechts* in rechtsvorderer Schrägprojektion). Die Funktion des linken Ventrikels ist erheblich eingeschränkt (*Mitte rechts:* Ventrikulogramm in rechtsvorderer Schrägprojektion, endsystolisch). Im Koronarschema *(unten links)* sind die angiographisch erkennbaren Koronarstenosen und die Kollateralen eingezeichnet

mit dem Verschluß des stenosierten Gefäßes nicht nur die Infarzierung seines autochthonen Versorgungsgebietes, sondern auch des über Kollateralen gespeisten Bezirkes. Die Folge wäre ein besonders großer Myokardinfarkt (KOBER et al., 1979b).

Andererseits kann das Fehlen von Kollateralen bei einer subtotalen Stenose in einem der drei Hauptäste bei einem schwer symptomatischen Patienten ohne bisher abgelaufenen Herzinfarkt die Entscheidung zur

Operation positiv beeinflussen, da bei vollständigem Verschluß des Gefäßes keine Minimalperfusion des Myokards über Kollateralen erwartet werden kann.

## Literatur

BANKA VS, BODENHEIMER MM, HELFANT RH (1974) Determinants of reversible asynergy. Effect of pathologic Q waves, coronary collaterals and anatomic location. Circulation 50:714–719

BECKER LC, PITT B (1971) Collateral blood flow in conscious dogs with chronic coronary artery occlusion. Am J Physiol 221:1507–1510

BELLMANN S, FRANK HA (1958) Intercoronary collaterals in normal hearts. J Thorac Cardiovasc Surg 36:584–603

COHEN MV, DOWNEY JM, SONNENBLICK EH, KIRK ES (1973) The effects of nitroglycerin on coronary collaterals and myocardial contractility. J Clin Invest 52:2836–2847

ENSSLEN R, SCHWARZ F, THORMANN J, SCHLEPPER M (1977) Überleben und Kollateralzirkulation bei Koronararterienverschluß. Herz Kreislauf 9:20–24

FERGUSON RJ, PETITCLERC R, CHOQUETTE G, CHANIOTIS L, GAUTHIER P, HUOT R, ALLARD C, JANKOWSKI L, CAMPEAU L (1974) Effect of physical training on treadmill exercise capacity, collateral circulation and progression of coronary disease. Am J Cardiol 34:764–769

FRYE R, GURA GM, CHESEBRO JH, RITMAN EL (1977) Complete occlusion of the left main coronary artery and the importance of coronary collateral circulation. Mayo Clin Proc 52:742–745

FULTON MFM (1965) The coronary arteries. Thomas, Springfield, Ill

GOLDSTEIN RE, STINSON EB, SCHERER JL (1974) Intraoperative coronary collateral function in patients with coronary occlusive disease: Nitroglycerin responsiveness and angiographic correlations. Circulation 49:298–308

GREGG DE, GREEN HD, WIGGERS CJ (1935) Phasic variations in peripheral coronary resistance and their determinants. Am J Physiol 112:362–373

HAMBY RJ, AINTABLIAN A, SCHWARTZ A (1976) Reappraisal of the functional significance of the coronary collateral circulation. Am J Cardiol 38:305–309

HARRIS CN, KAPLAN MA, PARKER DP, ARONOW WS, ELLESTAD MH (1972) Anatomic and functional correlates of intercoronary collateral vessels. Am J Cardiol 30:611–614

HECHT HS, AROESTY JM, LA RAIA PJ, MORKIN E, PAULIN S (1973) Role of coronary collateral circulation in the preservation of left ventricular function. Circulation [Suppl. IV] 47/48:87

HELFANT RH, GORLIN R (1972) The Coronary collateral circulation. Ann Intern Med 77:995–997

HELFANT RH, VOKONAS PS, GORLIN R (1971) Functional importance of human coronary collateral circulation. N Engl J Med 284:1277

JAMES TN (1965) Anatomy of the coronary arteries in health and disease. Circulation 32:1020–1033

KOBER G, KUCK H, LENTZ RW, KALTENBACH M (1978) Angiographic evidence of collateral formation and its effekt on left ventricular funktion in coronary heart disease. In: KALTENBACH M, LICHTLEN P, BALCON R, BURSMANN WD. Coronary Heart Disease Thieme Stuttgart

KOBER G, GROSSMANN R, LENTZ RW, KALTENBACH M. Preservation of myocardial viability and function by collaterals in coronary heart disease. Excerpta Medica (im Druck)

KOBER G, SCHLINKBÄUMER M, KALTENBACH M (1979) Kollateralen vor und nach Bypassoperation. Z. Kardiol. 68, 285 (1979)

LEVIN DC (1974) Pathways and functional significance of the coronary collateral circulation. Circulation 50:831–837

LEVIN DC, SOS TA, LEE JG, BALTAXE HA (1973) Coronary collateral circulation and distal coronary runoff: The key factors in preserving myocardial contractility in patients with coronary artery disease. Am J Roentgenol 119:474

MILLER RR, MASON DT, SALEL A, ZELIS RF, MASSUMI RA, AMSTERDAM EA (1972) Determinants and functional significance of the coronary collateral circulation in patients with coronary artery disease. Am J Cardiol 29:281

REES JR, REDDING VJ (1968) Experimental myocardial infarction by a wedge method: Early changes in collateral flow. Cardiovasc Res 2:43–53

SCHAPER W (1971) The Collateral Circulation of the Heart. North-Holland, Amsterdam London

SCHAPER W, REMIJSEN P (1974) Zur Entstehung eines Kollateralkreislaufs bei Koronararterienverschlüssen. Dtsch Med Wschr 99:2299–2302

SCHAPER W, REMIJSEN P, XHONNEUX R (1969) The size of myocardial infarction after experimental coronary artery ligation. Z Kreislaufforsch 58:904–909

SCHAPER W, LEWI P, FLAMENG W, GIJPEN L (1973) Myocardial steal produced by coronary vasodilation in chronic coronary artery occlusion. Basic Res Cardiol 68:3–20

SCHERER JL, GOLDSTEIN RE, STINSON EB, SENINGEN RP, GREHL TM, EPSTEIN SE (1973) Correlation of angiographic and physiologic assessment of coronary collaterals in patients receiving bypass grafts. Circulation [Suppl IV] 47/48:88

SCHOENMAKERS J (1958) Zur Anatomie und Pathologie der Coronargefäße. Bad Oeynhausener Gespräche II:133

SPALTEHOLZ W (1907) Die Koronararterien des Herzens. Verh Anat Ges 21:141

SPALTEHOLZ W (1924) Die Arterien der Herzwand. Hirzel, Leipzig

VISMARA LA, MILLER RR, de MARIA AN, FOERSTER J, AMSTERDAM EA, MASON DT (1975) Collateral circulation in chronic coronary disease: Effects on segmental left ventricular contractile function. Am J Cardiol 35:174

## Anomalien und Mißbildungen der Koronararterien

Angeborene Anomalien und Mißbildungen der Koronararterien spielen trotz ihres relativ seltenen Vorkommens im Zeitalter der Koronarangiographie sowie der Herz- und Koronarchirurgie eine gewisse Rolle. Sie können in Anlehung an EDWARDS (1968) und OGDEN (1970) eingeteilt werden

1. in echte Mißbildungen von großer hämodynamischer Bedeutung und

2. Abweichungen vom Normalen (Anomalien), denen keine funktionelle Bedeutung zukommt (Tabelle 3.4).

**Tabelle 3.4.** Einteilung von Koronaranomalien und -mißbildungen

---

I. Primäre Formen (ohne funktionelle Bedeutung)
  1. Abgang oberhalb des Koronarsinus oder aus dem nichtkoronaren (posterioren) Sinus
  2. Multiple Ostien, Dritte Koronararterie
  3. Abgang des R. circumflexus und/oder des R. interventricularis anterior von der rechten Koronararterie oder dem rechten Sinus. Singuläre Koronararterie
II. Primäre Mißbildungen (von hämodynamischer Bedeutung)
  1. Koronarvenöse und koronararterielle Fisteln
  2. Ursprungsanomalien der linken, der rechten oder beider Koronararterien aus der A. pulmonalis
III. Sekundäre Mißbildungen und Anomalien
  z. B. bei Transposition der großen Gefäße, Truncus arteriosus communis, Fallot-Tetralogie, Mißbildungen der Semilunarklappen

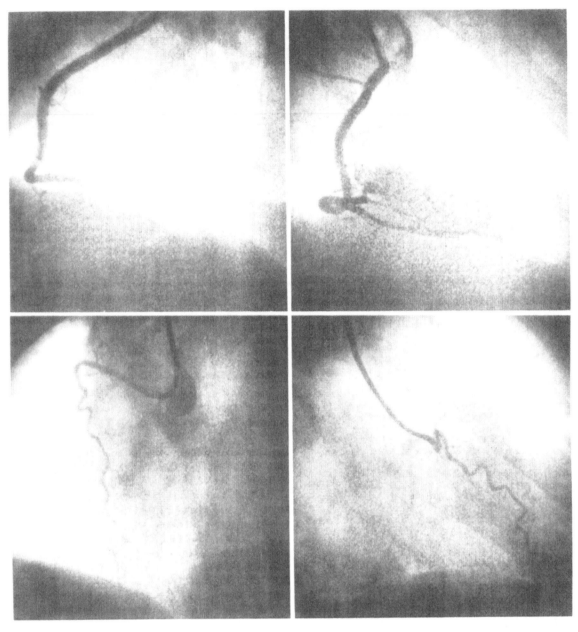

**Abb. 3.42.** Dritte Kranzarterie (*unten links* in linksvorderer, *unten rechts* in rechtsvorderer Schrägprojektion). Das Gefäß entspringt getrennt von der rechten Kranzarterie (*oben links* in linksvorderer, *oben rechts* in rechtsvorderer Schrägprojektion) aus dem rechten Sinus Valsalvae. Von der rechten Kranzarterie zweigen keine zusätzlichen rechtsventrikulären Äste ab

Erstere können als alleinige (primäre Formen) Störungen das klinische Bild bestimmen oder gemeinsam mit anderen Mißbildungen des Herzens oder der Gefäße (sekundäre Formen) vorkommen. Letztere werden meist zufällig bei Katheteruntersuchungen oder postmortal festgestellt.

*Koronaranomalien (ohne funktionelle Bedeutung).* Hierunter lassen sich alle diejenigen angeborenen Abweichungen vom üblichen Verhalten zusammenfassen, welche die Durchblutung des Herzens nicht nachteilig beeinflussen (Tabelle 3.4). Die Kenntnis der möglichen Variationen ist aus diagnostischen wie therapeutischen Gründen wichtig. Die Veränderungen betreffen vorwiegend die proximalen Anteile der Koronararterien und ihre Ostien. Im Rahmen der Koronarangiographie können sie zu Fehlbeurteilungen führen, wenn z. B. Abgangsanomalien mit dem Fehlen oder vollständigen Verschluß eines Gefäßes verwechselt werden. Das „Fehlen" eines Hauptastes muß bereits während der selektiven Koronarographie an die Möglichkeit einer Anomalie denken lassen; unter Umständen ist eine

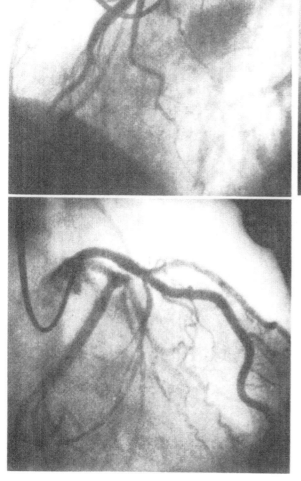

**Abb. 3.43.** Getrennter Ursprung des R. interventricularis anterior und des R. circumflexus im Bereich des linken Sinus Valsalvae.
*Oben links* ist der R. interventricularis anterior selektiv sondiert, *oben rechts* der R. circumflexus jeweils in linksvorderer Schrägprojektion. *Unten* findet sich bei einer nicht ganz selektiven Darstellung eine gleichzeitige Auffüllung beider Hauptäste der linken Koronararterie (RAO-Projektion). Dabei erscheinen die Äste des R. circumflexus kontrastschwächer

Aortographie zu ihrer Erkennung erforderlich. In der Herzchirurgie können sich bei Abgangsanomalien Schwierigkeiten bei solchen Eingriffen ergeben, die mit der Kanülierung und Perfusion der Koronararterien verbunden sind.

Die Koronarostien können verschieden tief im Sinus Valsalvae, aber auch deutlich oberhalb des Sinus (hoher Abgang) entspringen (BLAND et al., 1933; OGDEN, 1968). Selbst der Abgang einer Koronararterie vom Aortenbogen, dem Truncus brachiocephalicus oder der A carotis wurde beschrieben (BLAND et al., 1933). Häufig werden akzessorische Koronarostien beobachtet, die Ursprung eines kleineren Koronarastes sind, oder die frühe Aufteilung eines Koronargefäßes in seine Hauptäste mit einem noch gemeinsamen oder getrennten Ostium (OGDEN, 1968).

In hohem Prozentsatz zweigt der Konusast der rechten Koronararterie mit eigenem Ostium aus dem rech-ten Sinus valsalvae ab (OGDEN, 1968). Als dritte Koronararterie wird dagegen der von der rechten Koronararterie im Sinus getrennt entspringende rechtsventrikuläre Ast bezeichnet (Abb. 3.42). Auch der getrennte Ursprung des R. interventricularis anterior und des R. circumflexus aus dem linken Sinus Valsalvae wird nicht selten beobachtet (Abb. 3.43, 3.44).

Abgangsanomalien der rechten bzw. linken Koronararterie oder ihrer Hauptäste aus dem Sinus der anderen Koronararterie kommen nicht selten (in etwa 1% der Koronarographien) vor (CHAITMAN et al., 1976; LIBERTHSON et al., 1974; PAGE et al., 1974). Am häufigsten entspringt der R. circumflexus neben dem Ostium der rechten Koronararterie aus dem rechten Sinus Valsalvae oder zweigt von ihrem Hauptstamm selbst ab (Abb. 3.45, 3.46). Auch der R. interventricularis anterior kann aus dem rechten Sinus Valsalvae oder dem proximalen Hauptstamm der rechten Koronararterie abzweigen und entweder über den Ausflußtrakt des rechten Ventrikels oder zwischen Pulmonalarterie und Aorta die vordere interventrikuläre Furche erreichen (Abb. 3.47). Während die meisten derartigen Abgangsanomalien funktionell unbedeutend sind, wurden vereinzelte plötzliche Todesfälle im Anschluß an stärkere körperliche Belastungen bei vorher asymptomatischen Menschen beschrieben. Bei der Sektion ergab sich als einzige Abweichung von der Norm der Verlauf des Hauptstammes der linken Koronararterie bzw. des R. interventricularis anterior zwischen A. pulmonalis und Aorta. Es wird vermutet, daß es unter bestimmten Umständen zur Kompression der Koronararterie mit resul-

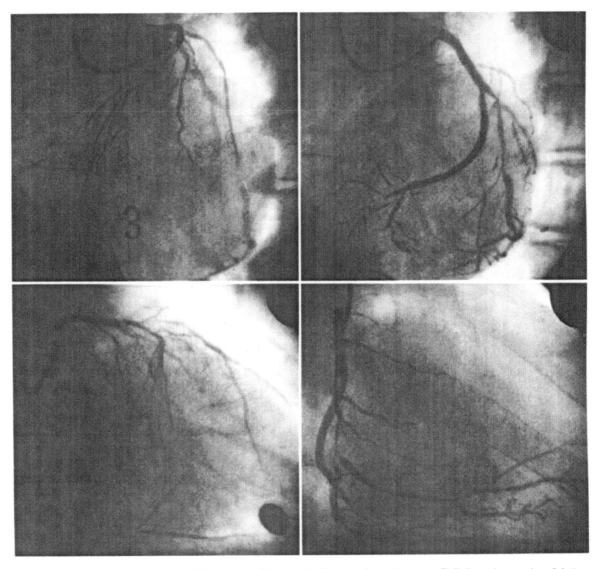

**Abb. 3.44.** Getrennter Ursprung beider Hauptäste der linken Koronararterie aus dem linken Sinus valsalvae. *Links oben* und *unten* finden sich die selektiven Darstellungen des R. interventricularis anterior, *rechts oben* und *unten* die Darstellungen des R. circumflexus. Der obere Teil der Abbildung zeigt die linksanteriore, der untere Teil die rechtsanteriore Schrägprojektion der insgesamt hochgradig atherosklerotisch veränderten Koronargefäße (mehrere hochgradige Stenosen und Verschlüsse)

tierender Myokardischämie, Synkopen und plötzlichem Herztod kommen kann (CHAITMAN et al., 1976; CHEITLIN et al., 1974; LIBERTHSON et al., 1974; PAGE et al., 1974; PEDAL, 1976).

Seltene Anomalien stellen singuläre Koronararterien mit Ästen dar, deren Verlauf demjenigen beider Koronararterien entspricht (SMITH, 1950; VARE, 1972). Auch Hypoplasien von Koronararterien mit ausgeprägter Kollateralenbildung von der normal angelegten Arterie zum Versorgungsgebiet des hypoplastischen Gefäßes gehören zu den seltenen Befunden.

*Mißbildungen (von hämodynamischer Bedeutung).* Im Gegensatz zu den hämodynamisch unbedeutenden und zu keiner nennenswerten Beeinträchtigung der Lebenserwartung führenden Anomalien gehen Mißbildungen der Koronararterien meist mit einer Störung der myokardialen Blutversorgung einher. Unterscheiden lassen sich Abgangsmißbildungen einer oder beider Koronararterien bzw. deren Hauptäste aus der A. pulmonalis und abnorme Verbindungen zwischen den Koronargefäßen und den Herzhöhlen bzw. herznahen Gefäßen.

Beiden Gruppen von Mißbildungen gemeinsam ist eine Verbindung zwischen dem unter arteriellem Druck stehenden Koronargefäßsystem und dem Niederdrucksystem bzw. einer zumindest während der Diastole unter niedrigem Druck stehenden linken Herzkammer (Koronarfistel). Dadurch sind in beiden Fällen funktio-

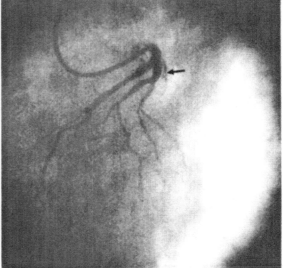

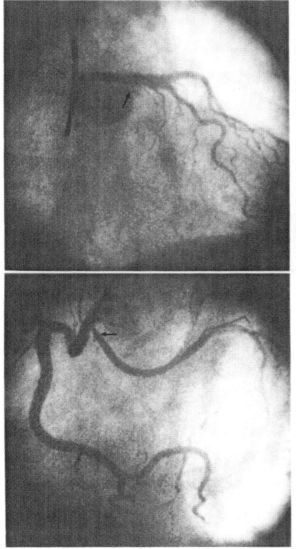

**Abb. 3.45.** Abgangsanomalie des R. circumflexus. *Oben links* ist die linke Koronararterie in rechtsvorderer, *oben rechts* in linksvorderer Schrägprojektion zu erkennen. Ein R. circumflexus wird nicht sichtbar (s. Pfeile).
*Unten* ist die rechte Kranzarterie in linksvorderer Schrägprojektion abgebildet. Der R. circumflexus zweigt von ihrem Anfangsteil ab (s. Pfeil)

nelle Verhältnisse gegeben, die arteriovenösen Fisteln in anderen Gebieten des Kreislaufs ähneln. Das resultierende Kurzschlußblut kann in der Größe das normale Herzzeitvolumen erheblich übertreffen, so daß eine Volumenbelastung des Herzens auftreten und zu einer Mangelversorgung der Herzmuskulatur führen kann (McNamara u. Gross, 1969).

Trotz der großen Seltenheit dieser angeborenen Mißbildungen ist ihre Kenntnis für den Kardiologen von Wichtigkeit, da sie in der Regel mit den modernen koronarchirurgischen Methoden korrigierbar sind. Je nach Ausmaß der Störung kann es zu erheblichen Symptomen und Erkrankungen kommen, wie z. B. zu Stenokardien, Synkopen, Myokardinfarkten, Atemnot, Herzinsuffizienz, bakterieller Endokarditis. Physikalisch läßt sich häufig ein systolisch-diastolisches Geräusch wahrnehmen (Galioto et al., 1971; Koops et al., 1973). Gelegentlich ist nur ein systolisches oder diastolisches Ge-

räusch zu hören. Selten ist die Mißbildung geräuschlos (Ochs et al., 1975a; Reddy et al., 1974).

*Koronarfisteln.* Die Koronararterie, die über die abnorme Verbindung z. B. mit einer Herzhöhle kommuniziert, ist meist stark dilatiert, gewunden und streckenweise aneurysmatisch erweitert. Gelegentlich wird die Verbindung zwischen Koronararterie und Herzhöhle durch mehrere enge Gefäße oder ein netzartiges Gefäßgeflecht hergestellt (Reddy et al., 1974). Es gibt prinzipiell zwei Arten von Fisteln:

Beim ersten Typ kommt es zu einem Links-Rechts-Kurzschluß durch Verbindung der Koronargefäße zum venösen Kreislauf bzw. zur venösen Seite des Herzens. Diese Verbindungen können im Bereich der V. cava, des Koronarvenensinus oder anderer Herzvenen, des rechten Vorhofs, rechten Ventrikels oder der A. pulmonalis einmünden (Abb. 3.48, 3.49, 3.50a und b).

Beim zweiten Typ besteht eine Verbindung der Koronararterie zum arterialisierten Teil des Kreislaufs, z. B. zur V. pulmonalis, dem linken Vorhof oder linken Ventrikel. Funktionell führt diese Art der Mißbildung zu einer Volumenbelastung des linken Ventrikels ähnlich einer Aorteninsuffizienz oder einem Ductus arteriosus Botalli.

Koronarfisteln sind hämodynamisch häufig unbedeutend. Selbst bei größerem Shuntvolumen sind die meisten Patienten asymptomatisch. Die Diagnose wird nicht selten zufällig postmortal oder im Rahmen der Abklärung des Geräuschbefundes gestellt. Einzelne Patienten weisen allerdings eine echte Angina-pectoris-Symptomatik auf, die auf einen koronaren Steal-Me-

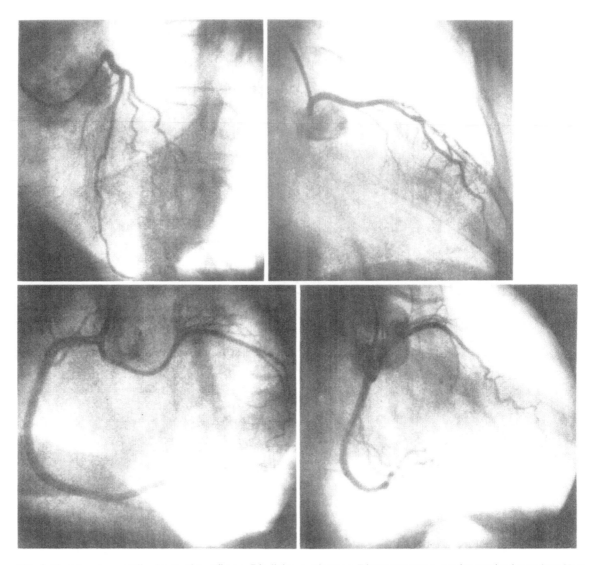

**Abb. 3.46.** Abgangsanomalie des R. circumflexus. Die linke Koronararterie (*oben links* in linksvorderer, *oben rechts* in rechtsvorderer Schrägprojektion) läßt keinen R. circumflexus erkennen. Dieser entspringt aus der proximalen rechten Koronararterie (*unten links* in linksvorderer, *unten rechts* in rechtsvorderer Schrägprojektion)

chanismus zurückgeführt wird (McNamara u. Gross, 1969; Ochs et al., 1975a; Reddy et al., 1974), der zu einer Myokardischämie distal des Abgangs der Fistel führt. Kommt es zur Entwicklung einer stenosierenden Koronarsklerose, so kann die Angina-pectoris-Symptomatik durch beide Störungen gemeinsam ausgelöst werden. Darüber hinaus werden die vermehrte Neigung zu bakteriellen Endokarditiden und die Ruptur der Fistel gefürchtet (Koops et al., 1973; McNamara u. Gross, 1969). Wegen der verschiedenen Komplikationsmöglichkeiten wird empfohlen, hämodynamisch wirksame Fisteln zu ligieren (Anderson et al., 1975; Galioto et al., 1971; Koops et al., 1973; Ochs et al., 1975a).

Daneben werden Fisteln zwischen Koronararterien und linkem Vorhof oder linkem Ventrikel nicht selten bei Mitralvitien und Kardiomyopathien beobachtet. Sie

sind hier charakterisiert durch den geringen Durchmesser des Gefäßes und den hämodynamisch nur unbedeutenden Shunt. Ihre Entstehung ist über die Organisation wandständiger Thromben zu verstehen. Es lassen sich hierbei angiographisch abnorme neue Gefäße und Kontrastmittelseen darstellen, denen vom Endothel ausgekleidete Hohlräume entsprechen. Ähnliche Beobachtungen können auch bei Myxomen gemacht werden (Becker et al., 1978). Auch traumatische Koronarfisteln wurden beschrieben (Anderson et al., 1975).

*Abgangsmißbildungen.* Es werden Fehlabgänge der linken, der rechten oder beider Koronararterien bzw. einer akzessorischen Koronararterie von der A. pulmonalis beobachtet. Am häufigsten unter diesen Mißbildungen ist der Ursprung der linken Koronararterie aus der

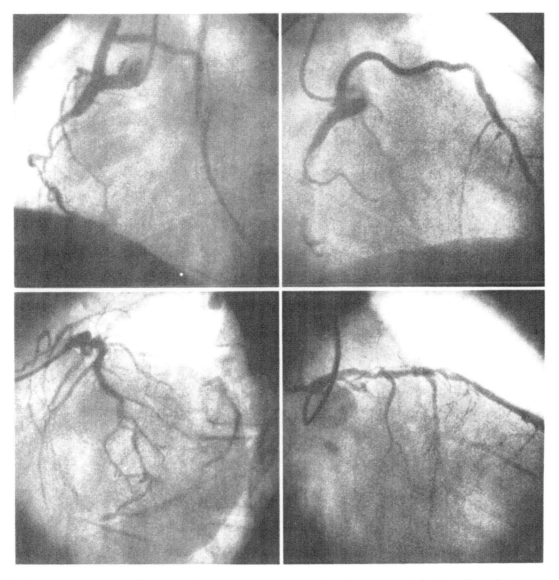

**Abb. 3.47.** Ursprungsanomalie des R. interventricularis anterior aus der proximalen rechten Koronararterie (*oben links* in linksvorderer, *oben rechts* in rechtsvorderer Schrägprojektion). Bei Füllung des Hauptstamms der linken Koronararterie (*unten links* in linksvorderer, *unten rechts* in rechtsvorderer Schrägprojektion) kommt nur ein kräftiger diagonaler Ast zur Darstellung, der auch die ersten Septumäste abgibt. Der R. circumflexus ist verschlossen und wird über Kollateralen spärlich aufgefüllt *(unten links)*. Auch die rechte Koronararterie ist im Bereich des Abganges des rechtsventrikulären Astes verschlossen

A. pulmonalis, die unter dem Namen Bland-White-Garland-Syndrom in die Literatur eingegangen ist (BLAND et al., 1933; BAUR u. JORNOD, 1972; LANG et al., 1974; OCHS et al., 1975b; SCHULZ u. HILDEBRAND, 1976a, b) (Abb. 3.51). Seltener entspringen der R. interventricularis anterior oder der R. circumflexus allein aus der A. pulmonalis (CHAITMAN et al., 1975).

Gemeinsam ist allen diesen Ursprungsvarianten der Koronararterien eine Verbindung zwischen dem unter arteriellem Druck stehenden Koronargefäß und dem Niederdruckgebiet des Pulmonalkreislaufs. Es kommt bei guter Kollateralenbildung zu einer Durchströmung der fehlabgehenden Koronararterie über weite interkoronare Anastomosen in umgekehrter Richtung (retrograd) und dadurch zu einem Übertritt von arteriellem Blut aus dem Koronarkreislauf in die A. pulmonalis (Links-Rechts-Shunt).

Die Störung wird klinisch mit Abnahme des Lungenarteriolenwiderstandes in den ersten Lebenswochen manifest. Bei schlecht ausgebildetem Kollateralkreislauf zwischen der normal aus der Aorta abgehenden rechten Koronararterie zur fehleinmündenden linken Koronararterie (sogenannter infantiler Typ) ist der überwiegende Teil des linken Ventrikels auf die Durch-

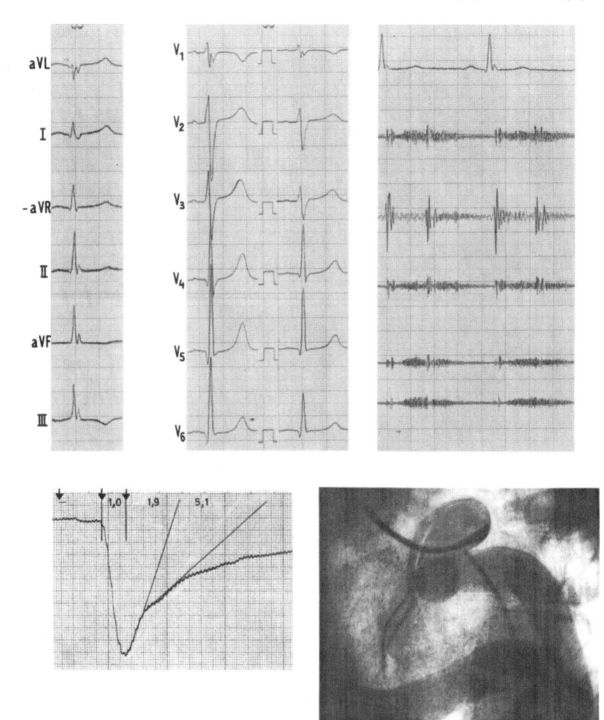

**Abb. 3.48.** EKG, Geräuschbefund, periphere Farbstoffverdünnungskurve und Angiogramm eines 18jährigen Mädchens
(Ra. M. 18 J. ♀), bei dem bereits seit Kindheit ein systolisch-
diastolisches Geräusch bekannt war. Im Elektrokardiogramm
ist neben einem Steiltyp ein unvollständiger Rechtsschenkelblock und eine in Anbetracht des Alters als nicht sicher pathologisch anzusehende Hochvoltage in den Brustwandableitungen (Sokolow-Index 7,2 mV) zu erkennen. Die Farbstoffverdünnungskurve *(unten links)* zeigt einen Links-Rechts-Shunt
an.

Bei der Kontrastmittelinjektion in das Ostium der linken
Kranzarterie kommt es nur zu einer sehr flauen Darstellung
der beiden Hauptäste der linken Koronararterie und zu einer
kontraststarken Füllung einer weiten Verbindung zwischen
dem linken Sinus Valsalvae und dem rechten Ventrikel. Der
rechte Ventrikel läßt sich bei Injektion größerer Kontrastmittelmengen deutlich erkennen (s. Abb. 3.49)

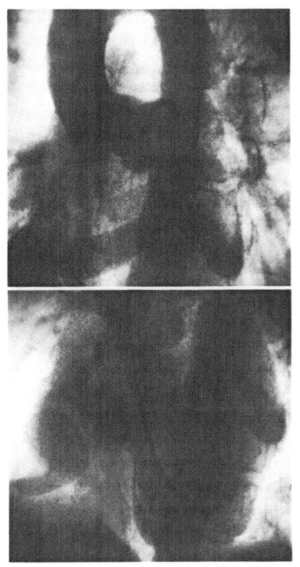

**Abb. 3.49.** Aortogramm *(oben)* und linksventrikuläres Angiogramm *(unten)* in linksvorderer Schrägprojektion. Ausgehend vom erweiterten linken Sinus Valsalvae ist wiederum die bereits in Abb. 3.48 geschilderte breite Verbindung zum rechten Ventrikel zu erkennen. Ein Teil des rechten Ventrikels wird in einer späten Phase des linksventrikulären Angiogramms erkennbar

strömung von der A. pulmonalis angewiesen. Diese reicht wegen des geringen Perfusionsdruckes und der niedrigen Sauerstoffsättigung des venösen Mischblutes nicht aus, sodaß die Kinder meist in den ersten Lebensmonaten an der therapierefraktären Linksherzinsuffizienz versterben. Eine Mitralinsuffizienz (Papillarmuskelsyndrom) ist eine häufige Beobachtung (Koops et al., 1973).

Patienten, die frühzeitig wirksame Kollateralen von der rechten zur linken Koronararterie ausbilden konnten (sogenannter Erwachsenentyp), können dagegen

viele Jahre asymptomatisch bleiben (Baur u. Jornod, 1972; Edwards, 1964; Lang et al., 1974; Schulz u. Hildebrand, 1976a). Sie versterben häufig plötzlich, z. B. während einer starken körperlichen Belastung (Schulz u. Hildebrand, 1976a), oder werden mit einer Angina pectoris, einer Kardiomegalie oder den Zeichen einer Herzinsuffizienz auffällig (Koops et al., 1973; Lang et al., 1974; Ochs et al., 1975b).

Im EKG finden sich meist ein überdrehter Linkstyp, Linkshypertrophiezeichen und Hinweise auf einen Vorderwandspitzinfarkt, allerdings sind auch diese Veränderungen nicht obligat (Koops et al., 1973).

Die Unterscheidung eines „infantilen" von einem „Erwachsenentyp" ist nicht ganz korrekt, da sie weniger nach dem Alter der Patienten, sondern entsprechend der Güte der Kollateralen vorgenommen wird. Beim sogenannten Erwachsenentyp wird das Versorgungsgebiet der linken Koronararterie über weite Kollateralen von der rechten Koronararterie versorgt. Diese Kollateralen können so weitlumig sein, daß sie die Blutversorgung des linken Ventrikels über längere Zeit gewährleisten. Auf längere Sicht bewirken sie jedoch einen erheblichen Links-Rechts-Shunt zur Pulmonalarterie und einen koronaren Steal-Effekt, der den Patienten schließlich symptomatisch werden läßt.

Seltener wird der Ursprung der rechten Koronararterie aus der Pulmonalarterie beobachtet. Diese Mißbildung ist mit dem Leben meist voll vereinbar, da der von der rechten Koronararterie versorgte rechte Ventrikel wegen seines geringeren Wanddruckes und geringeren Sauerstoffverbrauchs mit einem geringeren Perfusionsdruck und niedrigerer Sauerstoffsättigung des Blutes auskommen kann. Am schlechtesten wird naturgemäß der sehr seltene Abgang beider Koronararterien von der Pulmonalarterie toleriert (Edwards, 1968).

Abgangsmißbildungen lassen sich chirurgisch angehen. Früher wurden der Links-Rechts-Shunt und der koronare Steal-Effekt durch alleinige Unterbindung der linken Koronararterie an der Pulmonalarterie beseitigt (Koops et al., 1973; Sabiston et al., 1960).

Dieses Verfahren war jedoch nur bei Vorhandensein guter Kollateralen, d. h. beim sogenannten Erwachsenentyp, möglich (Massih et al., 1963). Heute wird die Korrektur durch Ligatur der linken Koronararterie an der Pulmonalarterie und die gleichzeitige Anastomosierung des Gefäßes mit der Aorta (Cooley et al., 1966; Koops et al., 1973; Ochs et al., 1975b) bzw. die Exzision der fehlabgehenden Arterie aus der Pulmonalarterie und Einpflanzung in die Aorta (Neches et al., 1974) vorgenommen. Gegenüber der alleinigen Unterbindung besteht bei derartig behandelten Patienten eine geringere Gefährdung durch eine sich eventuell später entwickelnde Arteriosklerose.

Auf die bei angeborenen Mißbildungen des Herzens und der großen Gefäße – wie z. B. der Fallot-Tetralogie, den verschiedenen Formen von Gefäßtranspositionen und anderen – zu beobachtenden Abweichungen der Koronararterien von der normalen Anatomie kann in diesem Rahmen nicht eingegangen werden (Chaitman et al., 1975; Edwards, 1968; Ogden, 1968; Sin-

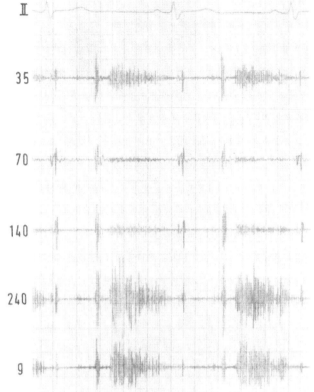

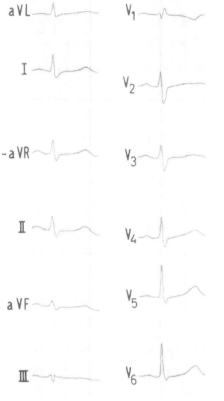

a

**Abb. 3.50. a** EKG *(oben links),* Phonokardiogramm *(oben rechts)* und periphere Farbstoffverdünnungskurve *(unten)* einer asymptomatischen jungen Patientin mit seit Kindheit bekanntem Geräuschbefund. Das Elektrokardiogramm zeigt mit einem unvollständigen Rechtsschenkelblock Hinweise auf eine vermehrte Rechtsherzbelastung.

Im Phonokardiogramm wird ein diastolisches, vom 2. Herzton abgesetztes Descrescendogeräusch sichtbar.

Die Farbstoffverdünnungskurve spricht gegen einen wirksamen Shunt.

Die Druckmessung im großen und kleinen Kreislauf ergab Normalverhältnisse, ein wirksamer Links-Rechts-Shunt war auch nach den Sauerstoffsättigungswerten im Rahmen der invasiven Diagnostik nicht anzunehmen.

**b** Die rechte Kranzarterie (S. 161, links oben = links vordere, rechts oben = rechts vordere Schrägprojektion) ist in ihrem proximalen Anteil stark erweitert und setzt sich in einen stark dilatierten rechtsventrikulären Ast fort, der Verbindung zum Ausflußtrakt des rechten Ventrikels hat (s. Pfeil). Die distale rechte Kranzarterie wird dagegen nur als sehr enges Gefäß sichtbar

Die linke Koronararterie (*Mitte links* in links vorderer, Mitte rechts in rechtsvorderer Schrägprojektion) weist Normalverhältnisse in ihren Hauptästen auf. Vom R. interventricularis anterior zweigt ein außergewöhnlich kräftiger rechtsventrikulärer Ast ab (s. Pfeil), der als nutritives Gefäß des rechten Ventrikels aufgefaßt werden muß, da der entsprechende von rechts abzweigende Ast dilatiert ist, eine Fistelverbindung zum rechtsventrikulären Ausflußtrakt aufweist und wenig zur Versorgung des rechten Ventrikels beitragen dürfte. Die angiographischen Verhältnisse sind im Schema *(unten)* zusammengefaßt.

*Gesamtbeurteilung.* In Anbetracht der Beschwerdelosigkeit und der sehr guten körperlichen Leistungsfähigkeit (Leistungssportlerin) wurde ein operativer Verschluß der Fistelverbindung zum Ausflußtrakt des rechten Ventrikels nicht empfohlen, zumal kein wirksamer Links-Rechts-Shunt vorlag

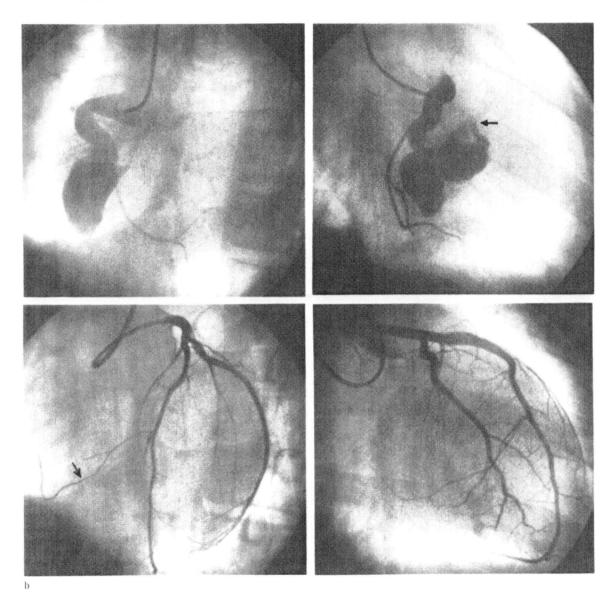

b

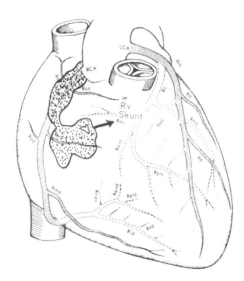

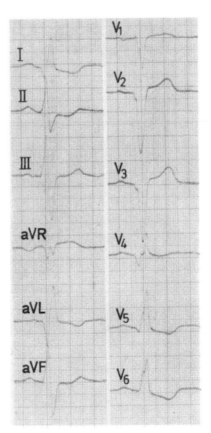

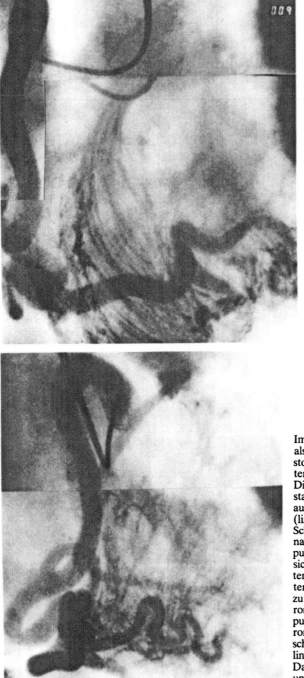

**Abb. 3.51.** Elektrokardiogramm und Angiographiebefund einer 36jährigen Patientin, bei der seit dem 9. Lebensjahr ein „Herzfehler" bekannt ist, der 1974 auswärts als Idiopathische Hypertrophe Subaortenstenose definiert wurde. Seit 1976 anfallsweise auftretende Bewußtseinsstörungen verbunden mit Herzjagen und Herzstolpern.
Bei der Auskultation fand sich ein früh- bis mesosystolisches hochfrequentes Spindelgeräusch über der Herzspitze und im Bereich des linken Ausflußtraktes sowie ein protodiastolisches Descrescendogeräusch am Erb'schen Punkt.

Im EKG Q-Zacken in den Ableitungen I, aVL und $V_2$ bis $V_5$ als Hinweis auf transmurale Vorderwandnarben. Die Sauerstoffsättigungswerte sprachen bei der Rechtsherzkatheteruntersuchung für einen Links-Rechts-Shunt von 1,8 l/min.
Die Koronarographie ergibt eine außergewöhnlich kaliberstarke rechte Koronararterie (Durchmesser 10 mm) mit einem ausgedehnten Netz von septalen und apikalen Kollateralen (links oben in links vorderer, links unten in rechts vorderer Schrägprojektion) zum Versorgungsgebiet der linken Koronararterie und einen Abstrom von Kontrastmittel in die A. pulmonalis (nur aus der Filmszene, nicht aus den Einzelbildern sicher zu diagnostizieren). Zusätzlich entspringt aus dem rechten Sinus Valsalvae eine große Konusarterie bzw. 3. Kranzarterie (S. 163 oben links) mit Abfluß in die A. pulmonalis und zu einer stark dilatierten linken Koronararterie. Die linke Koronararterie entspringt nicht aus der Aorta, sie geht von der A. pulmonalis ab und wird über Kollateralen von der rechten Koronararterie aus aufgefüllt und als sehr weites Gefäß kontrastschwach sichtbar (eine direkte Sondierung und Darstellung der linken Kranzarterie ist nicht möglich).
Das Ventrikulogramm (Seite 163 oben rechts enddiastolisch, unten rechts endsystolisch) zeigt einen deutlich vergrößerten linken Ventrikel (enddiastolisches Volumen 380 ml entsprechend 240 ml/m$^2$) mit stark verminderter Auswurffraktion (18%).
*Gesamtbeurteilung.* Die Ursprungsanomalie der linken Koronararterie aus der A. pulmonalis (Bland-White-Garland-Syndrom) hat zu einer schweren linksventrikulären Schädigung geführt. Zur vorgeschlagenen Ligatur der linken Koronararterie am Abgang aus der A. pulmonalis und anschließender Versorgung mit einem Venenbypass konnte sich die Patientin nicht entschließen. Sie befindet sich 6 Monate nach der Diagnose in einem stark leistungseingeschränkten Zustand und klagt über Belastungsdyspnoe sowie eher uncharakteristische Schmerzen in der Herzgegend und über Rhythmusstörungen (ventrikuläre Extrasystolen)

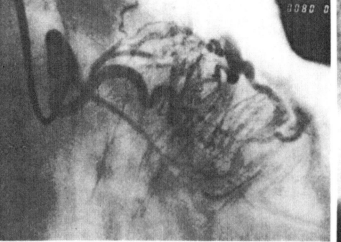

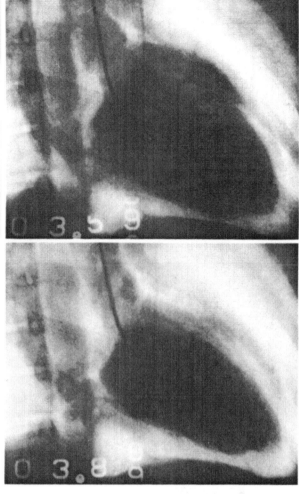

GER et al., 1973). Auf plötzliche Todesfälle in Zusammenhang mit dem Verlauf des Hauptstammes der linken Koronararterie oder des R. interventricularis allein zwischen Aorta und Pulmonalarterie nach Ursprung im rechten Koronarsinus wurde bereits auf Seite 153 eingegangen.

## Literatur

ANDERSON GP, ADICOFF A, MOTSAY GJ, SAKO Y, GOBEL FL (1975) Traumatic right coronary arterial-right atrial fistula. Am J Cardiol 35:439–443

BAUR HR, JORNOD JC (1972) Abgang der linken Koronararterie von der Arteria pulmonalis. Schweiz med Wschr 102:578–582

BECKER HJ, KOBER G, KREHAN L, KALTENBACH M, MARTIN KL (1978) Diagnose, Therapie und Langzeitergebnisse des Vorhofmyxoms. Med Klin 73:447–456

BLAND EF, WHITE PD, GARLAND J (1933) Congenital anomalies of the coronary arteries: report of an unusual case associated with cardiac hypertrophy Am Heart J 8:787–801

CHAITMAN BR, BOURASSA MG, LESPÉRANCE J, DOMINGUEZ JLD, SALTIEL J (1975) Aberrant course of the left anterior descending coronary artery associated with anomalous left circumflex origin from the pulmonary artery. Circulation 52:955–958

CHAITMAN BR, LESPÉRANCE J, SALTIEL J, BOURASSA MG (1976) Clinical angiographic, and hemodynamic findings in patients with anomalous origin of the coronary arteries. Circulation 53:122–131

CHEITLIN MD, de CASTRO CM, McALLISTER (1974) Sudden death as a complication of a anomalous left coronary origin from the anterior sinus of valsalva. A not-so-minor congenital anomaly. Circulation 50:780–787

COOLEY DA, HALLMAN GL, BLOODWELL RD (1966) Definitive surgical treatment of anomalous origin of left coronary artery from pulmonary artery: Indications and results. J Thorac Cardiovasc Surg 52:798–808

EDWARDS JE (1964) Direction of blood flow in coronary arteries arising from the pulmonary trunk. Circulation 29: 163–166

EDWARDS JE (1968) Malformations involving the coronary vessels. In: GOULD SE (ed) Pathology of the heart and blood vessels. Thomas, Springfield, Ill, p 379–390

GALIOTO FM, REITMAN MJ, SLOVIS AJ, SAROT IA (1971) Right coronary artery to left ventricle fistula. Am Heart J 82:93–97

KOOPS B, KERBER RE, WEXLER L, GREENE RA (1973) Congenital coronary artery anomalies. Experience at Stanford University Hospital (1963–1971). JAMA 226:1425–1429

LANG KF, JUST HG, HACKER RW, LIMBOURG P (1974) Ursprung der linken Kranzarterie aus der Arteria pulmonalis

mit massiver Mitralinsuffizienz. Dtsch Med Wochenschr
99:831–835

LIBERTHSON RR, DINSMORE RE, BHARATI S, RUBENSTEIN JJ,
CAULFIELD J, WHEELER EO, HARTHORNE JW, LEV M (1974)
Aberrant coronary artery origin from the aorta. Diagnosis
and clinical significance. Circulation 50:774–779

MASSIH NA, LAWLER J, VERMILLIN M (1963) Myocardial ischemia after ligation of an anomalous left coronary artery
arising from the pulmonary artery. N Engl J Med 269:
483–486

MCNAMARA JJ, GROSS RE (1969) Congenital coronary artery
fistula. Surgery 65:59–69

NECHES WH, MATHEWS RA, PARK SC, LENOX CC, ZUBERBUH-
LER JR, SIEWERS RD, BAHNSON HT (1974) Anomalous ori-
gin of the left coronary artery from the pulmonary artery.
Circulation 50:582–587

OCHS H, THELEN M, FELIX R, OTTEN H, SCHAEDE A (1975a)

Koronarfistel zum Sinus coronarius. Hämodynamik, Klinik,
Therapie. Z Kardiol 64:280–286

OCHS H, WAGNER J, LOUVEN B, BELTZ L, SCHAEDE A (1975b)
Das Bland-White-Garland-Syndrom: Hämodynamik, Klinik, Therapie. Z Kardiol 64:965–975

OGDEN JA (1968) Congenital variations of the coronary arteries. A clinico-pathologic survey. Thesis, Yale University,
New Haven

OGDEN JA (1970) Congenital anomalies of the coronary arteries. Am J Cardiol 25:474–479

PAGE HL, ENGEL HJ, CAMPBELL B, THOMAS CS (1974) Anomalous origin of the left circumflex coronary artery. Re-
cognition, angiographic demonstration and clinical significance. Circulation 50:768–773

PEDAL I (1976) Aortale Ursprungsanomalie einer Koronararterie. Ursache für den plötzlichen Herztod eines zehnjähri-
gen Mädchens. Dtsch Med Wochenschr 44:1601–1604

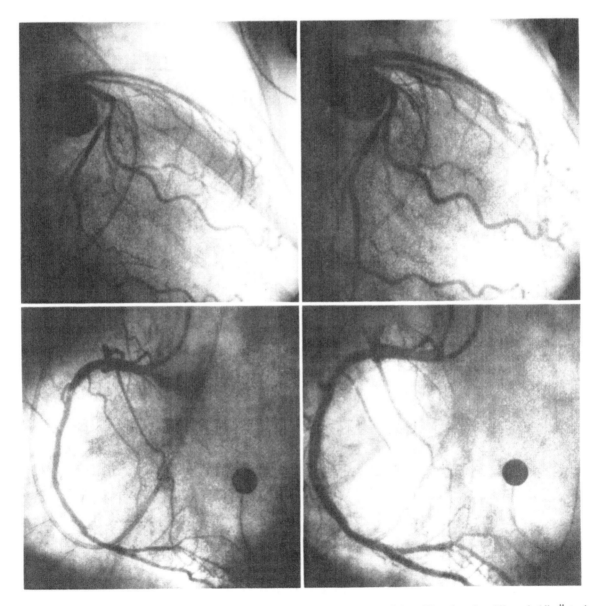

**Abb. 3.52.** Linke Koronararterie in rechtsvorderer Schrägprojektion *(oben)*, rechte Koronararterie in linksvorderer Schrägprojektion *(unten)* vor *(links oben und unten)* und nach *(rechts
oben und unten)* 0,8 mg Nitroglycerin sublingual. Alle Äste der
Koronararterien sind vor Gabe von Nitroglycerin eng, nach
Nitroglycerin kommt es zu einer erheblichen Weitstellung

Reddy K, Gupta M, Hamby RI (1974) Multiple coronary arteriosystemic fistulas. Am J Cardiol 33:304–306

Sabiston DC, Neill CA, Taussig HB (1960) The direction of blood flow in anomalous left coronary artery arising from pulmonary artery. Circulation 22:591–597

Schulz F, Hildebrand E (1976a) Plötzlicher Todesfall eines 20jährigen Soldaten mit Bland-White-Garland-Syndrom. Herz-Kreislauf 8:258–262

Schulz F, Hildebrand E (1976b) Kardiovaskuläre Befunde bei jüngeren Menschen, mit besonderer Brücksichtigung des Bland-White-Garland-Syndroms (BWG-Syndrom). Herz-Kreislauf 8:263–268

Singer H, Bayer W, Reither M, Hinüber G von (1973) Koronargefäßanomalien und persistierende Myokardsinusoide bei Pulmonalatresie mit intaktem Ventrikelseptum. Basic Res Cardiol 68:153–176

Smith JC (1950) Review of single coronary artery with report of two cases. Circulation 1:1168

Vare AM (1972) Single coronary artery. Indian Heart J 24:126–128

### 3.1.4.2 Funktionelle Veränderungen an den Koronararterien

#### Gefäßspasmen

Die Bedeutung von Koronargefäßspasmen (s. a. Kap. 1.1.1) für die Pathogenese der Angina pectoris und des Herzinfarktes wurde früher weit überbewertet, obwohl sich Beweise für das mögliche Vorkommen von Spasmen beim Menschen nicht erbringen ließen. Dagegen konnte durch pathologisch-anatomische Untersuchungen schlüssig bewiesen werden, daß den verschiedenen Formen der koronaren Herzkrankheit meist ein organischer Prozeß an den Koronararterien, die stenosierende Koronarsklerose, zugrunde liegt.

Erst im Zeitalter der Koronarographie wurde die anatomische wie funktionelle Beurteilung der Koronar-

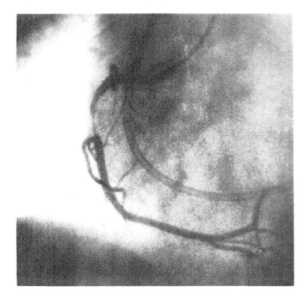

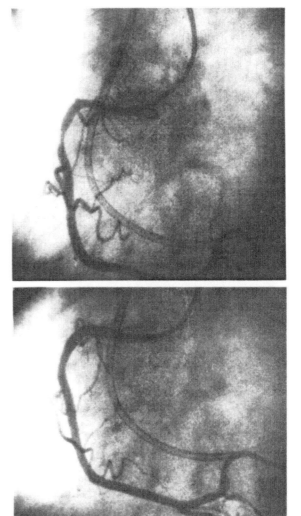

**Abb. 3.53.** Rechte Koronararterie in rechtsvorderer Schrägprojektion.
*Oben links* ist eine hochgradige proximale konzentrische Stenose (80% Lumeneinengung) zu erkennen. *Oben rechts* wird bei einer Wiederholung des Angiogramms die konzentrische Einengung nur noch mit 50% sichtbar.
Der *untere* Teil der Abbildung zeigt in einem weiteren Angiogramm nach erneuter Gabe von Nitroglycerin sublingual ein normales Koronargefäß. Die anfangs beobachtete hochgradige Koronareinengung ist als funktioneller Natur aufzufassen, hervorgerufen durch einen mechanisch ausgelösten Katheterspasmus

arterien des Menschen unter weitgehend natürlichen Bedingungen möglich. Dabei ließ sich die Allgemeingut gewordene Auffassung des ursächlichen Zusammenhanges der stenosierenden Koronarsklerose und der koronaren Herzkrankheit bestätigen. Gleichzeitig wurde deutlich, daß auch die Koronararterien funktionellen Einflüssen unterworfen sind. Die Gabe von gefäßerweiternden Pharmaka führt zur Weitstellung der Koronararterien (GENSINI, 1975), während gefäßkonstringierende Mittel eine Gefäßengstellung bewirken (CLARK et al., 1975; JOHNSON u. DETWILER, 1977). Abbildung 3.52 zeigt den koronarerweiternden Effekt von Nitroglycerin in einem Originalbeispiel.

Nicht selten werden umschriebene Engstellungen der Koronararterien (Spasmen) bei der selektiven Koronarangiographie beobachtet (CHAHINE et al., 1975; ENGEL et al., 1976; LICHTLEN u. SCHÖNBECK, 1974; WIENER et al., 1976), die ein erhebliches Ausmaß bis zu einem vollständigen Verschluß des Gefäßes erreichen können (Abb. 3.53, 3.54). Diese mechanisch ausgelösten Spasmen müssen jedoch meist als untersuchungsbedingte Reaktionen aufgefaßt werden und können nicht als Beweis für das tatsächliche Vorkommen von Koronarspasmen unter natürlichen Bedingungen angesehen werden.

In letzter Zeit mehren sich jedoch klinisch wie angiographisch gut abgesicherte Beobachtungen, die für das Vorkommen von Koronarspasmen in vivo sprechen (BUSSMANN et al., 1978; PRINZMETAL et al., 1959). Spasmen scheint danach für einen begrenzten Patientenkreis mit koronarer Herzkrankheit ein zumindest additiver Effekt bei der Auslösung von Krankheitssymptomen zuzukommen. Hierzu sind insbesondere Patienten mit dem klassischen Bild der Prinzmetal-Angina-pectoris (PRINZMETAL et al., 1959; KREHAN et al., 1976) zu rechnen, die in Ruhe pektanginöse Beschwerden entwikkeln.

Gleichzeitig läßt sich die Myokardischämie elektrokardiographisch anhand reversibler ST-Hebungen objektivieren. Fast immer kann eine proximale, häufig singuläre organische Koronarstenose, bevorzugt im R. interventricularis anterior nachgewiesen werden, der sich eine zusätzliche funktionelle Gefäßeinengung aufaddiert (BUSSMANN et al., 1978; KREHAN et al., 1976). Durch Gabe von Methergin (Kap. 1.1.1) läßt sich im beschwerdefreien Intervall nicht selten ein Angina-pectoris-Anfall mit entsprechenden EKG-Veränderungen provozieren. Durch körperliche Belastung kann dagegen bei diesen Patienten eine Angina pectoris meist erst unter einer hohen Leistungsstufe ausgelöst werden (KREHAN et al., 1976).

Bei wenigen Patienten mit dem Krankheitsbild der Prinzmetal-Angina-pectoris finden sich keinerlei morphologische Veränderungen im Koronarogramm (GAASCH et al., 1975; WIENER et al., 1976). In einigen dieser Fälle ist anzunehmen, daß proximale Stenosen aus Projektionsgründen nicht erkannt wurden, wie insbesondere die jüngeren Erfahrungen mit der hemiaxialen Projektion zeigen. Andererseits ist es heute erwiesen, daß das Krankheitsbild auch bei Patienten mit zumindest angiographisch sicher unauffälligen Koronarar-

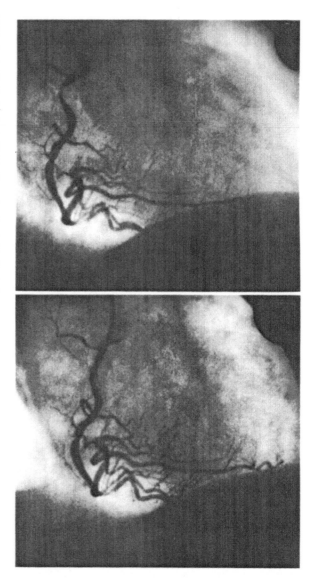

**Abb. 3.54.** Katheterspasmus *(oben)* der in rechtsvorderer Schrägprojektion dargestellten rechten Koronararterie. Der Spasmus hat sich bei einer späteren Injektion völlig gelöst *(unten)*

terien vorkommen und auf der alleinigen Ausbildung eines Gefäßspasmus beruhen kann.

Neuere Beobachtungen schreiben auch dem sich auf eine organische Koronarstenose aufpropfenden Spasmus für die Genese des akuten Herzinfarktes eine mögliche Bedeutung zu (JOHNSON u. DETWILER, 1977; OLIVA u. BRECKINRIDGE, 1977).

### Literatur

BUSSMANN WD, KOBER G, LENTZ RW, KLUG K, SCRIBA U, KALTENBACH M (1978) The influence of methylergonovine on coronary artery diameter and regional ventricular function in coronary heart disease. In: KALTENBACH M, LICHTLEN P, BALCON R, BUSSMANN W-D, Coronary Heart Disease. Thieme, Stuttgart p 151–162

CHAHINE RA, RAIZNER A, ISHIMORI T, LUCHI RJ, MCINTOSH HD (1975) The incidence and clinical implications of coronary artery spasm. Circulation 52:972–978

CLARK DA, QUINT RA, BOLEN J, SCHROEDER JS (1975) The angiographic demonstration of coronary artery spasm in patients with suspected variant angina: Method and therapeutic implications. Am J Cardiol 35:127

ENGEL HJ, PAGE HL, CAMPBELL WB (1976) Coronary artery spasm as the cause of myocardial infarction during coronary arteriography. Am Heart J 91:501–506

GAASCH WD, ADYANTHAYA AV, WANG VH, PICKERING E, QUINONES MA, ALEXANDER JK (1975) Prinzmetals variant angina: Haemodynamik and angiographic observations during pain. Am J Cardiol 35:683–690

GENSINI GG (1975) Coronary arteriography. Futura, New York, p 431

JOHNSON AD, DETWILER JH (1977) Coronary spasm, variant angina and recurrent myocardial infarctions. Circulation 55:947–950

KREHAN L, KOBER G, BECKER H-J, KALTENBACH M (1976) Koronarangiographische Befunde bei Prinzmetal-Angina und ST-Anhebung im Belastungs-Elektrokardiogramm. Dtsch Med Wochenschr 101:947–953

LICHTLEN P, SCHÖNBECK M (1974) Ischämischer Koronarspasmus bei Angiographie. Ein kasuistischer Beitrag. Z Kardiol 63:311–319

MASERI A, 'ABBATE AL, MARZILLI M, BALLESTRA AM, CHIERCHIA S, PARODI O, SEVERI S Coronary vasospasm as a cause of acute myocardial infarction. A conclusion suggested from the study of preinfarction angina. In: KALTENBACH M, LICHTLEN P, BALCON R, BUSSMANN W-D, Coronary Heart Disease. Thieme, Stuttgart p 163–175

OLIVA PB, BRECKINRIDGE JC (1977) Arteriographic evidence of coronary arterial spasm in acute myocardial infarction. Circulation 56:366–374

PRINZMETAL M, KENNAMER R, MERLISS R, WADA T, BOR R (1959) Angina pectoris: A variant form of angina pectoris. Am J Med 27:375–388

WIENER L, KASPARIAN H, DUCA PR, WALINSKY P, GOTTLIEB RS, HANCKEL F, BREST AN (1976) Spectrum of coronary arterial spasm. Clinical, angiographic and myocardial metabolic experience in 29 cases. Am J Cardiol 38:945–955

## Muskelbrücken

Die großen Koronararterien und ihre Hauptäste verlaufen beim Menschen streng epikardial, nur bedeckt vom epikardialen Fettgewebe. Kleinere Säugetiere weisen dagegen einen vorwiegend intramuralen Verlauf der Koronararterien auf, der sich im Rahmen der Phylogenese bei größeren Säugetieren verliert.

In bis zu 85% der menschlichen Herzen wurden postmortal je nach Untersucher mehr oder weniger dicke und breite Muskelschichten gefunden, die an einzelnen, umschriebenen Stellen die Koronargefäße überziehen (von LÜDINGHAUSEN, 1975; STOLTE, 1975; STOLTE et al., 1977). Sie werden als koronare Muskelbrücken bezeichnet, sind in der Regel 2–3 cm lang und 2–3 mm dick. Gewöhnlich kehrt das Gefäß nach kurzem intramuralem Verlauf wieder an die Oberfläche des Herzens zurück, selten bleibt die Arterie während ihres gesamten Verlaufs intramural. Häufig bestehen Muskelbrücken lediglich aus wenigen Muskelfasern, die nur bei sorgfältiger Präparation erkannt werden, selten werden Brücken bis zu 1 cm Dicke beobachtet.

Die bei der Sektion nachgewiesenen Muskelbrücken verteilen sich zu etwa 75% auf die linke Koronararterie unter weitgehender Bevorzugung des proximalen und

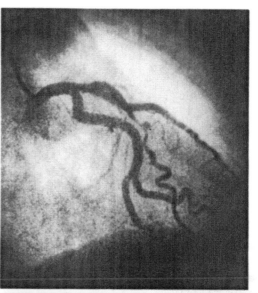

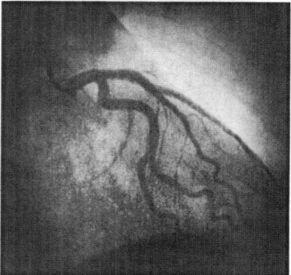

**Abb. 3.55.** Nicht organische, funktionelle Koronargefäßeinengung des R. interventricularis anterior während der Ventrikelsystole *(oben)*, die in der Diastole *(unten)* nicht mehr erkennbar ist. Derartige Befunde werden nicht selten bei ausgeprägter Herzmuskelhypertrophie und hier besonders bei der hypertroph-obstruktiven Kardiomyopathie beobachtet. Zugrunde liegt meist eine über das Koronargefäß hinwegziehende Herzmuskelbrücke

mittleren R. interventricularis anterior, während Äste der rechten Koronararterie nur zu etwa 25% betroffen sind (STOLTE, 1975).

Wegen des bevorzugten atherosklerotischen Befalls des R. interventricularis anterior spielen die dieses Gefäß überziehenden Muskelbrücken die praktisch wichtigste Rolle. Sie werden je nach Untersucher in 5–60% beobachtet (POLACEK u. ZECHMEISTER, 1968; STOLTE et al., 1977). Als Erklärung für diese erheblichen Häufigkeitsunterschiede werden regionale wie rassische Un-

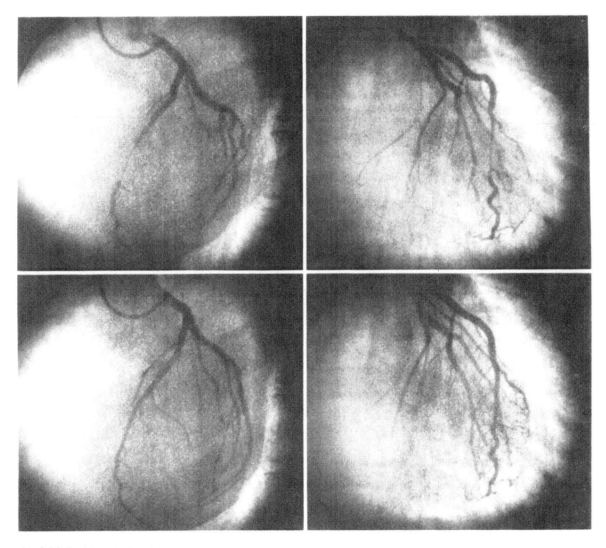

**Abb. 3.56.** Funktionelle Gefäßeinengung im R. interventricularis anterior während der Systole *(oben)*, die in der Diastole verschwunden ist *(unten)*. *Links:* Linke Koronararterie in linksvorderer Schrägprojektion, *rechts:* Linke Koronararterie in rechtsvorderer Schrägprojektion

terschiede und die Einbeziehung selbst nur weniger über die Koronararterien ziehender Muskelfasern angeführt. STOLTE (1977) beobachtete in 22,9% Muskelbrücken am R. interventricularis anterior, die durchschnittlich 33,6 mm vom Hauptstamm der linken Koronararterie begannen und eine mittlere Länge von 22,5 mm aufwiesen.

Während die Mehrzahl dieser Muskelbrücken klein ist, aus wenigen Muskelfasern besteht und daher lediglich bei der Sektion nachgewiesen werden kann, lassen sich kräftigere Muskelbrücken auch im Koronarogramm erkennen (von LÜDINGHAUSEN, 1975; PICHARD et al., 1977). Mit großer Regelmäßigkeit werden sie bei der hypertroph-obstruktiven Kardiomyopathie, relativ häufig auch bei anderen Formen der linksventrikulären Hypertrophie beobachtet. Es ist anzunehmen, daß auch die Muskelbrücken im Rahmen der linksventrikulären Massenzunahme hypertrophieren.

Im Angiogramm lassen sich Muskelbrücken unschwer an Einengungen der Koronararterien (von außen!) erkennen, die nur während der Systole vorhanden sind. In der Diastole nimmt der betroffene Koronarabschnitt wieder seine normale Weite an (Abb. 3.55, 3.56).

Sektionsstudien weisen darauf hin, daß das unter der Muskelbrücke liegende Gefäß seltener atherosklerotisch erkrankt und vermutlich durch den „Melkmechanismus" vor degenerativen Veränderungen geschützt wird (STOLTE, 1977).

Proximal der Muskelbrücke werden signifikant häufiger Stenosen beobachtet, als unter oder hinter der Muskelbrücke (STOLTE, 1977). Von manchen Autoren wird eine verstärkte Atherogenese des proximalen Gefäßes, hervorgerufen durch die Muskelbrücke, angenommen. Dagegen spricht jedoch, daß es sich bei dem betroffenen Gefäßgebiet (z. B. proximaler R. interventricularis anterior) einerseits um die Hauptprädilektionsstelle der Koronarsklerose handelt. Andererseits ist auch bei Patienten mit Muskelbrücken die Koronarsklerose des gesamten R. interventricularis anterior signifikant geringer ausgeprägt als bei Patienten ohne Muskelbrücken (STOLTE, 1977). Patienten mit Muskelbrücken des R. interventricularis anterior wiesen darüber hinaus einen geringeren Prozentsatz frischer Myokardinfarkte, Infarktschwielen und Aneurysmen auf, was ebenfalls eher für einen protektiven Effekt von Muskelbrücken bezüglich der Atherogenese spricht.

Eine klinische Bedeutung der durch Muskelbrücken hervorgerufenen funktionellen Koronarstenosen ist nicht erwiesen. Nur vereinzelt wurde eine Angina pectoris allein auf angiographisch diagnostizierte Muskelbrücken bezogen und einer operativen Durchtrennung zugeführt (NOBLE et al., 1976; SLANY et al., 1976). Das gemeinsame Vorkommen von Muskelbrücken und einer stenosierenden Koronarsklerose wurde dagegen häufiger beschrieben.

Die Kenntnis von Muskelbrücken ist für den Koronarographen wichtig zur Vermeidung von Verwechslungen mit organischen Stenosen im Koronarogramm. Ihr Vorhandensein kann als zusätzlicher Hinweis auf eine linksventrikuläre Hypertrophie gewertet werden. Im Rahmen der aortokoronaren Venenbypass-Chirurgie können Muskelbrücken zu erheblichen technischen Schwierigkeiten beim Aufsuchen des Gefäßes und der Anlage der Anastomose führen.

### Literatur

LÜDINGHAUSEN M von (1975) Das Verteilungsmuster der Koronararterien und ihr Einbau in das Myokard. Dtsch Med Wochenschr 100:2448–2451

NOBLE J, BOURASSA MG, PETITCLERC R, DYRDA I (1976) Myocardial bridging and milking effekt of the left anterior descending coronary artery: Normal variant or obstruction? Am J Cardiol 37:993–999

PICHARD AD, MELLER J, TEICHHOLZ LE, LIPNIK S, GORLIN R, HERMAN MV (1977) Septal perforator compression (narrowing) in idiopathic hypertrophic subaortic stenosis. Am J Cardiol 40:310–314

POLACEK P, ZECHMEISTER A (1968) The occurence and signification of myocardial bridges and loops on coronary arteries. Acta Fac Med Univ Brunensis 36

SLANY J, MÖSSLACHER H, WOLNER E (1976) Myokardbrücke – Ursache einer herzphasenabhängigen Koronarstenose. Dtsch Med Wochenschr 101:653–655

STOLTE M (1975) Morphologische Analyse der Koronarchirurgie. Witzstock, Baden-Baden

STOLTE M, WEIS P, PRESTELE H (1977) Die koronare Muskelbrücke des Ramus descendens anterior. Virchows Arch [Pathol Anat] 375:23–36

## 3.2 Röntgenanatomie und Nomenklatur, Quantifizierung und Dokumentation koronarographischer Befunde

M. KALTENBACH

Bei der Auswertung koronarangiographischer Filme kann man zwischen einer ausführlichen Befundbeschreibung, der Wiedergabe typischer Einzelbilder aus dem koronarangiographischen Kinofilm und der halbschematischen Aufzeichnung der wichtigsten Teilbefunde wählen. Im allgemeinen wird eine Kombination der verschiedenen Verfahren den Bedürfnissen nach schneller Orientierung, Übersichtlichkeit und Vollständigkeit am ehesten gerecht.

### 3.2.1 Koronare Versorgungstypen

Die Befundbeschreibung der Herzkranzarterien muß zweckmäßigerweise von den anatomischen Verhältnissen, d. h. dem individuellen koronaren Versorgungstyp ausgehen, da z. B. die Verständigung über koronarchirurgische Maßnahmen hiervon nicht selten abhängig ist. Die Revaskularisation einer rechten Kranzarterie beispielsweise kann für die septale und die Hinterwand des linken Ventrikels entscheidende Bedeutung haben, wenn es sich um einen Rechtsversorgungstyp handelt; sie bleibt aber ohne jede Wirkung beim Linksversorgungstyp, da hierbei die rechte Kranzarterie den Sulcus interventricularis und damit den linken Ventrikel gar nicht erreicht. Ähnliches gilt für den R. circumflexus der linken Kranzarterie, während die Variabilität des R. interventricularis anterior deutlich geringer ist.

Die Bezeichnung der koronaren Versorgungstypen erfolgt nicht einheitlich, worauf zurückzuführen ist, daß die Häufigkeitsangaben über die einzelnen Versorgungstypen stark voneinander abweichen. Vom koronarographischen Gesichtspunkt erscheint es sinnvoll, eine Einteilung vorzunehmen, bei der der häufigste Versorgungstyp als ausgeglichen bezeichnet und von diesem der Rechts- und Linksversorgungstyp abgegrenzt wird. Eine derartige Einteilung ist koronarographisch gut definiert, sie entspricht den Vorschlägen von SCHLESINGER. Es resultiert eine Häufigkeit des ausgeglichenen Versorgungstyps von ca. 75%, der ausgesprochene Rechts- und Linksversorgungstyp kommt jeweils in etwa 12,5% der Fälle vor.

Für die halbschematische Wiedergabe koronarographischer Befunde in einem Maßstab, in dem Stenosen, Verschlüsse, Kollateralen etc. eingezeichnet werden können, läßt sich der ausgeglichene Versorgungstyp weiter unterteilen in den ausgeglichenen Typ mit Tendenz zur Rechtsversorgung, den ganz ausgeglichenen und den ausgeglichenen Typ mit Tendenz zur Linksver-

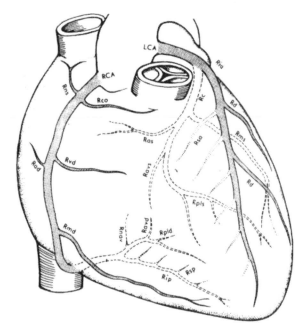

**Abb. 3.57.** Ausgeglichener Versorgungstyp

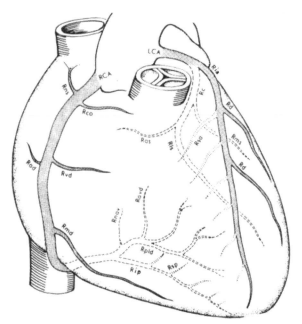

**Abb. 3.59.** Koronarer Rechtsversorgungstyp

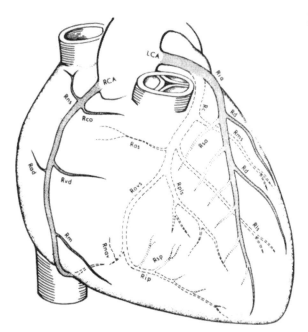

**Abb. 3.58.** Koronarer Linksversorgungstyp

sorgung. Mit diesen insgesamt fünf Untergruppen sind die individuell vorkommenden Befunde im allgemeinen in ausreichender Genauigkeit wiederzugeben.

Bei ausgeglichenem Koronarversorgungstyp sind die proximale rechte Kranzarterie und die proximale linke Kranzarterie von ähnlichem Kaliber (Abb. 3.57). Die rechte Kranzarterie gibt den R. interventricularis posterior ab. Ihr posterolateraler Ast versorgt die diaphragmale Hinterwand des linken Ventrikels, während die

posteriore Hinterwand vom R. circumflexus der linken Kranzarterie perfundiert wird.

Der Linksversorgungstyp zeigt im Vergleich der beiden Hauptstämme eine wesentlich kräftigere linke Kranzarterie (Abb. 3.58). Sie versorgt den gesamten linken Ventrikel einschließlich des Septums. Die rechte Kranzarterie endet vor dem Sulcus interventricularis und gibt keinen R. interventricularis posterior ab, sie versorgt nur den rechten Ventrikel. Die Abgrenzung zum ausgeglichenen koronaren Versorgungstyp ist eindeutig und erfolgt aufgrund des Abgangs des R. interventricularis posterior von links.

Beim Rechtsversorgungstyp ist die rechte Kranzarterie in der Regel etwas stärker als die linke, der von rechts kommende posterolaterale Ast ist auf Kosten des R. circumflexus der linken Kranzarterie stark entwickelt (Abb. 3.59). Die Hinterwand des linken Ventrikels wird überwiegend von rechts her perfundiert. Die Abgrenzung dieses Versorgungstyps vom ausgeglichenen orientiert sich am R. circumflexus. Ein Rechtsversorgungstyp liegt vor, wenn der R. circumflexus keine zur unteren Hälfte der posterioren Wand ziehenden Äste abgibt.

Eine weitere Unterteilung des ausgeglichenen Versorgungstyps erfolgt aufgrund der Entwicklung des R. circumflexus der linken und des posterolateralen Astes der rechten Kranzarterie. Wenn in die Gegend des Sulcus interventricularis posterior zwei Äste, einer von rechts und einer von links, ziehen, handelt es sich immer um einen ausgeglichenen Versorgungstyp mit Tendenz zur Linksversorgung (Abb. 3.60). Der ausgeglichene Typ mit Tendenz zur Rechtsversorgung weist umgekehrt im Bereich der posterioren Hinterwand sowohl Äste von rechts als auch von links auf (Abb. 3.61).

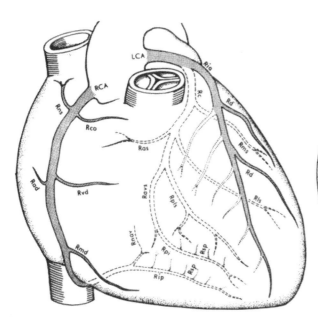

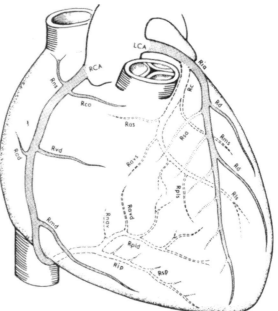

**Abb. 3.60.** Ausgeglichener koronarer Versorgungstyp mit Tendenz zur Linksversorgung

**Abb. 3.61.** Ausgeglichener koronarer Versorgungstyp mit Tendenz zur Rechtsversorgung

In der Praxis bereitet es meist keine Schwierigkeiten, das Koronarschema auszuwählen, das dem jeweiligen individuellen Befund am besten gerecht wird (Abb. 3.62).

### 3.2.2 Nomenklatur der Koronararterien

Die Bezeichnung der einzelnen Koronararterienäste ist einheitlicher als die Definition der Versorgungstypen. Die Nomenklatur weicht zwar in einigen Namen ab, es entstehen jedoch selten echte Verständigungsschwierigkeiten. So wird im angloamerikanischen Schrifttum der R. interventricularis anterior als „left anterior descendens" bezeichnet. Dieser Ast ist aber einer der wenigen, die in der alten Nomenklatur bereits festgelegt sind. Die Nomina anatomica Basel 1895 und die Nomina anatomica Paris 1966 bezeichnen lediglich die folgenden drei Äste:
A. coronaria dextra
   R. interventricularis posterior
A. coronaria sinistra
   R. interventricularis anterior
   R. circumflexus.
1970 wurde vom internationalen Nomenklaturkomitee eine Bezeichnung weiterer Koronararterienäste angenommen. Die in den Schemata wiedergegebenen Bezeichnungen richten sich nach dieser Übereinkunft (Abb. 3.57–3.61).
Die rechte Kranzarterie (RCA) verläuft in der atrioventrikulären Furche nach vorne kaudal und nach hin-

ten. Sie gibt Äste ab zum Sinusknoten (R. nodus sinus atrialis, Rns), zum Conus pulmonalis (R. coni arteriosi, Rco), zum rechten Vorhof (R. atrialis dexter, Rad) und zum rechten Ventrikel; diese sind unterteilt in den R. ventricularis dexter (Rvd), der als einzelner Ast oder auch in mehreren Ästen über die Vorderwand des rechten Ventrikels verläuft, und den R. marginalis dexter (Rmd), der über den scharfen Rand des Herzens zieht. Der nach dorsal ziehende Hauptstamm der rechten Kranzarterie teilt sich meist in der Gegend der Crux des Herzens in den R. interventricularis posterior (Rip), der Septumäste abgibt (R. septalis posterior, Rsp), und den posterolateralen Ast (R. posterolateralis dexter, Rpld), der zur diaphragmalen Hinterwand des linken Ventrikels zieht.
Seine Länge und Stärke variieren außerordentlich stark, er kann die gesamte diaphragmale Hinterwand des linken Ventrikels versorgen oder auch ganz fehlen. Seine Seitenäste sind der AV-Knotenast (R. nodi atrioventricularis, Rnav) und der atrioventrikuläre Ast (R. atrioventricularis dexter, Ravd), der in der Vorhofkammerfurche verläuft. Die zum Atrioventrikularknoten ziehende feine Arterie (Rnav) entspringt in der Regel auf der Konvexität eines in der Crux des Herzens gebildeten U-Bogens.
Die linke Kranzarterie (LCA) besitzt im Gegensatz zur rechten Kranzarterie nur einen kurzen Hauptstamm, der sich in den R. circumflexus (Rc) und den R. interventricularis anterior (Ria) aufteilt. Der R. circumflexus verläuft mit seinem Hauptstamm in der Atrioventrikularfurche und gibt hier nach hinten einen oder mehrere Äste zum linken Vorhof (R. atrialis sini-

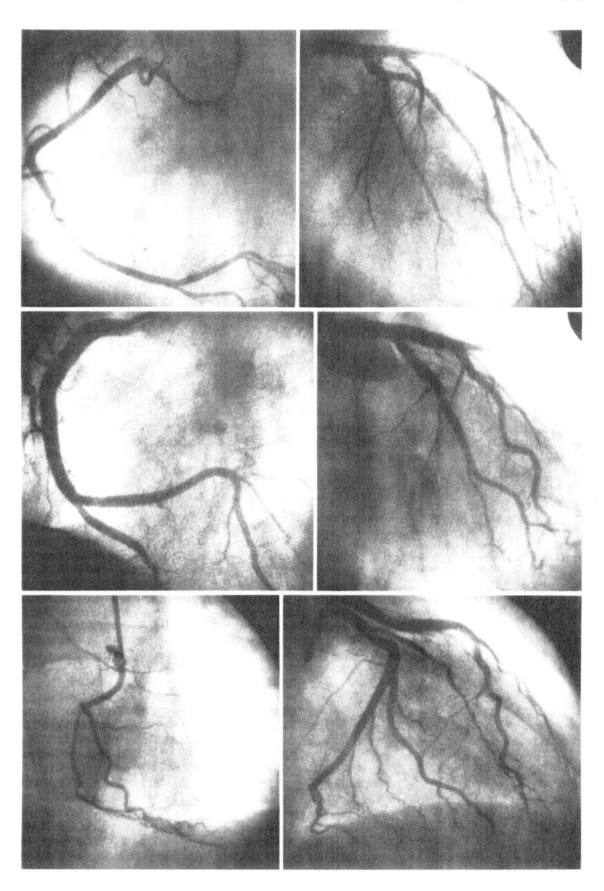

ster, Ras) ab, sowie Äste, die zur posterolateralen und seitlichen Hinterwand des linken Ventrikels ziehen. Diese werden untergliedert in einen über den stumpfen Rand des Herzens ziehenden Ast (R. marginalis sinister, Rms) und die posterolateralen Äste (R. posterolateralis sinister, Rpls). Beim ausgesprochenen Linksversorgungstyp kommen nicht selten so viele linksventrikuläre Äste vor, daß man laterale (R. lateralis sinister, Rls) und posterolaterale Äste unterscheiden kann.

Der Hauptstamm des R. circumflexus, der in der Vorhofkammerfurche verläuft, wird distal als atrioventrikulärer Ast (R. atrioventricularis sinister, Ravs) bezeichnet. Beim Linksversorgungstyp entspringt der sonst von rechts kommende R. posterior interventricularis (Rpi) aus dem R. circumflexus.

Der R. interventricularis anterior (Ria) verläuft in der Furche zwischen rechter und linker Kammer und gibt zahlreiche Septumäste in das innere des Herzens ab (R. septalis anterior, Rsa), wobei der erste Septumast häufig wesentlich kräftiger und weiter verzweigt ist als die folgenden. Die diagonalen Äste (R. diagonalis, Rd) verlaufen als ein, zwei oder mehrere Äste über die Vorderwand des linken Ventrikels, bisweilen bereitet die Differenzierung zwischen einem hohen diagonalen und einem marginalen Ast Schwierigkeiten, wenn nämlich der Hauptstamm der linken Kranzarterie sich von vornherein in drei Äste aufteilt. Die Bezeichnung muß sich dann nicht nach dem Ursprung, sondern nach dem Versorgungsgebiet des Gefäßes richten (Hort, 1977).

## 3.2.2 Quantifizierung von Koronarverengungen

Die Beurteilung stenosierender Koronarveränderungen orientiert sich im allgemeinen an gesunden Gefäßabschnitten. Beim regionalen Charakter der stenosierenden Koronarsklerose sind fast immer solche Abschnitte auffindbar. Allerdings kann ein glatt konturierter Gefäßschatten gelegentlich eine sich über den ganzen Gefäßverlauf erstreckende Koronarsklerose durchaus übersehen lassen.

Es ist allgemein üblich, den Grad der Einengung in Prozent des betroffenen Durchmessers anzugeben. 10–30% entspricht einer leichten bis deutlichen Wandveränderung. 40–60% einer leichtergradigen bis mäßigen Stenose und 70–90% einer hochgradigen Stenose, 100% bedeutet einen vollständigen Gefäßverschluß. Bei einer „99%igen" Stenose ist nur ein Faden, bisweilen gar kein Kontrastmittelstreifen mehr im Röntgenbild erkennbar. Eine solche Stenose unterscheidet sich aber von einem vollständigen Verschluß dadurch, daß noch eine orthograde Gefäßfüllung erfolgt, während

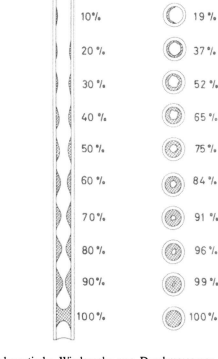

**Abb. 3.63.** Schematische Wiedergabe von Durchmesserverminderungen, wie sie durch eine stenosierende Koronarsklerose hervorgerufen werden können. Links ist die lineare, im Röntgenbild sichtbare Durchmesserverminderung, rechts die resultierende Querschnittsverminderung dargestellt. Man erkennt die höhergradige Querschnittsverminderung

beim vollständigen Verschluß der distale Gefäßabschnitt nur über Kollateralen zur Darstellung kommt.

Die Quantifizierung einer Gefäßstenose nach dem Grad der Durchmesserverminderung läßt die bekannte Tatsache, daß die resultierende Querschnittsverminderung höhergradig ist als die Durchmesserverminderung, außer acht. Beispielsweise bedeutet eine 50%ige Stenose, daß der Querschnitt um 75% vermindert ist; eine 75%ige Stenose entspricht einer Querschnittsverminderung um 94% (Abb. 3.63). Die lineare Einengung des Gefäßdurchmessers ist aber angiographisch am ehesten abzuschätzen und wird deswegen von fast allen Untersuchern als Angabe für das Ausmaß von Stenosen benützt. Die Beziehung zwischen Durchmesserverminderung und Querschnittsverminderung gilt nur für zirkuläre Stenosen, bei nicht-zirkulären und unsymmetrischen Stenosen ist die echte Querschnittsreduktion sehr viel schwieriger abzuschätzen.

Ist die Stenosierung nur in *einer* Projektion erkennbar, in der anderen dagegen nicht oder nur in geringerem Umfang, so erfolgt die Bewertung immer nach der höhergradigen Einengung.

Die funktionelle Bedeutung von Kranzgefäßverengungen hängt außer von dem Ausmaß der Stenose auch

---

◄ **Abb. 3.62.** Drei Originalbeispiele verschiedener Versorgunstypen. *Oben:* Ausgeglichener Versorgungstyp; *Mitte:* Rechtsversorgungstyp; *unten:* Linksversorgungstyp

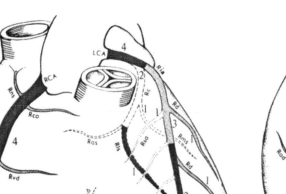

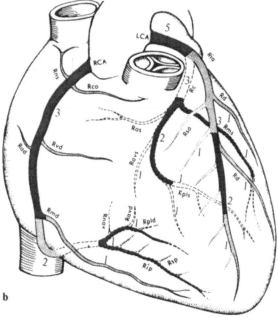

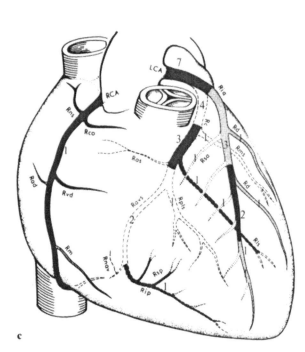

**Abb. 3.64.** Bildung des Koronar-Score zur quantitativen Wiedergabe stenosierender Kranzgefäßveränderungen. Für jede Stenose wird ein Zahlenwert aus dem Faktor für die Lokalisation und dem Faktor für den Stenosegrad gebildet. Der Score ist die Summe der Zahlenwerte für alle Stenosen. Beim Vorliegen mehrerer Stenosen in einem einzelnen Koronar-Segment wird nur die höchstgradige berücksichtigt
Faktor für die Lokalisation: Aus der Skizze unter Berücksichtigung des Versorgungstyps zu entnehmen

| Faktor für den Stenosegrad: | Stenose % | 1–39 | 40–59 | 60–79 | 80–99 | 100 |
|---|---|---|---|---|---|---|
| | Faktor | 1 | 2 | 3 | 4 | 5 |

von deren Lokalisation, von der Länge der Stenose oder der Anzahl hintereinander geschalteter Stenosen ab. Zur korrelativen Betrachtung und statistischen Auswertung koronarographischer Befunde in Verbindung mit anderen Daten, z. B. der Elektrokardiographie, der Anamnese, des klinischen Befundes oder des Verlaufs, ist es notwendig, den arteriographischen Befund zahlenmäßig wiedergeben zu können. Diese Zahlenangabe soll die Qualität und Quantität von Veränderungen der Herzkranzgefäße möglichst genau wiedergeben, ohne

ungebührliche Zeitansprüche an den Untersucher zur Befunderhebung zu stellen.

Die Bildung eines „Koronar-Score", d. h. einer zahlenmäßigen Bewertung nach Schwere, Ausmaß und Lokalisation von Koronarstenosen, hat gegenüber der Einteilung in Ein-, Zwei- und Dreigefäßerkrankungen den Vorteil größerer Genauigkeit. Die funktionelle Bedeutung von Stenosen wird besser erfaßt: Beispielsweise bedeutet eine Eingefäßerkrankung mit einer distalen 60%igen Stenose eine ungleich geringere Beeinträchtigung als eine proximale 99%ige Stenose. Kommt zu der proximalen Stenose noch ein diffuser Gefäßbefall mit mehrfachen distalen Stenosen hinzu, so ist die funktionelle Auswirkung noch bedeutsamer. Die einheitliche Bezeichnung Eingefäßerkrankung wird diesen geschilderten drei Situationen keineswegs gerecht.

Mit Hilfe des Koronar-Score kann dagegen der koronarographische Befund differenzierter wiedergegeben werden, zusätzlich kann er auch den jeweiligen Koronarversorgungstyp und damit die funktionelle Wertigkeit eines Astes mitberücksichtigen.

Der Score setzt sich für jede Stenose aus einem Faktor für die Lokalisation und einem Faktor für den Grad

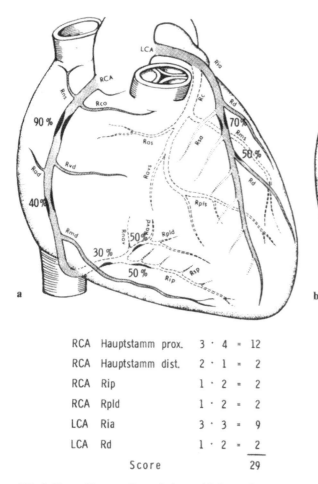

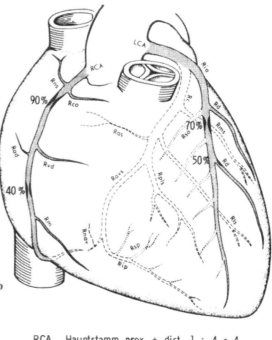

| RCA | Hauptstamm prox. | 3 · 4 | = | 12 |
|---|---|---|---|---|
| RCA | Hauptstamm dist. | 2 · 1 | = | 2 |
| RCA | Rip | 1 · 2 | = | 2 |
| RCA | Rpld | 1 · 2 | = | 2 |
| LCA | Ria | 3 · 3 | = | 9 |
| LCA | Rd | 1 · 2 | = | 2 |
| | Score | | | 29 |

| RCA | Hauptstamm prox. + dist. | 1 · 4 | = | 4 |
|---|---|---|---|---|
| LCA | Ria | 3 · 3 | = | 9 |
| LCA | Rd | 1 · 2 | = | 2 |
| | | Score | | 15 |

**Abb. 3.65a–c.** Koronar-Score bei verschiedenen koronaren Versorgungstypen. Bei weitgehend gleichem Ausmaß und gleicher Lokalisation von Koronarstenosen (a, c) ist die hämodynamische Rückwirkung bzw. das Ausmaß von poststenotischen Myokardarealen erheblich verschieden. Der Koronar-Score kann diesem Umstand gerecht werden, wenn er die verschiedenen koronaren Versorgungstypen wie dargestellt berücksichtigt

der Stenosierung zusammen (Abb. 3.64). Bei dem Faktor für die Lokalisation wird entsprechend den Vorschlägen von FRIESINGER und anderen der betroffene Koronarast berücksichtigt, zusätzlich jedoch auch der jeweilige Versorgungstyp. So erhält beispielsweise eine 50%ige Stenose des proximalen Hauptstamms der rechten Kranzarterie beim ausgeglichenen Versorgungstyp die Zahlenangabe 3 für die Lokalisation und die Zahlenangabe 2 für die Schwere der Stenose. Der Scorewert beträgt dann 3 · 2 = 6. Handelt es sich bei gleicher Stenose um einen Rechtsversorgungstyp, so beträgt die Zahlenangabe für die Lokalisation 4, der Scorewert ist mit 4 · 2 = 8 dann entsprechend höher.

Die Hauptäste beider Kranzarterien sind in einzelne Abschnitte unterteilt, die verschiedene Punktwerte erhalten, welche je nach Versorgungstyp variieren. Beim ausgeglichenen Versorgungstyp erhält der Hauptstamm der rechten Kranzarterie den Wert 3, den gleichen Wert

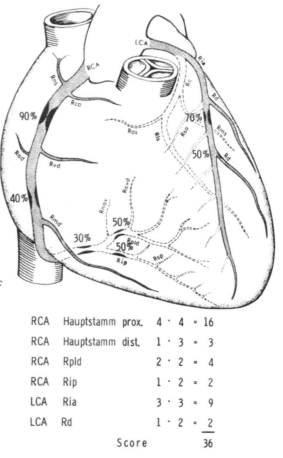

| RCA | Hauptstamm prox. | 4 · 4 | = | 16 |
|---|---|---|---|---|
| RCA | Hauptstamm dist. | 1 · 3 | = | 3 |
| RCA | Rpld | 2 · 2 | = | 4 |
| RCA | Rip | 1 · 2 | = | 2 |
| LCA | Ria | 3 · 3 | = | 9 |
| LCA | Rd | 1 · 2 | = | 2 |
| | Score | | | 36 |

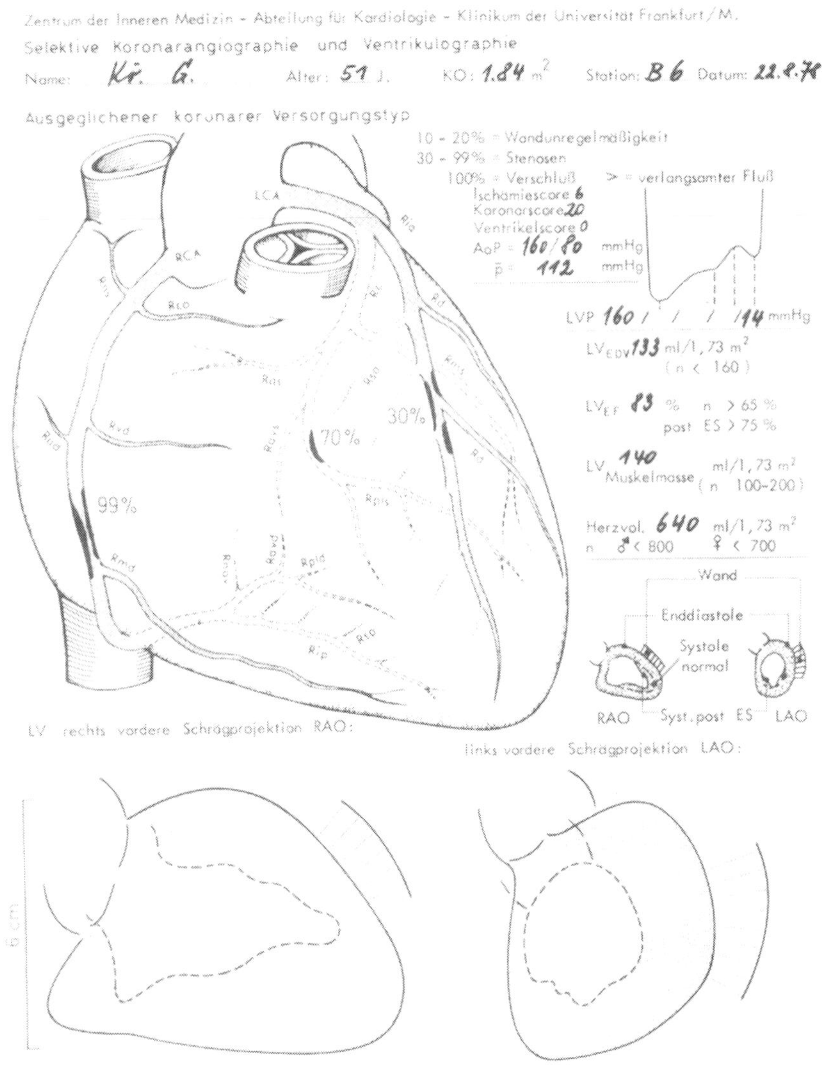

Zentrum der Inneren Medizin – Abteilung für Kardiologie – Klinikum der Universität Frankfurt/M.

Selektive Koronarangiographie und Ventrikulographie

Name: *Kr. G.*   Alter: **51** J.   KO: **1,84** m²   Station: **B 6**   Datum: **22.8.76**

Ausgeglichener koronarer Versorgungstyp

10 – 20% = Wandunregelmäßigkeit
30 – 99% = Stenosen
100% = Verschluß
Ischämiescore **6**
Koronarscore **20**
Ventrikelscore **0**
AoP = **160/80** mmHg
$\bar{p}$ = **112** mmHg

> = verlangsamter Fluß

LVP **160** / / / /**14** mmHg
$LV_{EDV}$ **133** ml/1,73 m² ( n < 160 )

$LV_{EF}$ **83** % n > 65 %
post ES > 75 %

LV **140** Muskelmasse ml/1,73 m² ( n 100–200 )

Herzvol. **640** ml/1,73 m²
n ♂ < 800  ♀ < 700

Wand
Enddiastole
Systole
normal
RAO   Syst.post  ES  LAO

LV rechts vordere Schrägprojektion RAO:

links vordere Schrägprojektion LAO:

**Abb. 3.66.** Befundbeispiel in halbschematischer Wiedergabe des koronararteriographischen Befundes zusammen mit Druckwerten und Volumenwerten. Im unteren Teil sind die Ventrikelkonturen in rechtsvorderer (RAO) und linksvorderer (LAO) Schrägprojektion in Systole und Diastole wiedergegeben. Das Befundschema erlaubt, auf einen Blick die wichtigsten Daten – z. B. für eine geplante Herzoperation – zu übersehen

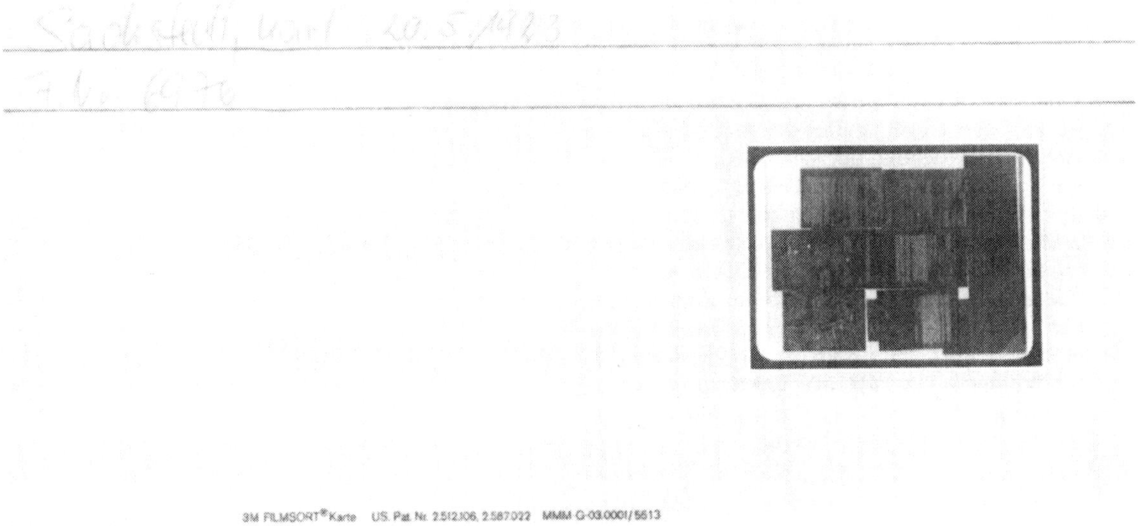

3M FILMSORT® Karte   US. Pat. Nr. 2.512.306, 2.587.022   MMM G-03.0001/5613

**Abb. 3.67.** Karteikarte mit Feld für Mikrofilm, der acht Din A 4-Seiten enthält

**Abb. 3.68.** Befundschema für die elektronische Datenverarbeitung zur Eingabe über einen Belegleser. Als Beispiel ist das Schema für die rechte Kranzarterie dargestellt. (Nach GENSINI, 1975)

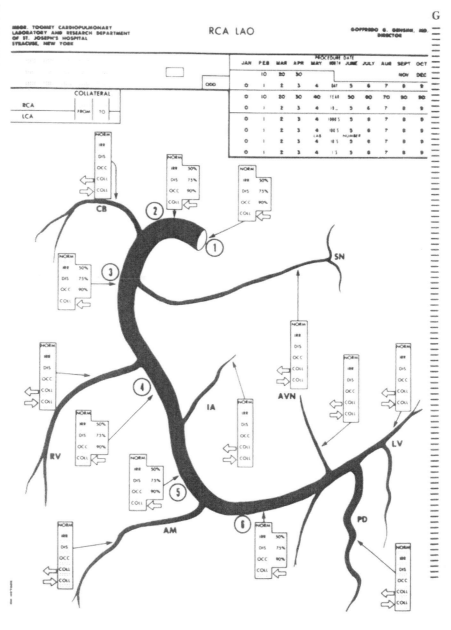

haben der proximale R. interventricularis anterior und der R. circumflexus. Beim Rechtsversorgungstyp erhält der Hauptstamm der rechten Kranzarterie den Wert 4, der R. circumflexus der linken Kranzarterie, der bei diesem Versorgungstyp unbedeutender ist, den Wert 2, der R. interventricularis anterior unverändert den Wert 3. Beim Linksversorgungstyp wird der Hauptstamm der linken Kranzarterie mit 7 bewertet, der der rechten Kranzarterie nur mit 1. Die weiteren Einzelheiten sind Abb. 3.64 zu entnehmen. Zur Bewertung jeder Stenose wird der Faktor für die Lokalisation mit dem Faktor für den Grad der Stenose multipliziert. Kommen innerhalb eines Segmentes mehrere Stenosen vor, so wird nur die höchstgradige bewertet, die Stenosen in verschiedenen Segmenten werden ebenso wie die Stenosen in verschiedenen Ästen addiert.

An den in Abb. 3.65 gezeigten Beispielen wird die Bildung des Koronar-Score verdeutlicht. Im ersten Beispiel handelt es sich um eine Zweigefäßerkrankung bei ausgeglichenem Versorgungstyp, der Score beträgt 29. Im zweiten Beispiel liegt ein ähnlicher Gefäßbefall bei Linksversorgungstyp vor; der Score beträgt nur 15, da vor allem die funktionelle Auswirkung der Stenosen der rechten Kranzarterie geringer ist. Im dritten Beispiel ist erkennbar, wie beim Rechtsversorgungstyp die gleichen Stenosen wie in a hämodynamisch sehr viel bedeutsamer sind und deswegen zu einem Score von 36 führen.

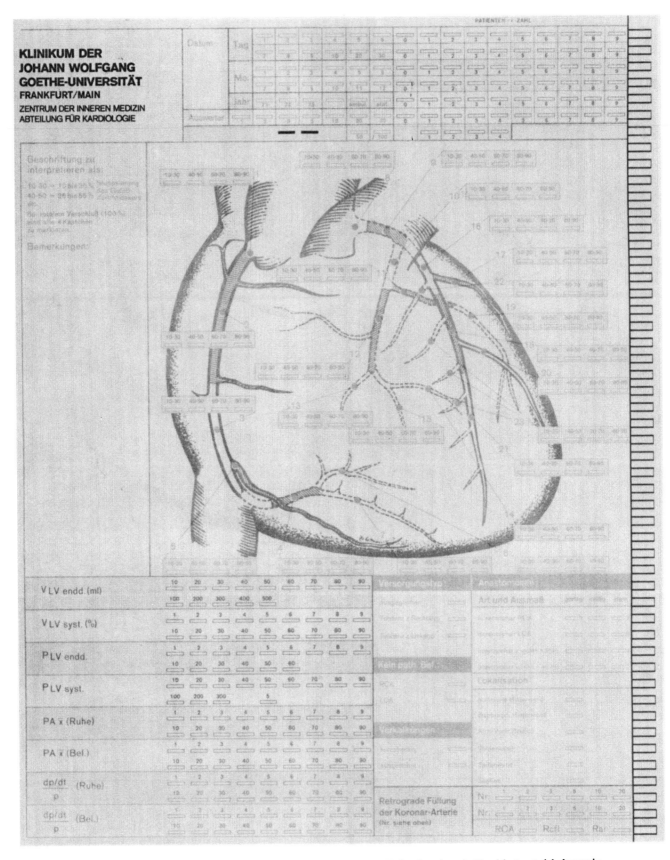

**Abb. 3.69.** Belegleserfähiges Befundschema für koronararteriographische Befunde, wie es in Frankfurt entwickelt wurde

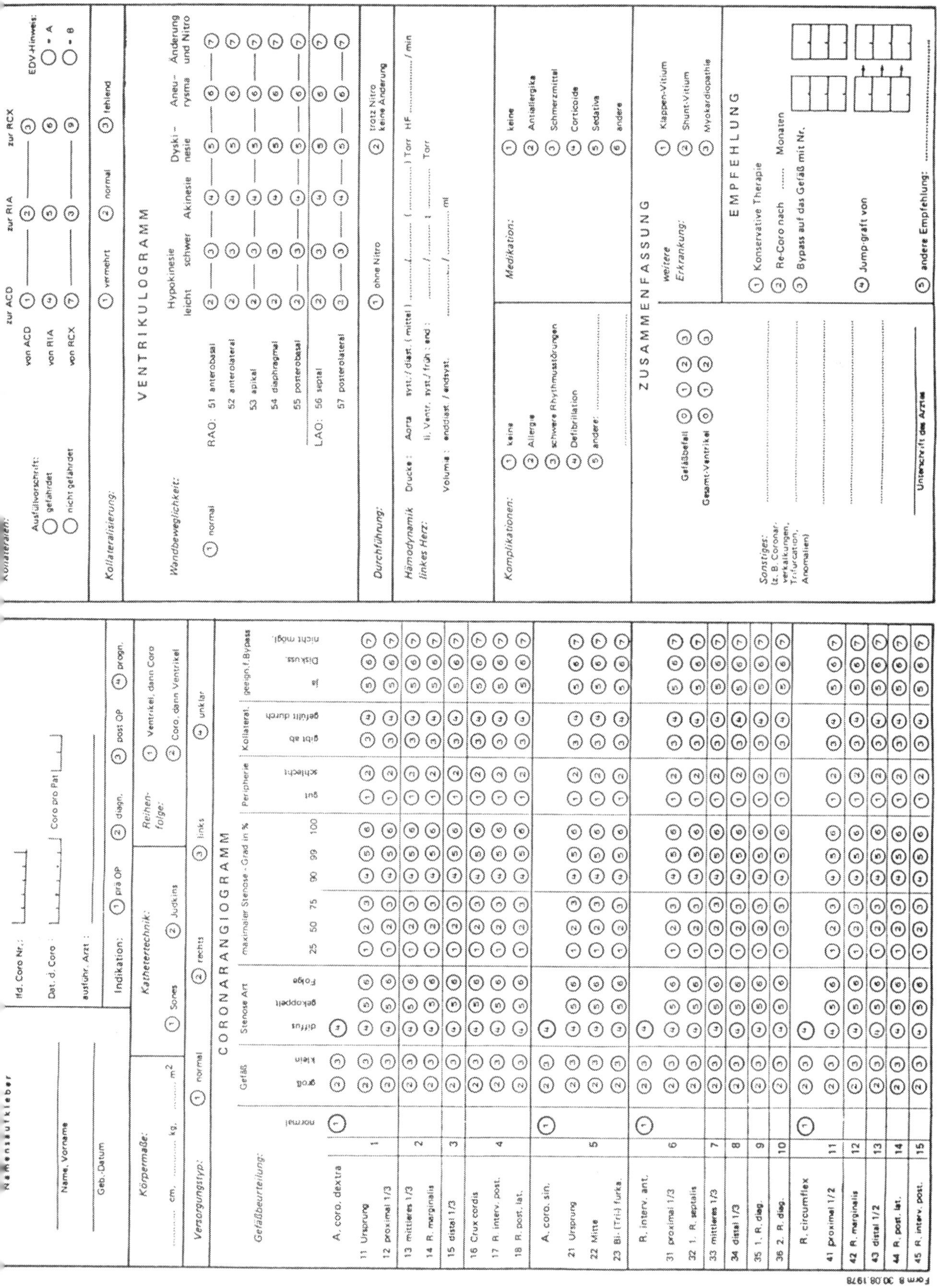

**Abb. 3.70.** Befundschema zur Lochkarteneingabe, wie es in Bad Krozingen verwendet wird

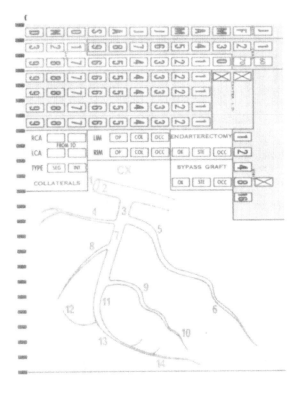

**Abb. 3.71.** Befundschema zur Eingabe über Lochkarten nach GENSINI (1975), dargestellt am Beispiel des R. circumflexus

Die korrelative Betrachtung des Koronar-Score erfolgt u. a. mit Werten der Ventrikelfunktion, aber auch mit klinischen Daten. Für die korrelative Betrachtung des Belastungs-EKG hat es sich als zweckmäßig erwiesen, auch eine quantitative Bewertung der Ischämiereaktion in Form eines Score heranzuziehen. Es handelt sich um einen Quotienten aus ST-Senkung in Millimeter dividiert durch die vollbrachte Leistung in Watt (s. auch Belastungs-EKG).

## 3.2.4 Dokumentation

Das beste Dokument der Koronararteriographie ist der angiographische Kinofilm. Er muß aufbewahrt werden, zum Versand sollen nur Kopien verwendet werden. Die Interpretation des koronarographischen Befundes, die den Untersuchungsverlauf mit berücksichtigt und andere hämodynamische, anamnestische und klinische Daten miteinschließt, erfolgt im allgemeinen durch Beschreibung. Die rasche Orientierung über morphologische Veränderungen an den Kranzarterien wird durch Einzeichnen in ein Befundschema erleichtert. Die Verwendung von möglichst naturgetreuen Koronarschemata unter weitgehender Berücksichtigung der individuellen Variation der Versorgungstypen hat sich hierfür gut bewährt. Auf dem gleichen Din A 4-Blatt werden die Ventrikelkonturen in Enddiastole und Endsystole

sowie wichtige Druckwerte eingetragen (Abb. 3.66). Die gesamte, z. B. für eine Operation wichtige Information ist damit zusammengefaßt und kann leicht und platzsparend weitergegeben werden.

Um raschen Zugang zu Herzkatheterdaten von einer größeren Zahl von Patienten zu haben, kommt die Mikroverfilmung in Betracht. Bei uns hat sich ein System gut bewährt, bei dem auf einem Kleinbildformat-Film bis zu acht Din A 4-Seiten fotographiert sind. Der Mikrofilm befindet sich in einer Karte, die karteimäßig gut hantierbar ist und als Lochkarte benutzt werden kann (Abb. 3.67).

Für die elektronische Datenverarbeitung müssen die Befunde über Lochkarten oder über Belegleser eingegeben werden. In Abb. 3.68 ist eine von GENSINI (1975) gezeigte Möglichkeit für die Beglesereingabe am Beispiel der rechten Kranzarterie gezeigt. Ein entsprechendes beglesererfähiges Dokument für beide Kranzarterien, wie es in Frankfurt entwickelt wurde, zeigt Abb. 3.69. Die Eingabe über Lochkarten kann mit Hilfe eines Befundschemas, wie es in Bad Krozingen verwendet wird (Abb. 3.70), erfolgen. Das von GENSINI (1975) empfohlene Verfahren wird am Beispiel des R. circumflexus in Abb. 3.71 dargestellt.

### Literatur

GENSINI GE (1975) Coronary arteriography. Futura, New York

KALTENBACH M, SPAHN G (1975) Koronarographische Nomenklatur und Typologie der Koronararterien des Menschen. Z Kardiol 64:193–202

KALTENBACH M (1975) Quantitative Bewertung koronarographischer Befunde mit Hilfe eines Punktesystems (Score). Z Kardiol 64:597–606

KRETSCHMANN H-J, KALTENBACH M (1971) Anatomy and nomenclature of coronary arteries. In: Kaltenbach M, Lichtlen P (eds) Coronary heart disease. Thieme, Stuttgart, p 32–37

# 3.3 Ventrikulographie und Druckmessung

W.-D. BUSSMANN

Die Darstellung des linken Ventrikels ist integraler Bestandteil der Untersuchung bei Abklärung von Patienten mit koronarer Herzkrankheit. Sie gibt Auskunft über Größe, Form, Kontraktionsamplitude und Wanddicke des linken Ventrikels. Außerdem läßt sich eine Mitralinsuffizienz, z. B. im Sinne eines Papillarmuskelsyndroms, auf diesem Wege nachweisen. Durch die Druckmessung ergeben sich Hinweise auf den Funktionszustand des Myokards, wobei der enddiastolische Druck vor und besonders nach der a-Welle und die Steilheit des systolischen Druckanstieges von Bedeutung sind. Bei schwer geschädigtem Myokard ist der systolische Ventrikeldruck häufig erniedrigt und der enddiastolische Druck erhöht.

## 3.3.1 Technik der Ventrikulographie

Das technische Vorgehen bei der Ventrikulographie ist so zu gestalten, daß Gefahren für den Patienten bei der Injektion von Kontrastmittel möglichst vermieden werden. Die Hauptgefahr besteht darin, daß bei Lage der Katheterspitze an der Wand das Kontrastmittel intramyokardial injiziert wird und daß es auf diesem Wege zu Nekrosen, evtl. sogar zur Perforation mit Perikardtamponade kommt. Bei der mit hohem Druck durchgeführten Injektion kann außerdem der Katheter in die Aorta zurückspringen und hier bei zufälliger Lage im Koronarostium Schäden setzen.

Ein besonderes Problem stellen auch die bei der Injektion meist auftretenden ventrikulären Rhythmusstörungen dar. Ausgelöst werden sie durch den Katheter selbst oder durch das austretende Kontrastmittel. Bei Injektion in eine kleine linke Kammer sind Extrasystolen häufiger als bei vergrößerter Kammer. Endlochkatheter verursachen häufiger Rhythmusstörungen als Angiographiekatheter mit Seitenlöchern (BECKER et al.).

Im zeitlichen Abstand zur Injektion kann es durch das hyperosmolare Kontrastmittel zur Volumenbelastung und damit zur akuten Linksherzinsuffizienz bzw. zum Lungenödem kommen. Dieses tritt in der Regel nur auf, wenn der enddiastolische Ventrikeldruck bereits vor der Injektion deutlich erhöht war. In sehr seltenen Fällen kann es infolge $Ca^{++}$-Entzug zur elektromechanischen Entkopplung und schwerer Dysfunktion des linken Ventrikels kommen (s. o. Kap. 3.1).

### 3.3.1.1 Katheter

Bei der Judkins-Methode hat sich der Pigtail-(Schweineschwanz-)Katheter bewährt (Abb. 3.72a). Er hat mehrere Seitenlöcher, aber auch ein Endloch. Bei hohem Injektionsdruck kann sich die Krümmung aufbiegen, so daß auch bei diesem Katheter auf freie Lage bei der Injektion geachtet werden muß.

Bei der Sones-Technik wird im allgemeinen derselbe Katheter für die Kranzarterien und die Kammerfüllung verwandt (Abb. 3.72b). Bei der Ventrikulographie ist es etwas schwieriger, diesen Katheter mit seinen zwei Seitenlöchern und dem größeren Endloch während der Injektion frei von der Ventrikelwand zu halten. In tiefer Inspiration ist die Lage in der Kammer durch Probeinjektion zu prüfen. Der Katheter darf während der Injektion nicht der Wand anliegen. Die Erfahrung hat gezeigt, daß eine apexnahe Injektion in der Regel nicht möglich ist, da die Katheterspitze infolge Streckung durch den Injektionsdruck zurückschnellt und festen Kontakt zu der diaphragmalen Hinterwand bekommen kann. Um eine intramyokardiale Injektion zu vermeiden, wird meist im Bereich nahe der Mitralklappe und der basisnahen diaphragmalen Hinterwand injiziert. Eine vollständige Anfärbung des linken Ventrikels einschließlich der Spitze ist jedoch in der Regel möglich, zumal das von der Mitralklappe einströmende Blut das Kontrastmittel in alle Regionen der Kammer einbringt.

In geübten Händen ist das Ventrikulogramm mit dem Sones-Katheter ein für die tägliche Routine ausreichendes Verfahren. Ein Katheterwechsel zur Einführung des steiferen, im Spitzenbereich nicht so flexiblen Angiographiekatheters mit vier Seitenlöchern ohne Endloch (NIH-Typ) hat sich für den täglichen Gebrauch nicht bewährt (Abb. 3.72c). Schwierigkeiten mit diesem Katheter ergeben sich beim Einführen am Übergang von

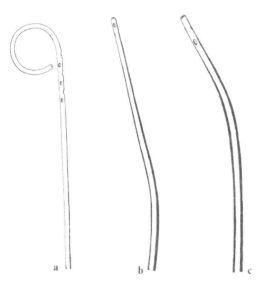

**Abb. 3.72a–c.** Katheter zur Ventrikulographie. **a** Pigtail-Katheter nach Judkins, Fa. Cordis; **b** Sones-Katheter, Fa. USCI; **c** NIH-Angiographiekatheter, Fa. USCI

der A. subclavia in den Truncusbereich. Das Vorschieben des Katheters in diesem Bereich kann wegen der gelegentlich sehr scharfen Biegung Probleme bringen. Eine bessere Lösung stellt der über einen Mandrin einführbare Angiographiekatheter mit End- und Seitenlöchern dar (Gensini-Katheter, Fa. USCI).

Das Auftreten von Extrasystolen bei der Kontrastmittelinjektion hat auch Vorteile. Zur Unterscheidung zwischen ischämischen und fibrotischen Wandarealen des linken Ventrikels kann der postextrasystolische Schlag herangezogen werden. Der erste Normalschlag nach der Extrasystole führt in ischämischen Wandabschnitten zur verbesserten Kontraktion, während Narbenareale keine entscheidende Kontraktionsverbesserung zeigen (HELFANT et al., 1974) (Abb. 3.73).

Ischämische Ventrikelareale lassen sich im Gegensatz zu bleibend akinetischen erfolgreich revaskularisieren.

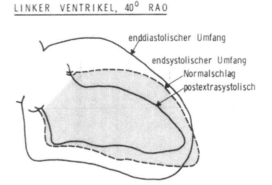

LINKER VENTRIKEL, 40° RAO

*enddiastolischer Umfang*
*endsystolischer Umfang*
*Normalschlag*
*postextrasystolisch*

**Abb. 3.73.** Endsystolische und enddiastolische Umfänge des linken Ventrikels während Normalkontraktion und postextrasystolisch bei einem Patienten (LÜ. W. 48 J. ♂) mit schwerer Dreigefäßerkrankung. Die Auswurffraktion nimmt gegenüber der Normalkontraktion (EF = 57%) postextrasystolisch (EF = 81%) zu. (Aus KOBER et al., 1977)

### 3.3.1.2 Injektionspumpen

Einfache, elektronisch und mechanisch nicht zu komplizierte Systeme haben sich bewährt (Abb. 3.74a–c). Auch sollten der Spritzenzylinder und das Leitungssystem durchsichtig sein, damit Luftblasenfreiheit leicht kontrollierbar ist. Bewährt hat sich ein Dreiwegehahn mit großem Innenlumen am Spritzenkopf, um über eine Infusionsflasche den Zylinder rasch mit Kontrastmittel nachfüllen zu können.

Die intermittierende diastolische Injektion, getriggert von der R-Zacke im EKG, hat den Vorteil, daß nur in der Diastole Kontrastmittel injiziert wird und so evtl. intramyokardiale Injektionen während der Systole vermieden bzw. das Auftreten von Extrasystolen vermindert wird. Nachteile der Methode: Jeweils erneuter Injektionsimpuls zu Beginn der Diastole, wodurch immer wieder neu Extrasystolen ausgelöst werden können. Außerdem ist die diastolische Injektion von einer guten Triggerung durch ein sauberes EKG abhängig. Da bei der Einatmung und dem Anhalten der Luft das EKG durch Muskelartefakte häufig gestört ist, kommt es vielfach zu Fehl- oder Mehrfachimpulsen oder Nichtauslösung des Injektionsimpulses (SCHAD, 1967). Viele Arbeitsgruppen sind deshalb bei der einfachen, von Systole und Diastole unabhängigen, konstanten Injektion geblieben bzw. zu ihr zurückgekehrt.

Stets muß die Injektion auf dem Röntgenmonitor durch den Untersucher genau verfolgt werden und die Möglichkeit bestehen, den Injektionsvorgang abzubrechen, wenn der Katheter ungünstig liegt oder sich der Beginn einer intramyokardialen Injektion abzeichnet. In der Regel ist das durch Loslassen des Fußschalters gewährleistet. Manche automatischen Systeme sind allerdings so ausgelegt, daß der Injektionsbeginn durch Schalter auslösbar, das Injektionsende jedoch erst nach vollständiger Injektion des eingestellten Volumens möglich ist. Der Arzt hält den Katheter griffbereit, um ihn notfalls noch während der Injektion zurückzuziehen.

Von Bedeutung ist die Druckmessung vor und nach der Ventrikulographie: Der Manifold mit dem Kanal für die Druckmessung sollte während der Injektion in die Kette Druckspritze, Druckschlauch und Injektionskatheter zwischengeschaltet sein (Einzelheiten s. Abschnitte 3.1.2.2 u. 3.1.3). Auf diese Weise ist eine sofortige Druckmessung nach der Injektion zur Beurteilung des Verhaltens des systolischen und enddiastolischen Ventrikeldruckes möglich.

### 3.3.1.3 Kontrastmittelmenge und Injektionsdruck

In der Regel reichen 30–40 ml eines höherprozentigen Kontrastmittels (Urografin 76%ig) aus, um bei einem normal großen Ventrikel eine ausreichende Anfärbung zu erzielen. Der Injektionsdruck sollte 20 bar nicht überschreiten (Cordis). Bei anderen Systemen (Siemens) geht die Druckregulation neben der Injektionsmenge über die vorzugebende Flußgeschwindigkeit (ml/s). In der Regel wird der Bereich um 20 ml/s eingestellt. Da bei kleinem Kammervolumen leicht Extrasystolen ausgelöst werden, empfiehlt es sich, den Injektionsdruck bzw. die Flußgeschwindigkeit zu reduzieren.

Die Bildverstärkergröße bzw. die mögliche elektronische Vergrößerung des Ausschnittes ist in Relation zur Ventrikelgröße zu berücksichtigen. Bei koronarkranken Patienten reicht in der Regel der 6-Zoll-Bildverstärker aus. Bei ausgedehntem Infarkt, Aneurysmen oder begleitender Mitralinsuffizienz ist der größere Bildverstärker (9 Zoll) bzw. der größere Ausschnitt vorzuziehen.

Auf die zur Verfügung stehenden Kontrastmittel wird in Abschnitt 3.1.3 eingegangen. Wie für die Koronarangiographie wird meist auch für die Ventrikulographie Urografin 76% verwendet.

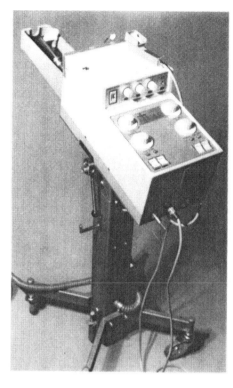

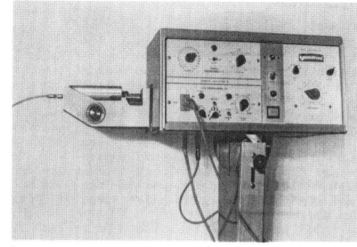

b

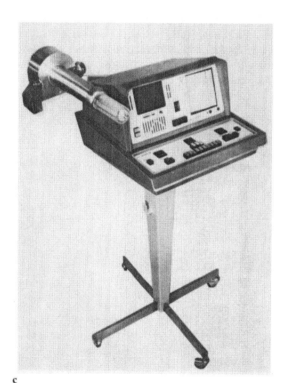

a

c

**Abb. 3.74a–c.** Injektionspumpen. **a** Siemens, mit schematischer Darstellung der intermittierend diastolischen Kontrastmittelinjektion. Drei diastolische Injektionen von je 0,22 s Dauer. **b** Cordis, **c** Matrac

*Ein- und Zweiebenenbetrieb*

Auch in der Routinediagnostik sollte der linke Ventrikel nach Möglichkeit immer in zwei Ebenen dargestellt werden. Bewährt haben sich die rechtsvordere Schrägposition (RAO, Fechterstellung) bei 40° und die linksvordere Schrägposition (LAO, Boxerstellung) bei 50°. Dabei ist durch tiefe Inspiration dafür Sorge zu tragen, daß das Zwerchfell sich klar vom Herzen trennt. In der LAO-Projektion sollte die dorsale Hinterwand des linken Ventrikels frei von der Wirbelsäule sein. Bei Anlagen mit nur einer Röntgenebene ist eine zweimalige Injektion in die Kammer durchaus vertretbar. Wird nur in RAO-Projektion gefilmt, so fehlen Informationen über das Kontraktionsverhalten des Septums und der dorsalen Hinterwand. Vielfach läßt sich auch das Ausmaß einer Mitralinsuffizienz oder eine Papillarmuskeldysfunktion durch zusätzliche LAO-Projektion sicherer beurteilen.

### 3.3.2 Technik der Druckmessung

Die Routinediagnostik beschränkt sich auf die Registrierung der Drucke in der Aorta ascendens und im linken Ventrikel. Der enddiastolische Druck wird nach Spreizung, z. B. auf das doppelte des Gesamtausschlages, gemessen. Ist er starken Atemschwankungen unterworfen, so kann beim Atemanhalten (ohne Valsalva-Manöver) genauer abgelesen werden.

In der Regel ist die Messung mit flüssigkeitsgefülltem Katheter und außen am Tisch montiertem Druckwandler ausreichend. Es ist jedoch darauf zu achten, daß die Schlauchverbindungen zwischen Katheter und Druckmeßkopf möglichst kurz, das Lumen möglichst weit und das Schlauchmaterial möglichst hart ist. Auf diese Weise kann am ehesten eine amplitudentreue Druckübertragung gewährleistet werden. Der Nullpunkt wird individuell durch Ausmessen des Thoraxdurchmessers und Einstellung auf die halbe Thoraxhöhe eingestellt. Zur raschen Messung selbst hat sich der sogenannte Manifold mit drei hintereinander geschalteten Drei-

wegehähnen (Druck, Kochsalzspülung, Kontrastmittel, s. Abschnitt 3.1.2.2 u. 3.1.3) bewährt.

*Kontraktilitätsparameter*

In der Routinediagnostik lohnt sich die Messung der isovolumetrischen Kontraktilitätsparameter nicht. Die Bestimmung der maximalen Druckanstiegsgeschwindigkeit (max. dp/dt) mit konventionellen Kathetersystemen erscheint zudem problematisch. Die gemessenen Werte sind bis zu 25% zu hoch, da das flüssigkeitsgefüllte System überschwingt.

Jenseits von 5000 mm Hg/s werden die Werte gegenüber dem Tipmanometer wieder kleiner (BUSSMANN u. RUTISHAUSER, 1972; Abb. 3.75).

Die Ruhekontraktilität unterliegt großen individuellen Schwankungen. Nur schwerste Fälle haben eine deutlich erniedrigte Ruhekontraktilität, meist schon direkt am trägen Anstieg der Ventrikeldruckkurve erkennbar. Die isovolumetrischen Kontraktilitätsparameter max. dp/dt und dp/dt/p (Vpm) haben deshalb unter den Bedingungen der Ruhe keine wesentliche Bedeutung. Unter körperlicher Belastung geben sie Auskunft

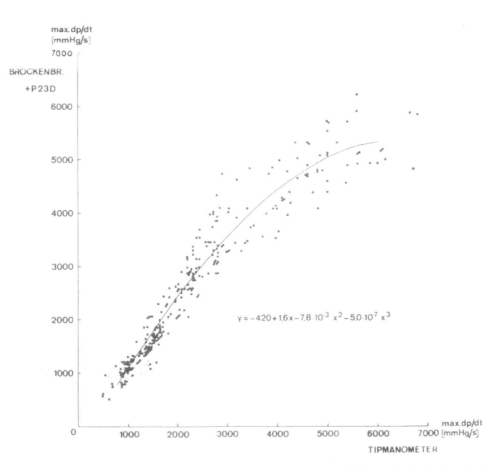

**Abb. 3.75.** Simultane Bestimmung von max. dp/dt mittels Katheter-Tipmanometer und konventionellem äußerem Druckmeßgerät mit dazwischen liegenden Brockenbrough-Katheter bei 7 Patienten in 243 Einzelmessungen. Es ergibt sich eine polynomale Regression 3. Grades. Bis 5000 mmHg/s werden bei konventioneller Registrierung die Werte überschätzt (bis zu 25%), über 5000 mmHg/s unterschätzt. (Nach BUSSMANN u. RUTISHAUSER, 1972)

über die Kontraktilitätsreserve des linken Ventrikels (BUSSMANN et al., 1978). Für die Routineuntersuchung ist ihre Messung nicht notwendig.

### 3.3.3 Ventrikulographie bei Belastung

Bei Patienten, bei denen ein aorto-koronarer Bypass erwogen wird, kann es klinisch von Interesse sein, wo sich bei Belastung hypo- oder akinetische Ventrikelareale ausbilden und in welchem Ausmaß (BUSSMANN et al., 1975, 1976; SHARMA et al., 1976; SIGWART et al., 1975; RENTROP, 1975; ROSKAMM et al., 1976). Aus dem Kontraktionsverhalten, das unter basalen Bedingungen normal sein kann, wird die hämodynamische Bedeutung einer gegebenen Koronarstenose unter Belastungsbedingungen erkennbar. Die Belastung muß dabei so hoch sein, daß eine Myokardischämie bzw. ein Angina-pectoris-Anfall ausgelöst wird.

Während oder kurz nach körperlicher Belastung wird Kontrastmittel in den linken Ventrikel injiziert. Verwendung finden Katheter, die der NIH-Form entsprechen (kein Endloch, nur Seitenlöcher). Bewährt hat sich auch der Injektionskatheter mit zusätzlichem Mikromanometer an der Spitze von MILLAR. An den Untersuchungstisch wird ein drehzahlunabhängiges Fahrradergometer montiert und Belastungshöhen zwischen 25–150 W werden eingestellt.

Nicht unbedeutend ist, wie hoch die Drehachse des Ergometers über dem Untersuchungstisch liegt. Bei Anlagen mit Drehmulde beträgt der Höhenunterschied bis zu 45 cm. Durch das Hochlagern der Beine kommt es zu einer erheblichen Volumenbelastung. Bei Patienten mit schwerer koronarer Herzkrankheit steigt der linksventrikuläre enddiastolische Druck bis auf

30 mm Hg, gelegentlich wird durch alleiniges Beinhochlagern ein Angina-pectoris-Anfall provoziert. So wurden nach diesem Manöver erhebliche Ventrikelfunktionsstörungen mit regionaler Hypo- oder Akinesie beobachtet (BUSSMANN et al., 1975 b; Abb. 3.76).

Normalerweise nimmt die Kontraktionsamplitude unter körperlicher Belastung stark zu, und das endsystolische Volumen wird kleiner. Bei Patienten mit koronarer Herzkrankheit ohne Angina-pectoris-Anfall ist die Kontraktionsreserve meist deutlich eingeschränkt. Ursache dafür sind Infarktnarben und mehr oder weniger ausgeprägte Ischämieareale. Bei Patienten, bei denen es zum Angina-pectoris-Anfall während Belastung kommt, sind regelmäßig größere Muskelareale jenseits von höhergradigen Stenosen hypo- oder akinetisch. Dies läßt sich durch Berechnung der zirkumferentiellen Verkürzungsgeschwindigkeit bzw. der regionalen Geschwindigkeiten der Wand quantifizieren. Als Zeichen der Hypokinesie nimmt das endsystolische Volumen deutlich zu und das Schlagvolumen ab.

#### 3.3.3.1 Bedeutung der Belastungsangiographie

Die funktionelle Angiographie unter verschiedenen Belastungsformen hat wichtige, für die Klinik relevante Ergebnisse gebracht. Der Befund, daß durch alleinige enddiastolische Druckerhöhung (Hochlagerung der Beine) poststenotische Ventrikelareale hypokinetisch, also ischämisch werden können, deutet einmal auf die Bedeutung des enddiastolischen Druckes in Abhängigkeit von der Körperlage hin, andererseits wird klar, daß ischämische Areale im linken Ventrikel auftreten können, ohne daß der Patient über entsprechende Beschwerden klagt oder ischämische ST-Senkungen registriert werden. Diese Befunde zeigen, daß die regionale Ventrikelfunktion ein sensibler, möglicherweise der sensibelste Parameter für eine Ischämie ist.

Bestehen bei einem Patienten ausgeprägte pektanginöse Beschwerden und ist der Nachweis einer Ischämiereaktion im Belastungs-EKG geführt, ist eine Belastungsangiographie für die Routinediagnostik nicht erforderlich. Vielmehr kann man annehmen, daß bei diesen Patienten unter Belastung bestimmte Muskelareale ischämisch und akinetisch werden. Es gibt jedoch einzelne Fälle, bei denen die Entscheidung, welches Gefäßareal revaskularisiert werden soll, schwierig ist. Bei diesen Patienten hat sich die Belastungsangiographie als Entscheidungshilfe bewährt. Sie ist bei entsprechender Vorsicht und der Verwendung von Kathetern mit Seitenlöchern ohne Gefahren und bisher ohne Komplikationen verlaufen.

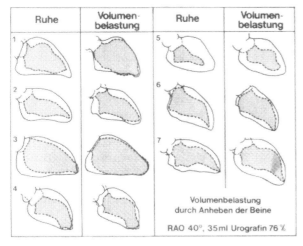

**Abb. 3.76.** Bei den dargestellten 7 Patienten mit hochgradiger Stenose im R. interventricularis anterior führt die Beinhochlagerung (45 cm) bei Patient 1 zum Angina-pectoris-Anfall mit Akinesie im Vorderwandspitzenbereich. Bei Patient 3 kam es sogar zur paradoxen Pulsation im Spitzenbereich. Die übrigen Fälle zeigten mehr oder weniger große hypokinetische Areale

### 3.3.4 Ventrikulographie nach Nitroglycerin; postextrasystolische Ventrikelkontur

Eine Angiographie nach Gabe von Nitroglycerin oder die Bewertung des postextrasystolischen Schlages ist in der Regel wichtiger als die Belastungsangiographie. Bei

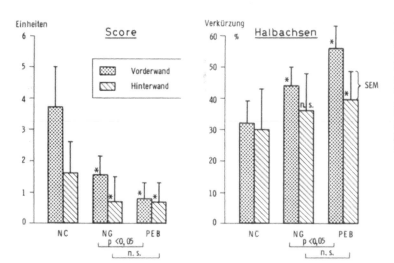

**Abb. 3.77.** Die Wirkung von Nitroglycerin (NG) und postextrasystolischer Kontraktion (PEB) auf die Bewegung der Vorderwand und der diaphragmalen Hinterwand des linken Ventrikels. Eine Funktionsverbesserung des linken Ventrikels ist an einer Abnahme des Score und einer Zunahme der Achsenverkürzung zu erkennen. Signifikante Unterschiede zum Kontrollangiogramm (NC) sind durch Sternchen über den Säulen gekennzeichnet. Unterschiede zwischen NG und PEB sind unter der Abszisse angegeben

höhergradigen Stenosen mit hypokinetischen Wandarealen ist die Frage zu klären, ob der Wandabschnitt irreversibel aufgrund einer Fibrose oder reversibel aufgrund einer latenten Ischämie hypokinetisch ist.

Treten während der Injektion keine spontanen Extrasystolen auf, so kann nach Ende der Kontrastmittelinjektion eine Extrasystole durch Vorschieben des Katheters ausgelöst werden, so daß neben den normalen Kontraktionen auch ein postextrasystolischer Schlag beurteilbar wird. Ist die postextrasystolische Kontraktion des Ventrikels jedoch nicht sicher verwertbar, sollte nach Gabe von Nitroglycerin (0,8 mg sublingual) ein erneutes Ventrikulogramm gemacht werden.

Die Anwendung dieses Verfahrens ist bei Patienten erforderlich, bei denen größere hypokinetische Areale vorhanden sind, ohne daß entsprechende Narbenbefunde im EKG sichtbar sind. Kommt es im ersten Normalschlag nach einer Extrasystole oder nach Nitroglycerin zur Verbesserung der Kontraktionsamplitude im vorher hypokinetischen Areal, kann davon ausgegangen werden, daß das entsprechende Muskelareal latent ischämisch, jedoch noch nicht irreversibel geschädigt ist. Unter diesen Bedingungen lohnt sich die Revaskularisierung. Postoperativ ist mit einer erheblichen Verbesserung der Ventrikelfunktion zu rechnen. Dabei entspricht das Ausmaß der postoperativen Funktionsverbesserung in etwa dem Verhalten des postextrasystolischen Schlags vor der Operation. HELFANT et al. (1974), KOBER et al. (1977) u. a. haben den Effekt von Nitroglycerin mit dem der postextrasystolischen Potenzierung verglichen. Zur Analyse der Kontraktionsreserve erscheint die postextrasystolische Potenzierung wegen des geringeren Aufwandes und des größeren Effektes etwas besser geeignet als das Angiogramm nach Nitroglycerin (Abb. 3.77).

## 3.3.5 Ventrikelvolumina

### 3.3.5.1 Berechnungsverfahren

Da das Herz kein regelmäßig geformter Körper ist, können die zur Berechnung verwendeten geometrischen Modelle nur Näherungswerte liefern. Ein einfaches und häufig verwendetes Modell für den linken Ventrikel ist das Ellipsoid. Für dessen Volumen gilt:

$$V = \frac{\pi}{6} \cdot a \cdot b \cdot c$$

wobei a, b und c die wahren Längen der drei aufeinander senkrecht stehenden Achsen des Ellipsoids sind. Unter der Annahme, daß die beiden Nebenachsen bei einem Rotationskörper gleich lang sind, kann die Formel vereinfacht werden:

$$V = \frac{\pi}{6} \cdot a \cdot b^2$$

Anstelle des beschriebenen Dreiachsenverfahrens werden vielfach Flächen-Längen-Methoden verwendet. Dabei geht die Hauptlängsachse und die Fläche der Ventrikelsilhouette ein. Die Flächen-Längen-Methode wird besonders für monoplan aufgenommene Ventrikulogramme verwendet (SANDLER u. DODGE, 1978; DODGE et al., 1968). Bei biplan aufgenommenen Ventrikulogrammen und Berechnung nach der Flächen-Längen-Methode werden die aus den beiden Ebenen errechneten Volumina gemittelt.

Bei dem Scheibchen-Summationsverfahren wird das Volumen aus einzelnen ellipsenförmigen Scheiben gleicher Höhe berechnet. Die Hauptachsen der Ellipsen werden aus den beiden Ventrikelprojektionen entnommen (biplan). Dabei müssen die beiden Ebenen senkrecht zueinander stehen. Das Volumen wird nach CHAPMAN et al. (1958) als Summe der Volumina der Scheibchen mit elliptischer Grundfläche berechnet (Simpson rule) (Abb. 3.78).

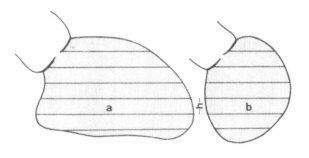

$$V = \sum \pi \cdot a \cdot b \cdot h$$

**Abb. 3.78.** Volumenberechnung nach der Simpson-Regel

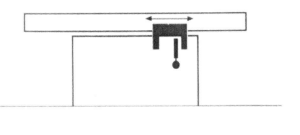

a

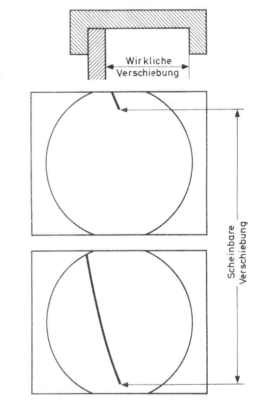

b

Dieses Verfahren ist der Flächen-Längen-Methode, besonders bei unregelmäßig geformten Ventrikeln und Berechnung der Volumina des rechten Ventrikels überlegen (Lange et al., 1978; Hess et al., 1978).

Nach Cohn et al. (1974) werden bei monoplaner Technik im Vergleich zur Biplantechnik das enddiastolische Volumen und das Schlagvolumen überschätzt (ca. 30%). Die Korrekturformeln zur Umrechnung sind problematisch, weil die dritte Dimension bei unregelmäßig geformten Ventrikeln nicht vorausgesagt werden kann.

### 3.3.5.2 Eichung

Auf dem Röntgen-Kinofilm wird nur die scheinbare Ventrikelgröße wiedergegeben. Je nach den Abständen zwischen Röntgenquelle, Herzkammer und Bildverstärkerebene ergeben sich unterschiedlich große Projektionen der Ventrikelsilhouette. Bei simultanem Betrieb in zwei Ebenen hat sich zur Kalibrierung das Filmen einer Kugel bewährt, die in Ventrikelebene in den Strahlengang gehalten wird. Aus dem Verhältnis zwischen scheinbarem Kugeldurchmesser im Röntgenfilm und bekanntem realem Kugeldurchmesser kann auf den Vergrößerungsfaktor geschlossen und so das Ventrikelvolumen berechnet werden.

Beim monoplanen Betrieb hat sich die Verschiebetechnik bewährt (Kaltenbach u. Schulz, 1975). Der Vergrößerungsfaktor wird aus der definierten Verschiebung (z. B. 6 cm) des Untersuchungstisches errechnet, wobei die Spitze des Injektionskatheters als intrakavitärer Bezugspunkt einmal am oberen und einmal am unteren Bildrand gefilmt wird. Die konstante Verschiebung des Tisches um einen bestimmten Betrag kann am Untersuchungstisch mechanisch durch Einrasten von Metallbacken erreicht werden (Abb. 3.79). Von Vorteil ist, daß die Maßstabsbestimmung intrakavitär erfolgt, weil der im linken Ventrikel liegende Katheter als Markierungspunkt benutzt wird. Frühere Verfahren mit einem um den Thorax gelegten Bleimeßband oder einem in den Strahlengang gebrachten Raster wurden verlassen, da die Lage des Ventrikels im Thorax nur ungenau abgeschätzt werden kann.

**Abb. 3.79 a, b.** Halbschematische Darstellung des Verschiebevorganges. **a** Verschiebung des Röntgentisches um genau 6 cm (reale Verschiebung). **b** Die Katheterspitze wird am oberen und unteren Bildrand sichtbar und gefilmt. Die scheinbare Verschiebung betrage nach der Übertragung auf Papier in dem gewählten Projektionsabstand 5,6 cm. Der Vergrößerungsfaktor beträgt 5,6:6,0 gleich 0,93, d. h. die Abbildung ist gegenüber der wirklichen Größe im Verhältnis von 0,93:1,00 verkleinert

### 3.3.5.3 Normalwerte

Bei Verwendung von Angiogrammen in zwei senkrecht aufeinanderstehenden Ebenen, Berechnung nach der „Simpson rule" und der Verschiebetechnik zur intrakavitären Bestimmung des Vergrößerungsfaktors ergeben sich folgende Normalwerte für das enddiastolische (EDV) und endsystolische (ESV) Volumen sowie die Austreibungsfraktion (EF):

EDV = 100 ml/1,73 m² (normal bis 160 ml/1,73m²)
ESV = 30 ml/1,73 m²
EF = 75% (normal bis 65%)

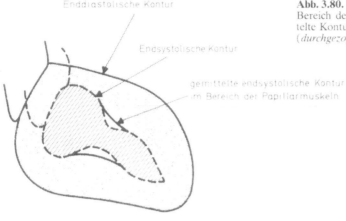

Bei den Normalwerten ist zu berücksichtigen, daß sie auf die mittlere Körperoberfläche des erwachsenen Menschen (1,73 m²) bezogen sind. Die gleichen Werte auf 1 m² bezogen lauten:

EDV = 58 ml/1,00 m² (normal bis 92 ml/1,00 m²)
ESV = 17 ml/1,00 m².

Beim Vergleich mit dem Indikatorverdünnungsverfahren zeigt sich, daß insbesondere das endsystolische Volumen mit der angiographischen Methode zu klein bestimmt wird (RUTISHAUSER et al., 1968). Daraus ergibt sich eine höhere angiographisch ermittelte Austreibungsfraktion. Eine Ursache für die Unterschätzung des ESV kann darin gesehen werden, daß fälschlicherweise endsystolische Kammersilhouetten nach vorangegangenen Extrasystolen ausgewertet werden. Postextrasystolisch kommt es zu der bekannten Verkleinerung dieses Volumens. Ein weiterer Fehler kann dadurch entstehen, daß beim Abzeichnen der endsystolischen Silhouette die Papillarmuskeln im Bereich des mittleren und spitzennahen Ventrikelbereiches kontrastmittelfreie Konturen hinterlassen. Nur wenn ein Mittelwert zwischen Ventrikelwand und Einengung durch den Papillarmuskel gewählt wird, kann die Unterschätzung des endsystolischen Volumens vermindert werden (Abb. 3.80).

Ein wesentlicher Bestandteil der Filmauswertung ist das graphische Festhalten der Ventrikelkonturen in Enddiastole und Endsystole in beiden Ebenen. Dabei wird die enddiastolische Kontur mit einer glatten Linie, die endsystolische Kontur gestrichelt und die postextrasystolische Kontur wieder mit einem glatten Strich gezeichnet (s. Abschnitt 3.2.4).

### 3.3.5.4 Halbautomatische Ventrikelvolumenberechnung

Es gibt heute eine ganze Reihe von halbautomatischen Verfahren zur Berechnung des Ventrikelvolumens (WOOD et al., 1964; HEINTZEN et al., 1971; ZIMMERMANN u. BUSSMANN, 1971; KALTENBACH u. SCHULZ, 1975). Vollautomatische Konturerkennung ist bisher noch nicht praktikabel bzw. ohne Interaktion durch den

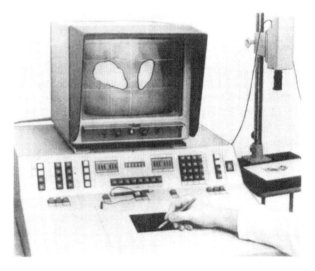

**Abb. 3.81.** Fernseh- und Rechnereinheit für die Ventrikelvolumenbestimmung. Die Ventrikelkonturen werden mit Hilfe einer Fernsehkamera und/oder mit Hilfe eines Griffels in den Rechner eingespeist. Das Ergebnis steht nach Eingabe der Umrißkonturen und des Vergrößerungsfaktors sofort zur Verfügung (Volumat Siemens)

Arzt nicht möglich. Einfache, nicht zu komplizierte Systeme haben sich aber für die routinemäßige Bestimmung des Ventrikelvolumens aus zwei Ebenen bewährt (Siemens: Volumat (Abb. 3. 81); Philipps-Müller: Graphomed).

Nach Abzeichnen der Ventrikelkonturen auf einer Schreibbühne am Kino-Projektionsgerät werden die Konturen in einem zweiten Arbeitsgang unter eine Fernsehkamera gelegt und mit Hilfe eines Fernsehmonitors und eines Widerstandsgriffels in das System eingegeben. Die Berechnung erfolgt nach der Scheibchen-Summationsmethode. Der zweite Arbeitsgang ist leicht durch med.-techn. Assistenten durchzuführen.

Die computergestützte Auswertung ist in einem Arbeitsgang möglich. Die Ventrikelkontur wird vom Kinofilm oder vom Videoband auf eine Bühne projiziert

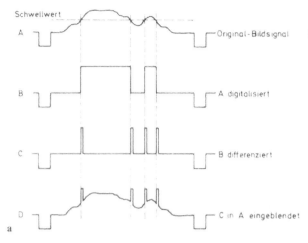

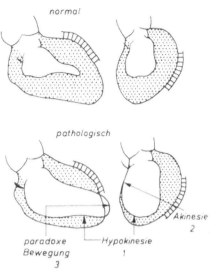

**Abb. 3.83.** Bewegungsstörungen der Wand des linken Ventrikels. Der Bewertungsfaktor für eine Hypokinesie beträgt *1*, für eine Akinesie *2*, für eine paradoxe Bewegung *3*. Daraus ist der Ventrikel-Score zu berechnen. (Aus KALTENBACH, 1975)

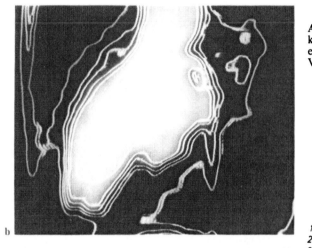

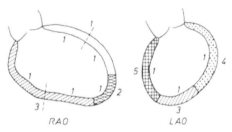

**Abb. 3.82. a** Das Videosignal *(A)* wird digitalisiert *(B)* und differenziert *(C)*. In *D* werden die Konturen in das Original-Bildsignal eingeblendet. **b** Automatische Konturen mit verschiedenen Isodensiten (SCHMIDT et al., 1973)

*1 Vorderwand*
*2 Spitze*
*3 Diaphragmale Hinterwand*
*4 Posteriore Hinterwand*
*5 Septum*

**Abb. 3.84.** Bewegungsstörungen in der Vorder- und diaphragmalen Hinterwand werden je nach Ausdehnung unterteilt, solche in der Herzspitze, posterioren Hinterwand oder dem Septum als Einzelsegment bewertet. Der Score wird durch Multiplikation mit dem Faktor für die Art der Bewegungsstörung gebildet (s. Abb. 3.83)

und dort direkt mit dem Widerstandsgriffel (oder Lichtgriffel am Fernsehmonitor, Philipps) konturiert.

Der Nachteil bei reiner Videotechnik ist, daß die Konturerkennung größere Schwierigkeiten bereitet. Das Auflösungsvermögen des Films ist nach wie vor besser als das des Videobands. Ähnliche Probleme treten auf, wenn die Konturerkennung vollautomatisch erfolgt (Abb. 3.82 a, b).

Durch Unterteilungen in bis zu acht Graustufen kann der Konturbereich eingeengt werden. Die Abgrenzung zwischen Ventrikel und Aorta muß von Hand erfolgen (SCHMIDT et al., 1973). Bei simultaner Mitregistrierung des Druckes kann eine instantane Druck-Volumen-Beziehung für jeden Herzzyklus aufgestellt werden. Diese erfordert einen hohen technischen Aufwand. Die klinische Bedeutung der Druck-Volumen-Beziehung scheint jedoch nicht so relevant zu sein wie erhofft. Die wichtigsten Punkte in dieser Beziehung sind die enddia-

stolischen und endsystolischen Druck- und Volumenwerte, die bereits mit einfachen, konventionellen Methoden bestimmbar sind.

### 3.3.6 Regionale und diffuse Kontraktionsstörungen des linken Ventrikels

#### 3.3.6.1 Terminologie und Bewertung

Kontraktionsstörungen des linken Ventrikels lassen sich nach der Definition von GORLIN in hypokinetische, akinetische und dyskinetische Bezirke unterteilen (HER-

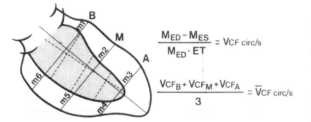

**Abb. 3.85.** Halbachsenmethode zur Berechnung der regionalen Kontraktionsstörungen des linken Ventrikels. Getrennte Längsachsen durch Aortenwurzel und Herzspitze in Enddiastole und Endsystole. Die Verkürzung der Halbachsen *(m₁–m₆)* oder Querachsen ergibt sich aus der Differenz der enddiastolischen *(ED)* und endsystolischen *(ES)* Länge. Die mittlere Verkürzungsgeschwindigkeit *(Vcf)* ergibt sich durch Einbeziehung der Austreibungszeit *ET.* Dimension: circumferencen pro Sekunden *(circ/s)*

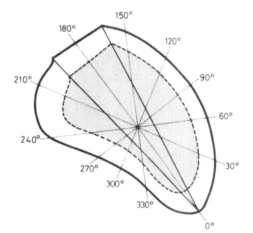

**Abb. 3.86.** Quantitative Berechnung regionaler Kontraktionsstörungen des linken Ventrikels mit Hilfe der radialen Methode. Die Längsachse zwischen Aortenwurzel und Spitze der linken Kammer wird halbiert, in 30°-Abschnitte unterteilt und die Differenz zwischen enddiastolischen und endsystolischen Radien berechnet. (Nach MATHES et al., 1978)

MAN et al., 1967). Beim hypokinetischen Segment ist die Kontraktionsamplitude eingeschränkt. Bei der Akinesie fehlt die Kontraktion vollständig, bei der Dyskinesie ergibt sich eine paradoxe systolische Auswärtsbewegung. Ein Ventrikelaneurysma ist eine große akinetische Aussackung oder ein größeres dyskinetisches Areal mit paradoxer Pulsation. Es ist in der Regel gut abgrenzbar und weist eine dünne Wand auf (Abb. 3.83).

Der Begriff Asynergie bezieht sich vornehmlich auf die unterschiedlichen zeitlichen Abläufe während des systolischen Kontraktionsvorganges. In ischämischen Arealen wird gelegentlich eine spätsystolische Relaxation beobachtet. Die Erschlaffung setzt verfrüht ein, noch bevor die Systole beendet ist. Dieses Phänomen wird besonders häufig im Bereich der Vorderwand und des Septums beobachtet. Gelegentlich werden Areale mit hyperkinetischer Kontraktion beobachtet, z. B. im Hinterwandbereich bei Vorderwandakinesie.

Die Bewertung von Kontraktionsstörungen kann visuell und damit rein qualitativ erfolgen oder quantitativ mit Hilfe des Ventrikel-Score, der Halbachsenmethode oder durch zirkuläre Segmente (KALTENBACH, 1971; KARLINER et al., 1975; MATHES et al., 1978).

In der Regel ist die visuelle Beurteilung mit graphischer Dokumentation der enddiastolischen und endsystolischen Konturen ausreichend. Auf diese Weise können hypokinetische, akinetische oder dyskinetische Bezirke beschrieben werden.

Bei der halbquantitativen Bewertung mit Hilfe eines Punktesystems (KALTENBACH) werden die Kammerkonturen in rechtsvorderer und linksvorderer Schrägprojektion in Segmente aufgeteilt (Abb. 3.84) und deren Bewegungsausmaß getrennt beurteilt.

Der Schweregrad der segmentalen Kontraktionsstörung wird hierbei mit den Zahlen 1 für Hypokinesie, 2 für Akinesie und 3 für paradoxe Bewegung belegt (Abb. 3.83). Das Ausmaß der Kontraktionsstörung ergibt sich aus der Summe der Werte für die betreffenden Einzelsegmente aus beiden Ebenen.

### 3.3.6.2 Quantitative Berechnung regionaler Kontraktionsstörungen

Bei der Halbachsenmethode werden für die enddiastolische und endsystolische Silhouette getrennt Längsachsen zentral durch die Aortenwurzel und durch die Ventrikelspitze gelegt, in vier gleichlange Teile unterteilt und die senkrechten Querachsen errichtet. Die Anzahl der Halbachsen läßt sich beliebig erweitern. Sie sind im Beispiel fortlaufend von m1 bis m6 numeriert (Abb. 3.85). Außerdem lassen sich die Verkürzungen an der basalen, mittleren und apikalen Gesamtachse bestimmen. Die Verkürzung einer Halbachse ergibt sich aus der Differenz der enddiastolischen und der endsystolischen Halbachsenlänge, dividiert durch die enddiastolische Halbachsenlänge (%). Unter Berücksichtigung der Austreibungszeit (ET) ist die Geschwindigkeit der Halbachsenverkürzung berechenbar. Die Berechnung der Verkürzungsgeschwindigkeit an der mittleren Querachse (M) ergibt die mittlere zirkumferentielle Verkürzungsgeschwindigkeit. Diese ist auch durch Mittelung der drei Querachsengeschwindigkeiten bestimmbar (Abb. 3.85).

Bei einer weiteren Methode wird die Verkürzung der Segmente in radial angelegten Achsen quantifiziert. Dabei wird die enddiastolische Längsachse halbiert, dieser Punkt als Ventrikelschwerpunkt bewertet und die Verkürzung in 30°-Abständen berechnet (Abb. 3.86; MATHES et al., 1978).

Diffuse Bewegungsstörungen betreffen den gesamten Ventrikel im Sinne einer ubiquitären Hypokinesie. Solche Befunde sind durch die stark verminderte Austreibungsfraktion (EF) allein gut zu charakterisieren, während sich alle regionalen Kontraktionsstörungen nur durch die beschriebenen Verfahren quantifizieren lassen. Sie haben bisher noch wenig Eingang in die Routinediagnostik gefunden, da sie ohne Rechner sehr zeit-

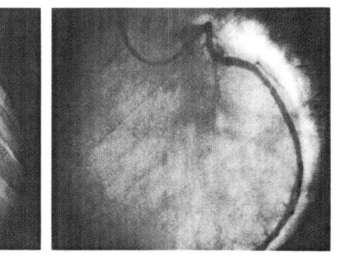

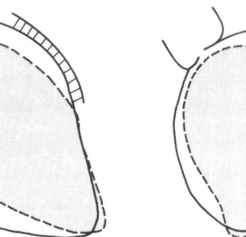

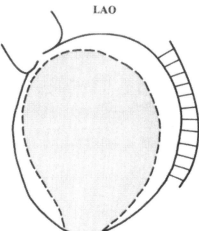

RAO                                           LAO

**Abb. 3.87.** Hochsitzender Verschluß der R. interventricularis anterior gleich nach Aufteilung des Hauptstammes. Kollateralen zum R. interventricularis von rechts oder vom R. circumflexus her fehlen fast vollständig, so daß sich die peripheren Anteile des R. interventricularis anterior nicht darstellen. Die beiden anderen Hauptäste weisen nur geringfügige Wandver-änderungen auf. Der Verschluß hat zu einer ausgedehnten Akinesie im Vorderwand- und Spitzenbereich geführt. Im Septum besteht eine Hypokinesie. Der Befund ist typisch für junge Patienten (38 Jahre), bei denen wegen fehlender Kollateralisierung infolge schnell progredienter Koronarverengung große Ventrikelgebiete ausfallen

aufwendig sind. Die Befundung der regionalen Funktion kann in ausreichendem Maße rein qualitativ erfolgen, während Ventrikelvolumina und Austreibungsfraktion berechnet werden.

### 3.3.6.3 Befunde der Ventrikulographie

*Vorderwand und Septum*

Bei Verschluß des R. interventricularis anterior kommt es zum Vorderwandinfarkt mit Akinesie im Vorderwandspitzenbereich und im Septum (Beispiel Abb. 3.87). Bei jungen Patienten und hochsitzendem Verschluß ist der Ausfall von kontraktilem Myokard besonders ausgeprägt.

Häufig führt der Verschluß des R. interventricularis anterior zum Vorderwandspitzenaneurysma. Die gesamte Vorderwand- und Spitzenregion bewegen sich systolisch nach außen (paradox). Ist der erste Septumast mit einbezogen, ist auch die Septumregion hypokinetisch oder akinetisch (Beispiel Abb. 3.88).

Bei hochgradigen Stenosen im R. interventricularis können im Vorderwandbereich latent ischämische, hypokinetische Areale auftreten. Diese sind nach erfolgter Bypass-Operation häufig reversibel und kontrahieren wieder normal (Beispiel Abb. 3.89).

Die Erkennung von Kontraktionsstörungen des Septums ist nur aus der linksvorderen Schrägposition (LAO) erkennbar. Zur ausreichenden Abklärung sind deshalb besonders bei Vorderwandinfarkt beide Ebenen erforderlich.

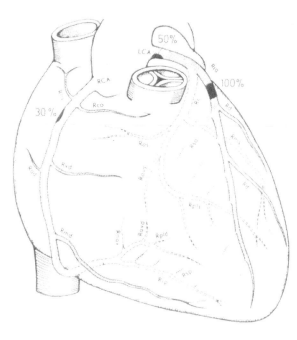

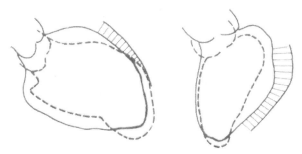

**Abb. 3.88.** Aneurysma der Vorderwand: Der Verschluß des R. interventricularis anterior hat zu einem großen Vorderwand-Aneurysma geführt. Die gesamte Septumregion (LAO-Projektion) ist akinetisch, da der Verschluß vor dem ersten Septumast liegt. Die diaphragmale und dorsale Hinterwand kontrahieren normal. Lediglich der septumnahe Anteil der diaphragmalen Hinterwand ist in den Aneurysmabereich einbezogen, da der R. interventricularis anterior in diesem Fall auch die gesamte Spitzenregion versorgt. Die Verengungen in der rechten (RCX) und im Hauptstamm der linken Kranzarterie (LCA) sind hämodynamisch nicht wirksam

*Diaphragmale Hinterwand*

Bei Verschluß der rechten Kranzarterie kommt es zum Ausfall der diaphragmalen Hinterwand. Handelt es sich um eine dominante rechte Kranzarterie, kann die gesamte diaphragmale Wand akinetisch sein (Beispiel Abb. 3.90). Selten kommt es zum Aneurysma der Hinterwand. Bei zusätzlichem Verschluß des R. circumflexus ist die dorsale (posteriore) Hinterwand mit betroffen (Abb. 3.92).

*Dorsale Hinterwand*

Zur Kontraktionsstörung in der dorsalen Hinterwand kommt es bei Stenose oder Verschluß des R. circumflexus. Um solche Störungen erkennen zu können, ist die linksvordere Schrägposition erforderlich (Abb. 3.91). Bei kombiniertem Verschluß im R. circumflexus und der rechten Kranzarterie sind dorsale und diaphragmale Hinterwand betroffen (Abb. 3.92).

In der LAO-Projektion sind gelegentlich auch wandständige Thromben nachzuweisen, die in der RAO-Position nicht erkennbar sind (Abb. 3.93).

### 3.3.7 Kontraktionsstörungen des rechten Ventrikels; Vergleich mit dem linken Ventrikel

Zum Kontraktionsverhalten der rechten Herzkammer bei der koronaren Herzkrankheit liegen nur wenige Untersuchungen vor. Von Sektionsstudien weiß man, daß Koronarverschlüsse fast regelmäßig zur Infarzierung des linken Ventrikels führen, der rechte Ventrikel offenbar weniger empfindlich reagiert und seltener große Nekrosen aufweist. Kleinfleckige Nekrosen werden dagegen bei subtiler Untersuchungstechnik häufiger nachgewiesen, wenn Verschlüsse der rechten Kranzarterie vorliegen (LAURIE u. WOODS, 1963; HORT und ZEILE, 1978).

Der Nachweis infarktbedingter rechtsventrikulärer Funktionsstörungen durch die Bestimmung des rechtsventrikulären Volumens bzw. von regionalen Störungen der Wandbewegung stößt auf methodische Schwierigkeiten. Während der linke Ventrikel in gewissem Ausmaß einem Rotationsellipsoid entspricht, ist der rechte Ventrikel schalenförmig konfiguriert, gleicht keinem einfachen geometrischen Körper, so daß eine Einebenenauswertung nicht möglich ist. So wird z. B. mit der Flächen-Längen-Methode das Volumen des rechten Ventrikels in der RAO-Projektion viel zu hoch bestimmt. Bei biplaner Darstellung des rechten Ventrikels (Abb. 3.94) liefert die Scheibchen-Summationsmethode die genauesten Resultate. Zu ähnlichen Ergebnissen kommen LANGE et al. (1978) und HESS et al. (1978).

Der Verschluß der rechten Kranzarterie führt in der Regel zu einem diaphragmalen Hinterwandinfarkt im Bereich des linken Ventrikels. In vielen Fällen, besonders bei proximalen Verschlüssen kommt es zur gleichzeitigen Infarzierung der rechten Herzkammer (s. Beispiel Abb. 3.95). In beiden Herzkammern ist die Austreibungsfraktion deutlich reduziert.

Vergleicht man rechts- und linksventrikuläre Volumina mit Hilfe der biplanen Angiographie und Scheibchen-Summationsmethode, so ergeben sich bei Patienten ohne Herzinfarkt annähernd gleichgroße Volumina und Austreibungsfraktionen (KOBER et al., 1976). Bei Patienten mit reinem Vorderwandinfarkt ist nur der

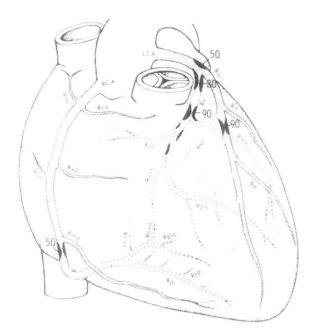

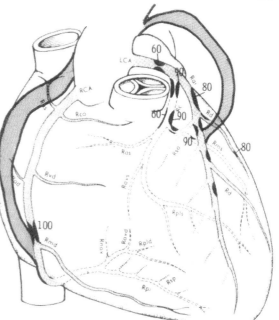

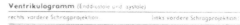

**Ventrikulogramm** (Endd-ostole und -systole)

rechts vordere Schrägprojektion          links vordere Schrägprojektion

**Ventrikulogramm** (Endd-ostole und -systole)

rechts vordere Schrägprojektion          links vordere Schrägprojektion

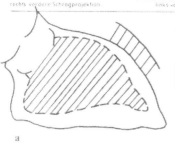

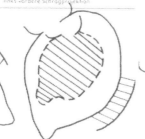

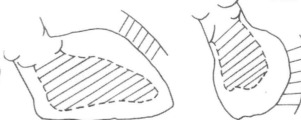

a

Ger. H.    o  45 J.    präoperativ                              postoperativ

|                      | 90 W        |           | 110 W       |
|-----------------------|-------------|-----------|-------------|
| stehen               |             | E₂        | stehen      | E₃ |

B I

B II

B III

B V₄

B V₅

B V₆

Ruhe:  PA      20 / 9    14    HF  55        Ruhe:  PA      16 / 6    10    HF  86

b  6 min Belastung  65 / 30   45    HF 100     8 min Belastung  28 / 12   20    HF 118

**Abb. 3.89.** Eine Verbesserung der Ventrikelfunktion wurde nach Anlegen von aorto-koronaren Bypässen zum R. interventricularis anterior und zur rechten Kranzarterie erreicht. Die Funktionsverbesserung ist besonders im Bereich der hohen Vorderwand erkennbar, betrifft aber auch die diaphragmale und dorsale Hinterwand. Präoperativ ist die Ischämiereaktion in den Ableitungen I–III sowie $V_4$–$V_6$ stark ausgeprägt: ST-Streckensenkung mit Übergang in tiefe koronare T-Wellen. Postoperativ ist bei höherer Belastungsstufe keine Ischämiereaktion mehr nachweisbar. Auch die Drucke in der A. pulmonalis steigen postoperativ nicht mehr pathologisch an

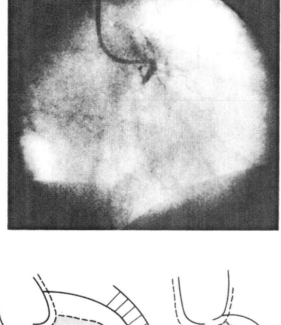

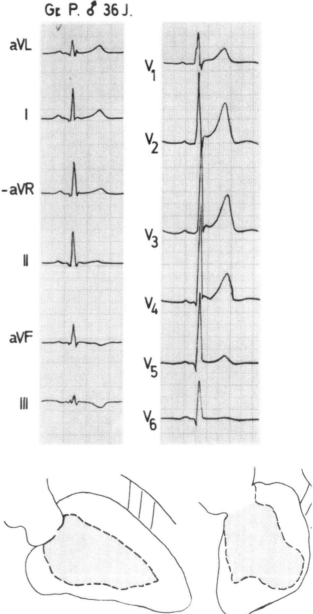

Gr. P. ♂ 36 J.

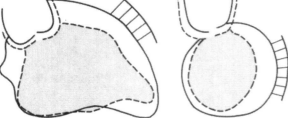

**Abb. 3.90.** Hinterwandinfarkt durch Verschluß der rechten Kranzarterie: Bei dem relativ jungen Patienten (40 Jahre) hat der hochsitzende Verschluß der rechten Kranzarterie zu einem ausgeprägten diaphragmalen Hinterwandinfarkt mit vollständiger Akinesie in diesem Bereich geführt. Die linke Kranzarterie ist mit ihren Ästen im wesentlichen unauffällig. Die dorsale Hinterwand entsprechend dem Versorgungsgebiet des R. circumflexus ist nicht betroffen. Die Kollateralisierung ist bei dem jugendlichen Patienten nur sehr gering ausgeprägt. Hieraus ist das große akinetische Infarktareal erklärbar

**Abb. 3.91.** Dorsaler (oder posteriorer) Hinterwandinfarkt bei Verschluß des R. circumflexus. Die übrigen Koronaräste weisen nur Wandunregelmäßigkeiten, jedoch keine Stenosen auf. Der Ausfall der dorsalen Hinterwand ist nur in der LAO-Projektion erkennbar, die RAO-Projektion zeigt dagegen eine normale linksventrikuläre Kontraktion. Typisch für den isolierten dorsalen Hinterwandinfarkt sind die stark überhöhten R-Zacken in den Ableitungen $V_1$–$V_3$ ohne Q-Zacken in den Ableitungen aVF und III

linke Ventrikel vergrößert, nicht jedoch der rechte. Bei Patienten mit reinem Hinterwandinfarkt sind rechts- und linksventrikuläre Volumina erhöht und die Austreibungsfraktionen beider Ventrikel reduziert (Abb. 3.96).

Man muß annehmen, daß – ähnlich wie beim linken Ventrikel – unter körperlicher Belastung eine rechtsventrikuläre Ischämie auftreten kann. Angiographische Untersuchungen unter körperlicher Belastung haben gezeigt, daß bei hochsitzenden Stenosen der rechten Kranzarterie rechtsventrikuläre Kontraktionsstörungen auftreten können (Abb. 3.97).

Im Gegensatz zum linken Ventrikel kommt es nicht zu bestimmten regionalen Veränderungen, sondern zu einer diffusen, den ganzen rechten Ventrikel betreffenden Hypokinesie, die mit deutlichem Anstieg des enddiastolischen Druckes in der rechten Kammer einhergeht.

**Abb. 3.93.** 40jähriger Patient mit durchgemachtem Hinter- ▶ wandinfarkt. Während in der rechtsvorderen Schrägposistion neben der Hypokinesie im diaphragmalen Hinterwandbereich keine Besonderheiten erkennbar sind, wird durch Untersuchung der zweiten Ebene (LAO-Projektion) im Bereich der Hinterwand eine Aussparung im Ventrikel erkennbar. Es handelt sich um einen wandständigen Thrombus

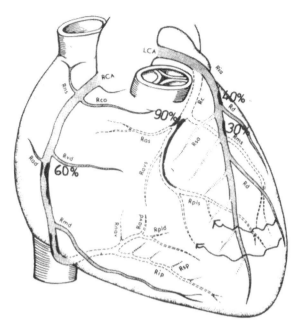

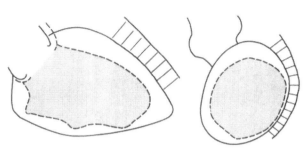

**Abb. 3.92.** Dorsaler Hinterwandinfarkt kombiniert mit Hypokinesie in der diaphragmalen Hinterwand. Die Einengung des R. circumflexus hat zur Infarzierung in der posterioren Hinterwand geführt. Die Verengung in der rechten Kranzarterie hat zu einer Hypokinesie der diaphragmalen Hinterwand geführt. Möglicherweise bedingt die Stenose im R. circumflexus jedoch auch einen Teil der diaphragmalen Kontraktionsstörung mit

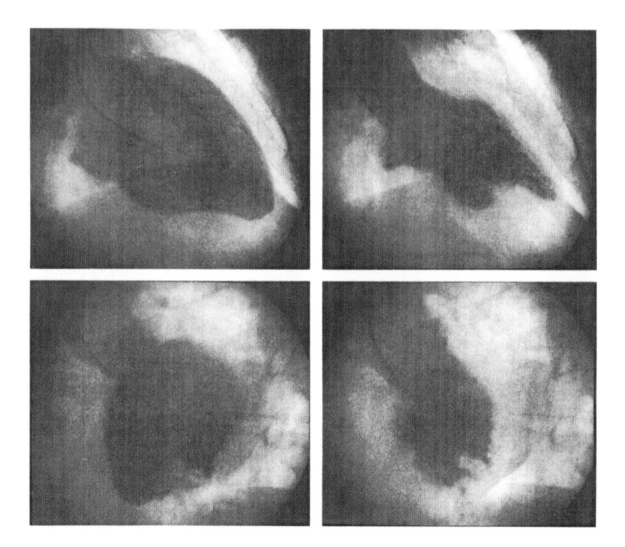

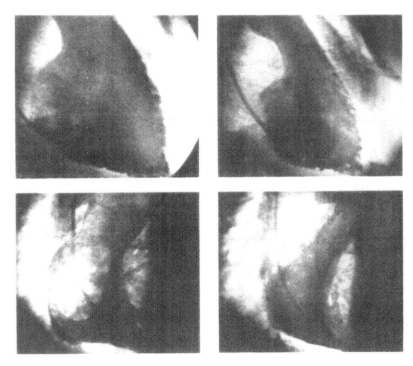

**Abb. 3.94.** Enddiastolische *(links)* und endsystolische *(rechts)* Einzelbilder eines Zweiebenenangiogramms des rechten Ventrikels bei koronarer Herzkrankheit ohne durchgemachten Herzinfarkt, oben in 65° rechtsvorderer, unten in 25° linksvorderer Schrägprojektion. Normales Kontraktionsverhalten

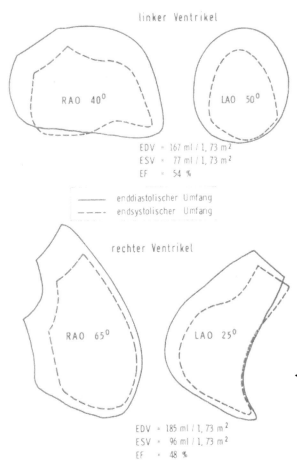

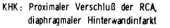

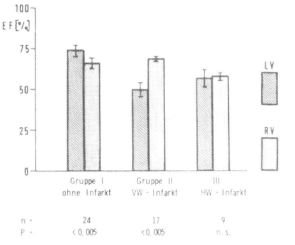

**Abb. 3.96.** Vergleich der mittleren Auswurffraktionen *(EF)* beider Herzkammern bei Patienten mit koronarer Herzkrankheit und verschiedener Infarktlokalisation. Die Austreibungsfraktionen beider Ventrikel sind in Gruppe I ohne Infarkt annähernd gleich, bei Vorderwandinfarkt (Gruppe II) nur im linken Ventrikel reduziert, bei Hinterwandinfarkt (Gruppe III) jedoch in beiden Herzkammern. Der Befund weist auf die Beteiligung der rechten Kammer bei Hinterwandinfarkt hin. (Nach KOBER et al., 1976)

◄**Abb. 3.95.** Vom Kinofilm nachgezeichnete enddiastolische und endsystolische Umrisse des linken *(oben)* und rechten Ventrikels *(unten)* in zwei senkrecht aufeinanderstehenden Projektionsebenen von einem Patienten mit diaphragmalem Hinterwandinfarkt der linken Kammer. Die Austreibungsfraktion des linken Ventrikels ist deutlich reduziert. Die rechte Kammer weist eine diffuse Kontraktionsstörung auf, die Austreibungsfraktion ist ebenso deutlich vermindert

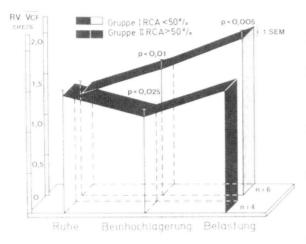

**Abb. 3.97.** Bei Patienten mit höhergradiger Stenose in der rechten Kranzarterie *(RCA)* nimmt unter Belastung die mittlere zirkumferentielle Verkürzungsgeschwindigkeit ab (RV Vcf, circumferencen/pro sec) (Gruppe II), während RV Vcf bei Stenosen unter 50% (Gruppe I) zunahm. Die Abnahme der Vcf ist ein Indikator für die Hypokinesie der rechten Kammer unter Belastung (Bussmann et al., 1978)

## Literatur

Becker HJ, Kober G, Spitz P (to be published) Vergleich verschiedener Injektionskatheter bei der Angiographie des linken Ventrikels. Soll erscheinen in: Z. f. Röntgenfortschritte u. Strahlenheilkunde

Bussmann W-D, Rutishauser W (1972) Druckmessung. Vergleichende dp/dt-Registrierung mit konventionellen und Katheter-Spitzen-Manometern. Intensivmedizin 9:121–125

Bussmann WD, Heeger J, Thaler R, Kober G, Hopf R, Kaltenbach M (1976a) Comparison of velocity parameters of the isovolumic and ejection phase in man. In: Lichtlen PR (ed) Coronary angiography and angina pectoris. Thieme, Stuttgart, p 122

Bussmann WD, Thaler R, Heeger J, Kober G, Hopf R, Kaltenbach M (1976b) Angiographische und haemodynamische Befunde des linken Ventrikels nach Volumenbelastung und körperlicher Arbeit bei Patienten mit koronarer Herzkrankheit (KHK). Verh Dtsch Ges Kreislaufforsch 41:168–171; Z Kardiol 65:693–707

Bussmann WD, Heeger J, Kaltenbach M (1978a) Kontraktilitäts- und Relaxationsreserve des linken Ventrikels. IV. Patienten mit koronarer Herzkrankheit. Z Kardiol 67:28–40

Bussmann WD, Kober G, Kotz M, Kaltenbach M (1978b) Right ventricular function at rest and during exercise in patients with coronary heart disease. In: Kaltenbach M, Lichtlen P, Balcon R, Bussmann WD (eds) Coronary heart disease. Thieme, Stuttgart, p 237

Chapman CB, Baker O, Reynolds J, Bonte FJ (1958) Use of biplane cine fluorography for measurement of ventricular volume. Circulation 18:1105

Cohn FP, Gorlin FR, Adams DF, Chaline RA, Vokonas PS, Herman MV (1974) Comparison of biplane and single plane left ventriculograms in patients with coronary artery disease. Am J Cardiol 33:1

Dodge HT, Sandler H, Ballew DW, Lord DJ Jr (1968) The use of single plane angiocardiograms for the calculation of left ventricular volume in man. Am Heart J 75:325–334

Heintzen P, Malerczyk V, Pilarczyk, Schohl HH, Vogel GW (1971) Automatisierung der röntgenologischen Herzkammervolumenbestimmung unter Einsatz eines magnetischen Bildplattenspeichers. ROEFO 114:215–222

Helfant RH, Pine R, Meister SG, Feldmann MS, Trout RG, Banka US (1974) Nitroglycerin to unmask reversible asynergy. Correlation with post coronary bypass ventriculography. Circulation 50:108–113

Herman MV, Heinle RA, Klein MD, Gorlin R (1967) Localized disorders in myocardial contraction asynergy and its role in congestive failure. N Engl J Med 277:222

Hess OM, Goebel NH, Grimm J, Krayenbuehl HP (1978) Accuracy of angiographic right ventricular volume determination. In: Kaltenbach M, Lichtlen P, Balcon R, Bussmann WD (eds) Coronary heart disease. Thieme, Stuttgart, p 227

Hort W, Zeile J (1978) Right ventricular wall in coronary heart disease: a postmortem study. In: Kaltenbach M, Lichtlen P, Balcon R, Bussmann WD (eds) Coronary heart disease. Thieme, Stuttgart, pp 215–219

Kaltenbach M, Martin KL, Bartelt KM, Kutschera J (1973) Assessment of left ventricular volume from cineangiocardiograms in coronary heart disease. In: Kaltenbach M, Lichtlen P, Friesinger GC (eds), 2nd International Symposium 1972. Coronary heart disease. Thieme, Stuttgart, p 187

Kaltenbach M (1975) Quantitative Bewertung koronarographischer Befunde mit Hilfe eines Punktesystems (Score). Z Kardiol 64:597–606

Kaltenbach M, Schulz W (1975) Kineangiographische Bestimmung von Ventrikelvolumina mit Rechnerhilfe. Dtsch Med Wochenschr 10:590–593

Karliner JS, Gault HJ, Eckberg D, Mullins CB, Ross J Jr (1971) Mean velocity of fiber shortening: A simplified measure of left ventricular myocardial contractility. Circulation 44:323

Kober G, Guldner N, Bussmann WD, Kaltenbach M (1976) Die Volumenparameter des rechten und linken Ventrikels bei der koronaren Herzerkrankung ohne und mit durchgemachtem Herzinfarkt. Z Kardiol 65:983–996

Kober G, Bussmann WD, Mayer V, Thaler R, Hopf R, Kaltenbach M (1977) Die Kontraktionsreserve des linken Ventrikels bei der koronaren Herzerkrankung: Erkennung, Quantifizierung und prognostische Bedeutung. Z Kardiol 66:420–428

Lange PE, Onnasch D, Beurich HW, Heintzen PH (1978) Angiocardiographic right ventricular volume determination: Accuracy and clinical application. In: Kaltenbach M, Lichtlen P, Balcon R, Bussmann WD (eds) Coronary heart disease. Thieme, Stuttgart, p 219

Laurie W, Woods JD (1963) Infarction (ischemic fibrosis) in the right ventricle of the heart. Acta Cardiol (Brux) 18:399–411

Mathes P, Delius W, Sebening H, Wirtzfeld A, Blömer H (1978) Regional left ventricular wall motion in congestive cardiomyopathy. In: Kaltenbach M, Loogen F, Olsen EGJ, Bussmann WD (eds) Cardiomyopathy and myocardial biopsy. Springer, Berlin Heidelberg New York, p 186–196

Rentrop KP (1975) Einfluß von Myocardischämie und Myocardvernarbung auf die Funktion des linken Ventrikels. Habilitationsschrift, Bad Krozingen Freiburg

Roskamm H, Rentrop P, Petersen J (1976) Die Ventrikelfunktion bei koronarer Herzerkrankung. Verh Dtsch Ges Kreislaufforsch 42:50

Rutishauser W, Simon HJ, Noseda G, Leutenegger A, Wirz P, Preter B (1968) Vergleich linksventrikulärer Volumenmessung mittels Angiokardiographie und Thermodilution beim Menschen. Verh Dtsch Ges Kreislaufforsch 34:155

Sandler H, Dodge HT (1968) The use of single plane angiocardiograms for the calculation of left ventricular volume in man. Am Heart J 75:325–334

Schad N (1967) Die intermittierende Kontrastmittelinjektion in das Herz. Thieme, Stuttgart

Schmidt M, Bussmann WD, Krebs W, Zimmermann R, Ameling W, Effert S (1973) Automatisierte Konturierung in der videometrischen Ventrikelvolumenbestimmung. Z Kardiol 62:314–323

Sharma B, Taylor SH (1975) Localization of left ventricular ischaemia in angina pectoris by cineangiography during exercise. Br Heart J 37:963

SHARMA B, GOODWIN JF, RAPHAEL MJ, STEINER RE, RAINBOW
  RG, TAYLOR SH (1976) Left ventricular angiography on
  exercise: A new method of assessing left ventricular func-
  tion in ischaemic heart disease. Br Heart J 38:59
SIGWART U, SCHMIDT H, STEINER J, MERTENS HM, GLEICHMANN
  U (1975) Linksventrikuläre Geometrie und Volumina in
  Ruhe und während Ergometerbelastung bei koronarer
  Herzkrankheit. Verh Dtsch Ges Kreislaufforsch 41:193
WOOD EH, STURM RE, SANDERS JJ (1964) Data processing in
  cardiovascular physiology with particular reference to
  Roentgen videodensitometry. Mayo Clin Proc 39:849–865
ZIMMERMANN R, BUSSMANN WD (1971) Kombinierte TV-Mo-
  nitor-Datensichtstation zur Aufzeichnung und Auswertung
  von Videobildern. Biomed Tech (Berlin) 16:189–191

## 3.4 Komplikationen der Koronarangiographie und Ventrikulographie

G. KOBER

Jede invasive Untersuchungstechnik beinhaltet besondere Komplikationsmöglichkeiten, die dem Untersucher zur rechtzeitigen Erkennung, Vermeidung und Behandlung bekannt sein müssen. Bei der selektiven Koronarangiographie können schwerwiegende, ja tödliche
und leichtere Komplikationen unterschieden werden.

Ernste Komplikationen sind in der Mehrzahl kardialer Natur. Hierzu gehören *Herzinfarkte,* ausgelöst durch
die ostiumnahe Dissektion einer Koronararterie oder
durch eine Koronarembolie. Therapeutisch muß hier
neben konservativen Maßnahmen auch an die Möglichkeit der akuten Revaskularisation durch einen aortokoronaren Venenbypass gedacht werden. Man erhofft sich
von dem Eingriff die Begrenzung der Infarktgröße,
während sich Infarkte hierdurch nur selten völlig vermeiden lassen (GUSS et al., 1975).

Weiterhin wurden Todesfälle beobachtet nach ausgedehnten *intramuralen Injektionen* bei der Ventrikulographie, welche zu einer schweren Ventrikelschädigung
führten, nach *Kammerperforationen* sowie nach *zere-
bralen Embolien.* Das extrem seltene kontraktile Herz-
versagen kurz nach einer komplikationslosen Ventrikulographie ist im Sinne einer *elektromechanischen Entkoppelung* zu deuten und dürfte auf eine Kontrastmittelunverträglichkeit, möglicherweise bei fehlerhafter
Zusammensetzung beruhen.

Unter den schweren *Rhythmusstörungen* überwiegt
bei weitem das Kammerflimmern. Da es überwiegend
auf einer im Rahmen der Kontrastmittelinjektion auftretenden kurzfristigen Elektrolytstörung der Herzmuskelzellen und nicht auf einer länger anhaltenden Ischämie beruht, ist es fast immer sofort durch einen einzigen Elektroschock zu beheben. Wenige Sekunden anhaltende Kammerbradykardien durch einen eine oder
wenige Herzaktionen anhaltenden Sinusstillstand, SA-
oder AV-Blockierungen treten häufig auf, bevorzugt
während und kurz nach Kontrastmittelinjektion in die
rechte, seltener bei Injektionen in die linke Koronararterie. Diese Störungen bilden sich meist innerhalb weniger Sekunden spontan oder auf kräftiges Husten zurück, so daß Reanimationsmaßnahmen bei bradykarden
Herzrhythmusstörungen selten erforderlich werden.

Das volle Bild eines *Lungenödems* tritt sehr selten
auf, bevorzugt bei Patienten mit latenter oder manifester Linksherzinsuffizienz und erhöhtem linksventrikulärem Füllungsdruck. Häufiger kommt es in Abhängigkeit von der linksventrikulären Vorschädigung zu Vor-
stufen des Lungenödems verbunden mit Atemnot. Eine
weitgehende Vorhersage derartiger Zwischenfälle ist
nicht möglich. Meist werden auch länger dauernde Un-

tersuchungen von Patienten mit schwerer Ventrikel-schädigung toleriert (KOBER et al., 1978). Andererseits führt schon die zur Katheteruntersuchung erforderliche flache Körperlage zu einer Volumenbelastung des zentralen Kreislaufs, die durch die Kontrastmittelgabe noch erheblich zunehmen kann und als deren Folge sich Atemnot und ein Lungenödem entwickeln können. Das Beschwerdebild läßt sich durch die üblichen therapeutischen Maßnahmen beherrschen.

Ernste *zerebrale Zwischenfälle* werden in verschwindend kleinem Prozentsatz beobachtet (ABRAMS u. ADAMS, 1975; BOURASSA u. NOBLE, 1976; JUDKINS, 1968). Neurologische Ausfallserscheinungen weisen auf eine Embolie hin. Das Hirnödem verbunden z. B. mit Bewußtseinstrübung, Schwindel, Muskelzittern etc. oder andere Zeichen einer toxischen Kontrastmittelwirkung gehören nicht zu den gefürchteten Komplikationen der Koronarographie. Schnell vorübergehende Kopfschmerzen werden nicht selten, meist im Zusammenhang mit der Injektion größerer Kontrastmittelmengen angegeben. Sie sind auf die kontrastmittelbedingte Vasodilatation zerebraler Gefäße zurückzuführen.

Bedrohliche *Kontrastmittelunverträglichkeitserscheinungen* sind selten, leichtere harmlose Reaktionen wie Rötungen und Quaddelbildungen an der Haut werden häufiger beobachtet. Kontrastmittelzwischenfälle lassen sich meist nicht voraussehen und sind durch Vorspritzen einer Testdosis nicht zu vermeiden. Die Therapie besteht in der hochdosierten Gabe von Mineralokortikoiden, z. B. Prednison 250 mg bis 1 g i. v. Weitere Maßnahmen sind selten erforderlich und müssen sich gegebenenfalls an der Symptomatik des Patienten orientieren.

Unter *peripheren Komplikationen* werden alle Störungen zusammengefaßt, die mit dem Zugangsweg des Katheters zum Herzen zusammenhängen. Bei der Sones-Technik kommen Dissektionen der A. brachialis oder des Truncus brachiocephalicus gelegentlich vor, besonders bei stark gewundenen elongierten und sklerotisch veränderten Gefäßen. Ernstere akute oder bleibende Folgen treten in der Regel nicht auf. So sind zerebrale Mangeldurchblutungen als Folge einer Dissektion ausgesprochen selten. Besonders bei niedriger Prothrombinzeit können jedoch erhebliche Weichteilblutungen auftreten. Vom Patienten selbst werden hierbei meist nur kurz anhaltende stärkere Schmerzen angegeben.

In einem geringen Prozentsatz ist der Radialispuls nach Verschluß der Arteriotomie nicht tastbar. Meist liegt ein thrombotischer Gefäßverschluß im Nahtbereich vor. Durch die sofortige erneute Eröffnung des Gefäßes und Thrombektomie mit einem Fogarty-Katheter kann die Durchblutung fast immer wieder hergestellt werden. Selten wird dieser Eingriff noch Stunden nach der Untersuchung erforderlich. Ein definitiver Pulsverlust ist selten und hat nur bei einem kleinen Teil dieser Patienten ischämische Symptome zur Folge. Gelegentlich führt der Nahtverschluß der Arteriotomie zu einer erheblichen Einengung des Gefäßlumens, so

daß ein gefäßchirurgischer Eingriff mit Patch-Plastik oder Interposition eines Venensegmentes erforderlich wird.

Hämatome unterschiedlichen Ausmaßes werden je nach Güte der Blutstillung am Arm mehr oder weniger häufig beobachtet. Sie breiten sich teilweise flächig über größere Bereiche von Ober- und Unterarm aus und bilden sich meist innerhalb weniger Wochen ohne Komplikationen zurück. Selten wird es erforderlich, ein lokales Hämatom im Wundbereich chirurgisch anzugehen. Solche Hämatome können jedoch bei Keimbesiedelung Ursache einer Sekundärheilung der Wunde sein. Aus diesem Grunde ist auf sorgfältigste Blutstillung immer zu achten.

Komplikationen mit Verlust des Armes wurden bisher nicht beschrieben. Dagegen treten gelegentlich neurologische Ausfallserscheinungen an der Hand durch Nervenschädigung bei der Präparation der Arterie auf.

Auch für den transfemoralen Zugang werden spezielle Komplikationen beschrieben (BOURASSA et al., 1970; BOURASSA u. NOBLE, 1976; JUDKINS, 1968). Obwohl die Untersuchung im Gegensatz zur Sones-Technik nicht unter wirksamer Antikoagulation durchgeführt werden kann, werden Hämatome häufig beobachtet. Diese können ein erhebliches Ausmaß erreichen, sind in der Regel jedoch harmlos. Sehr selten ist die operative Ausräumung eines Hämatoms erforderlich. Gelegentlich kommt es zur Superinfektion des Hämatoms. Dissektionen und Perforationen der A. femoralis oder der A. iliaca sind sehr selten. Sie können jedoch beim Vorschieben des Führungsdrahtes oder der Katheter auftreten und z. B. zu retroperitonealen Blutungen oder zur Ausbildung eines Aneurysma dissecans führen. Auch Verschlüsse der A. femoralis oder der A. iliaca werden beobachtet, die ein operatives Eingreifen erforderlich machen. Auch bei seltenen Embolien in die untere Extremität, ausgehend z. B. von der Punktionsstelle, wird eine operative Embolektomie erforderlich. Der Verlust der Extremität wurde bisher lediglich einmal beschrieben (BOURASSA et al., 1970).

Als weitere Komplikation der Koronarangiographie ist eine diagnostisch unzureichende oder nicht abgeschlossene Untersuchung anzusehen. Die Belästigung und Gefährdung des Patienten hat zu keiner für die weitere Therapie ausreichenden Diagnose geführt, so daß eine nochmalige Untersuchung notwendig wird. Die Häufigkeit nicht abgeschlossener Untersuchungen hängt von der Erfahrung und Geschicklichkeit des Untersuchers ab, sie ist beim geübten Untersucher eine große Seltenheit.

Veröffentlichungen über Komplikationen der selektiven Koronarangiographie zeigen deutlich, daß die Komplikationsrate mit der jährlichen Anzahl der Untersuchungen pro Katheterlabor und der Dauer des Eingriffs und damit mit zunehmender Erfahrung und Geschicklichkeit der Untersucher abnimmt. In einer großen amerikanischen Sammelstatistik (ABRAMS u. ADAMS, 1975) wird eine Mortalitätsrate von 0,36% in Katheterlabors mit weniger als 100 Untersuchungen

**Tabelle 3.4a.** Komplikationen der selektiven Koronarangiographie und Ventrikulographie bei 13181 Patienten aus drei deutschen Zentren: Schwerwiegende Komplikationen

| | Zentrum I | | | | Zentrum II | | | | Zentrum III | | Gesamt | | | |
|---|---|---|---|---|---|---|---|---|---|---|---|---|---|---|
| | 1968–79 | | 1977–79 | | 1973–79 | | 1977–79 | | 1973–77 | | 1968–79 | | 1977–79 | |
| Anzahl der | 3523 | | 1450 | | 7561 | | 3786 | | 2097 | | 13181 | | 5236[a] | |
| Untersuchungen | n | % | n | % | n | % | n | % | n | % | n | % | n | % |
| Todesfälle | 3 | 0,09 | 2 | 0,14 | 1 | 0,01 | 1 | 0,03 | 2 | 0,1 | 6 | 0,05 | 3 | 0,06 |
| Infarkte | 4 | 0,11 | – | – | 3 | 0,04 | 2 | 0,05 | 3 | 0,14 | 10 | 0,08 | 2 | 0,04 |
| Zerebrale Embolien | – | – | – | – | 3 | 0,04 | 2 | 0,05 | – | – | 3 | 0,02 | 2 | 0,04 |
| Kammerflimmern | 35 | 0,99 | 12 | 0,8 | 14 | 0,19 | 6 | 0,16 | 4 | 0,19 | 53 | 0,40 | 18 | 0,34 |
| Asystolie | 46 | 1,31 | 4 | 0,28 | 10 | 0,13 | 6 | 0,16 | – | – | 56 | 0,42 | 10 | 0,19 |
| Lungenödem | 24 | 0,68 | 2 | 0,14 | 1 | 0,01 | 1 | 0,03 | – | – | 25 | 0,19 | 3 | 0,06 |
| Kontrastmittel-unverträglichkeit | 45 | 1,28 | 11 | 0,76 | 6 | 0,08 | 6 | 0,16 | – | – | 51 | 0,39 | 17 | 0,32 |

[a] Angaben nur zweier Zentren.

**Tabelle 3.4b.** Komplikationen der selektiven Koronarangiographie und Ventrikulographie bei 13181 Patienten aus drei deutschen Zentren: Periphere Komplikationen

| | Zentrum I | | | | Zentrum II | | | | Zentrum III | | Gesamt | | | |
|---|---|---|---|---|---|---|---|---|---|---|---|---|---|---|
| | 1968–79 | | 1977–79 | | 1973–79 | | 1977–79 | | 1973–77 | | 1968–79 | | 1977–79 | |
| Anzahl der | 3523 | | 1450 | | 7561 | | 3786 | | 2097 | | 13181 | | 5236[a] | |
| Untersuchungen | n | % | n | % | n | % | n | % | n | % | n | % | n | % |
| Gefäßdissektion (Zugang) | 17 | 0,48 | 3 | 0.21 | 5 | 0,07 | 2 | 0,05 | – | – | 22 | 0,17 | 5 | 0,10 |
| Embolektomie bei initialem Pulsverlust | 64 | 1,8 | 10 | 0,69 | 46 | 0,61 | 21 | 0,55 | 10 | 0,48 | 120 | 0,91 | 31 | 0,59 |
| Chirurg. Eingriff | 17 | 0,48 | 8 | 0,55 | 15 | 0,20 | 11 | 0,29 | 25 | 1,19 | 47 | 0,36 | 19 | 0,36 |
| Bleib. Pulsverlust | 5 | 0,14 | 1 | 0,07 | 1 | 0,01 | – | – | 35 | 1,67 | 31 | 0,24 | 1 | 0,02 |
| Bleib. ischäm. Symp. | 1 | 0,03 | – | – | 1 | 0,01 | – | – | 10 | 0,48 | 12 | 0,09 | – | – |

[a] Angaben für 1977–1979 nur aus zwei Zentren.

pro Jahr angegeben. In Zentren mit mehr als 400 Untersuchungen pro Jahr lag dagegen die Mortalitätsrate lediglich bei 0,06%. Tödliche Zwischenfälle wurden fast ausschließlich bei Patienten mit schwerer allgemeiner Koronarsklerose bzw. Stenosen des Hauptstammes der linken Koronararterie beobachtet, während ernste Komplikationen bei Patienten mit normalen Koronararterien extrem selten sind (BOURASSA u. NOBLE, 1976).

Zur Begrenzung der Komplikationsrate auf ein nicht vermeidbares Ausmaß trägt die Beachtung der Kontraindikationen der Untersuchung bei. Ein erhöhtes Risiko besteht beim frischen Herzinfarkt, der manifesten Linksherzinsuffizienz, schwerwiegenden Gerinnungsstörungen und bei einer schweren Kontrastmittelallergie. In diesen Fällen darf die Untersuchung nur bei dringlicher Notwendigkeit vorgenommen werden. Andererseits sind ein hoher Ausbildungsstand von Untersuchern und Hilfspersonal und eine optimale technische Ausstattung zu fordern.

Die in älteren Statistiken eindeutig höheren Raten an ernsten Komplikationen, wie z. B. Infarkten und Todesfällen, bei der transfemoralen Koronarangiographie bestätigen sich in neueren Zusammenstellungen nicht (ABRAMS u. ADAMS, 1975). Dies wird z. T. auf die von vielen Untersuchern eingeführte Heparinisierung der Patienten zurückgeführt.

Wichtig ist die Dokumentation aller Komplikationen eines Katheterlabors. Nur damit läßt sich erkennen, ob Komplikationen in einem vertretbaren Ausmaß vorkommen.

In Tabelle 3.4 werden die Komplikationen der selektiven Koronarangiographie und Ventrikulographie bei 13181 Patienten aus drei Zentren in Deutschland zusammengestellt. Die Komplikationsraten entsprechen weitgehend denjenigen großer Statistiken aus den Vereinigten Staaten.

6 von 13181 Patienten (0,05%) verstarben an Komplikationen der Koronarographie: Ein Patient nach einer schweren intramuralen Injektion und Ventrikelperforation, die während der Ventrikulographie eintrat und zu einer ausgedehnten linksventrikulären Funktionsstörung führte. Ein weiterer Patient verstarb an einer elektromechanischen Entkoppelung der Kammertätigkeit kurz nach der Ventrikulographie, die vermutlich auf das Kontrastmittel zurückgeführt werden muß. Zwei Patienten verstarben an den Folgen der Koronaroperation, die wegen der Katheterdissektion der rechten Koronararterie erforderlich wurde, der 5. Patient an

einer Lungenembolie 4 Tage nach der Reanimation eines bei der Herzkatheteruntersuchung aufgetretenen Kammerflimmerns. Der 6. Patient wurde im kardiogenen Schock und im seit 2 Tagen anhaltenden Status anginosus angiographiert und verstarb mit weiterer Zunahme der Beschwerden, Blutdruckabfall und Linksherzversagen. Zugrunde lagen ein Verschluß der rechten Kranzarterie und des R. circumflexus sowie eine 80%ige Hauptstammstenose. Keiner der insgesamt 8 Patienten mit Infarkt verstarb an den Folgen des während der Untersuchung erlittenen Herzinfarktes. Zerebrale Komplikationen waren selten, bei einem Patienten blieb der Sehverlust eines Auges als bleibende Folge zurück.

Kammerflimmern war in jedem Fall durch elektrische Kardioversion zu beheben. Eine Asystolie wurde je nach Zentrum verschieden häufig diagnostiziert, da in unterschiedlichem Ausmaß der Ausfall weniger Herzaktionen mit in die Statistik eingeschlossen wurde. Lang anhaltende Asystolien, die Reanimationsmaßnahmen erforderten, wurden in keinem Fall beobachtet. Auch das unterschiedliche Ausmaß von Lungenödemen und Kontrastmittelunverträglichkeiten ist durch den Einschluß leichter Fälle mit wenigen Rasselgeräuschen bzw. Hautquaddeln zu erklären. Eine nennenswerte Reduktion der in einem niedrigen Bereich liegenden ernsten Komplikationen aller drei Zentren ist im Laufe der Jahre nicht zu erkennen, wie der Vergleich der insgesamt beobachteten Komplikationen mit denjenigen der Jahre 1977 bis 1979 zeigt. (Aufgeschlüsselte Werte für die Jahre 1977 bis 1979 lagen nur für zwei Zentren vor.) Lediglich die Häufigkeit des Kammerflimmerns zeigt eine leicht abnehmende Tendenz, möglicherweise aufgrund geänderter Kontrastmittelzusammensetzung. Die Häufigkeit ernster Komplikationen liegt damit bei allen drei Zentren in einem ähnlichen Bereich und in einer Größenordnung wie bei großen US-amerikanischen Statistiken und deutlich unter der Komplikationsrate von US-amerikanischen Institutionen mit geringer jährlicher Untersuchungsfrequenz (ABRAHMS u. ADAMS, 1975).

Periphere Komplikationen ernster Art mit Gliedmaßenverlust oder bleibenden schweren ischämischen oder neurologischen Symptomen traten nicht auf. Alle Komplikationen heilten folgenlos ab oder sind wie die seltenen bleibenden ischämischen Symptome von nur untergeordneter hämodynamischer und funktioneller Bedeutung. Bei der insgesamt geringen Komplikationsrate bestehen nur unbedeutende Unterschiede zwischen den drei Zentren. Insgesamt lassen die Daten von 1977 bis 1979 eine geringe Abnahme der Komplikationsraten erkennen.

## Literatur

ABRAMS HL, ADAMS DF, The Complications of Coronary Arteriography: A Follow-up Report (abstr.) Circulation 52 (suppl II): II–27 (1975)

BOURASSA MG, LESPERANCE J, CAMPEAU L, BOIS MA, SALTIEL J, Selective coronary angiography using a percutaneous femoral technique C. M. A. Journal 102, 170–173 (1970)

BOURASSA MG, NOBLE J Complication Rate of Coronary Arteriography. A Review of 5250 Cases Studied by a Percutaneous Femoral Technique. Circulation 53, 106–114 (1976)

GUSS SB, ZIR LM, GARRISON HB, DAGGETT WM, BLOCK PC, DINSMORE RE Coronary Occlusion During Coronary Angiography Circulation 52, 1063–1968 (1975)

JUDKINS MP Percutaneous Transfemoral Selective Coronary Arteriography. The Radiologic Clinics of North America, 6, 467–492 (1968)

KOBER G, SCHRÖDER W, KALTENBACH M Der Einfluß intrakardialer Kontrastmittelinjektionen auf die Hämodynamik des linken Ventrikels. Z. Kardiol. 67, 474–480 (1978)

## 3.5 Messung der globalen und regionalen Myokarddurchblutung

H.-J. ENGEL und P. LICHTLEN

Rückschlüsse von der angiographisch dargestellten Koronarmorphologie auf die Myokarddurchblutung sind nur bedingt möglich, da das Koronarangiogramm lediglich eine indirekte Beurteilung des Einflußwiderstandes im Verlauf der epikardialen Koronararterien, nicht aber der normalerweise überwiegenden autoregulativen und kompressiven Widerstandskomponente erlaubt. Die Beurteilung der regionalen Myokarddurchblutung wäre vor allem für die präoperative Abklärung von Koronarpatienten von großer Bedeutung. Über Probleme individueller Diagnostik und Therapie hinaus können Untersuchungen über das Verhältnis zwischen Koronaranatomie und Myokarddurchblutung sowie über den Effekt medikamentöser oder physikalischer Interventionen auf die Myokarddurchblutung zum Verständnis der Pathophysiologie und Pharmakologie der koronaren Herzkrankheit beitragen, da die Ergebnisse tierexperimenteller Studien in Ermangelung eines überzeugenden Modells der Koronarsklerose nur mit Vorbehalten auf den Menschen übertragbar sind. Es sollen daher im folgenden einige Verfahren diskutiert werden, die zur Beurteilung der globalen und regionalen Myokarddurchblutung am Menschen Verwendung finden.

### 3.5.1 Bestimmung des absoluten Flusses in einzelnen Gefäßen

Da den einzelnen Techniken unterschiedliche methodische Ansätze zugrunde liegen, sind ihre Aussagen oft nur bedingt vergleichbar. So ermitteln bestimmte Techniken den absoluten Fluß [ml/min] durch einzelne Koronargefäße, z. B. den arteriellen Einstrom in die linke oder rechte Koronararterie. Dies geschieht entweder anhand der Indikatorverdünnungstechnik (STEWART, 1897; HAMILTON et al., 1932; ZIERLER, 1965), der Video-Densitometrie (WOOD, 1962; RUTISHAUSER et al., 1967) oder durch Messung des venösen Abflusses im Koronarsinus anhand der Thermodilutionstechnik (GANZ et al., 1971).

Thermodilutionstechnik im Koronarvenensystem und Video-Densitometrie stellen beide eine spezielle Anwendung der Indikatorverdünnungsmethode dar, wobei die Injektion des Indikators und die Bestimmung der Konzentrations-Zeit-Kurve im gleichen Gefäß erfolgen. Bei der Thermodilution dient als Indikator kalte Kochsalzlösung, welche durch den im Koronarsinus liegenden Thermodilutionskatheter injiziert oder bei kontinuierlicher Messung infundiert wird; die Konzentration des Indikators „Kälte" wird stromabwärts durch einen Thermistor an der Außenseite des Katheters registriert. Zu den Vorzügen dieser Technik gehören die beliebige Wiederholbarkeit und die kurze Meßdauer, welche die Erfassung auch rascher Änderungen des Koronarflusses gestatten. In Anbetracht der erheblichen anatomischen Variabilität des venösen Zuflusses zum Koronarsinus, vor allem aus dem Zirkumflexabereich, läßt sich jedoch weder die Masse noch die genaue Lokalisation der Myokardabschnitte beurteilen, auf welche sich der gemessene Fluß bezieht.

### 3.5.2 Bestimmung des absoluten Flusses durch das gesamte Myokard

Eine zweite Gruppe von Techniken ermittelt den absoluten Fluß durch das gesamte Myokard [ml/min]. Nach dem Indikatorfraktionierungsprinzip (SAPIRSTEIN, 1958) verteilt sich ein Indikator bei der ersten Passage durch den Kreislauf auf die einzelnen Organe im anteiligen Verhältnis der Organdurchblutung zum Herzminutenvolumen, so daß sich bei Kenntnis der injizierten Indikatormenge und des Herzminutenvolumens die Durchblutung des Organs „Herz" errechnen läßt.

Bei tierexperimentellen Fragestellungen eignen sich als Indikator in den linken Vorhof injizierte radioaktiv markierte Mikrosphären, deren myokardiale Speicherung im exzidierten Herzmuskel bestimmt wird (McLEAN et al., 1961).

Die Beobachtung, daß Isotope bestimmter stoffwechselaktiver monovalenter Kationen wie Kalium, Rubidium oder Cäsium sich nach intravenöser Injektion aktiv im Myokard anreichern, führte zur Entwicklung einer Gruppe von nicht-invasiven Techniken zur Beurteilung der Myokarddurchblutung am Menschen (LOVE u. BURCH, 1957). Grundlage dieser „Anreicherungstechniken" ist die — häufig nicht korrekte — Annahme identischer zellulärer Extraktionskoeffizienten im Myokard und in den übrigen Geweben des Körpers. Das Indikatorfraktionierungsprinzip unter Verwendung kaliumanaloger Isotope hat über die Quantifizierung der Myokarddurchblutung hinaus neuerdings auch bei der qualitativen Beurteilung der Myokardperfusion ($^{201}$Tl-Myokardszintigraphie) erheblich an klinischem Interesse gewonnen.

### 3.5.3 Bestimmung der Myokarddurchblutung pro Gewichtseinheit

Aus der Kenntnis des absoluten Flusses [ml/min] durch die einzelnen Koronargefäße bzw. das gesamte Myokard ist die myokardiale Gewebsdurchblutung nur mittelbar abzuleiten, solange der Fluß nicht zur versorgten

Myokardmasse in Beziehung gesetzt werden kann. Techniken unter Verwendung frei diffusibler Indikatoren analysieren dagegen die Myokarddurchblutung pro Gewichtseinheit [ml/min/100 g]. Sie basieren auf dem Fick-Prinzip, nach dem bekanntlich die einem Organ arteriell zugeführte Menge einer Substanz der Summe der im gleichen Zeitraum im Organ retinierten und organvenös abtransportierten Substanzmenge entspricht. Allen Verfahrensvarianten gemeinsam ist die Bestimmung von Konzentrationsunterschieden eines Indikators im arteriellen und venösen Blut (bzw. bei Verwendung radioaktiver Indikatoren die präkordiale Registrierung von Aktivitätskurven) während einer Phase myokardialer Indikatoraufnahme (Sättigung) oder -abgabe (Entsättigung).

Die Berechnung der Myokarddurchblutung F bezogen auf die Gewichtseinheit W (als 100 g Myokard angenommen) erfolgt gemäß Gl. (3.1), (KETY u. SCHMIDT, 1945):

$$\frac{F}{W} = \frac{\lambda \cdot 100}{\varrho} \cdot \frac{\Delta c_v}{\int_0^t (c_a - c_v)\,dt} \text{ [ml/min/100 g],} \quad (3.1)$$

$\lambda$ = Gewebe-Blut-Verteilungskoeffizient des verwendeten Indikators,

$\varrho$ = spezifisches Gewicht des Myokards,

$\Delta c_v$ = Änderung der koronarvenösen Indikatorkonzentration,

$c_a$ und $c_v$ = arterielle und koronarvenöse Indikatorkonzentration.

Bei Verwendung radioaktiver Indikatoren und präkordialer Registrierung wie z. B. bei der [133]Xe-Auswaschtechnik (HERD et al., 1962; Ross et al., 1964) ändert sich die Formel gemäß

$$\frac{F}{W} = \frac{k \cdot \lambda \cdot 100}{\varrho} \text{ [ml/min/100 g].} \quad (3.2)$$

In Gl. (3.2) stellt die Auswaschkonstante k die einzige Variable dar. Sie wird gemäß Gl. (3.3)

$$K = \frac{0,693}{t_{1/2}} \quad (3.3)$$

aus der Neigung der Auswaschkurve ermittelt, wobei die Halbwertzeit $t_{1/2}$ das Zeitintervall darstellt, in welchem die Impulszahl auf die Hälfte abgefallen ist.

Als Indikatoren werden verschiedene Inertgase wie Stickoxidul (Lachgas), Wasserstoff, Helium, Argon, Krypton, Xenon, weiterhin Tritium-markiertes Wasser und radioaktiv markiertes Jod-Antipyrin verwendet; die Applikation erfolgt durch Inhalation oder intrakoronare Injektion. Zur Bestimmung der globalen (nichtregionalen) Myokarddurchblutung findet im deutschen Sprachraum von den genannten Varianten vorwiegend die Argontechnik mit Bestimmung des Indikators im Koronarsinus Verwendung (BRETSCHNEIDER, 1964), als deren Vorteil insbesondere die gute Meßgenauigkeit bei hohen Flußraten bis 500 ml/min/100 g hervorgehoben wird.

Die Hauptschwierigkeit der globalen Flußmessungen mit Inertgastechniken liegt in der Tatsache begründet,

daß die Myokarddurchblutung unter klinischen Bedingungen, d. h. vor allem bei der koronaren Herzkrankheit, heterogen ist. Die Erfassung von Regionen mit unterdurchschnittlicher Durchblutung präsentiert hier besonders schwerwiegende Probleme: Die erforderliche gleichmäßige Gaskonzentration wird in Arealen mit geringem Fluß nur sehr langsam erreicht, so daß sehr lange Aufsättigungszeiten bis zur Einstellung des endgültigen Gleichgewichtes erforderlich sind. KLOCKE (1976), wies wiederholt darauf hin, daß die bei Verwendung von Stickoxidul, Antipyrin, Xenon, Krypton und Argon üblichen Aufsättigungszeiten nicht ausreichend seien, um in allen Myokardarealen gleichmäßige Indikatorkonzentrationen zu erzielen. Er empfiehlt deshalb für das von ihm entwickelte Heliumverfahren eine über 20 min andauernde Aufsättigung und die Analyse während einer ebenfalls über 20 min andauernden Entsättigungsphase; damit werden allerdings für viele klinische Fragestellungen unakzeptabel lange Meßzeiten erreicht, die kein „steady state" mehr garantieren. Überdies tragen minderperfundierte Myokardareale nur wenig zur gesamten venösen Konzentrationskurve bei, so daß ungewöhnlich sensible Verfahren zum Nachweis der geringen Konzentrationsdifferenzen erforderlich sind. Wenn z. B. 25% des Herzens eine auf 20% des Durchschnitts verminderte Durchblutung haben, so ist der Anteil dieses Gebietes am gesamten venösen Abfluß nur 5%. Der maximale arteriovenöse Konzentrationsunterschied durch das genannte minderperfundierte Areal beträgt somit 5% der venösen Indikatorkonzentration und wäre bei globaler Flußmessung unterhalb der Nachweisgrenze der meisten analytischen Techniken (KLOCKE, 1976). Der koronarvenöse Abfluß ist daher zugunsten von Gebieten mit hohem Fluß gewichtet.

Dementsprechend sind Ergebnisse von Messungen der globalen Myokarddurchblutung pro Gewichtseinheit bei Vorliegen einer Koronarsklerose widersprüchlich geblieben und lassen eine zuverlässige Unterscheidung zwischen Patienten mit und ohne Koronarsklerose in Ruhe in der Regel nicht zu. Eine unterdurchschnittliche Flußsteigerung nach Gabe eines Koronardilatators (Dipyridamol) wird dagegen als Hinweis auf das Vorliegen einer koronaren Herzkrankheit beschrieben (TAUCHERT, 1975).

Selbst bei korrekter Bestimmung der globalen Myokarddurchblutung ist die physiologische Relevanz solcher Ergebnisse bei koronarer Herzkrankheit fragwürdig. Wenn in Nachbarzonen minderperfundierter funktionsgestörter Wandareale eine kompensatorische Leistungssteigerung bzw. Mehrdurchblutung besteht, kann die durchschnittliche Myokarddurchblutung je nach der Relation zwischen Fluß des poststenotischen minderperfundierten Areals und den kompensatorischen Reaktionen des umgebenden Myokards sowohl normal, vermindert oder vermehrt sein. Dem regionalen Charakter der koronaren Herzkrankheit können daher nur solche Techniken gerecht werden, die eine Beurteilung der regionalen Durchblutung anatomisch definierbarer Myokardareale gestatten.

### 3.5.4 Regionale Myokarddurchblutung

Eine grobe Erkennung regionaler Durchblutungsunterschiede bei Patienten mit koronarer Herzkrankheit ist durch Sondierung besonderer Abschnitte des koronarvenösen Systems möglich; so ergeben regionale Analysen im Bereich der V. cordis magna Hinweise auf die Durchblutung im Versorgungsgebiet des R. interventricularis anterior, im Koronarsinus zusätzlich auf das Versorgungsgebiet des R. circumflexus, das letztere jedoch in variablem Ausmaß in Abhängigkeit von der Anatomie. Hier finden besonders die Thermodilutions- (GANZ et al., 1971) und die Heliumtechnik (NAKAZAWA et al., 1974) Verwendung. Die mögliche regionale Differenzierung ist jedoch sehr grob und gestattet keine Beurteilung der Gewebsdurchblutung proximal und distal kritischer Stenosen.

Die meisten Techniken zur Beurteilung der regionalen Myokarddurchblutung verwenden intravenös und intrakoronar injizierte radioaktive Isotopen, deren Verteilung im Herzen durch einen geeigneten externen Detektor (Gammakamera) registriert wird. Dabei sind grundsätzlich *statische* und *dynamische* Verfahren zu unterscheiden.

Die *statischen* Verfahren (Mikrosphären-Perfusionsszintigraphie, $^{201}$Tl-Myokardszintigraphie) geben durch Registrierung der Verteilung des Indikators im Herzen eine *qualitative* Information über das Perfusionsmuster. Bei den aufwendigeren *dynamischen* Verfahren ($^{133}$Xe-Auswaschtechnik) wird aus dem zeitlichen Ablauf der Myokardkonzentration diffusibler Indikatoren die kapilläre Myokarddurchblutung *quantitativ* beurteilt.

#### 3.5.4.1 Mikrosphären-Perfusionsszintigraphie

Bei der ursprünglich von ASHBURN et al., (1971) klinisch eingesetzten Technik der Mikrosphären-Perfusionsszintigraphie werden radioaktiv markierte menschliche Albuminpartikel intrakoronar injiziert. Sie embolisieren entsprechend der Flußverteilung einen kleinen Teil des Kapillarbetts, wo sie über einige Stunden verbleiben. Während dieser Zeit läßt sich ihr Verteilungsmuster in mehreren Projektionsebenen mit einem Scanner oder einer Szintillationskamera registrieren (typisches Beispiel in Abb. 3.100 u. 3.101). Da bei diesem Verfahren der Indikator direkt in die zu untersuchende Koronararterie injiziert wird, sind im Vergleich zu den nicht-invasiven Anreicherungstechniken der Myokardszintigraphie unter Verwendung kaliumanaloger Isotopen, z. B. von $^{201}$Tl, Erkennbarkeit und räumliche Auflösung bei fast fehlender Hintergrundaktivität optimal. Die Technik ist überdies im Rahmen der Koronarangiographie mit relativ geringem Aufwand und ohne Gefährdung des Patienten (GRAMES et al., 1974) durchführbar.

Bei der Mikrosphären-Perfusionsszintigraphie wird die räumliche Verteilung der szintigraphischen Aktivität durch die folgenden Faktoren determiniert:

1. Die dreidimensionale Myokardmasse im zweidimensionalen Blickfeld des Detektors,

2. die Relation von Durchblutung und Masse der szintigraphisch dargestellten Myokardregion, und

3. die Abschwächung der Strahlung durch das umgebende Gewebe, die von der Strahlenenergie des verwendeten Isotops und der Entfernung des Objekts vom Detektor abhängt.

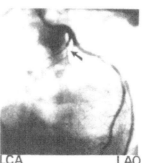
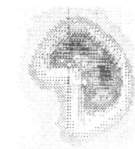
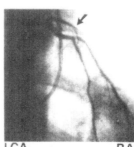
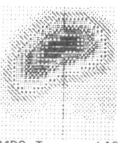
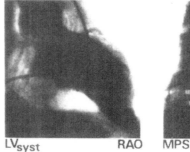
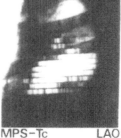

LCA                    LAO        ID-Xe              LAO

LCA                    RAO        MPS-Tc             LAO

LV$_{syst}$            RAO        MPS-Tc             LAO

423/76 (E.S.)
RIVA - VERSCHLUSS
LV: AKINESIE DER VORDERWAND

**Abb. 3.98.** Perfusionsszintigraphie bei superselektiven Indikatorinjektionen. *Links oben* und *Mitte:* linke Koronararterie (LCA) mit Verschluß *(Pfeil)* des R. interventr. ant. (RIVA). *Links unten:* Laevogramm systolisch (LV syst.). *Rechts oben:* Initiale Xenon-Verteilung (ID-XE). *Rechts Mitte* und *unten:* Mikrosphären-Perfusionsszintigramm (MPS-Tc, Registrierung: Szintillationskamera bzw. Scanner). Die szintigraphische Aktivität der ID-Xe entspricht dem Versorgungsgebiet des R. circumflexus, die des MPS-Tc dem Versorgungsgebiet des RIVA-Stumpfes bei Aktivitätsdefekt im Circumflex-Gebiet.
LAO = linke vordere Schräglage
RAO = rechte vordere Schräglage

Ein Rückschluß aus dem szintigraphischen Bild der Flußverteilung auf die regionale Myokarddurchblutung ist aus diesen Gründen nur bedingt möglich.

Die Technik wird von einzelnen Arbeitsgruppen (JANSEN et al., 1973; HAMILTON et al., 1975) unter der Vorstellung verwendet, daß szintigraphische Aktivitätsdefekte ausschließlich durch narbige Veränderungen hervorgerufen würden, während sich ischämische und damit potentiell reversible Asynergien durch ein normales Aktivitätsverhalten ausweisen. Die klinische Brauchbarkeit der Perfusionsszintigraphie zur präoperativen Diagnostik von Koronarpatienten wird jedoch durch Beobachtungen eingeschränkt, daß in 20–30% abnormer Perfusionsszintigramme Narbengewebe chirurgisch nicht nachweisbar war (HAMILTON et al., 1975) bzw. andere Erklärungsmöglichkeiten nicht vorlagen (JANSEN et al., 1973).

Eine weitere wesentliche Einschränkung erfährt die Mikrosphärentechnik durch das häufige Vorkommen einer *unvollständigen Durchmischung* im Hauptstamm der linken Koronararterie mit resultierenden Strömungsartefakten. Bei einem Vergleich der Perfusionsszintigramme nach sequentieller intrakoronarer Injek-

tion unterschiedlicher Isotopen an 94 Patienten waren 14% der Szintigramme infolge superselektiver Injektionen irreführend (Abb. 3.98; ENGEL et al., 1977a). Die Annahme ausreichender Mischungsverhältnisse ist somit bei direkter Injektion von Indikatoren in den linken Hauptstamm, dessen Länge beim Menschen im Durchschnitt weniger als 1 cm beträgt (HELWING, 1967), bei einer beträchtlichen Anzahl von Patienten zweifellos unzutreffend. Aufgrund experimenteller Studien gilt allgemein, daß eine homogene Durchmischung von Blut und Indikator nur bei Injektionen in den linken Vorhof gewährleistet ist (LEVINSKY et al., 1975).

Während grob-superselektive Injektionen durch Beschränkung auf Patienten mit ausreichend langem linkem Hauptstamm vermeidbar sind, ist eine unvollständige Durchmischung geringerer Ausprägung kaum je auszuschließen. Die Ergebnisse der Doppelradionuklid-Szintigraphie (WAGNER et al., 1976) zur Beurteilung interventionsbedingter Perfusionsverteilungsänderungen sind daher mit Vorbehalt zu interpretieren, zumal dieses Verfahren zu einer Unterscheidung von Zu-oder Abnahme der regionalen Myokarddurchblutung grundsätzlich nicht in der Lage ist. Aus den genannten Grün-

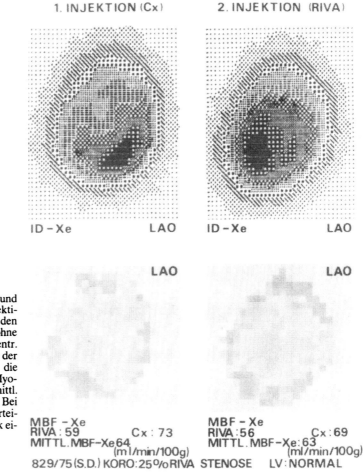

**Abb. 3.99.** Initiale Xenon-Verteilung (ID-Xe) und Myokarddurchblutung (MBF-Xe) bei superselektiven Indikatorinjektionen: *links* überwiegend in den R. circumflexus (Cx), *rechts* (6 Min. später ohne Intervention) überwiegend in den R. interventr. ant. (RIVA). Unter den Analog-Darstellungen der regionalen Xenon-Auswaschdynamik sind die Flußraten der vom RIVA und Cx versorgten Myokardbezirke sowie der linken Koronararterie (mittl. MBF-Xe) digital in ml/min/100 g angegeben. Bei deutlich unterschiedlicher initialer Xenon-Verteilung zeigen die Ergebnisse der Auswaschtechnik eine gute Übereinstimmung.
LAO = linke vordere Schräglage
Koro = Koronaranatomie
LV = linksventrikuläre Funktion

den ist die klinische Wertigkeit der Mikrosphären-Perfusionsszintigraphie als gering anzusehen; sie ist heute durch nicht-invasive Techniken, vor allem die $^{201}$Tl-Szintigraphie, weitgehend verdrängt worden.

### 3.5.4.2 Präkordiale $^{133}$Xe-Auswaschtechnik

Die präkordiale $^{133}$Xe-Auswaschtechnik stellt eine Modifikation der Inertgastechniken mit intrakoronarer Bolusinjektion des Isotops und Registrierung multipler Zeit-Aktivitäts-Kurven mittels einer präkordial lokalisierten Szintillationskamera dar. Während andere Radionuklidtechniken unter Verwendung von Mikrosphären oder kaliumanalogen Isotopen lediglich eine Beurteilung der relativen Homogenität der Durchblutung gestatten, ist die präkordiale Xenonauswaschtechnik das einzig gegenwärtig in der Klinik verfügbare Verfahren, welches auch eine *qualitative* Analyse der Myokarddurchblutung in umschriebenen Arealen (regionale Durchblutung) des menschlichen Herzens ermöglicht.

Nach intrakoronarer Injektion von $^{133}$Xe diffundiert das radioaktive Edelgas rasch in das von der Koronararterie versorgte Myokard und wird vom nachströmenden indikatorfreien Blut in direkter Relation zur Größe des Blutflusses aus dem Gewebe ausgewaschen. Bei hohem Fluß resultiert eine kurze Auswaschzeit bzw. eine steile Auswaschkurve, bei niedrigem Fluß eine langsame Auswaschzeit bzw. eine flache Auswaschkurve. Die Analyse der Auswaschkurven wird allgemein unter Annahme eines monoexponentiellen Modells gemäß Gl. (3.2) durchgeführt. Der dem Verfahren zugrundeliegende Ansatz besteht in einer räumlichen Unterscheidung normaler und minderperfundierter Ventrikelareale und der Registrierung von Auswaschkurven multipler Myokardareale, von denen jede unter idealen Bedingungen eine in sich homogene Durchblutung aufweist.

Die bolusförmige intrakoronare Indikatorapplikation ist zur Erzielung einer gleichmäßigen Gaskonzentration insbesondere bei inhomogener Myokarddurchblutung ungeeignet, so daß dieses Verfahren zur Bestimmung

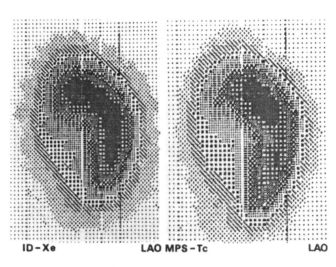

ID-Xe          LAO  MPS-Tc          LAO

MPS-Tc          LAO  MPS-Tc          LAO
814/75 (F.H.)  KORO:85% STENOSE RIVA
LV : HYPOKINESIE VW

**Abb. 3.100.** Myokarddurchblutung und Perfusionsszintigraphie bei einem Patienten mit einer Stenose des R. interventr. ant. von 85% und Hypokinesie der Vorderwand (VW).
*Oben links:* initiale Xenon-Verteilung (ID-Xe).
*Oben rechts* und *unten:* Mikrosphären-Perfusionsszintigramme (MPS-Tc). Registrierung der Mikrosphären-Szintigramme: *oben rechts* mittels Szintillationskamera (10 Symbole entsprechend Aktivitätsstufen von 10%), *unten links* mittels Scanner (Superposition mit Thorax-Röntgenbild), *unten rechts* mittels Farbscanner (rot und gelb = hohe, grün und blau = niedrige Aktivität).
LAO = linke vordere Schräglage
Koro = Koronaranatomie
LV = linksventrikuläre Funktion
VW = Vorderwand

der *globalen* Myokarddurchblutung mittels einer einzigen Meßsonde bei Patienten mit Koronarsklerose heute als obsolet anzusehen ist. Bei Verwendung einer Szintillationskamera kann dagegen davon ausgegangen werden, daß die *regionale* Auswaschgeschwindigkeit weitgehend unabhängig von der initialen Indikatorkonzentration und damit von einer gleichmäßigen Aufsättigung aller Myokardareale ist. Bei unvollständigen Mischungsverhältnissen mit bevorzugter Indikatorinjektion in dem R. interventricularis anterior oder den R. circumflexus wird das Ergebnis der regionalen Auswaschtechnik somit im Gegensatz zur Mikrosphären-Perfusionsszintigraphie nicht verfälscht (Abb. 3.99).

Eine vorteilhafte Ergänzung zur Analyse der regionalen Xenonauswaschdynamik stellt die szintigraphische Darstellung der initialen Xenonverteilung dar. Dieses Szintigramm sämtlicher, während der ersten 10 s nach Xenoninjektion registrierter Impulse entspricht weitgehend dem statischen Flußverteilungsbild der Mikrosphärenszintigraphie (Abb. 3.100) und repräsentiert somit die Flußverteilung (ENGEL et al., 1976a). Während

die Xenonauswaschgeschwindigkeit mit gewissen Einschränkungen über die regionale Myokarddurchblutung informiert, gestattet sie keine Rückschlüsse auf die Myokardmasse, auf welche sich die errechneten Flußraten beziehen. Bei der Perfusionsszintigraphie wird die szintigraphische Aktivitätsverteilung dagegen wesentlich durch die Myokardmasse unter dem Detektor bestimmt, so daß die gleichzeitige Betrachtung der Perfusionsverteilung und der Auswaschdynamik unterschiedliche und sich gegenseitig ergänzende Aspekte der Myokarddurchblutung beleuchtet.

*Limitationen* der Xenonauswaschtechnik ergeben sich aus der monoexponentiellen Analyse der Auswaschkurven, aus gewissen unerwünschten physikalischen Eigenschaften des Xenons und aus Grenzen der gegenwärtig verfügbaren nuklearmedizinischen Technologie.

– *Die monoexponentielle Analyse der Auswaschkurven* setzt voraus, daß die Durchblutung innerhalb der gewählten Myokardareale homogen ist. Wegen der Kugelform des Herzens und der intramuralen Flußun-

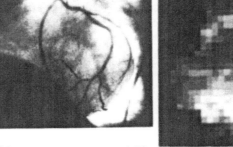

LCA        LAO   MBF-Xe

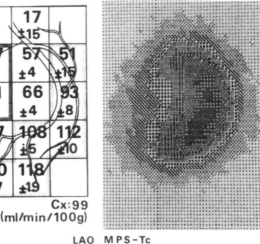

RIVA: 41       Cx: 99
(ml/min/100g)

MBF-Xe         LAO   MPS-Tc

825 / 75 (H.D.)   KORO: 100% RIVA VERSCHLUSS
LV: ANT. AKINESIE

**Abb. 3.101.** Myokarddurchblutung und Mikrosphären-Perfusionsszintigramm bei einem Patienten mit Verschluß des R. interventr. ant. (RIVA) und Akinesie der Vorderwand (ANT = anterior). *Links oben:* Angiogramm der linken Koronararterie (LCA). *Links unten:* digitale Darstellung der Myokarddurchblutung (ml/min/100 g). Die den Koronarästen RIVA und R. circumflexus (Cx) zuzuordnenden Feld sind durch Raster gekennzeichnet und die Flußraten im gesamten Versorgungsgebiet beider Äste angegeben. *Rechts oben:* analoge Darstellung der Myokarddurchblutung (hell = hoch, dunkel = niedrig). *Rechts unten:* Mikrosphären-Perfusionsszintigramm LAO = linke vordere Schräglage

terschiede (Endokard zu Epikard) ist diese Voraussetzung nicht regelmäßig gegeben. Während die durch die sphärische Geometrie des Herzens bedingten Probleme durch unterschiedliche Projektionen gelöst werden können, ist eine Erfassung transmuraler Flußunterschiede gegenwärtig mit dieser Technik nicht möglich.

– Die *hohe Fettlöslichkeit* des Xenons bewirkt eine langsame Anreicherung und eine verzögerte Freisetzung des Isotops im epikardialen Fettgewebe. Die späten Anteile der Auswaschkurve werden somit zunehmend verfälscht. Wir verwenden aus diesen Gründen nur die ersten 30–40 s der Auswaschkurven, in denen sich noch kein Xenon im Fettgewebe befindet. Die Frage nach der *freien Diffusibilität* des Xenons auch bei hohem Fluß ist unter den meisten physiologischen Bedingungen nicht problematisch, da offensichtlich bei Flußraten bis zu 300 ml/min/100 g ein sofortiger Diffusionsausgleich zwischen Blut und Gewebe erreicht wird (BASSINGTHWAIGHTE et al., 1968). Allerdings sind die maximal registrierten Flußraten z. B. nach Gabe von Dipyridamol bei der Xenontechnik deutlich geringer als bei der Argontechnik.

– Die *Compton-Streustrahlung* des Xenons und Grenzen der gegenwärtig verfügbaren *nuklearmedizinischen Technologie* schränken die maximal registrierbare Impulsrate und besonders das räumliche Unterscheidungsvermögen ein, so daß genügend große Felder mit ausreichender Entfernung voneinander zur Analyse der regionalen Myokarddurchblutung gewählt werden müssen.

Die genannten kritischen Einwände sind berechtigt und theoretisch korrekt. Die Interpretation der gemessenen Primärdaten, nämlich der Auswaschkonstanten k (Gl. 3.3), im Sinn von Flußraten erfordert insofern Zurückhaltung, als der Verteilungskoeffizient $\lambda$ für verschiedene Gewebe als unterschiedlich angenommen werden muß und überdies die monoexponentielle Analyse streng genommen nicht für alle Regionen angewendet werden kann.

Die präkordiale Xenonauswaschtechnik bietet die Vorzüge eines im Rahmen der diagnostischen Koronarangiographie relativ einfachen Verfahrens ohne die Notwendigkeit koronarvenöser Blutentnahmen sowie einer kurzen Meßdauer mit der Möglichkeit von Mehrfachuntersuchungen in kurzen Zeitabständen in Ruhe und unter pharmakologischen oder physikalischen In-

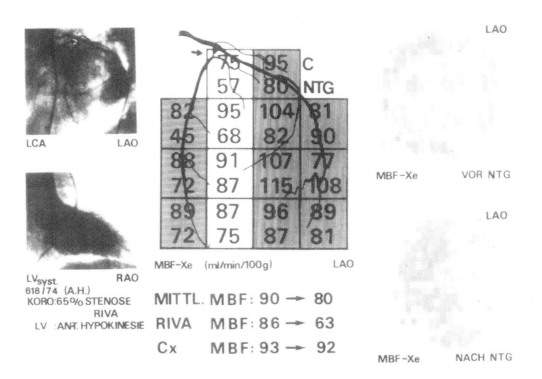

**Abb. 3.102.** Typisches Beispiel einer Flußmessung vor und nach Nitroglyzerin (NTG) bei einem Patienten mit einer Stenose des R. interventr. ant. von 65% (Pfeil) und Hypokinesie der Vorderwand (ANT = anterior). *Links oben:* Angiogramm der linken Koronararterie (LCA).
*Links unten:* Laevogramm systolisch (LV syst.).
*Mitte:* digitale Darstellung der Myokarddurchblutung (MBF-Xe) vor (C = Kontrolle = obere Zahl jedes Feldes) und nach Nitroglyzerin (NTG = untere Zahl jedes Feldes). Die dem poststenotischen R. interventr. ant. (RIVA) und dem norma-len Circumflexast (Cx) zugeordneten Felder sind durch Raster gekennzeichnet. Die Myokarddurchblutung (ml/min/100 g) des gesamten Versorgungsgebietes der linken Koronararterie (mittl. MBF), des poststenotischen R. interventr. ant. (RIVA MBF) und des normalen Circumflexastes (Cx MBF) vor und nach Nitroglyzerin sind in der Mitte unten angegeben.
*Rechts:* analoge Darstellung der Myokarddurchblutung (rot = hoch, blau = niedrig), oben vor und unten nach Nitroglyzerin.
LAO = linke vordere Schräglage
RAO = rechte vordere Schräglage

terventionen. Ungeachtet aller methodischer Bedenken gegen eine Umrechnung der Auswaschkonstanten k in regionale Flußraten [ml/min/100 g] reflektieren die Ergebnisse eine regional unterschiedliche Fähigkeit der Kapillaren, einen injizierten diffusiblen Indikator aus dem Gewebe auszuwaschen. Unabhängig von Theorien und Modellvorstellungen korrelieren darüber hinaus intraindividuelle Vergleichsmessungen vor und nach Interventionen zu gerichteten Änderungen der Myokarddurchblutung, zumal die Ergebnisse der Technik eine gute Reproduzierbarkeit aufweisen. Wenn auch eine exakte Quantifizierung der regionalen Myokarddurchblutung bei inhomogenem Fluß gegenwärtig nicht möglich ist, so erscheinen selbst die semiquantitativen Ergebnisse dieser Technik für das Verständnis der Pathophysiologie und Pharmakologie der koronaren Herzkrankheit von größerer Relevanz als eine exakte Messung der globalen Myokarddurchblutung.

So haben Untersuchungen über die Auswirkungen von Koronaranatomie und Ventrikelfunktion auf den regionalen Fluß (Abb. 3.101) eine enge Korrelation zwischen segmentaler Wandbewegung und Myokarddurchblutung aufgezeigt, welche auch ohne Einengung der zuführenden Koronaräste nachweisbar ist (ENGEL et al., 1977b). Diese Ergebnisse gehen über die bisher übliche mechanistische Denkweise der reinen Flußhydraulik bei isolierter Betrachtung der Koronarstenosen hinaus. Andere Untersuchungen betreffen den Wirkungsmechanismus antianginöser Medikamente (Abb. 3.102). So ließ sich z. B. nach Gabe von Nitroglycerin und β-Rezeptorenblockern eine Durchblutungszunahme in minderperfundierten Myokardarealen bei der Mehrzahl der Patienten nicht nachweisen, so daß der auf einer peripheren hämodynamischen Entlastung des Herzens beruhende antianginöse Effekt dieser Medikamente auch von dieser Seite her bestätigt werden konnte (ENGEL et al., 1976b).

Praktische Limitationen der präkordialen Xenonauswaschtechnik betreffen die Notwendigkeit der intrakoronaren Indikatorinjektion und somit die Verfügbarkeit eines gut ausgerüsteten angiographisch-nuklearmedizinischen Labors. Im Rahmen der invasiven Diagnostik ist das Verfahren zwar rasch und ohne zusätzliche Gefährdung des Patienten durchführbar, jedoch ist die Datenverarbeitung trotz gut dimensionierter Computeranlagen aufwendig und zeitraubend. In seiner gegenwärtigen Form erscheint das Verfahren somit vorwiegend für Fragestellungen der klinischen Forschung geeignet, wohingegen die Indikationen zur klinischen Anwendung noch einer näheren Definition bedürfen.

## Literatur

ASHBURN WL, BRAUNWALD E, SIMON AL, PETERSON KL, GAULT JH (1971) Myocardial perfusion imaging with radioactive-labeled particles injected directly into the coronary circulation of patients with coronary artery disease. Circulation 44:851–865

BASSINGTHWAIGHTE J, STRANDELL T, DONALD DE (1968) Estimation of coronary blood flow by washout of diffusable indicators. Circ Res 23:259–278

BRETSCHNEIDER HJ (1964) Messung der Koronardurchblutung am Patienten. In: Krauss H (Hrsg.) Kreislaufmessungen 4. Banaschewski, München S 295–297

ENGEL HJ, HEIM R, LIESE W, HUNDESHAGEN H, LICHTLEN P (1976a) Regional myocardial perfusion at rest in coronary disease assessed by microsphere scintigraphy and inert gas clearance. Am J Cardiol 37:134

ENGEL HJ, LICHTLEN P, HUNDESHAGEN H (1976b) Effect of nitroglycerin and beta-blockade on regional myocardial blood flow in coronary artery disease. Circulation [Suppl II] 53/54:73

ENGEL HJ, LICHTLEN P, HUNDESHAGEN H (1977a) Stellt die Mikrosphären-Perfusionsszintigraphie eine wesentliche Ergänzung zur Koronarangiographie dar? Verh. Dtsch Ges Kreislaufforsch 43

ENGEL HJ, LICHTLEN P, HUNDESHAGEN H (1977b) Effects of coronary obstructions and segmental LV dysfunction on regional myocardial blood flow. Circulation [Suppl III] 57:10

GANZ W, TAMURA K, MARCUS HS, DONOSO R, YOSHIDA S, SWAN HJC (1971) Measurement of coronary sinus blood flow by continuous thermodilution in man. Circulation 44:181–195

GRAMES GM, JANSEN C, GANDER MP, WIELAND HC, JUDKINS MP (1974) Safety of the direct coronary injection of radiolabeled particles. J Nucl Med Allied Sci 15:2–6

HAMILTON WF, MOORE JW, KINSMAN JM, SPURLING RG (1932) Studies on the circulation. IV. Further analysis of the injection method, and of changes in hemodynamics under physiological and pathological conditions. Am J Physiol 99:534–551

HAMILTON GW, RITCHIE JL, ALLEN D, LAPIN E, MURRAY JA (1975) Myocardial perfusion imaging with 99 m Tc or 113 m In macroaggregated albumin: Correlation of the perfusion image with clinical, angiographic, surgical, and histologic findings. Am Heart J 89:708–715

HELWING E (1967) Untersuchungen über die Variabilität der Länge der Arteria coronaria sinistra. Thoraxchirurgie 15:218–220

HERD JA, HOLLENBERG M, THRONBURN GD, KOPALD HH, BARGER AC (1962) Myocardial blood flow determined with krypton 85 in unanesthetized dogs. Am J Physiol 203:122–124

JANSEN C, JUDKINS MP, GRAMES GM, GANDER M, ADAMS R (1973) Myocardial perfusion color scintigraphy with MAA. Radiology 109:369–380

KETY SS, SCHMIDT CF (1945) The determination of cerebral blood flow in man by the use of nitrous oxide in low concentrations. Am J Physiol 143:53–66

KLOCKE F (1976) Coronary blood flow in man. Prog Cardiovasc Dis 19:117–166

LEVINSKY RA, LE BLANC A, LEWIS RM, COLE JS (1975) The effect of coronary artery length on myocardial perfusion imaging with intracoronary injection of labeled particles. Circulation [Suppl II] 52:209

LOVE WD, BURCH GE (1957) A study in dogs of methods suitable for estimating the rate of myocardial uptake of Rb 86 in man, and the effect of L-norepinephrine and pitressin on Rb 86 uptake. J Clin Invest 36:468–478

McLEAN LD, HEDENSTROM PH, KIM YS (1961) Distribution of blood flow to the canine heart. Proc Soc Exp Biol Med 107:786–789

NAKAZAWA\ HK, OLIVEROS RM, ORLICK AE, KLOCKE FJ (1974) Evaluation of regional variation in coronary flow by simultaneous great cardiac vein and coronary sinus sampling. Circulation [Suppl III] 50:140

ROSS RS, UEDA K, LICHTLEN PR, REES JR (1964) Measurement of myocardial blood flow in animals and man by selective injection of radioactive inert gas into the coronary arteries. Circ Res 15:28–41

RUTISHAUSER W, SIMON H, STUCKY JP, SCHAD N, NOSEDA G, WELLAUER J (1967) Evaluation of roentgen cinedensitometry for flow measurement in models and in the intact circulation. Circulation 36:951–963

SAPIRSTEIN LA (1958) Regional blood flow by fractional distribution of indicators. Am J Physiol 193:161–168

STEWART GN (1897) Researches on the circulation time and on influences which affect it. IV The output of the heart. J Physiol 22:159–183

TAUCHERT M (1975) Wert und Grenzen klinischer Koronardurchblutungsmessungen. Klin Wochenschr 53:691–707

WAGNER J, FELIX R, PENSKY W, SCHAEDE A, THURN P, WINKLER C (1976) Die regionale Perfusionsumverteilung durch koronarwirksame Pharmaka. I. Methodik des myokardialen Doppelradionuklid-Szintigramms. Z Kardiol 65:255–232

WOOD EH (1962) Speculations concerning present and future developments in indicator-dilution technics. Circ Res 10:569–581

ZIERLER KL (1965) Equation for measuring blood flow by external monitoring of radioisotopes. Circ Res 16:309–321

# 4 Prognose und Verlauf der koronaren Herzkrankheit

H. Roskamm und P. Stürzenhofecker

Die Prognose von Patienten mit koronarer Herzkrankheit kann aufgrund anamnestischer Angaben, klinischer Symptome und Befunde sowie koronarangiographisch und ventrikulographisch abgeschätzt werden.

## 4.1 Abhängigkeit der Prognose von klinischen Symptomen und Befunden

### 4.1.1 Abhängigkeit von der Stärke der Angina pectoris

Wie aus Abb. 4.1 hervorgeht, bestimmt der klinische Schweregrad der Angina pectoris die Prognose (PROUD-FIT, 1978). Dieser Befund ist nicht verwunderlich, da die Schwere der Angina pectoris in einer Beziehung zu der Anzahl der befallenen Gefäße steht (S. 213), die wiederum die Prognose bestimmen (s. Abschnitt 4.2.1).

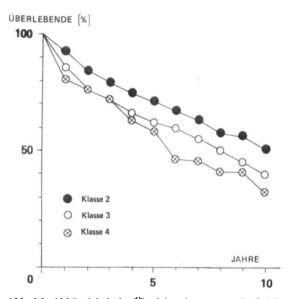

**Abb. 4.1.** Abhängigkeit der Überlebenskurven von der Stärke der Angina pectoris (Klassen 2–4 der New York Heart Association). (Nach PROUDFIT, 1978)

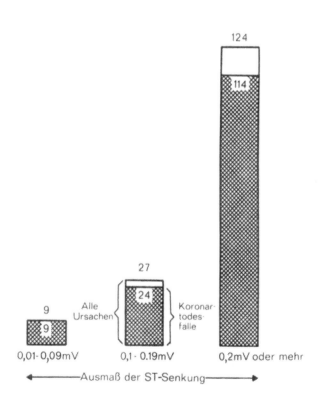

**Abb. 4.2.** Sterblichkeit (Todesrate pro 1000 Personenjahre) bei ischämischen ST-Senkungen in ihrer Abhängigkeit vom Ausmaß der ST-Senkung (Metropolitan Life Insurance Company). Die Belastungs-EKG wurden in der Zeit von 1949 bis 1962 registriert. (Nach ROBB u. MARKS, 1964)

### 4.1.2 Abhängigkeit vom Belastungs-EKG

ROBB und MARKS (1967) konnten in einer Langzeitstudie an 2224 Männern, bei denen im Zusammenhang mit einem Antrag auf eine Lebensversicherung ein Belastungs-EKG (doppelter Mastertest) durchgeführt wurde, folgendes feststellen:

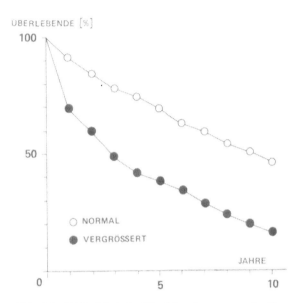

**Abb. 4.3.** Abhängigkeit der Überlebenskurven von der Herzgröße bei Angina-pectoris-Patienten. (Nach PROUDFIT, 1978)

1. Die Mortalität war bei denen, die eine ischämische ST-Senkung bekamen, 8mal höher als bei denen ohne ischämische ST-Senkung.
2. Die Mortalität stieg mit zunehmendem Ausmaß der ST-Senkung (Abb. 4.2).

In einer weiterführenden Studie an 3325 Personen (1949–1970/71) wurden die 1967 veröffentlichten Befunde im wesentlichen bestätigt (ENTMACHER et al., 1973). Ähnliche Ergebnisse liegen auch von anderen Autoren vor (BRODY, 1959; BELLET et al., 1967).

Auch unter den asymptomatischen Personen treten bei denjenigen mit ischämischer ST-Senkung viel häufiger koronare Zwischenfälle als bei solchen ohne ischämische ST-Senkung auf. DOYLE und KINCH (1970) untersuchten 2003 asymptomatische Personen (doppelter Mastertest). 75 hatten eine ischämische ST-Senkung. Von diesen bekamen in den nachfolgenden 5 Jahren 85% einen Myokardinfarkt, oder es entwickelte sich eine Angina pectoris. Ähnliche Ergebnisse liegen von BRODY (1959), BELLET et al. (1967), BLACKBURN et al. (1970) und anderen vor.

In einer von KALTENBACH et al. (1967) durchgeführten Untersuchungsreihe zeigte sich, daß die Gruppe mit pathologischem Belastungs-EKG und Angina pectoris eine schlechtere Prognose hatte (22% kardiale Todesfälle und Komplikationen) als die Gruppe mit nur pathologischem Belastungs-EKG (8,3%). In der Kontrollgruppe ergaben sich über den Beobachtungszeitraum von durchschnittlich 5 Jahren Komplikationen nur in 1,2%.

Die Kombination von Angina pectoris und ischämischer ST-Senkung im Belastungs-EKG ist somit prognostisch ernsthafter zu bewerten als nur Angina pectoris oder nur eine ischämische ST-Senkung; dies zeigt sich ebenfalls besonders deutlich in den Ergebnissen von BRUCE (1976).

### 4.1.3 Abhängigkeit von der Herzgröße

Wie Abb. 4.3 zeigt, haben Koronarpatienten mit vergrößertem Herzen eine deutlich schlechtere Prognose als Patienten mit normaler Herzgröße. Dieser Befund wurde für Postinfarktpatienten von MATZDORFF (1975) und KALTENBACH et al. (1980) bestätigt. Zum Teil kann dies mit der größeren Häufigkeit von Rhythmusstörungen zusammenhängen, die wiederum prognosebestimmend sind (s. Kap. 4.1.4).

### 4.1.4 Abhängigkeit von Rhythmusstörungen

Solange noch kein Herzinfarkt aufgetreten ist, spielen Rhythmusstörungen prognostisch keine große Rolle. Nach aufgetretenem Herzinfarkt sind sie jedoch auch in der chronischen Phase relativ häufig. Bestimmte Rhythmusstörungen haben sich als eindeutig prognosebestimmend erwiesen (Abb. 4.4). Von RENQUIST et al. (1977)

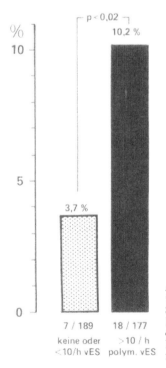

**Abb. 4.4.** Ventrikuläre Extrasystolen (vES) im 12-Std-Speicher-EKG und Häufigkeit des plötzlichen Herztodes bei 400 Patienten nach Herzinfarkt. (Nach TABATZNIK, 1976)

wurde mit Hilfe einer stufenweisen Diskriminanzanalyse gefunden, daß Rhythmusstörungen unabhängig von anderen Faktoren, wie Zustand des Myokards, prognosebestimmend sind.

## 4.2 Abhängigkeit der Prognose von koronarangiographisch und ventrikulographisch erhobenen Befunden

### 4.2.1 Abhängigkeit vom Gefäßbefall

Mit zunehmender Anzahl der befallenen Gefäße wird die Prognose schlechter (Abb. 4.5). Patienten mit linker Hauptstammstenose haben eine ähnlich eingeschränkte Prognose wie Patienten mit Dreigefäßerkrankung. Die von BRUSCHKE (1978) verwendeten Zahlen der Cleveland Clinic, die der Abb. 4.5 zugrundeliegen, wurden von BURGGRAF und PARKER (1975) und zahlreichen anderen Gruppen bestätigt. Diese Überlebenskurven beziehen sich jedoch auf alle Patienten, die koronarangiographiert wurden. Wenn man sie mit Überlebenskurven von Patienten vergleichen möchte, die z. B. operiert werden, dann muß bedacht werden, daß auch inoperable Patienten im ursprünglichen Krankengut enthalten waren. BRUSCHKE und andere haben aus diesem Grunde neue Kurven für solche Patienten konstruiert, die nach heutigen Gesichtspunkten − sowohl was Gefäß- als auch Ventrikelzustand angeht − als operabel zu gelten haben.

Die in dieser Weise bereinigten Kurven verbessern sich etwas (Abb. 4.6). Darüber hinaus muß bedacht werden, daß während der ersten Jahre der Studie den Patienten moderne Behandlungsverfahren, wie z. B. die β-Rezeptorenblockade, noch nicht zuteil wurden. Gerade von der β-Rezeptorenblockade weiß man, daß sie sich für Koronarpatienten mit überstandenem Herzinfarkt prognoseverbessernd auswirken (WILHELMSSON et al., 1974; GREEN et al., 1975; AHLMARK et al., 1974). So ist es nicht verwunderlich, daß Überlebenskurven aus den letzten Jahren, in denen den Patienten die Vorteile der β-Rezeptorenblockade zuteil wurden, günstiger ausfallen (Abb. 4.7).

Sowohl aus Abb. 4.5 als auch aus Abb. 4.6 geht hervor, daß Patienten mit Eingefäßerkrankungen vor allem in den ersten Jahren nach der Angiographie eine niedrige Mortalität aufweisen; danach wird sie deutlich größer, sie nähert sich derjenigen der Patienten mit Mehrgefäßerkrankungen. Dieser Befund ist verständlich, da Patienten mit einer Eingefäßerkrankung häufig nach einigen Jahren eine Mehrgefäßerkrankung bekommen (s. Abschnitt 4.3). Ist bei einer Eingefäßerkrankung die rechte Kranzarterie betroffen, ist die Prognose deutlich besser als bei Befall des R. interventricularis anterior. Die 5-Jahres-Mortalitätsziffern betragen nach BURGGRAF und PARKER (1975) 2 gegenüber 13%.

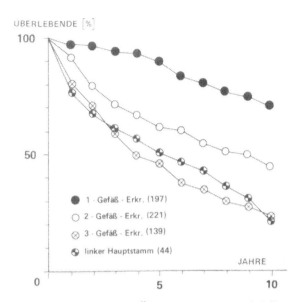

**Abb. 4.5.** Abhängigkeit der Überlebenskurven vom Gefäßbefall (Ein- bis Dreigefäßerkrankungen, linke Hauptstammstenose; operable und inoperable Patienten). (Nach BRUSCHKE, 1978)

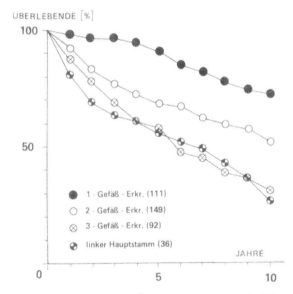

**Abb. 4.6.** Abhängigkeit der Überlebenskurven vom Gefäßbefall (Ein- bis Dreigefäßerkrankungen, linke Hauptstammstenose; jeweils nur operable Patienten). (Nach BRUSCHKE, 1978)

### 4.2.2 Abhängigkeit vom Ventrikelzustand

Die zweite wesentliche Determinante für die Prognose ist der Ventrikelzustand. Innerhalb der Gruppe mit Ein-, Zwei- und Dreigefäßerkrankungen haben Patienten mit normalem Ventrikulogramm eine deutlich bessere Prognose als solche mit pathologischem Ventrikulogramm. Die 5-Jahres-Überlebensquoten von Patien-

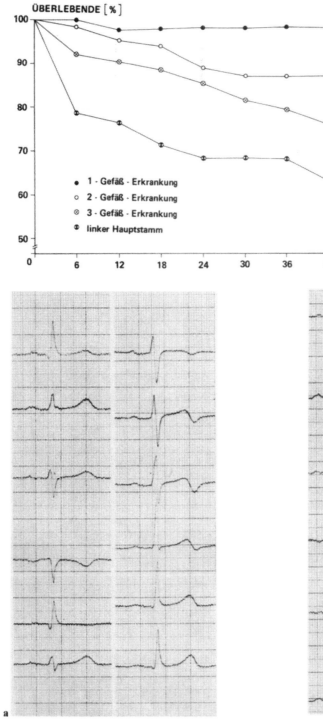

**Abb. 4.7.** Überlebenskurven von konservativ behandelten Patienten mit Ein-, Zwei- und Dreigefäßerkrankungen und solchen mit linker Hauptstammstenose aus der „Veterans Administration"-Studie (READ et al., 1978). Die Kurven verlaufen günstiger als die in Abb. 4.6 wiedergegebenen Kurven der Cleveland-Klinik

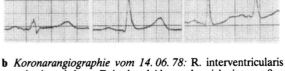

**Abb. 4.8.** *Pat. D. G., 55 Jahre, ♂, Coro-Nr. 5573/78 Anamnese:* Am 17.05.78 Schwächeanfall mit retrosternalen Schmerzen; im Akutkrankenhaus Diagnose einer Perikarditis.
**a** *EKG vom 05.06.78:* Diphasische T-Wellen in Ableitungen $V_2$–$V_4$. (Extremitäten- und Brustwandableitungen, links)
*EKG vom 19.06.78:* Normalbefund. (Extremitäten- und Brustwandableitungen, Mitte)
*Belastungs-EKG vom 19.06.78:* Bis zu einer Belastungsstufe von 200 W, bei einer Herzfrequenz von 160/min, kein pathologischer Befund, keine Angina pectoris. (Brustwandableitungen, rechts)

**b** *Koronarangiographie vom 14.06.78:* R. interventricularis anterior im mittleren Drittel und Abgangsbereich eines großen Diagonalastes um 20% eingeengt.
R. circumflexus und rechte Kranzarterie o. B.
**c** Ventrikulogramm o. B.
Die bei der Akutaufnahme festgestellte Diagnose „Perikarditis" wurde beibehalten, eine wesentliche koronare Herzkrankheit fand sich nicht. Trotz Leistungsfähigkeit von 200 W mit normalem Belastungs-EKG erlitt der Patient am 02.10.78 einen transmuralen Anteroseptalinfarkt.

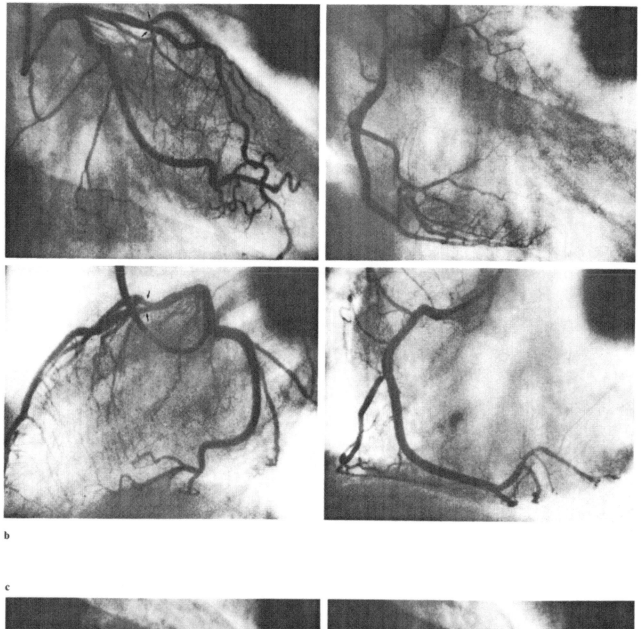

b

c

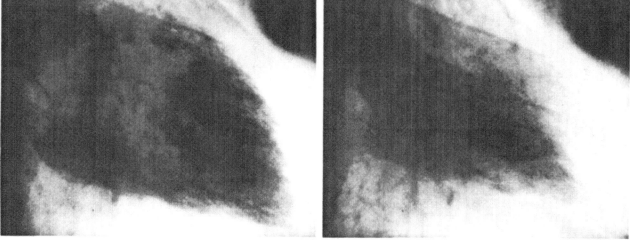

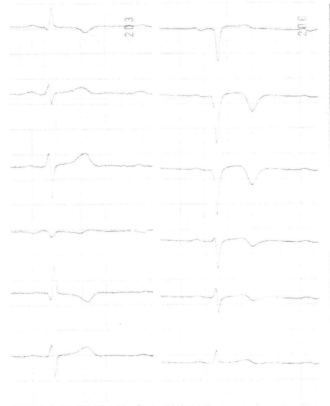

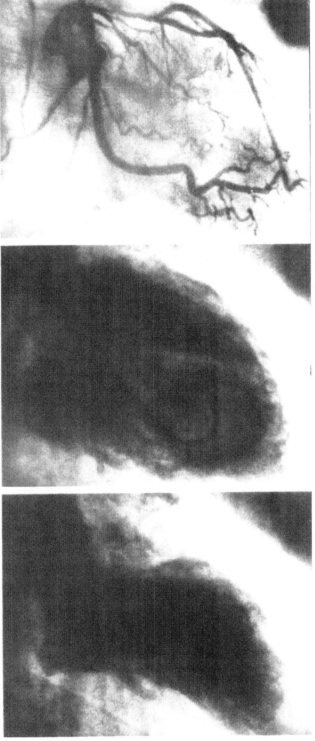

**Abb. 4.8. d** *Koronarangiographie vom 19. 12. 1978:* Ria im proximalen Drittel jetzt diffus subtotal verschlossen.
*Ventrikulogramm:* Antero-laterale, apikale und septale Akinesie. Der linke Ventrikel ist mittelschwer beeinträchtigt.
*Ruhe-EKG:* Zeichen eines ausgedehnten antero-septalen Vorderwandspitzeninfarktes im chronischen Stadium. (Extremitäten- und Brustwandableitungen)

ten mit Ein-, Zwei- und Dreigefäßerkrankungen mit normalem Ventrikulogramm betrugen nach PARKER (1977) 97, 97 bzw. 66%. Bei pathologischem Ventrikulogramm liegen die Zahlen bei 85, 58 bzw. 40%. Danach hat ein Patient mit Dreigefäßerkrankung bei pathologischem Ventrikulogramm mit 40% eine sehr stark erniedrigte Chance 5 Jahre zu überleben. Auch wenn statt des pathologischen Ventrikulogramms der Parameter „vergrößertes Herz" eingesetzt wird, ergibt sich innerhalb der Gruppen unterschiedlichen Gefäßbefalls eine entsprechende Differenz (OBERMAN u. BALDONE, 1977).

Die 7-Jahres-Todesrate betrug bei Patienten mit koronarer Dreigefäßerkrankung bei normalem Herzvolumen (unter $800 \, ml/1,73 \, m^2$) 8%. Sie stieg auf 28% bei 800 bis $1130 \, ml/1,73 \, m^2$, auf 63% bei 1130 bis $1470 \, ml/1,73 \, m^2$ und betrug bei einem Herzvolumen von mehr als $1470 \, ml/1,73 \, m^2$ 86% (KALTENBACH et al., 1980).

d

## 4.3 Progression der Koronargefäßsklerose

Eine entscheidende Frage bei der Beurteilung von Koronarangiogrammen ist folgende: *Wie schnell kann sich der Befund ändern?* Durch wiederholte Koronarangiographien bei denselben Personen sind darüber einige Aussagen möglich. Man sollte jedoch nicht vergessen, daß es sich bei den zugrundeliegenden Patientengruppen um eine Auswahl handelt. Eine zweite Koronarangiographie kann aus folgenden Indikationen heraus vorgenommen werden:

1. Klinische Verschlechterung bei nicht operierten oder operierten Patienten.

2. Routinemäßig angesetzte Kontrollangiographie nach erfolgter aorto-koronarer Bypass-Operation, unabhängig von klinischen Beschwerden; dabei lassen sich unterteilen:
– Gefäße, die mit einem Bypass versorgt worden sind; hier interessiert der Befund proximal und distal von der Gefäßanastomose.
– Gefäße, die nicht mit einem Bypass versorgt worden sind.

3. Nur selten wird bei einem nicht operierten Patientengut eine zweite Koronarangiographie unabhängig von der Entwicklung der klinischen Beschwerden erfolgen.

*Was bedeutet der koronarangiographische Befund „Normale Herzkranzarterien"?* GENSINI und KELLY (1972) fanden, daß bei 19 von 20 Patienten mit koro-

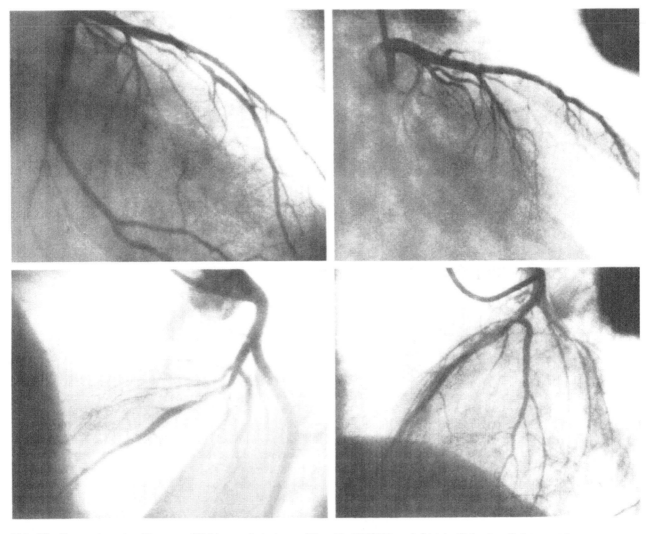

**Abb. 4.9.** Progression der Koronargefäßsklerose bei dem 37jährigen Patienten B. K. (♂). Bei der ersten Koronarangiographie am 14. 7. 76 (Coro-Nr. 3185/76, *links*) bei Zustand nach Anteroseptalinfarkt Eingefäßerkrankung mit 80–90%iger Stenose im mittleren Bereich des R. interventricularis anterior. Der Befund spricht für Rekanalisation. Am 14. 6. 78 (Coro-Nr. 5562/78, *rechts*) ist der Befund am R. interventricularis anterior im wesentlichen gleich geblieben. Der bei der ersten Koronarangiographie normale R. circumflexus ist jetzt total verschlossen. In der Zwischenzeit hatte der Patient einen zusätzlichen Lateralinfarkt erlitten

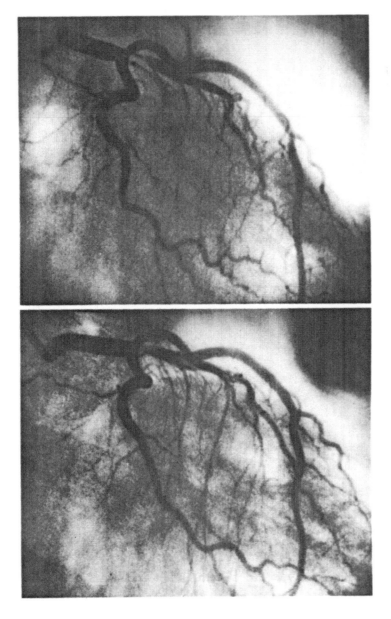

**Abb. 4.10.** Regression einer subtotalen Stenose des proximalen R. interventricularis anterior bei dem 39jährigen Patienten T. A. 1978, 8 Wochen nach Vorderwandinfarkt, 95–99%ige Stenose des R. interventricularis anterior im proximalen Bereich (*oben*); nach 4 Jahren nur noch höchstens 35%ige Lumeneinengung. Wahrscheinlich ist eine zunehmende Rekanalisation mit Organisation eines Thrombus. Die übrigen Kranzarterien sind bei der ersten und zweiten Koronarangiographie normal

narangiographisch normalen Herzkranzarterien im mittleren Alter von 45 Jahren auch noch nach einer Beobachtungszeit von 1,5–11 Jahren völlig normale Koronargefäße vorhanden waren. Die Autoren folgern daraus − wegen der kleinen Anzahl dieser Patienten allerdings mit Vorbehalt −, daß jemand mit normalen Herzkranzgefäßen im mittleren Alter eine ausgezeichnete Chance habe, seine normalen Herzkranzgefäße für viele Jahre, vielleicht sogar für den Rest seines Lebens zu behalten.

Wichtig bei dieser Aussage ist sicherlich, daß der koronarangiographische Befund mit Sicherheit normal ist. Dieses setzt, wie in Abschnitt 3.1 näher besprochen, eine technisch einwandfreie Untersuchung in ausreichend vielen Projektionen voraus. Weiterhin weist der Krankheitsverlauf bei Patienten, die in jugendlichem

Alter einen Herzinfarkt wie einen „Blitz aus heiterem Himmel" bekommen haben, darauf hin, daß hier sehr häufig eine schnelle Entwicklung der zugrundeliegenden Stenosierung oder Okkludierung einer Herzkranzarterie anzunehmen ist. Hier mag es in Einzelfällen möglich sein, daß kurze Zeit vor dem Herzinfarkt noch ein normales Koronarangiogramm vorgelegen hatte. Kasuistische Beiträge, die diese Annahme beweisen, sind unseres Wissens nicht publiziert worden.

Bei dem 55jährigen Patienten D. G. (Abb. 4.8) war nach akutem Krankheitsverlauf mit der Verdachtsdiagnose „Perikarditis" eine Koronarangiographie durchgeführt worden. Diese ergab zwar kein vollkommen normales Koronarangiogramm, jedoch lediglich einen Minimalbefund mit ungefähr 20%iger Kaliberreduktion des R. interventricularis anterior und des R. diagonalis. Zwei Monate später kam es zu einem transmuralen Vorderwandinfarkt.

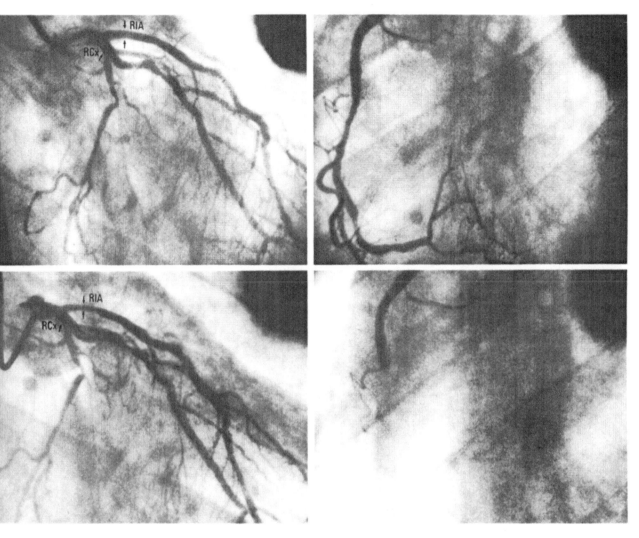

**Abb. 4.11.** Progression der Koronargefäßsklerose bei dem 48jährigen Patienten B. A. Die erste Koronarangiographie am 24. 11. 77 (Coro-Nr. 4899/77) zeigt im proximalen Abschnitt des R. interventricularis anterior (*links oben*) keine Stenose. Die zweite Koronarangiographie am 9. 11. 78 (Coro-Nr. 6038/78) zeigt in diesem Bereich eine langgestreckte 60%ige Stenose (*links unten*). Der Befund am R. circumflexus hat sich nicht wesentlich geändert. Die rechte Kranzarterie war bei der ersten Untersuchung im mittleren Drittel langstreckig 50%ig stenosiert (*rechts oben*), bei der zweiten Untersuchung ist sie verschlossen (*rechts unten*). Die körperliche Leistungsfähigkeit hatte in dieser Zeit von 150 auf 25 W abgenommen

Eine weitere wichtige Frage ist:

*Was bedeutet bei einem Herzinfarktpatienten der Befund, daß außer dem infarktbezogenen Gefäß sämtliche anderen Herzkranzarterien normal sind?*

Das Normalbleiben dieser übrigen Herzkranzarterien ist sicherlich nicht mit einer gleich hohen Wahrscheinlichkeit wie das Normalbleiben eines vollständig normalen Koronarangiogrammes anzunehmen (s. oben). Wenn sich schon einmal an einer Herzkranzarterie eine starke Stenose bzw. eine Okklusion entwickelt hatte, dann ist dieser Prozeß auch an den übrigen Kranzarterien mit erhöhter Wahrscheinlichkeit möglich (Abb. 4.9). Wenn es sich jedoch wirklich um Patienten handelt, bei denen die nach dem Herzinfarkt durchgeführte Koronarangiographie nur an einer einzigen Stelle eine Stenose oder eine Okklusion aufweist, und das gesamte übrige Herzkranzgefäßsystem vollkommen normal ist, kann – jedenfalls nach Korrektur der Risikofaktoren Rauchen und Hypercholesterinämie – damit gerechnet werden, daß dieser Zustand über lange Zeit so bleibt. Nach eigenen Untersuchungen bei 114 jugendlichen Herzinfarktpatienten, die – unabhängig von Beschwerden – im Abstand von 3 Jahren zwei Koronarangiographien bekamen, zeigte sich, daß in derjenigen Gruppe mit unilokulärem Koronargefäßbefall auch nach 3 Jahren nur selten ein neuer Befund aufgetreten war (ROSKAMM et al., 1979). In Einzelfällen kann sogar eine Regression eines solchen unilokulären Befundes festgestellt werden (Abb. 4.10). Man sollte dabei jedoch nicht von einer Regression der Koronargefäßsklerose, sondern von einer Regression des koronarangiographischen Befundes sprechen, die

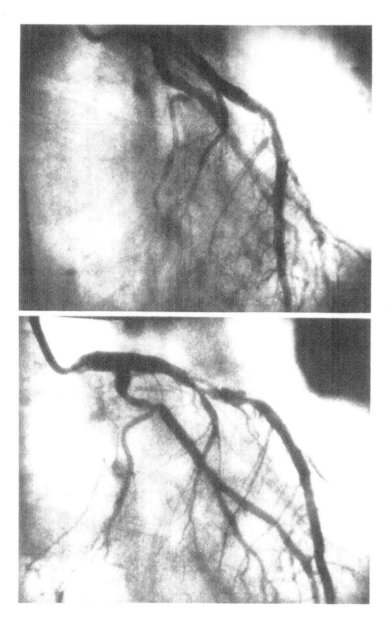

**Abb. 4.12.** Starke Progression der Koronargefäßsklerose bei dem 40jährigen Patienten
Sch. E. Vor knapp 4 Jahren waren bei Zustand nach Hinterwandinfarkt mit ver-
schlossener rechter Kranzarterie (nicht abgebildet) nur Wandunregelmäßigkeiten der
linken Kranzarterie feststellbar (*oben*); nach
knapp 4 Jahren fanden sich zwei aufeinan-
derfolgende kritische Stenosen des R. interventricularis anterior. Auch der R. circumflexus zeigt (*unten*) am Hauptgefäß und am
Abgang des großen Marginalastes mittelstarke Stenosen. Überraschend war, daß der
Patient trotz starker Progredienz der Koronargefäßsklerose bis hin zu einer schweren
Dreigefäßerkrankung keine Angina pectoris
bekam; seine Leistungsfähigkeit betrug
150 W ohne ischämische ST-Senkung; dieses stellt eine sehr seltene Ausnahme dar.
Wegen der sehr starken Progression wurde
hier trotz völliger Beschwerdefreiheit eine
aorto-koronare Bypass-Operation durchgeführt

durch Rekanalisation und ähnliche Prozesse möglich
ist.

Handelt es sich jedoch um eine Koronargefäßsklerose, die an mehreren Stellen mehrere oder alle Gefäße
des Koronargefäßsystems befallen hat, dann können
häufig, auch schon nach kurzer Zeit, erhebliche Ver-
schlechterungen festgestellt werden.

Bei dem 48jährigen Patienten B. A. (Abb. 4.11) war im Jahr
1977 eine diffuse Koronargefäßerkrankung mit Befall der drei
großen Koronararterien festgestellt worden. R. interventricularis anterior und rechte Kranzarterie waren jedoch nur gering
bis mittelgradig stenosiert. Elf Monate später war es, parallel
mit einem Rückgang der Arbeitstoleranz von 150 auf 25 W, zu
einem Verschluß der rechten Kranzarterie und einer 70%igen
Stenose des R. interventricularis anterior gekommen. Jetzt
mußte die Indikation zu einer aorto-koronaren Bypass-Operation gestellt werden.

Auch bei dem in Abb. 4.12 dargestellten 40jährigen Patienten Sch. E. war eine starke Progression der Koronargefäßsklerose nachgewiesen worden. Überraschenderweise war keine
klinische Verschlechterung aufgetreten. Trotz Beschwerdefreiheit wurde hier die Indikation zur Operation gestellt.

Eine häufig sehr schnell stattfindende Progression haben insbesondere die vielen Kontrollangiographien an
operierten Patienten gezeigt. In den ersten Jahren nach
der Operation kann eine schnellere Progression der koronarangiographischen Befunde an den anastomosierten Gefäßen, und zwar proximal der distalen Anastomose festgestellt werden. Die wichtigste Erklärungs-
möglichkeit für die beschleunigte Progression des Befundes in diesen Arterien ist sicherlich die Reduzierung
des Blutflusses im proximalen Koronararteriensegment
nach erfolgreicher Anlage eines aorto-koronaren By-

pass. Häufig sind Totalverschlüsse in anastomosierten Arterien proximal von der distalen Anastomose nachweisbar. So waren z. B. bei GRIFFITH et al. (1973) bei 50 von 71 Patienten neue Koronarverschlüsse im Gefolge einer Vena-saphena-Bypass-Operation aufgetreten. Für die schnelle Progression in diesen Gefäßabschnitten mögen weiterhin die chirurgische Manipulation und die längere Sauerstoffmangelversorgung des Herzens während der Operation eine Rolle spielen. Jedoch auch in nicht-anastomosierten Arterien kann eine Progression festgestellt werden, wenn auch − jedenfalls in den ersten Jahren − weniger häufig. Erfolgte die zweite Koronarangiographie jedoch nach 5–7 Jahren, konnte kein wesentlicher Unterschied für anastomosierte und nicht-anastomosierte Arterien mehr festgestellt werden (BOURASSA et al., 1978).

Klinisch wichtig ist der Befund, daß mittelgradige Stenosen in nicht-anastomosierten Arterien relativ schnell eine Progression erfahren können, worauf insbesondere HUYSMANS (1978) hingewiesen hat. Da die Bypassverschlußrate nicht erhöht ist, wenn die versorgte Koronararterie eine nur mittelgradige Stenose aufweist, leitet sich hieraus für den Chirurgen die therapeutische Konsequenz ab, Gefäße mit nur mittelgradigen Stenosen mit zu versorgen.

Insgesamt lassen sich aus den kontrollkoronarangiographischen Untersuchungen folgen *Richtlinien für die Prognose des koronarangiographischen Befundes* aufstellen:

1. Wenn im mittleren Lebensalter ein vollkommen normales Koronarangiogramm vorliegt, kann damit gerechnet werden, daß dieser Zustand mit hoher Wahrscheinlichkeit für viele Jahre, möglicherweise bis ins hohe Alter, bestehen bleibt.

2. Bei Herzinfarktpatienten mit unilokulärem Koronargefäßbefall und vollkommen normalen übrigen Herzkranzarterien ist eine Verschlechterung des Befundes in den nächsten Jahren außerordentlich selten.

3. Bei multilokulärem Koronargefäßbefall ist eine Progression des Befundes häufig und kann in relativ kurzer Zeit geschehen.

## Literatur

AHLMARK G, SAETRE H, KORSGREN M (1974) Reduction of sudden deaths after myocardial infarction. Lancet II:1563

BELLET S, ROMAN L, NICHOLS GJ, MULLER F (1967) Detection of the coronary prone subject in a normal population by radioelectrocardiographic exercise test: Follow-up studies. Am J Cardiol 19:783

BLACKBURN H, TAYLOR HL, KEYES A (1970) Prognostic significance of the post-exercise electrocardiogram. Am J Cardiol 25:84

BOURASSA MG, CORBARA F, L'ESPERANCE I, CAMPEAU L (1978) Progression of coronary disease five to seven years after aortocoronary bypass surgery. In: Coronary heart disease, 3rd International Symposium (M. Kaltenbach, P. Lichtlen, R. Balcon, WD Bussmann eds) p. 139. Stuttgart, Thieme 1978

BRODY AJ (1959) Master two step exercise test in clinically unselected patients. J Am Med Assoc 171:1195

BRUCE RA (1976) Controversy in exercise testing: old and new aspects. International Symposium „Topics in Cardiovascular Disease" in Basel, Switzerland, 1976

BRUSCHKE AVG (1978) Ten-year follow-up of 601 nonsurgical cases of angiographically documented coronary disease − Angiographic correlations. Cleveland Clinic Quarterly 45:143

BURGGRAF GW, PARKER JO (1975) Prognosis on coronary artery disease. Angiographic, hemodynamic and clinical factors. Circulation 51:146

DOYLE JT, KINCH SH (1970) The prognosis of an abnormal electrocardiographic stress test. Circulation 41:545

ENTMACHER PS, ROBB GP, SELZER F (1973) Detection and prognosis in coronary artery disease. Cardiac Rehabil. Q. 4:55

GENSINI AG, KELLY AE (1972) Incidence and progression of coronary artery disease. An angiographic correlation in 1263 patients. Arch Intern Med 129:814

GREEN KG (1975) Multicentre international study: improvement in prognosis of myocardial infarction by long-term beta-adrenoceptor blockade using Practolol. Br Med J 3:735

GRIFFITH LSC, ACHUF SC, CONTI CR, HUMPHRIES J, O'NEAL BRAWLEY RK, GOTT VL, ROSS RS (1973) Changes in intrinsic coronary circulation and segmental ventricular motion after coronary circulation and segmental ventricular motion after saphenous vein coronary bypass graft surgery. N Engl J Med 288:590

HUYSMANS HA, VERMEULEN FEE, BRUSCHKE VAG (1978) Complete revscularisation, including moderate stenosis? In: Coronary heart surgery, a rehabilitation measure. (H. Roskamm, M. Schmuziger eds.) p. 70. Berlin, Heidelberg, New York, Springer 1979

KALTENBACH M, SCHÄFER R, KLEPZIG H (1967) Die prognostische Bedeutung des Belastungs-Elektrokardiogrammes. Eine Katamnese über 5 Jahre. Med Klin 62:710

KALTENBACH M, BUSSMANN W-D, GIEBELER W (1980) Ziele und zukünftige Entwicklung der Bewegungstherapie für Herzkranke. In: Bewegungstherapie für Herzkranke (R. Hopf, M. Kaltenbach, eds.) Urban und Schwarzenberg, München Berlin Wien

LICHTLEN PR (1978) Natural history of coronary artery disease based on coronary angiography. Cleveland Clinic Quasterly 45:153

MATZDORFF F (1975) Herzinfarkt. Prävention und Rehabilitation. Urban & Schwarzenberg, München Berlin Wien

OBERMAN A, BALDONE JC (1978) Risk factors in relation to prognosis. Cleveland Clinic Quartserly 45:147

PARKER JO (1978) Prognosis in coronary artery disease. Arteriographic, ventriculographic and hemodynamic factors. Cleveland Clinic Quarterly 45:145

PROUDFIT WL (1978) Minor prognostic associations. Cleveland Clinic Quarterly 45:141

READ RC, MURPHY ML, HULTGREN HN (1978) Survival of men treated for chronic stable angina pectoris: a cooperative randomized study. J Thorac Cardiovasc Surg 75:1

RENQUIST N, SJÖGREN A, LUNDMEN T (1977) Prognostic weight and natural history of ventricular ectopic beast after acute myocardial infarction. Circulation [Suppl III] 56:174

ROBB GP, MARKS HH (1964) Latent coronary artery disease − Determination of its presence and severity by the exercise electrocardiogram. Am. J. Cardiol. 13:603

ROBB GP, MARKS HH (1967) Postexercise electrocardiogram in arteriosclerotic heart disease. Its value in diagnosis and prognosis. JAMA, 200:918

ROBB GP, MARKS H (1967) Postexercise electrocardiogram in arteriosclerotic heart disease. J Am Med Assoc 200:918

ROSKAMM H, STÜRZENHOFECKER P, GÖRNANDT L, GOHLKE H, HAAKSHORST W Progression and regression of coronary artery disease in post infarction patients below age 40. Symposium: A generation of coronary arteriography. Cleveland, Ohio 18.–20. Oktober 1979 (to be publ) dy.

TABATZNIK B (1976) Ambulatory monitoring in the last postmyocardial infarction period. Postgrad Med J [Suppl 7] 52:56

WILHELMSSON C, VEDIN A, WILHELMSEN L, TIBBLIN G, WERKÖ L (1974) Reduction of sudden deaths after myocardial infarction by treatment with alprenolol. Lancet II:1157

# 5 Therapeutische Maßnahmen bei koronarer Herzkrankheit

## 5.1 Konservative Therapie

M. Kaltenbach

Jede medikamentöse Behandlung der koronaren Herzkrankheit setzt die gleichzeitige Durchführung allgemeiner Therapieprinzipien – einschließlich Fragen der Ernährung, der Bewegung, der Genußmittel und der psychosozialen Situation – voraus. Das Therapiekonzept muß dem individuellen Patienten und seiner besonderen Erkrankung angepaßt sein. Da es sich fast immer um therapeutische Langzeitmaßnahmen handelt, sollten diese vor Einleitung mit dem Patienten besprochen werden. Es ist nicht entschuldbar, daß Kranke mit dem gesamten Arsenal der sogenannten koronarwirksamen Substanzen behandelt werden, ehe eine klare Diagnose gestellt und aufgrund dieser eine systematische Therapie geplant und dem Patienten verständlich gemacht wird.

## 5.1.1 Beeinflussung der Risikofaktoren, allgemeine Lebensweise

Die konsequente Beeinflussung sogenannter Risikofaktoren – z. B. kompromißloses Nichtrauchen, ausreichende Bewegung in Form von täglichen Fußwegen oder Spaziergang, Einstellung einer Hypertonie, Normalisierung des Körpergewichts – sind Maßnahmen, die vom Patienten fast immer akzeptiert werden, wenn der Arzt diesen über die Bedeutung der Erkrankung orientiert und mit eigenem Engagement den Sinn einer geänderten Lebensführung darstellt. Im Beruf ist im allgemeinen eine bewußte Beschränkung innerhalb der gewohnten Tätigkeit sinnvoller als eine Umschulung auf ein völlig ungewohntes, neues Arbeitsgebiet. Die Aufnahme von Angina-pectoris-Patienten in sogenannte Koronargruppen unter laufender ärztlicher Betreuung hat sich bewährt. Ganz besonders trifft dies auch für koronaroperierte Patienten zu.

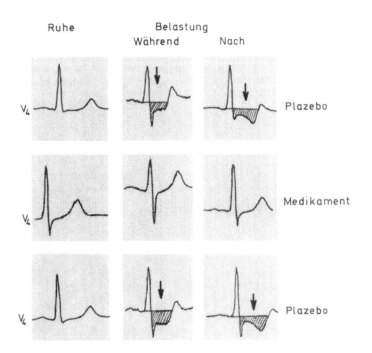

**Abb. 5.1.** Ausschnitte aus drei Belastungsuntersuchungen bei einem Patienten mit Angina pectoris und ischämischer ST-Senkung im Belastungs-EKG. Koronarographisch bestand eine schwere stenosierende Koronarsklerose. Die ausgeprägte ST-Senkung war sowohl im Plazeboversuch vor als auch im Plazeboversuch nach Medikation (Auslaßversuch) nachweisbar. Unter Medikation ist im EKG während und nach Belastung keine ST-Senkung mehr erkennbar

## 5.1.2 Antianginöse Medikamente

Die medikamentöse Therapie beginnt mit der Verordnung von sublingualem Nitroglycerin. Dieses Medikament hat sich in der Behandlung des Angina-pectoris-Anfalls seit mehr als 100 Jahren glänzend bewährt (BRUNTON, 1867).

Es ist nicht nur therapeutisch, sondern auch prophylaktisch wirksam, d. h. die gleiche Belastung kann nach Nitroglyceringabe besser als ohne das Medikament toleriert werden, ein Anfall bleibt aus. Das Ansprechen auf Nitroglycerin ist so prompt, daß es differentialdiagnostisch verwertbar ist. Wirkt Nitroglycerin innerhalb von 5 min nach sublingualer Gabe nicht, so muß an der Diagnose einer echten Angina pectoris gezweifelt werden.

Die wesentliche Erkenntnis der letzten Jahre in bezug auf Nitroglycerin bezieht sich auf die antianginöse Wirksamkeit oral gegebener, d. h. geschluckter organischer Nitrate. Es ist heute gesichert, daß auf diesem Weg eine mehrstündige Wirkung erzielt werden kann, im Gegensatz zu der nur etwa 15–20 min anhaltenden Wirkung von sublingualem Nitroglycerin. Zwar werden organische Nitrate zum Teil von der Leber abgebaut, es ist aber gesichert, daß die entstehenden Metaboliten ihrerseits antianginös hochwirksam sind (SRAUCH et al., 1975).

Die Prüfung der antianginösen Wirksamkeit verschiedener Substanzen und verschiedener Applikationsformen und die Erstellung von Dosis-Wirkungs-Beziehungen kann nur beim Patienten mit Angina pectoris erfolgen. Die Messung pharmakologischer Einzelparameter kann die klinische Prüfung beim Patienten nicht ersetzen. Folgendes Vorgehen ist für die kritische Prüfung antianginöser Medikamente geeignet:

1. Auswahl von Kranken mit stabiler Angina-pectoris-Symptomatik und reproduzierbarer Ischämiereaktion unter Belastung.

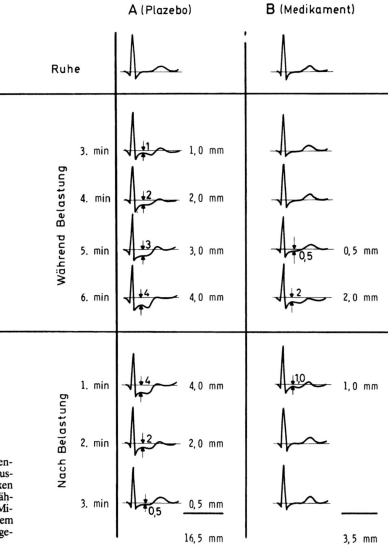

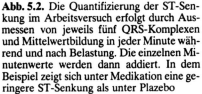

**Abb. 5.2.** Die Quantifizierung der ST-Senkung im Arbeitsversuch erfolgt durch Ausmessen von jeweils fünf QRS-Komplexen und Mittelwertbildung in jeder Minute während und nach Belastung. Die einzelnen Minutenwerte werden dann addiert. In dem Beispiel zeigt sich unter Medikation eine geringere ST-Senkung als unter Plazebo

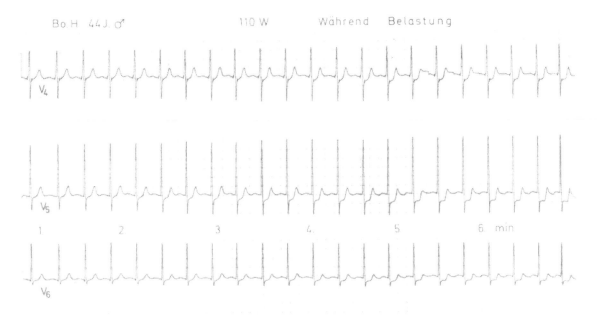

**Abb. 5.3.** EKG während Belastung an der Kletterstufe bei einem Patienten mit Angina pectoris und ischämischer ST-Senkung. Es handelt sich um ein mit Computerhilfe geschriebenes EKG, wobei jeweils 25 QRS-Komplexe gemittelt und als ein Komplex ausgeschrieben werden. Der Streifen entspricht einer kontinuierlichen Schreibung über 6 min Belastung. Die Papiergeschwindigkeit beträgt 1 mm/s, das ausgeschriebene EKG entspricht jedoch 25 mm/s

2. Objektivierung der stenosierenden Koronarsklerose durch Koronararteriographie und Ventrikulographie, dadurch Sicherstellung, daß EKG-Veränderungen unter Belastung Folge einer aktuellen Mangeldurchblutung und nicht einer evtl. bestehenden Ventrikelnarbe sind.

3. Durchführung von Belastungsuntersuchungen vor und nach Medikamenteneinnahme mit gleichbleibender, individuell vorbestimmter Leistung und Belastungsdauer. Eine Plazebountersuchung ist nicht nur vor, sondern als Auslaßversuch auch *nach* der Gabe des Medikaments zu fordern.

4. Quantitative Wertung der auftretenden ST-Senkung.

5. Subjektive Angaben über Angina pectoris und Luftnot werden protokolliert und als zusätzlicher Parameter mit bewertet.

Ein Vorgehen nach diesen Grundsätzen hat sich seit mehr als 10 Jahren bei der Prüfung vieler koronarwirksamer Medikamente bewährt. Fehldeutungen, die eine Revision in der Beurteilung eines Medikamentes erfordert hätten, sind bisher nicht aufgetreten. Das Verfahren ermöglichte u. a. sehr frühzeitig eine kritische Einstufung der Therapie mit sogenannten Koronardilatatoren (KALTENBACH et al., 1967). Andere Verfahren, bei denen in wiederholten Arbeitsversuchen die Belastungstoleranz, d. h. die Leistungsgrenze bis zum Auftreten von Angina-pectoris-Beschwerden ermittelt wird, haben gegenüber dem Beschriebenen gewisse Nachteile: Der Bewertung wird ein subjektives Symptom zugrunde gelegt, das zum Beispiel dadurch verfälscht werden kann, daß das zu prüfende Medikament endoanästhetische, sedierende oder psycholeptische Begleiteffekte besitzt. So kann auch im Doppelblindversuch eine antianginöse Wirksamkeit vorgetäuscht werden.

Die quantitative Bewertung der im reproduzierbaren Arbeitsversuch mit gleichbleibender Leistung und Belastungsdauer auftretenden ST-Senkung geschieht entweder durch Ausmessung (Abb. 5.1, 5.2) oder durch rechnergestützte EKG-Schreibung und fortlaufende Registrierung der ST-Senkung und des Winkels der ST-Strecke mit der Horizontalen mit Hilfe eines X-Y-Schreibers (Abb. 5.3, 5.4).

Systematische Untersuchungen mit sublingualem Nitroglycerin und oralen Nitraten ergaben objektivierbare antianginöse Effekte. Für die perorale Nitrattherapie ist Isosorbiddinitrat (ISD) besonders geeignet.

Die wirksame Dosis muß allerdings wesentlich höher als bei sublingualer Gabe gewählt werden; der gleiche antianginöse Effekt von 5 mg ISD sublingual kann mit einer oralen Dosis von etwa 30 mg erreicht werden. Dessen Wirkungsdauer ist wesentlich länger, sie beträgt ca. 4 Std im Vergleich zu ca. ¹/₂ Std nach sublingualer Applikation. Die Verschiedenheit der Wirkdauer und der erforderlichen Dosis ist dadurch zu erklären, daß nach oraler Gabe von Isosorbiddinitrat dieses teilweise zu 2- und 5-Isosorbidmononitratester metabolisiert wird.

Die beiden Mononitrate entfalten ihrerseits eine aus-

**Abb. 5.4.** Ausmessung und fortlaufende Schreibung der ST-Senkung während und nach Belastung mit Computerhilfe. Links oben erkennt man die während Belastung zunehmende ST-Senkung, die dem in Abb. 5.3 wiedergegebenen Streifen entspricht, sowie die nachfolgende Rückbildung der Senkung in der Erholungsphase. Oben rechts ist der Winkel der ST-Strecke mit der Horizontalen aufgezeichnet, ein deszendierender Winkel ist in der Erholungsphase nach Belastung erkennbar. Unten ist die gleiche Registrierung nach vorheriger Gabe eines Calciumantagonisten wiedergegeben. Man erkennt eine geringere ST-Senkung und einen Winkel der ST-Strecke, der nicht mehr unter die Horizontale reicht

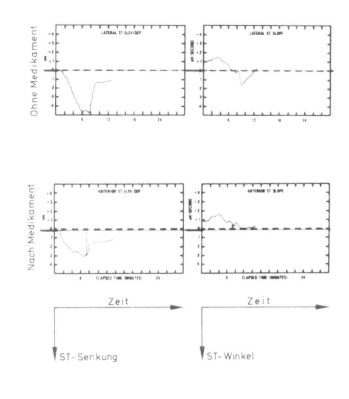

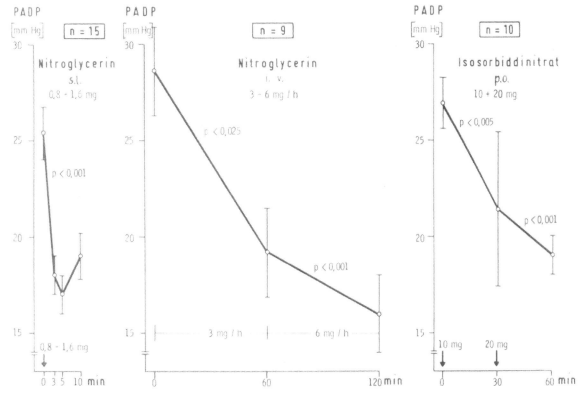

**Abb. 5.5.** Diastolischer Pulmonalisdruck (PADP) als Parameter des linksventrikulären Füllungsdruckes nach Gabe von sublingualem Nitroglycerin, während Nitroglycerin-Infusion und nach oraler Gabe von Isosorbiddinitrat. Mit den drei verschiedenen Medikamenten ist eine im Ausmaß weitgehend gleiche Senkung des linksventrikulären Füllungsdruckes erreichbar

**Tabelle 5.1.** Antianginöse Wirkung von Isosorbiddinitrat in Abhängigkeit von der Dosis

| Orale Ein-zeldosis [mg] | Zeit nach Applika-tion [min] | Reduktion der bela-stungsindu-zierten ST-Senkung [%] | Antiangi-nöser Effekt | Anzahl der Pa-tienten |
|---|---|---|---|---|
| 10 | 120 | 25 | + | 11 |
| 20 | 120 | 50 | + + | 24 |
| 30 | 45 | 72 | + + + | 10 |

ge-prägte antianginöse Wirkung (STAUCH et al., 1975).

Die Prüfung verschiedener Dosen von oralem Isosorbiddinitrat ergab eine deutliche Dosis-Wirkungs-Beziehung (Tabelle 5.1).

Am Verhalten des linksventrikulären Füllungsdruckes kann die Wirksamkeit verschiedener Nitratapplika-

tionsformen ebenfalls vergleichend beurteilt werden. Wie die Abb. 5.5 und 5.6 zeigen, kann eine etwa gleiche Füllungsdrucksenkung erreicht werden mit 0,8–1,6 mg Nitroglycerin sublingual, 3–6 mg/Std Nitroglycerin in intravenöser Dauerinfusion und mit oraler Gabe von 30–40 mg Isosorbiddinitrat. Die Wirkdauer von Nitroglycerin beträgt nach sublingualer Gabe 10–20 min, nach intravenöser Infusion klingt sie mit dem Infusionsende rasch ab, nach oraler Gabe von ISD hält sie etwa 4 Std an (BUSSMANN u. KALTENBACH, 1976).

Als Argument gegen die Dauerbehandlung mit organischen Nitraten wurde die mögliche Entwicklung einer Toleranz geltend gemacht. Langzeitversuche unter hochdosierter Nitrattherapie haben jedoch gezeigt, daß eine solche Toleranzentwicklung beim Menschen in aller Regel nicht vorkommt. Unter der Dauerbehandlung mit 60–100 mg ISD täglich über 9 Wochen fanden BECKER et al. (1976) die Ansprechbarkeit auf akute Nitrateinzelgabe unvermindert (Abb. 5.7).

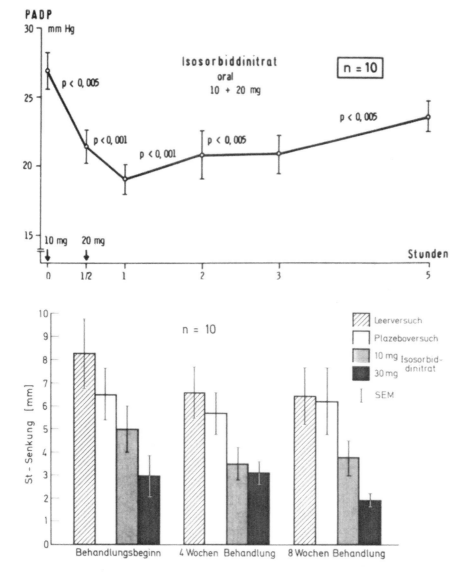

**Abb. 5.6.** Nach oraler Gabe von 30 mg Isosorbiddinitrat kommt es zu einer Füllungsdrucksenkung über einen Zeitraum von ca. 4 Std

**Abb. 5.7.** Die im Akutversuch erreichbare Besserung der belastungsinduzierten ST-Senkung durch 10 bzw. 30 mg Isosorbiddinitrat ist nach einer Dauerbehandlung mit 60–100 mg/Tag unvermindert nachweisbar. Es findet sich kein Hinweis auf eine Toleranzentwicklung

**Tabelle 5.2.** Wirkungskomponenten des Nitroglycerins

| Verminderung der Vorbelastung | Füllungsdruck ↓ Herzgröße ↓ Wandspannung ↓ |
|---|---|
| Verminderung der Nachbelastung | Aortendruck (↓) Peripherer Widerstand (↓) Elastischer Widerstand ↓ |
| Verbesserung der regionalen Myokarddurchblutung | Füllungsdruck ↓ ⎫ Wirksamer koronarer Wandspannung ↓ ⎭ Perfusionsdruck |

Die klinische Beobachtung, daß Koronarpatienten bisweilen ihren Nitroglycerinverbrauch immer weiter erhöhen müssen, um beschwerdefrei zu bleiben, ist dementsprechend in der Regel nicht als Folge einer Toleranzentwicklung, sondern als Folge eines Fortschreitens der zugrundeliegenden stenosierenden Koronarsklerose anzusehen.

Nitroglycerin bewirkt in Verbindung mit seinem antianginösen Effekt wünschenswerte hämodynamische Veränderungen (Tabelle 5.2, Abb. 5.8): Senkung des links- und rechtsventrikulären Füllungsdruckes, Verminderung der Herzarbeit infolge Senkung des peripheren und besonders des elastischen Auswurfwiderstandes der Aorta bzw. der großen muskulären Arterien (MARTIN et al., 1976). Diese Wirkungen sind sowohl für die

Therapie des akuten Angina-pectoris-Anfalls als auch für die Dauerbehandlung bzw. Verhütung oder Verminderung der kardialen Linksinsuffizienz bedeutsam. Die Nitratgabe ist daher als Basis der medikamentösen Angina-pectoris-Behandlung anzusehen. Jeder Patient muß auf seine optimale Dosis eingestellt werden. Isosorbiddinitrat ist über mehrere Stunden wirksam, die Verwendung von Depotpräparaten ist daher nicht erforderlich. Die Einstellung beginnt mit einer niedrigen Dosis von z. B. 3 × 5 mg täglich, sie wird erhöht bis 4 × 20 bzw. 4 × 40 mg täglich oder mehr. Die Tagesdosis liegt damit für die Dauerbehandlung zwischen 80 und 160 mg oder mehr. Nebenwirkungen bestehen hauptsächlich in Kopfschmerzen. Bei den meisten Patienten klingen diese nach wenigen Tagen ab, nur bei wenigen (ca. 5–10% der Patienten mit echter Angina pectoris) zwingt der anhaltende Nitratkopfschmerz zum Umsetzen auf eine andere Therapie. Gravierende sonstige Nebenwirkungen sind trotz Einführung dieser Stoffgruppe in die Therapie vor mehr als 100 Jahren bis heute nicht bekannt geworden. Die Linksherzinsuffizienz beim akuten Myokardinfarkt und das Lungenödem stellen eine weitere Indikation dar (BUSSMANN u. KALTENBACH, 1976a, b).

Spricht eine echte Angina pectoris auf Nitrat nicht genügend an, so wird zusätzlich ein β-Rezeptorenblocker oder ein Calciumantagonist verordnet. Bei den β-Rezeptorenblockern ist die Wahl des Präparates weit-

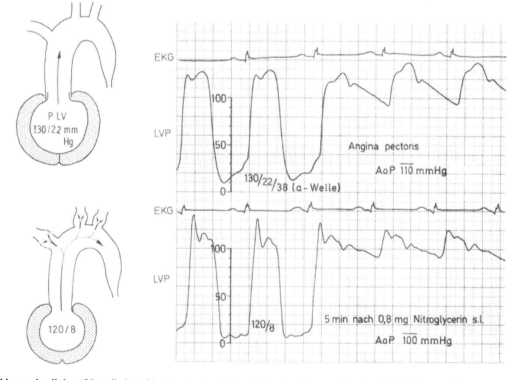

**Abb. 5.8.** Druckkurve im linken Ventrikel und in der Aorta während eines spontanen Angina-pectoris-Anfalls (*oben*) und nach Anfallskupierung durch Nitroglycerin (*unten*). Man erkennt den stark erhöhten links-ventrikulären Füllungsdruck während des Anfalls, der sich nach Nitratgabe normalisiert.

Die Aortendruckkurve zeigt eine Verkleinerung der Druckamplitude und eine Formänderung als Folge des verminderten elastischen Auswurfwiderstandes (Tonusabnahme der großen herznahen Arterien) nach Nitroglycerin

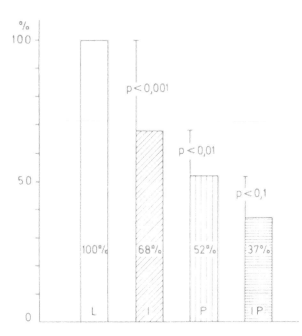

**Abb. 5.9.** Belastungsinduzierte ST-Senkung im Leerversuch (L) nach Gabe von 4 × 5 mg/Tag Isosorbiddinitrat (I), 4 × 2 mg/Tag Pindolol (P), sowie nach kombinierter Behandlung mit 4 × 5 mg/Tag Isosorbiddinitrat plus 4 × 2 mg/Tag Pindolol (IP). Ein additiver Effekt der beiden Substanzen ist nachweisbar

**Tabelle 5.3.** Antianginöse Wirksamkeit verschiedener Calciumantagonisten beurteilt aufgrund der belastungsinduzierten ST-Senkung im Doppelblindversuch. Bei den ersten Substanzen erfolgte die Prüfung im Akutversuch, d. h. nach einmaliger Gabe des Medikaments. Bei den letzten zwei Substanzen erfolgte die Prüfung nach Dauertherapie über 2 Wochen und nach zusätzlicher Gabe des Medikaments 1–2 Std vor der Belastungsuntersuchung

| Generic name | Handels-name | Dosis [mg] | Applika-tions-form | Anti-anginöse Wirkung |
|---|---|---|---|---|
| Prenylamin | Segontin | 240 | oral | 0 |
| Verapamil | Isoptin | 5 | i. v. | + |
| Verapamil | Isoptin | 320 | oral | + |
| Nifedipin | Adalat | 20 | buccal | + |
| Nifedipin | Adalat | 1 | i. v. | + |
| Perhexilin-maleat | Pexid | 200 | oral | + |
| Perhexilin-maleat | Pexid | 400 | oral | + |
| Fendilin | Sensit | 50 | oral | 0 |
| Fendilin | Sensit | 300 | oral | 0 |

gehend bedeutungslos, vorausgesetzt, daß äquipotente Dosen verwendet werden, z. B. 3 × 5 mg Pindolol oder 3 × 40 mg Propranolol. Die Unterschiede zwischen Substanzen mit sogenannter kardioselektiver Wirkung gegenüber nicht-kardioselektiven sind klinisch unbedeutend: Beim Vorliegen einer Bronchialobstruktion können beide Typen von β-Rezeptorenblockern eine Zunahme der Atemwegsobstruktion bewirken (KAL-

TENBACH et al., 1971). Eine sogenannte intrinsische Sympathikuseigenwirkung hat dagegen eine gewisse Bedeutung, da das Auftreten einer unerwünschten Sinusbradykardie bei Blockern mit sympathikomimetischem Eigeneffekt weniger häufig ist.

Die Kombination von β-Rezeptorenblockern und Nitraten ist in vielen Fällen sinnvoll. Der additive Effekt ist gesichert (Abb. 5.9). Die gleichzeitige Gabe von β-Rezeptorenblockern und Nitraten von Beginn an hat aber den Nachteil, daß die Nitratdosis dann nicht mehr zuverlässig ausgetestet werden kann. Auch werden nicht wenige Patienten unter genügend hochdosierten Nitraten allein beschwerdefrei, so daß die β-Rezeptorenblocker in solchen Fällen nicht benötigt werden.

Die routinemäßige Gabe von β-Rezeptorenblockern im Sinne der Langzeitprophylaxe erscheint derzeit nicht genügend gesichert, um sie allgemein empfehlen zu können. Unerwünschte Nebenwirkungen wie Füllungsdruckerhöhung können durch die gleichzeitige Gabe von Digitalis nicht aufgehoben werden. Die Verstärkung von Koronarspasmen ist angiographisch gesichert (BROWN et al., 1978).

Eine Reihe antianginöser Substanzen werden unter dem Begriff der Calciumantagonisten zusammengefaßt. Da nicht alle experimentell als Calciumantagonist ausgewiesenen Medikamente auch klinisch eine sichere antianginöse Wirkung besitzen, ist die klinische Prüfung der antianginösen Wirksamkeit bei jeder Einzelsubstanz von besonderer Bedeutung. In eigenen Untersuchungen fanden sich unter sechs geprüften Substanzen in den angewandten Dosen nur vier wirksame. Die Beurteilung der Wirksamkeit aufgrund subjektiver Angaben über Häufigkeit und Schwere pektanginöser Anfälle, Höhe des Nitroglycerinverbrauchs oder Zunahme der Belastungstoleranz ist aus den oben angegebenen Gründen problematisch. In Tabelle 5.3 ist die aufgrund objektiver Parameter abgeleitete antianginöse Wirksamkeit verschiedener Calciumantagonisten dargestellt.

Calciumantagonisten können in Kombination mit Nitraten angewendet werden, ihre primäre Gabe empfiehlt sich bei Kranken mit Nitratkopfschmerz, oder wenn gleichzeitig tachykarde Rhythmusstörungen (Verapamil) oder eine Hypertonie vorliegt (Abb. 5.10).

Die Kombination von β-Rezeptorenblockern und Calciumantagonisten gilt als problematisch. Es scheint jedoch, daß zumindest die Kombination von β-Rezeptorenblockern mit Nifedipin nicht gefährlich ist.

Die echte Belastungs-Angina-pectoris spricht auf eine medikamentöse Behandlung in aller Regel gut an, ist dies nicht der Fall, so muß die Diagnose bezweifelt werden. Eine Sonderform stellt die Ruhe-Angina-pectoris (Prinzmetal-Angina-pectoris) dar. Dieses in Deutschland seltene Krankheitsbild ist in Japan und möglicherweise auch in Italien häufiger. Es wird durch einen Koronarspasmus hervorgerufen, der meist im Bereich einer organischen Koronarstenose, ausnahmsweise auch bei angiographisch unauffälligen Kranzarterien, auftritt. Die Behandlung mit Nitraten ist wirksam. Calciumantagonisten übertreffen aber nicht selten die Nitrate. β-Rezeptorenblocker sind kontraindiziert, sie

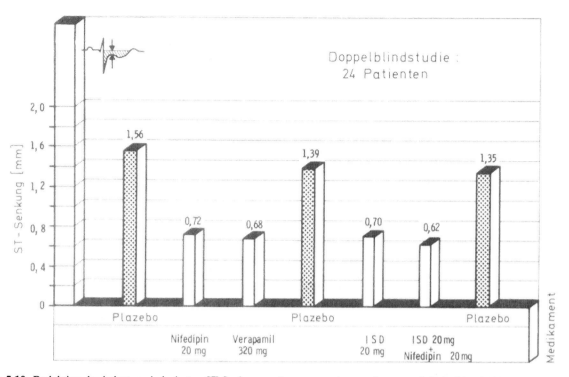

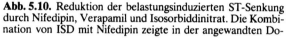

**Abb. 5.10.** Reduktion der belastungsinduzierten ST-Senkung durch Nifedipin, Verapamil und Isosorbiddinitrat. Die Kombination von ISD mit Nifedipin zeigte in der angewandten Do-sierung nur einen geringen, statistisch nicht signifikanten, zusätzlichen Effekt

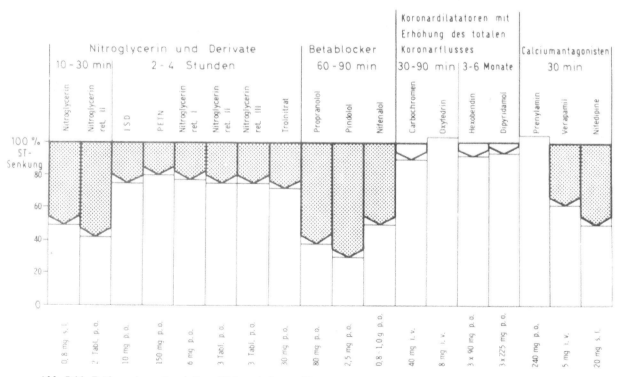

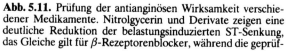

**Abb. 5.11.** Prüfung der antianginösen Wirksamkeit verschiedener Medikamente. Nitrolglycerin und Derivate zeigen eine deutliche Reduktion der belastungsinduzierten ST-Senkung, das Gleiche gilt für β-Rezeptorenblocker, während die geprüf-ten Koronardilatatoren keinen antianginösen Effekt objektivieren lassen. Bei den Calciumantagonisten finden sich bei den einzelnen Substanzen divergierende Ergebnisse

können die Symptome verstärken (BROWN et al., 1978).
Da zur Zeit nicht sicher abzusehen ist, bei wieviel Patienten mit Angina pectoris zusätzliche Spasmen eine Teilursache der Myokardischämie darstellen, ist auch aus diesem Grund die routinemäßige β-Rezeptorenblockertherapie nicht generell zu empfehlen.

Das heutige Therapiekonzept der Angina pectoris besteht demnach aus folgenden Stufen:

1. Beeinflussung der allgemeinen Lebensweise und der individuellen Risikofaktoren.

2. Gabe von Nitroglycerin im Anfall und unter Umständen auch zur Anfallsprophylaxe, sowie als Differentialtherapeutikum zur Sicherung der Diagnose.

3. Gabe von langwirksamen Nitraten oral (bevorzugt Isoorbiddinitrat) in individuell angepaßter, hoher Dosierung. Bei Patienten, die Nitrat nicht tolerieren (anhaltender Nitratkopfschmerz wird bei 5–10% der Patienten mit echter Angina pectoris beobachtet), primäre Gabe von Calciumantagonisten (z. B. Nifedipin 3 × 10 bis 3 × 20 mg/Tag oder Verapamil 3 × 80 bis 3 × 160 mg/Tag). Wird eine gleichzeitige antiarrhythmische Wirkung gewünscht, ist Verapamil vorzuziehen. Eine antihypertensive Wirkung ist von Verapamil ebenfalls gesichert (SPIES et al., 1978).

4. Patienten, die auf Nitrate allein nicht genügend ansprechen, werden zusätzlich mit β-Rezeptorenblockern oder Calciumantagonisten behandelt. Die Kombination von Calciumantagonisten mit β-Rezeptorenblockern sollte nur ausnahmsweise und unter sorgfältiger Kontrolle erfolgen.

Während die antianginöse Wirkung von Nitraten, β-Rezeptorenblockern und bestimmten Calciumantagonisten gesichert ist, besitzen die sogenannten reinen Koronardilatatoren, d. h. Substanzen, die infolge arteriolärer Widerstandsverminderung die Myokarddurchblutung erhöhen, keine antianginöse Wirksamkeit (Abb. 5.11). Die antianginöse Wirkung fehlt auch unter Langzeitbehandlung zum Zwecke der Kollateraleninduktion (KALTENBACH et al., 1967). Hohe Dosen von Persantin können Angina-pectoris-Anfälle auslösen.

Während die Diskussion über den Wert der Koronardilatatoren in der Dauertherapie der koronaren Herzkrankheit als abgeschlossen betrachtet werden kann, ist sie über Antikoagulation und Antiaggregation noch im Gang. Von den meisten Autoren wird heute der Nutzen der Antikoagulation gegenüber deren möglichen Gefahren als unbewiesen angesehen. Bei der Antiaggregation, d. h. der Behandlung mit Acetylsalicylsäure, erscheint dagegen ein günstiger Langzeiteffekt denkbar. Empfohlen wird die tägliche Gabe von 1,5 g Salicylat, wobei magenfreundliche Präparate (z. B. Apyron oder Deskoval) zu bevorzugen sind. Schlüssige Beweise für die Langzeittherapie liegen noch nicht vor. Der Wert einer Plättchenbeeinflussung durch Anturan wird aufgrund einer Studie angenommen; eine Bestätigung dieser Befunde hat bisher nicht stattgefunden. Die Langzeitgabe von β-Rezeptorenblockern mit dem Ziel einer Reduktion der Mortalität bei Patienten mit überstandenem Herzinfarkt wird von manchen Autoren empfohlen. Ihr Einsatz kann aber derzeit nicht allgemein emp-

fohlen werden, die durchgeführten Studien betreffen meist nur relativ kleine Patientenkollektive, auch liegen unaufgeklärte Widersprüche vor, die es geraten erscheinen lassen, weitere Ergebnisse abzuwarten. Die Langzeitbehandlung mit Nitraten bedarf ebenfalls weiterer Klärung. Bisherige Ergebnisse sind ermutigend (FRANCIOSA et al., 1978).

Die Digitalisierung von Patienten mit koronarer Herzkrankheit ist dann angezeigt, wenn Zeichen einer muskulären Herzinsuffizienz nachweisbar sind. Die prophylaktische Digitalisierung ist jedoch nicht zu empfehlen. Die Gabe von Digitalis bei der Angina pectoris ohne Zeichen der Herzinsuffizienz ist abzulehnen.

## Literatur

BECKER HJ, WALDEN G, KALTENBACH M (1976) Gibt es „Tachyphylaxie" bzw. Gewöhnung bei der Behandlung der Angina pectoris mit Nitrokörpern? Verh Dtsch Ges Inn Med 82:1208–1210

BROWN BG, BOLSON E, FRIMER M, DODGE HT (1978) Angiographic distinction between variant angina and non-vasopastic chest pain. Circulation [Suppl II] 58:122

BRUNTON TL (1867) On the use of nitrite of amyl in angina pectoris. Lancet II:97

BUSSMANN WD, KALTENBACH M (1976a) Wirkung von Nitroglycerin beim akuten Myokardinfarkt. Dtsch Med Wochenschr 101:642

BUSSMANN WD, KALTENBACH M (1976b) Sublingual nitroglycerin in treatment of left ventricular failure and pulmonary edema. Eur J Cardiol 4:327

FRANCIOSA JA, NORDSTROM LA, COHN JN (1978) Nitrate therapy for congestive heart failure. JAMA 240:443–447

GANZ W, CRIBIER A, CHEW, C, KAMMATSUSE K, TZIVONI D, NAIR R, SWAN HJC (1978) Effect of nitroglycerin on the acutely ischemic myocardium. In: Kaltenbach M, Lichtlen P, Balcon R, Bussmann W-D (eds) Coronary heart disease. Thieme, Stuttgart, p 256–261

KALTENBACH M, BECKER HJ, KROCKOW P von, ZIMMERMANN D (1967) Zur medikamentösen Behandlung der Angina pectoris. Verh Dtsch Ges Inn Med 73:591

KALTENBACH M, BECKER JH, MITROU P, PETERSEN P, KOBER G, MEIER-SYDOW J, KREHAN L, GULDNER N, DIERKESMANN R, BÖHLAU V (1971) Comparable doses of different betablockers in man, their effects on hemodynamics, heart rate, peripheral blood flow, heart size, bronchial resistance and angina pectoris. In: Coronary heart disease. Thieme, Stuttgart, p 198

MARTIN KL, BÖHMER H, RÖCKEMANN B, KALTENBACH M (1976) Neue Aspekte des Wirkungsmechanismus von Nitroglycerin, Veränderung des Wellenwiderstandes in den herznahen Arterien. Verh Dtsch Ges Inn Med 82:1123

SPIES HF, KOCH E, APPEL E, PALM D, KALTENBACH M (1978) Einfluß oraler Langzeittherapie mit Verapamil und Metoprolol auf arteriellen Blutdruck, Herzfrequenz und Plasmakatecholamine bei Hypertonikern. Verh Dtsch Ges Kreislaufforsch 44:25

STAUCH M, GREWE N, NISSEN H (1975) Die Wirkung von 2- und 5-Isosorbidmononitrat auf das Belastungs-EKG von Patienten mit Koronarinsuffizienz. Verh Dtsch Ges Kreislaufforsch 41:182

## 5.2 Chirurgische Therapie

Die Indikation zur Koronarangiographie und Ventrikulographie hängt entscheidend von der Indikationsstellung zur Revaskularisationsoperation und zur An-

eurysmektomie ab. Aus diesem Grunde sollen in diesem Kapitel die Möglichkeiten und Grenzen der chirurgischen Therapie und die sich daraus ergebenden Indikationen zusammengefaßt werden.

### 5.2.1 Aorto-koronare Bypass-Operation (Revaskularisationsoperation)

H. ROSKAMM

1967 wurde der anorto-koronare Venenbypass von FAVALORO (1968) an der Cleveland-Klinik eingeführt. In der Zwischenzeit ist er bei mehreren hunderttausend Patienten in aller Welt durchgeführt worden.

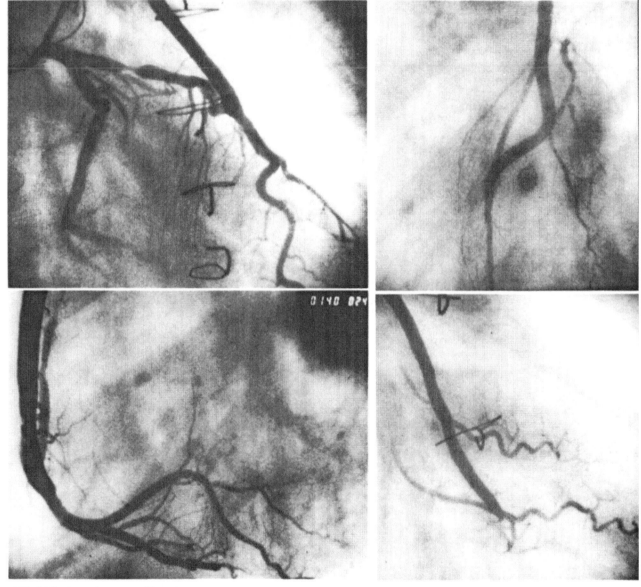

**Abb. 5.12.** Aorto-koronarer Venenbypass auf den R. interventricularis anterior (RAO-Position, *oben*) und auf die distale rechte Kranzarterie (LAO-Position, *unten*) (Operation: Ch. HAHN, M. SCHMUZIGER, Genolier, 1976)

**Abb. 5.13.** *Oben:* Jump-graft auf den R. interventricularis anterior (End-zu-Seit-Anastomose) und den R. diagonalis (Seit-zu-Seit-Anastomose). *Unten:* Jump-graft auf zwei Posterolateraläste des R. circumflexus (Operation: Ch. HAHN, M. SCHMUZIGER, Genolier, 1976)

In der Regel wird ein Stück der Vena saphena magna oder der Unterschenkelvene End-zu-Seit auf die Koronararterie distal der kritischen Stenose aufgenäht (Abb. 5.12). Einige Herzchirurgen wenden mit Erfolg hier die „jump"-Technik an: Dabei werden zwei kritisch stenosierte Arterien von einem Bypass versorgt. Die erste mit einer Seit-zu-Seit-Anastomose, die zweite mit einer End-zu-Seit-Anastomose (Abb. 5.13). Der selten angewandte y-graft — bei dem in der Regel eine natürlich sich verzweigende Vene benutzt wird — kann ebenfalls zwei kritisch stenosierte Arterien versorgen (Abb. 5.14).

Neuerdings wird zusätzlich die A.-mammaria-interna-Anastomose (Green-Anastomose) verwendet (Abb. 5.15).

Im Jahre 1977 wurden auf einer internationalen Konferenz, die von der Weltgesundheitsorganisation einberufen war, Ergebnisse und Indikationen der aorto-koronaren Bypass-Operation folgendermaßen zusammengefaßt:

Die aorto-koronare Bypass-Operation kann heutzutage an erfahrenen Zentren bei Patienten mit stabiler Angina pectoris mit einer Operationsmortalität von 1–2% durchgeführt werden. Diese geringe Operationsmortalität trifft zu für Patienten, die folgende Charakteristika aufweisen: unter 70 Jahre alt, normal großes Herz, gute Ventrikelfunktion im Ventrikulogramm, in den letzten Wochen kein Myokardinfarkt, keine schwerwiegenden Zweiterkrankungen und Koronararterien, die sich für die Bypass-Operation gut eignen. Wenn ein oder mehrere dieser Kriterien nicht erfüllt sind, erhöht sich das Operationsrisiko. Wichtige Faktoren, die die Operationsmortalität erhöhen, sind: Linke Hauptstammstenose, diffuse Koronararteriensklerose und sehr eingeschränkte Ventrikelfunktion mit einer Auswurffraktion von unter 30%.

Mit zunehmender chirurgischer Erfahrung und Verbesserung der parachirurgischen Techniken sind sowohl die Operationsmortalität als auch die postoperative Morbidität zurückgegangen. Der perioperative Infarkt entsteht heute in weniger als 10%. Eine weitere Reduktion dieser Häufigkeit kann in erfahrenen Zentren erwartet werden. Die kurz- und vor allen Dingen langfristigen Auswirkungen des perioperativen Infarktes auf die funktionelle Verbesserung und die Lebenserwartung sind bislang noch nicht gut untersucht.

Das wesentliche Ergebnis der aorto-koronaren Bypass-Operation ist die Verbesserung der Angina pectoris, die in ungefähr 90% der operierten Patienten auftritt. Bei ungefähr zwei Drittel der operierten Patienten verschwindet die Angina pectoris völlig. Die klinische Verbesserung dieser Patienten, die in der Regel mit einer erhöhten Arbeitstoleranz verbunden ist (z. B. eigene Ergebnisse in Abb. 5.16), ist in den meisten Fällen das direkte Ergebnis der Revaskularisation. Dies kann durch postoperative Untersuchungen des Belastungs-EKG, (z. B. eigene Ergebnisse in Abb. 5.17), des myokardialen Lactatmetabolismus und durch szintigraphische Studien gezeigt werden. Bei Patienten mit schwerer Angina pectoris ist das durch die Operation erziel-

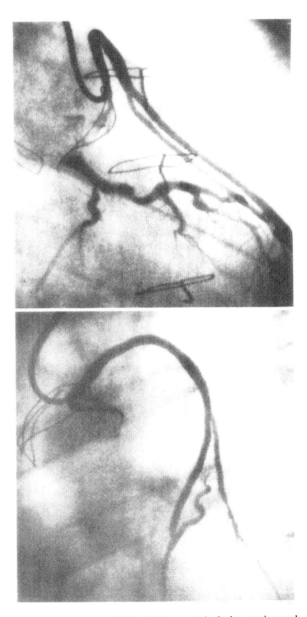

**Abb. 5.14.** Y-graft auf den R. interventricularis anterior und den R. diagonalis in RAO- *(oben)* und LAO-Position *(unten)* (Operation: Ch. HAHN, M. SCHMUZIGER, Genolier, 1975)

bare Ausmaß der symptomatischen Verbesserung in der Regel weit größer, als dies mit irgendeiner anderen konservativen Methode zu erreichen ist. Damit wird die Lebensqualität in der Regel erheblich verbessert. Das Ausmaß der symptomatischen Verbesserung nimmt mit der Zeit ab, dauert aber bei der Mehrzahl der Patienten wenigstens über einige Jahre (z. B. eigene Ergebnisse in Abb. 5.18).

Die symptomatische Verbesserung ist in der Regel so groß, daß auch eine berufliche Rehabilitation möglich ist (Abb. 5.19). Soziale, ökonomische und psychologische Faktoren verhindern jedoch oft eine optimale

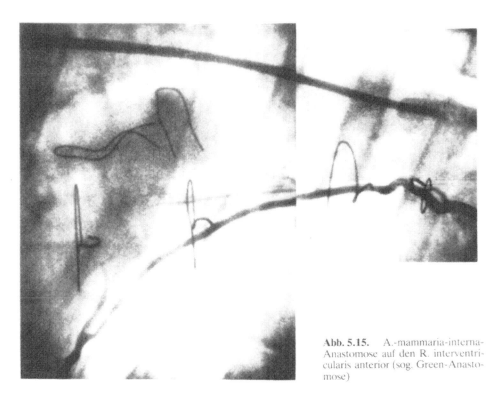

**Abb. 5.15.** A.-mammaria-interna-Anastomose auf den R. interventricularis anterior (sog. Green-Anastomose)

Rehabilitation. Die Dauer der Inaktivität vor und nach der Operation ist eine der wesentlichen Faktoren für dauernde Invalidität. Für die Gesamtheit der Patienten kann eine Verbesserung der Ventrikelfunktion im Ruhezustand, so wie sie normalerweise durch das Ventrikulogramm beurteilt wird, nicht erreicht werden. Präoperative Veränderungen der Hämodynamik während körperlicher Belastung, die durch Ischämie bedingt sind, verbessern sich oder verschwinden nach erfolgreicher Revaskularisation (z. B. eigene Ergebnisse in Abb. 5.20). Diese Verbesserung der Hämodynamik während körperlicher Belastung kann als ein zusätzlicher Indikator für eine adäquate und erfolgreiche Revaskularisation gewertet werden. Es kann eine Beziehung zwischen der Verbesserung der Symptome und der objektiven Ischämieindikatoren und der Vollständigkeit der Revaskularisation nachgewiesen werden (Abb. 5.17, S. 234). Vollständigkeit der Revaskularisation bezieht sich auf die Vollständigkeit der chirurgischen Versorgung und das Offenbleiben der Bypässe. 80% oder mehr der Bypässe sind nach 1 Jahr in der Regel noch offen. Bei Verwendung der A. mammaria interna liegt diese Zahl in der Regel noch höher. Nach dem ersten postoperativen Jahr ist die Anzahl weiterer Bypassverschlüsse in der Regel gering. Sie beträgt im Durchschnitt ungefähr 2% pro Jahr. Faktoren, die die Bypassverschlußrate bestimmen, sind neben der chirurgischen und kardiologischen Erfahrung, der periphere

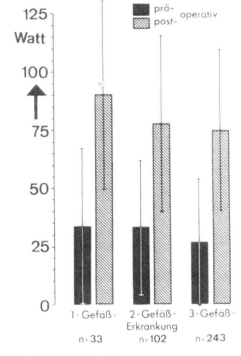

**Abb. 5.16.** Prä- *(linke Säulen)* und postoperative *(rechte Säulen)* Angina-pectoris-freie Leistungsfähigkeit bei 378 Patienten in Abhängigkeit vom Gefäßbefall ($\bar{x} \pm$ SD)

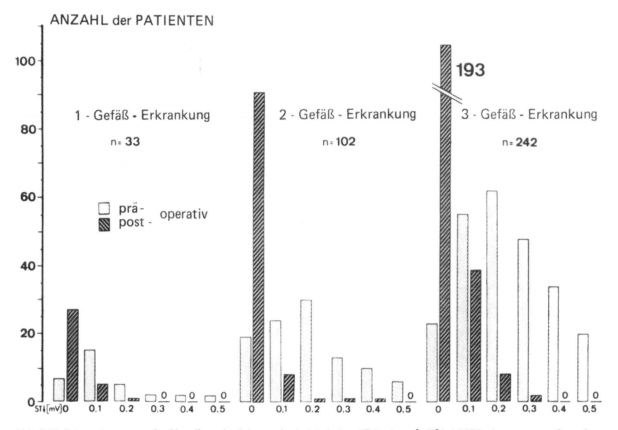

ANZAHL der PATIENTEN

1 - Gefäß - Erkrankung
n = 33

2 - Gefäß - Erkrankung
n = 102

3 - Gefäß - Erkrankung
n = 242

193

□ prä-
▨ post-  operativ

**Abb. 5.17.** Prä- und postoperative Verteilung der Schwere der ischämischen ST-Senkung [mV] bei 377 Patienten, unterteilt nach Ein-, Zwei- und Dreigefäßerkrankungen

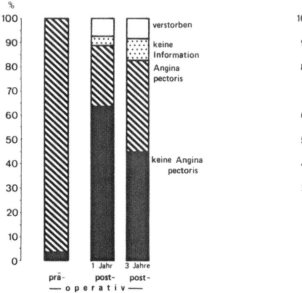

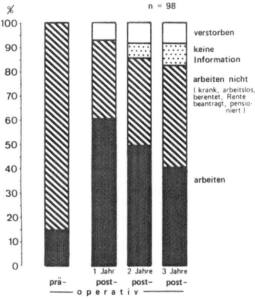

**Abb. 5.18.** Häufigkeit von Patienten mit und ohne Angina pectoris bei Belastung (n = 98) 1 und 3 Jahre nach aorto-koronarer Bypass-Operation (Alter bei der Operation 36–65 Jahre)

**Abb. 5.19.** Häufigkeit von Patienten die arbeiten: präoperativ sowie 1, 2 und 3 Jahre nach aorto-koronarer Bypass-Operation (n = 98) (Alter bei der Operation 36–65 Jahre)

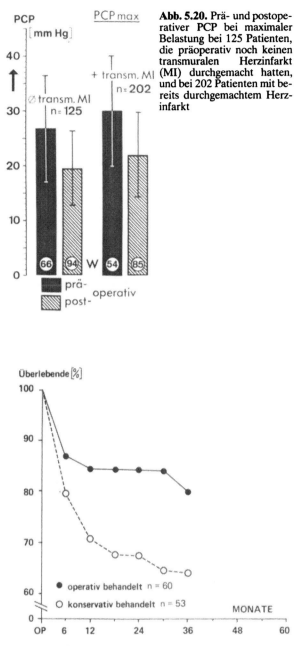

**Abb. 5.20.** Prä- und postoperativer PCP bei maximaler Belastung bei 125 Patienten, die präoperativ noch keinen transmuralen Herzinfarkt (MI) durchgemacht hatten, und bei 202 Patienten mit bereits durchgemachtem Herzinfarkt

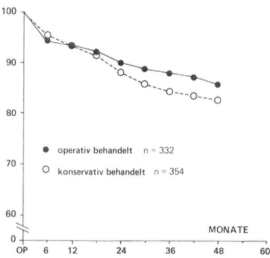

**Abb. 5.22.** Überlebenskurven von Angina-pectoris-Patienten mit linker Hauptstammstenose, die in einer randomisierten Studie operativ oder medikamentös behandelt wurdenn. (Nach TAKARO et al., 1976)

**Abb. 5.21.** Überlebenskurven von Angina-pectoris-Patienten, die in einer randomisierten Studie operativ oder medikamentös behandelt wurden; ausgeschlossen wurden Patienten mit linker Hauptstammstenose. (Nach READ et al., 1978)

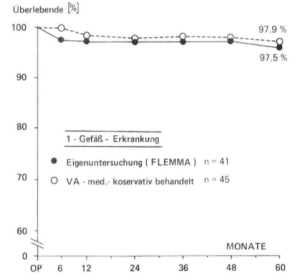

**Abb. 5.23.** Überlebenskurven von Angina-pectoris-Patienten mit einer Eingefäßerkrankung, die entweder chirurgisch oder medikamentös behandelt wurden. Chirurgisch behandelte Patienten nach FLEMMA (1979), die medikamentös behandelten entsprechen der randomisierten „Veterans Administration"-Studie (VA) (nach READ et al., 1978). Die Gruppen waren nach den wesentlichen, die Prognose bestimmenden Variablen vergleichbar

Abfluß, die Größe der versorgten Koronararterie, der Sitz der Anastomose und wahrscheinlich die Tatsache, ob in dem Bereich des anastomosierten Gefäßes schon ein alter Infarkt vorlag. Endarteriektomie und das Anlegen von Jump-grafts sind sehr häufig die einzige Möglichkeit, bei total okkludierten und distal stenosierten Gefäßen noch eine Revaskularisation zu erreichen. Ab-

solut verbindliche Ergebnisse über den Effekt der aorto-koronaren Bypass-Operation auf die Prognose liegen kaum vor. Wenige randomisierte Studien haben bis zum heutigen Tage keine klaren Unterschiede der Überlebenskurve von internistisch und chirurgisch behandelten Patienten nachweisen können (z. B. „Veterans Administration"-Studie, Abb. 5.21). Die einzige

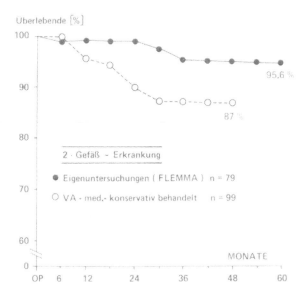

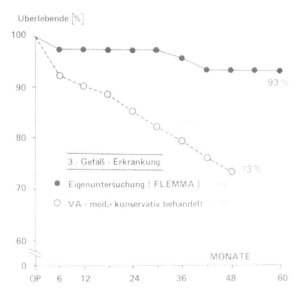

**Abb. 5.24.** Überlebenskurven von Angina-pectoris-Patienten mit einer Zweigefäßerkrankung, die entweder chirurgisch oder medikamentös behandelt wurden. Chirurgisch behandelte Patienten nach Flemma (1979), die medikamentös behandelten entsprechen der randomisierten „Veterans-Administration"-Studie (VA) nach Read et al., 1978). Die Gruppen waren nach den wesentlichen, die Prognose bestimmenden Variablen vergleichbar

**Abb. 5.25.** Überlebenskurven von Angina-pectoris-Patienten mit einer Dreigefäßerkrankung, die entweder chirurgisch oder medikamentös behandelt wurden. Chirurgisch behandelte Patienten nach Flemma (1979) die medikamentös behandelten entsprechen der randomisierten „Veterans Administration"-Studie (VA) nach Read et al., 1978). Die Gruppen waren nach den wesentlichen, die Prognose bestimmenden Variablen vergleichbar

Ausnahme ist die linke Hauptstammstenose, bei der eine signifikante Verbesserung der Lebenserwartung in einer kontrollierten Studie, jedoch auch bei geringer Patientenzahl, nachgewiesen werden konnte („Veterans Administration"-Studie, Abb. 5.22). Unkontrollierte Studien haben immer wieder darauf hingewiesen, daß auch bei Mehrgefäßerkrankungen mit einer Verbesserung der Lebenserwartung durch Bypass-Operationen zu rechnen ist (Flemma, 1979, Abb. 5.23, 5.24, 5.25). Randomisierte Studien konnten bislang dieses Ergebnis nicht bestätigen. Möglicherweise ist hierfür eine längere Beobachtungszeit der Patienten notwendig.

Ergebnisse über den Effekt der Bypass-Operation auf die Myokardinfarktentstehung liegen bislang nicht vor.

Die objektiven Auswirkungen der aorto-koronaren Bypass-Operation auf Patienten mit *instabiler Angina pectoris* sind generell die gleichen, wie sie weiter oben für Patienten mit stabiler Angina pectoris beschrieben wurden. Eine kontrollierte Studie hat keine Unterschiede in Mortalität und Häufigkeit der Herzinfarktentstehung zwischen medikamentös und chirurgisch behandelten Patienten nachweisen können. Es gibt jedoch sicherlich eine Minorität von Patienten mit instabiler Angina pectoris, bei denen die Symptome der Ischämie nicht unter Kontrolle gebracht werden können. In diesen Fällen kann eine Notoperation notwendig sein. Wenn unter diesen Bedingungen operiert wird, muß mit einer gering erhöhten operativen Mortalität gerechnet werden, die Effekte der Bypass-Operation sind jedoch

auch hier vergleichbar mit denen bei Patienten mit stabiler Angina pectoris. Ein klarer Beweis für den Wert der aorto-koronaren Bypass-Operation bei Patienten mit lebensbedrohlichen Arrhythmien, wie wiederholtem Kammerflimmern oder wiederholten Kammertachykardien, ist bislang nicht erbracht worden. Es gibt jedoch Berichte über Einzelfälle, bei denen die Operation von Nutzen gewesen ist.

Die aorto-koronare Bypass-Operation führt selbstverständlich nicht zu einer Heilung des Koronarkranken. Lebenslange medizinische Überwachung aller postoperativen Patienten ist notwendig. Eine optimale internistische Therapie mit Korrektur der Risikofaktoren sollte einen günstigen Einfluß auf das Schicksal der operierten Patienten haben. Die spätere Aufnahme operierter Patienten in ambulante Koronargruppen hat sich bewährt.

Nach dem heutigen Stand der Kenntnisse über die Effekte der aorto-koronaren Bypass-Operation ergeben sich somit folgende Indikationen:

1. Patienten mit stabiler Angina pectoris, die auf eine adäquate medizinische Therapie, die über längere Zeit durchgeführt wird, nicht ordentlich ansprechen.

2. Patienten mit instabiler Angina pectoris, bei denen der instabile Zustand der Symptomatik nicht zu korrigieren ist.

3. Patienten mit geringgradiger oder mittelgradiger Angina pectoris, die eine mehr als 50%ige Stenose des linken Hauptstammes aufweisen.

4. Patienten mit geringer oder mittelgradiger Angina pectoris und Vorliegen einer Mehrgefäßerkrankung.

Diese Indikation ist nicht endgültig abgesichert. Im Einzelfall müssen hier besonders die Ventrikelzustands- und Revaskularisationsmöglichkeiten beachtet werden. Patienten, die sich unter Berücksichtigung dieser beiden Faktoren ausgezeichnet für eine Revaskularisation eignen, profitieren wahrscheinlich auch davon. So konnten GRONDIN et al. nachweisen, daß diejenigen Patienten, bei denen eine vollständige Revaskularisation durchgeführt werden konnte und bei denen 1 Jahr postoperativ auch alle Bypässe noch offen waren, eine ausgezeichnete weitere Prognose hatten. 98% dieser Patienten lebten auch nach weiteren 6 Jahren noch. Gerade dieser Befund weist uns darauf hin, daß für die Indikationsstellung zur aorto-koronaren Bypass-Operation nicht nur die Schwere der Symptomatik wichtig ist, und die Koronarangiographie nur über die Machbarkeit urteilt, sondern daß Symptomatik verbunden mit objektiven Ischämieindikatoren und Befunde der Koronarangiographie und Ventrikulographie die Indikation bestimmen.

## Literatur

BACHMANN K, HEGEMANN G, NIEDERER W, VON DER EMDE J (1976) Kontraktilitätsverhalten nach Aneurysmektomie. Verh Dtsch Ges Kreislaufforsch 42:106

COOLEY DA (1978) Ventricular aneurysms and akinesis. Cleve Clin 40:130

COOLEY DA, HALLMANN GL (1968) Surgical treatment of left ventricular aneurysm: Experience with excision of postinfarction lesions in 80 patients. Prog Cardiovasc Dis 11:222

FAVALORO RG (1968) Saphenous vein autograft replacement of severe segmental artery occlusion. Ann Thorac Surg 5:334

FAVALORO RG (1975) Discussion remark. 25th Anuual Scientific Session of the Amer College of Cardiology, Houston, 1975

FLEMMA RJ (1979) The effects of aortocoronary bypass surgery on life expectancy — a nonrandomized study. In: Coronary Heart Surgery, — a Rehabilitation measure (H. Roskamm, M. Schmuziger eds) p 18. Springer, Berlin, Heidelberg, New York

GREEN GE (1972) Internal mammery artery-to-coronary artery anastomosis. Ann Thorac Surg 14:260

GRONDIN CM (1978) Factors influencing graft patency. Cleveland Clinic Quarterly 45:107

KLEIN H, LICHTLEN Pr, BORST HG (1979): Does aneurysmektomy reduce life-threatening ventricular arrhythmias? In: Coronary heart surgery, a rehabilitation measure (H. Roskamm, M. Schmuziger eds) p 165, Berlin Heidelberg New York: Springer

LIKOFF W, BAILEY C (1955) Ventriculoplasty-excision of myocardial aneurysm. J Am Med Assoc 158:915

LISTER JW, GOSSELIN AJ, GENTSCH TO, LARSEN PB, TRAAD EA, SWAYE PS (1979) Tachyarrhythmia as an indication for cardiac surgery. In: Coronary Heart surgery, a rehabilitation measure (H. Roskamm, M. Schmuziger eds) p 142. Springer, Berlin, Heidelberg, New York

NEUHAUS KL, BORNIKOEL K, SCHRAGE HJ (1979) Functional analysis of the left ventricle with postinfarction aneurysm. In: Coronary heart surgery — a rehabilitation measure (H. Roskamm, M. Schmuziger eds) p 188, Berlin, Heidelberg, New York: Springer

READ RC, MURPHY ML, HULTGREN HN, TAKARO T (1978) Survival of men treated for chronic stable angina pectoris. J Thorac Cardiovasc Surg 75:1 (to be published)

RIVERS R, DELCAN JL (1979) Factors influencing results in surgery of postinfarction vetricular aneurysms. In: Coronary heart surgery, a rehabilitation measure (H. Roskamm, M. Schmuziger eds) p 178. Springer, Berlin, Heidelberg, New York:

ROSKAMM H, RENTROP R, WEISSWANGE A, HAHN Ch, SCHMUZIGER M (1976) Improvement of ECG and hemodynamics during exercise after aortocoronary bypass surgery. 7th Congress of the European Society of Cardiology, Amsterdam, 1976

ROSKAMM H, WEISSWANGE A, HAHN Ch (1977) Hemodynamics at rest and during exercise in 222 patients with coronary heart disease before and after aorto-coronary bypass surgery. Cardiology 62:247

ROSKAMM H, WEISSWANGE A, HAHN Ch, JAUCH KW, SCHMUZIGER M, PETERSEN J, RENTROP R, SCHNELLBACHER K (1977) Hemodynamics at rest and during exercise in 222 patients with aortocoronary bypass surgery. Cardiology 62:247

SWAN H, CHATTERJEE K, KAUSHIK VS, MATLOFF EJ (1976) Functional and clinical effects of surgical treatment of ventricular aneurysm. In: Ventricular Function at Rest and During Exercise (H. ROSKAMM, Ch. HAHN eds) p 148. Springer, Berlin, Heidelberg, New York

TAKARO T, HULTGREN HN, LIPTON MJ, DETRE KM (1976) The VA cooperative randomized study of surgery for coronary arterial occlusive disease; II. subgroup with significant left main lesions. Circulation [Suppl 3] 54:107

WORLD HEALTH ORGANIZATION (1977) The long-term effects of coronary bypass surgery. Report on a Working Group, Copenhagen

## 5.2.2 Aneurysmektomie

H. J. BECKER und H. ROSKAMM

Nachdem LIKOFF und BAILEY (1955) in einigen Fällen eine geschlossene Aneurysmektomie mit Erfolg durchgeführt hatten, wurde 1958 von COOLEY et al. die offene Aneurysmektomie mit Unterstützung der Herz-Lungen-Maschine eingesetzt. Auch in Deutschland hat man sich sehr früh mit der Aneurysmektomie beschäftigt (HEBERER et al., 1968). Die Ergebnisse der Operation waren jedoch nicht zufriedenstellend, da die Indikation zu diesem Eingriff ohne Berücksichtigung der Durchblutungsverhältnisse im Restmyokard gestellt wurde. Erst durch die Einführung der Koronarangiographie sind die Indikationen klarer geworden. Die Operationsergebnisse besserten sich durch die Kombination der Aneurysmektomie mit einer Revaskularisationsoperation.

Nach Ergebnissen von COOLEY (1978) konnte damit auch die Operationsmortalität entscheidend gesenkt werden (Tabelle 5.4).

Wenn auch, wie von RIVERA et al. (1979) berichtet, durch bestimmte Operationstechniken die Mortalität auf 3,2% gesenkt werden kann, so muß nach Erfahrungen großer Zentren (COOLEY, LOOP) die Operationsmortalität bei Aneurysmektomie heute noch 2–3mal so hoch angesetzt werden wie bei alleiniger aorto-koronarer Bypass-Operation. Aus diesem Grunde wird die Indikation zur Aneurysmektomie in der Regel zurückhaltender als zur isolierten Revaskularisation gestellt.

Trotz Kenntnis der Koronarmorphologie und der Ventrikulographie blieb die Indikation zur Aneurysmektomie kontrovers, sie wird auch heute noch vorrangig nach klinischen Gesichtspunkten durchgeführt.

Die klassischen Indikationen für die Aneurysmektomie sind:

1. Therapierefraktäre Linksherzinsuffizienz.
2. Medikamentöse nicht korrigierbare, lebensbedrohlich ventrikuläre Rhythmusstörungen.
3. Arterielle Embolien.

Arterielle Embolien sind relativ selten, insbesondere bei Patienten, die mit Antikoagulantien behandelt werden. Die therapierefraktäre Linksherzinsuffizienz stellt dann eine Indikation zur Operation dar, wenn das Aneurysma gut abgrenzbar, das Restmyokard gut durchblutet oder gut revaskularisierbar ist.

Therapierefraktäre ventrikuläre Arrhythmien können eine Indikation zur Operation sein, wenn auch nach einer Untersuchung von KLEIN et al. (1978) nur bei etwa 50% der Patienten mit einer Besserung der Arrhythmien zu rechnen ist.

BACHMANN et al. (1976), SCHÄFER et al. (1976), SCHÖNBECK et al. (1975) sowie TRIEB et al. konnten nach Aneurysmektomie nicht nur einen deutlichen Rückgang des enddiastolischen und endsystolischen Volumens, sondern auch eine erhöhte Auswurffraktion feststellen. Über die klinische Relevanz dieses Befundes und die damit verbundene mögliche Verlängerung des Lebens gehen jedoch die Ansichten auseinander. Nach Meinung von SWAN et al. (1975) wirkt sich die Exzision eines Aneurysmas nur dann auf Hämodynamik und Prognose entscheidend aus, wenn die Aneurysmektomie mit einer notwendigen Revaskularisationsoperation verbunden ist. COSGROVE 1978) konnte zeigen, daß die Überlebensrate bei Patienten mit Aneurysmektomie und Eingefäßerkrankung nach 7 Jahren 69% beträgt. Die gleiche Überlebenschance hatten Patienten mit Mehrgefäßerkrankung, wenn neben der Aneurysmaoperation eine komplette Revaskularisation durchgeführt werden konnte.

Es hat sich allgemein feststellen lassen, daß die besten hämodynamischen Ergebnisse durch eine Operation zu erzielen sind, wenn das Restmyokard ein gutes Kontraktionsverhalten zeigt, die Durchblutung dieser Areale nicht gestört ist oder durch einen Bypass normalisiert werden kann und wenn die Papillarmuskeln weitgehend erhalten sind. Dagegen bringt die Teilresektion bei einem allgemeinen hypokinetischen linken Ventrikel keine guten Resultate (KEY et al., 1968; LOOP et al., 1973a, b).

Ob eine detaillierte Analyse der Muskelfunktionen (NEUHAUS et al., 1978) oder endokardiale Mapping-Methoden (LISTER et al., 1979) in Zukunft das Operationsergebnis besser voraussagen helfen, damit eine gezieltere und möglicherweise auch vorgezogene Indikation zur Aneurysmektomie abgeben, ist nicht sicher, darf aber erwartet werden.

Die Auswahl der Patienten, die für eine Aneurysmaresektion in Betracht kommen, gelingt in vielen, wenn auch nicht in allen Fällen mit Hilfe einer sorgfältigen Vordiagnostik. Sie beginnt mit der Anamnese, da Patienten mit nur einem Infarktereignis in der Regel eher operationsfähig sind als Patienten mit multiplen Infarkten. Eine Ausnahme besteht nur dann, wenn die rezidi-

**Tabelle 5.4.** Ergebnisse der Aneurysmektomie bis zum 31. Dez. 1976 nach COOLEY (1978)

|  | Anzahl der Patienten | Mortalität [%] |
|---|---|---|
| Vor 1969 | 100 | 19,0 |
| Nach 1969 |  |  |
| Ohne aorto-koronare Bypass-Op. | 148 | 7,4 |
| Mit aorto-koronarer Bypass-Op. | 536 | 9,3 |
| Total | 684 | 8,9 |

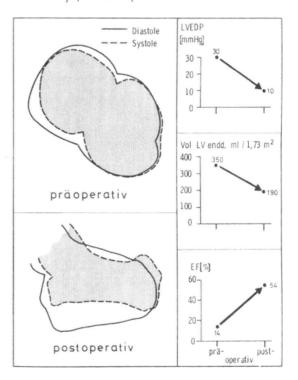

**Abb. 5.26.** Befunde vor und nach Aneurysmektomie bei einem 52jährigen Patienten. Diagnose: koronare Herzkrankheit mit vorwiegendem Befall der linken Koronararterie; Vorderwandaneurysma. Wesentliche Verbesserung von Hämodynamik und linksventrikulärem Kontraktionsverhalten (besonders der Hinterwand) nach Aneurysmaresektion, deutliche Verkleinerung des enddiastolischen und endsystolischen Ventrikelvolumens

vierenden Infarkte immer in der gleichen Region, z. B. in der Vorderwand, aufgetreten sind.

Elektrokardiographische Hinweise für ein Herzwandaneurysma sind bereits in Abschnitt 2.3 besprochen worden.

Eine kastenförmige Aussackung der linken Herzkontur im Röntgenübersichtsbild der Brustkorborgane ist zwar ein sicheres Zeichen für das Vorliegen eines Vorderwandseitenaneurysmas, jedoch ist dieser Röntgenbefund eine ausgesprochene Rarität. Auch die Elektrokymographie hat den Nachweis einer Herzwandaus-

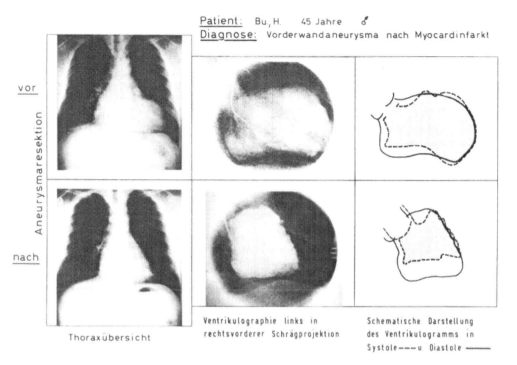

Patient: Bu, H. 45 Jahre ♂
Diagnose: Vorderwandaneurysma nach Myocardinfarkt

vor

Aneurysmaresektion

nach

Thoraxübersicht

Ventrikulographie links in
rechtsvorderer Schrägprojektion

Schematische Darstellung
des Ventrikulogramms in
Systole ---- u. Diastole ———

**Abb. 5.27.** Entsprechend der Verkleinerung des Ventrikelvolumens zeigt die Thoraxübersicht postoperativ einen weitgehend normalen Befund

buchtung auch dann nicht verbessert, wenn sie in rechtsvorderer oder linksvorderer Schrägprojektion durchgeführt wurde. Dagegen ist die Vergrößerung des röntgenologischen Gesamtherzvolumens allen hämodynamisch bedeutsamen Aneurysmen gemein. Danach sind Patienten mit isolierten Vorderwandinfarkt- (oder auch Hinterwandinfarkt-)zeichen im EKG mit Linksherzinsuffizienz und vergrößertem Herzvolumen einer Koronarangiographie und Ventrikulographie zur Klärung der Operabilität zuzuführen. Schwieriger sind Patienten mit Linksschenkelblock zu beurteilen, da hier eine einwandfreie Infarktlokalisation nicht mehr möglich ist. Erfahrungsgemäß leiden diese Patienten häufiger an einer diffusen Hypokinesie als an einem umschriebenen Aneurysma.

Die Einschwemmkatheteruntersuchung dient in der Vordiagnostik zur Beurteilung des Schweregrades der Linksherzinsuffizienz, da es oft Diskrepanzen zwischen subjektiven Beschwerden und klinischem Befund gibt. Insbesondere die Druckmessung und Herzzeitvolumenbestimmung unter Belastung führen zu klaren Ergebnissen, die in Verbindung mit dem körperlichen Befund, dem EKG wie der Röntgenuntersuchung des Herzens die Indikation zur Koronarangiographie und zur eventuellen Operation stellen lassen.

Die Ultraschallechokardiographie ist bei klinisch eindeutigem Vorderwandaneurysma hilfreich, da eine hyperkinetische posteriore Hinterwand für, eine Hypokinesie dieses Bezirks gegen die Resezierbarkeit spricht. Große Aussackungen der Vorderwand müssen zwangsläufig zu einer verstärkten Kontraktion des gesunden

Restmyokards, also auch der posterioren Hinterwand führen, um die paradoxe oder fehlende Kontraktion der Vorderwand zu kompensieren. Fehlt dieser Kompensationsmechanismus z. B. durch gleichzeitige Schädigung der posterioren Hinterwand, so ist mit schlechten Operationsergebnissen zu rechnen (s. Kap. 2.9).

Im folgenden soll an einigen Einzelbeispielen die Indikation zur Koronarangiographie bei Aneurysma-Patienten verdeutlicht werden (s. auch Kap. 8).

Einen „Idealfall" stellt ein 52jähriger Mann dar, der nach einem Vorderwandinfarkt eine massive Herzvergrößerung bekam. Das EKG ließ in den Ableitungen $V_1$–$V_5$ neben QS-Komplexen persistierende ST-Hebungen erkennen. Das relative Herzvolumen betrug 1700 ml/1,73 m². Bei der Einschwemmkatheteruntersuchung konnte unter Belastung neben einem pathologischen Druckanstieg auch eine inadäquate Steigerung des Herzzeitvolumens (Stadium III nachgewiesen werden. Die klar indizierte Koronarographie ergab einen vorwiegenden Befall der linken Koronararterie und ein großes Vorderwandaneurysma. Durch eine Aneurysmaresektion wurde das linksventrikuläre enddiastolische Volumen von 350 ml/1,73 m² (normal bis 160 ml/1,73 m²) auf 190 ml/1,73 m² verkleinert. Der linksventrikuläre Füllungsdruck wurde von 30 auf 10 mm Hg gesenkt. Die Auswurffraktion stieg von 14 auf 54% (Abb. 5.26). Der Patient ist jetzt seit 5 Jahren beschwerdefrei.

Ein 46jähriger Patient, der 1 Jahr zuvor einen Vorderwandinfarkt durchgemacht hat, entwickelt eine zunehmende Dyspnoe. Im Röntgenübersichtsbild zeigt sich eine kastenförmige Ausbuchtung der linken Herzkontur. Das Herzvolumen war mit 1300 ml/1,73 m² erheblich vergrößert. Bei der Einschwemmkatheteruntersuchung fanden sich in der Pulmonalarterie in Ruhe leicht erhöhte Druckwerte, die unter Belastung mit 50 W auf 120/60 mm Hg anstiegen.

Bei der Koronarangiographie wurde ein vorwiegender Befall des R. interventricularis anterior bei einem riesigen Vorderwandaneurysma festgestellt. Im R. circumflexus und in der rechten Kranzarterie waren nur geringfügige Veränderungen nachweisbar. Danach war die Indikation zur Aneurysmektomie gegeben. Postoperativ zeigt das Röntgenübersichtsbild einen weitgehend unauffälligen Befund. Die Nachuntersuchung nach 2 Jahren zeigte keine Progredienz der Koronarsklerose bei einem kleinen, sich gut kontrahierenden Restventrikel (Abb. 5.27). Der Patient, der in der Folgezeit an dem Abbau seiner Risikofaktoren nicht mitarbeitet, weiter sein Übergewicht behält und weiter raucht, verstirbt 5 Jahre nach der Operation an einem Hinterwandinfarkt im kardiogenen Schock. Hier war die Progression der Koronarsklerose für den letalen Ausgang und nicht etwa die Aneurysmaoperation verantwortlich.

Bei einer 54jährigen Frau wurde wegen medikamentös nicht zu beeinflussender Linksherz- und Rechtsherzinsuffizienz die Indikation zur Koronarangiographie gestellt, die eine diffuse Hypokinesie ergab.

Elektrokardiographisch war zuvor die Infarktlokalisation wegen eines bestehenden Linksschenkelblocks nicht sicher bestimmbar. Obwohl Revaskularisationsmaßnahmen nicht möglich waren, wurde wegen des schweren klinischen Bildes die Indikation zur Operation gestellt. Postoperativ kam es nur zu einer geringen Besserung. Die Patientin entwickelte wiederholt eine schwere Globalinsuffizienz. Sie verstarb 4 Jahre nach der Operation an einem Rezidivinfarkt. Die Operation hatte, wie zu erwarten, keine entscheidende Besserung der Hämodynamik erbracht. Somit würde man in ähnlich gelagerten Fällen in Zukunft von operativen Maßnahmen abraten.

## Literatur

BACHMANN K, HEGEMANN G, NIEDERER W, VON DER EMDE J, (1976) Kontraktilitätsverhalten nach Aneurysmektomie. Verh Dtsch Ges Kreislaufforsch 42; 106

BAILEY CP, NOLTON HE, NOCHOLS H, GILMAN RA (1958) Ventriculoplasty for cardiac aneurysm. J Thorac Cardiovasc Surg 35:27

CHENG TO (1971) Incidence of ventricular aneurysm in coronary artery disease. Am J Med 50:340

COOLEY DA (1978) Ventricular aneurysms and akinesis. Cleve Clin Q 40:130

COOLEY DA, HALLMANN GL (1968) Surgical treatment of left ventricular aneurysm. Experience with excision in 80 patients.

COSGROVE D (1978) Determinants of longterm survival after ventricular aneurysmectomy. Vortrag beim International Symposium Bad Krozingen 1978: Coronary Heart Surgery-a Rehabilitation measure.

DAVIS RW, EBERT P (1972) Ventricular aneurysm. A clinical-pathologic correlation. Am J Cardiol 29:1

DELIUS W, CULLHED I, BJÖRK L, HALLEN A (1973) Left ventricular aneurysmectomy. In: KALTENBACH M, LICHTLEN P, FRIESINGER GC (eds). Coronary herat disease. Thieme, Stuttgart, P 223

DITTRICH H (1976) Indikation und Ergebnisse der Koronarchirurgie. Z. f. A. 50:

DUBNOW M, BURCHELL HB, TITTUS JL (1965) Postinfarction ventricular aneurysm. Am Heart J. 70:753

VON DER EMDE J, HACKER R, WENIGER J (1974) Zur Therapie des Herzwandaneurysmas. Klinikarzt 6:170

FAVOLORO RG (1968) Saphenous vein autograft replacement of severe segmental artery occlusion. Ann. Thorac Surg 5:334

FAVOLORO RG (1975) Discussion remark. 25 th Annual Scientific Session of the Amer. College of Cardiology Houston 1975

FAVOLORO RG, EFFLER DB, GROVES LK, WESCOTT RN, SUAREZ E, LOZADA J (1968) Ventricular aneurysm. Clinical experience. Ann Thorac Surg 6:227

FLEMMA RJ (1979) The effects of aortocoronary bypass surgery on life expectancy. In: Coronary, Heart Surgery – a Rehabilitation measure. (H ROSKAMM, M SCHMUZIGER, eds) p 18. Springer, Berlin, Heidelberg, New York.

GREEN GE (1972) Internal mammary artery-to-coronary artery anastomosis. Ann Thorac Surg 14:260

GROVES K (1968) Diskussion zu Key et al. (1968)

HEBERER GG, RAU P, THIELE E, BÜLTEL (1968) Das Herzwandaneurysma nach Myokardinfarkt. Dtsch Med Wochenschr 93:728

HUNT D, SLOMAN G, WESTLAKE G (1969) Ventricular aneurysmektomy for recurrent tachycardia. Br Heart J 31:264

KEY JA, ALDRIDGE HE, MACGREGOR DC (1968) The selection of patients for resection of left ventricular aneurysm. J Thorac Cardiovasc Surg 56:477

KLEIN H, LICHTLEN P, BORST HG (1979) Does aneurysmectomy reduce life-threatening ventricular arrhythmias? In: Coronary Heart Surgery – a Rehabilitation Measure (H ROSKAMM, M SCHMUZIGER, eds) p 165, Springer, Berlin, Heidelberg, New York

KLUGE TH, ULLAL SR, HILL JD, KERTH WJ, GERBODE F (1971) Dyskinesia and aneurysm of the left ventricle. J Cardiovasc Surg (Torino) 12:273

LIKOFF W, BAILEY C (1955) Ventriculoplasty-excision of myocardial aneurysms. J Am Med Assoc 158:915

LISTER JW, GOSSELIN AJ, GENTSCH ThO, LARSEN PB, TRAAD EA, SWAYE PS Tachyarrhythmia as an indication for cardiac surgery. In: Coronary Heart Surgery – a Rehabilitation measure (H ROSKAMM, M SCHMUZIGER, eds) p 142, Springer, Berlin, Heidelberg, New York

LOOP FD, EFFLER DB, WEBSTER JI, GROVES LK (1973a) Posterior ventricular aneurysms. N Engl J Med 288:237

LOOP FD, EFFLER DB, NAVIA JA, SHELDON WC, GROVES LK (1973b) Aneurysms of the left ventricle. Am J Surg 178:399

NEUHAUS KL, BORNIKEL K, SCHRAGE HJ (1979) Functional ananlysis of the left ventricle with postinfarction aneurysm. In: Coronary Heart Surgery – a Rehabilitation measure (H ROSKAMM, M SCHMUZIGER, eds) p 188 Springer, Berlin, Heidelberg, New York

RAO G, ZIKRIA EA, MILLER WH, SAMADAM SR, FORD WB (1974) Experience with sixty consecutive ventricular aneurysm resections. Circulation [Suppl II] 49:149

READ RC, MURPHY ML, HULTGREN HN, TAKARAO T (1978) Survival of men treated for chronic stable angina pectoris J Thorac Cardiovasc Surg 75:1

RIVERA R, DELCAN JL (1979) Factors influencing results in surgery of postinfarction ventricular aneurysms. In: Coronary Heart Surgery – a Rehabilitation Measure (H ROSKAMM, M SCHMUZIGER, eds) p 178, Springer, Berlin, Heidelberg, New York

ROSS J Jr, PETERSON KL (1973) On the assessment of cardiac inotropic state. Circulation 47:435

SADEGHI H (1973) Experience with left ventricular aneurysmectomy. In: KALTENBACH M, LICHTLEN P, FRIESINGER GC (eds) Coronary heart disease. Thieme, Stuttgart, P 212

SCHÄFER GE, KOBER G, BECKER HJ, GULDNER N, KALTENBACH M (1976) Die Resektion von Ventrikelaneurysmen. Dtsch Med Wochenschr 101:734

SCHLICHTER JH, HELLERSTEIN K, KATZ LN (1954) Aneurysm of the heart. Medicine (Baltimore) 33:43

SCHÖNBECK M, SENNING A, RUTISHAUSER W, LICHTLEN P, KRAYENBÜHL HP, MEIER W, MÜLLER M, WELLAUER J (1975) Der Einfluß der Aneurysmektomie auf die linksventrikuläre Funktion. Dtsch Med Wochenschr 100:77

SWAN HJC, CHATTERJEE K, KAUSHIK VS, MALTHOFF EJ (1976) Functional and clinical effects of surgical treatment of ventricula aneurysm. In: Ventricular Function at Rest and During Exercise (H ROSKAMM, Ch HAHN, eds) p 148, Springer, Berlin, Heidelberg, New York

TAKARO TH, HULTGREN N, LIPTON MJ, DETRE KM The VA cooperative randomized study of surgery for coronary artery occlusive disease. II. subgroup with significant left main lesions

ROSKAMM H, RENTROP R, WEISSWANGE A, HAHN Ch, SCHMUZIGER M Improvement of ECG and hemodynamics during exercise after aortocoronary bypass surgery. 7th Congress of the European Society of Cardiology, Amsterdam, 1976

ROSKAMM H, WEISSWANGE A, HAHN Ch, Hemodynamics at rest and during exercise in 222 patients with coronary heart disease before and after aorto-coronary bypass surgery. Cardiology 62:247

WORLD HEALTH ORGANIZATION, Copenhagen: The long-term effects of coronary bypass surgery. Report on a Working Group, 1977

# 5.3 Mechanische transluminäre Dilatation von peripheren und koronaren Arterienstenosen

A. GRÜNTZIG

Aus der Beobachtung, daß Stenosen der Beckenarterien mit einem Führungsdraht und Katheter passierbar sein können, entwickelten DOTTER und JUDKINS im Jahre 1964 ein neues therapeutisches Prinzip für kurzstreckige femoro-popliteale Segmentverschlüsse, das PORSTMANN (1973) auch auf die Beckenarterien ausdehnte. Beim Originalverfahren nach Dotter wird von der A. femoralis communis am Leistenband aus in Stromrichtung, d. h. in Richtung auf das Knie, der atheromatöse Verschluß bzw. die Stenose passiert und mit übereinandergeschobenen Kathetern bis auf einen Durchmesser von 4 mm aufbougiert. Das atheromatöse und thrombotische Material wird dabei an die Wand gepreßt. Dadurch wird ein neuer Durchgang geschaffen, der durch den sofort einsetzenden Blutstrom offengehalten wird.

Wir haben in Zürich dieses Verfahren im Jahre 1971 übernommen und konnten im Jahre 1974 die Dotter-Technik durch eine andere ersetzen. Wir verwenden seither einen doppellumigen Katheter, der an seiner Spitze ein dilatierbares wurstförmiges Ballonsegment aus Polivinylchlorid besitzt (GRÜNTZIG, 1976). Dieser Dilatationskatheter hat folgende Vorteile:

1. Das atherosklerotisch-thrombotische Verschlußmaterial wird durch das aufblasbare Ballonsegment zusammengepreßt, ohne daß eine längsgerichtete Bewegung stattfindet, was die Gefahr von Intimaschäden reduziert.

2. Das dilatierbare Ballonsegment kann sowohl in seiner Länge als auch in seinem maximalen Außendurchmesser der Stenose und der Anatomie des befallenen Gefäßes angepaßt werden. Da er inzwischen auch in seiner Gesamtgröße miniaturisiert werden konnte, ist er für die verschiedensten Gefäßgebiete geeignet. Die Anwendung konnte inzwischen für die Popliteal-, Femoral-, Iliakal-, Koronar- und renalen Arterien realisiert werden (GRÜNTZIG, 1977, 1978; GRÜNTZIG et al., 1978).

3. Das Punktionsloch in der A. femoralis am Leistenband, das für alle Gefäßgebiete als Eintrittspforte dient, entspricht in seiner Größe dem der üblichen Katheteruntersuchungen, so daß keine vermehrte Blutungsgefahr besteht. Bei Anwendung der Sones-Technik wird die A. brachialis in üblicher Weise eröffnet und unter Sicht durch Naht verschlossen.

Einfachere Handhabung, weniger Komplikationen und eine geringere Rezidivquote haben der neuen Technik zum Durchbruch verholfen (GRÜNTZIG, 1977). Inzwischen ist diese von zahlreichen Arbeitsgruppen übernommen worden. Sie haben unsere günstigen Erfahrungen bestätigen können (ZETTLER et al., 1978).

### 5.3.1 Methode

Der doppellumige Dilatatioskatheter besitzt ein Haupt-
und ein Nebenlumen. Das Hauptlumen dient verschiedenen Zwecken, so zur Passage eines Führungsdrahtes,
der Druckmessung oder Kontrastmittelinjektionen, um
die Position des Führungsdrahtes und des Katheters am
Röntgenbildwandler zu kontrollieren. An der Spitze des
Katheters befindet sich ein wurstförmiges Ballonsegment, das sich im entleerten Zustand wie ein Regen-
schirm um den Katheter legt und in der Stenose oder im
Verschluß in Position gebracht und über den Nebenka-
nal mittels einer Druckspritze mit Flüssigkeit gefüllt
wird (Abb. 5.28).

Unter einem Flüssigkeitsdruck von 4–6 bar (4–6 kp/
cm²) wird der Ballon entfaltet, so daß er sich bis zu dem
definierten Außendurchmesser (3 bzw. 3,7 mm im Bereich der Koronararterien) entfaltet und dadurch die
Stenose erweitert. Nach Entleerung des Ballons legt
sich dessen Hülle dem Katheter eng an, so daß der Blutstrom wieder freigegeben und der Katheter vorsichtig
zurückgezogen werden kann. Durch erneute Kontrastmittelinjektion wird der Erfolg der Dilatation überprüft. Die Zeitdauer der Kompression beträgt ca.
10–30 s. Der maximal erreichbare Ballonaußendurch-
messer ist 4 mm für die Oberschenkelarterien, 8 mm für
die Beckenarterien, 3,7 mm für die Koronararterien
und 5 mm für die Nierenarterien. Im Bereich der femoro-poplitealen und iliakalen Arterien wird der Dilatationskatheter direkt mit der Seldinger-Technik in das
Gefäß eingeführt, während bei den Koronar- und Nierenarterien dazu ein Führungskatheter benötigt wird.
Dieser Führungskatheter bringt den auf 1 mm minia-
turisierten Dilatationskatheter zum Aortenostium der
Koronar- oder Nierenarterien. Der Vorgang der Dilatation selbst ist dem in der Peripherie ganz ähnlich.

### 5.3.2 Zusatzbehandlung

Einer Empfehlung von ZEITLER et al. (1973) folgend,
erhält der Patient vor und nach dem Eingriff Acetylsalicylsäure (1,0 g/Tag). Während des Eingriffs werden insgesamt 10 000 E Heparin verabreicht. Manche Untersucher bevorzugen die Kombination von Salicylat und
Heparin in einer auf das Körpergewicht abgestimmten
Dosierung. Nach einer gelungenen Dilatation wird entweder eine Dauerantikoagulation mit Coumadin begonnen oder 1,0 g Acetylsalicylsäure weitergegeben.

### 5.3.3 Morphologische Veränderungen nach der transluminalen Rekanalisation

Der arterielle Verschluß, dem der Dilatationskatheter
während des Rekanalisationsvorganges begegnet, besteht zumeist aus zwei Teilen: den atheromatösen Inti-
maeinlagerungen und dem thrombotischen Verschlußmaterial, das über Monate und Jahre weich und unorga-
nisiert bleiben kann (KLOS et al., 1972). Thrombus und
Atherom enthalten zu einem hohen Anteil Wasser und
Cholesterinkristalle und sind, solange noch keine Organisation eingetreten ist, komprimierbar (GRÜNTZIG,
1977). Wie experimentelle pathohistologische Untersuchungen gezeigt haben, wird das durch einen Thrombus

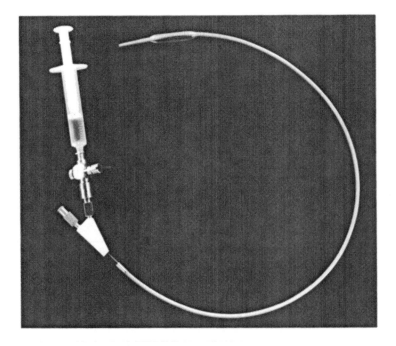

**Abb. 5.28.** Doppellumiger Dilatationskatheter mit den Anschlüssen für den Grundkatheter und den Seitenkanal zur Füllung
des Überkatheters. Der Überkatheter ist am
Y-Verbindungsstück und an der Spitze fest
mit dem Grundkatheter verbunden

**Tabelle 5.5.** Patientenbeschreibung der im Becken-Oberschenkelbereich rekanalisierten Fälle

| | Femoro-popliteal | | Iliakal | |
|---|---|---|---|---|
| Total | 236 | 100% | 54 | 100% |
| Alter | 67 ± 9 Jahre | | 56 ± 10 Jahre | |
| ♂ | 137 | 58% | 47 | 87% |
| ♀ | 99 | 42% | 7 | 13% |
| Claudicatio intermittens | 146 | 62% | 47 | 87% |
| Ruheschmerz u./o. Gangrän | 90 | 38% | 7 | 13% |

**Tabelle 5.6.** Angiographische Beschreibung der Obstruktionen

| | Femoro-popliteal | | Iliakal | |
|---|---|---|---|---|
| Total | 236 | 100% | 54 | 100% |
| Stenose | 109 | 46% | 48 | 89% |
| Verschluß | 127 | 54% | 6 | 11% |
| Verschlußlänge 3 cm | 90 | 38% | 43 | 80% |
| Verschlußlänge 4–10 cm | 146 | 62% | 11 | 20% |
| Ausflußtrakt gut | 83 | 35% | 35 | 65% |
| Ausflußtrakt schlecht | 153 | 65% | 19 | 35% |
| (eine oder keine Unterschenkel-Arterie offen) | | | | |

**Tabelle 5.7.** Früh- und Spätergebnisse der Rekanalisation

| | Femoro-popliteal | | Iliakal | |
|---|---|---|---|---|
| Total | 236 | 100% | 54 | 100% |
| Verschluß nicht passiert | 22 | 9% | 1 | 2% |
| Frührezidiv | 16 | 7% | 3 | 6% |
| Primärerfolg | 198 | 84% | 50 | 92% |
| „Cumulative patency rate" nach 2 Jahren | 70% | | 87% | |

gebohrte Loch vom Blutstrom als neues Lumen akzeptiert, welches sogar in der Folgezeit geglättet wird (GRÜNTZIG, 1977). Die am Tiermodell gemachten Erfahrungen können auch am Menschen bestätigt werden: In den Wochen nach dem Eingriff verbessern sich die hämodynamischen Verhältnisse, die dilatierte Obstruktion bleibt offen und bekommt eine – histopathologisch und angiographisch nachgewiesene – glatte Innenwand (LEU u. GRÜNTZIG, 1978). Welcher Mechanismus für die reparativen Vorgänge verantwortlich und welchem Umstand es zu verdanken ist, daß sich das

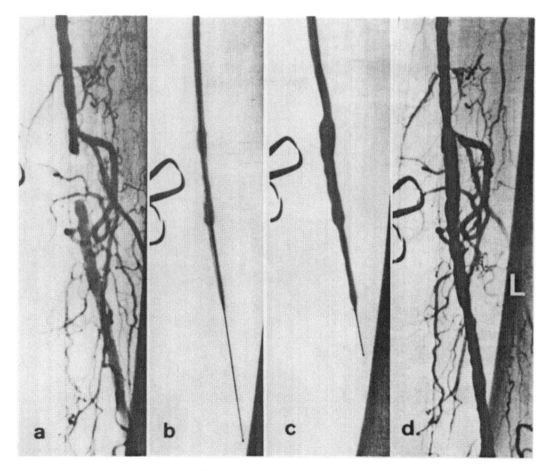

**Abb. 5.29a–d.** Der Vorgang der Rekanalisierung im Röntgenbild: **a** Segmentverschluß der linken A. femoralis superficialis. **b** Führungsdraht und Katheter haben den Verschluß überwunden und der Dilatationsvorgang beginnt. **c** Bei einem Füllungsdruck von 3–4 bar wird das Verschlußmaterial auseinandergepreßt und ein neues Lumen geformt. **d** Das Angiogramm nach dem Eingriff zeigt den rekanalisierten Gefäßabschnitt (Pat. B. R., m., 1912)

Atherom an der dilatierten Stelle nicht sofort wieder bildet, ist unbekannt. Offensichtlich ist ein guter Blutfluß durch den rekanalisierten Gefäßabschnitt von entscheidender Bedeutung für den Langzeiterfolg. Das ist eine Erfahrung, die genauso für die Langzeitresultate gefäßplastischer Operationen gilt.

### 5.3.4 Ergebnisse

Von Dezember 1971 bis Januar 1978 wurden 236 femoropopliteale und 54 iliakale Dilatationen von Stenosen und Rekanalisationen von Verschlüssen durchgeführt. Im September 1977 haben wir mit der Koronardilatation angefangen und bis Juni 1980 mehr als 130 Patienten behandelt. Die Dilatation von Nierenarterienstenosen wurde im Dezember 1977 begonnen.

#### 5.3.4.1 Femoro-popliteale und iliakale Eingriffe

Von Dezember 1971 bis Februar 1974 wurden 48 Patienten im femoro-poplitealen Gefäßabschnitt mit der koaxialen Dotter-Methode und von März 1974 bis Januar 1978 242 Patienten mit der Dilatationstechnik behandelt. Die Patientencharakteristik ist in Tabelle 5.5 aufgeführt.
Die angiographisch dokumentierte Verschlußsituation vor dem Eingriff ist in Tabelle 5.6 angegeben.

Typische Beispiele der Rekanalisation eines Verschlusses der A. femoralis superficialis und der Dilatation einer Stenose der A. iliaca communis sind in Abb. 5.29 und 5.30 gezeigt.
Die Früh- und Langzeitergebnisse sind in Tabelle 5.7 aufgeführt.
Die nähere Analyse der Langzeitergebnisse in verschiedenen Untergruppen ergab folgendes: Dauerantikoagulation und eine gute Ausflußbahn im Unterschenkel beeinflußten die Langzeitergebnisse günstig. Die Langzeitergebnisse waren besser bei der Dilatation von Stenosen als bei der Rekanalisation von Verschlüssen. Je kürzer die Verschlüsse waren, desto geringer die Rezidivquote (GRÜNTZIG, 1977).
Die perioperative Mortalität war Null. Komplikationen, die einen chirurgischen Eingriff erforderlich machten, traten bei 3% der Patienten auf: Intimainvagination mit Verschluß in der Nähe der Punktionsstelle (1%), falsches Aneurysma an der Punktionsstelle (1%) und Nachblutung aus dem Punktionsloch (1%). Embolisation von Verschlußmaterial in einzelne Unterschenkelarterien trat bei 5% aller Fälle auf, ohne daß klinische Konsequenzen daraus hätten gezogen werden müssen. Durch die Rekanalisation verbessert sich i. a. die hämodynamische Situation für den Unterschenkel derart, daß die Mikroembolien klinisch unbemerkt bleiben und nur angiographisch dokumentiert werden. Sie lösen sich auch zumeist in den Stunden nach dem Eingriff wieder auf.
Die Amputationsrate in den ersten 6 Monaten nach dem Eingriff betrug 5% (15/290), wobei im Vergleich

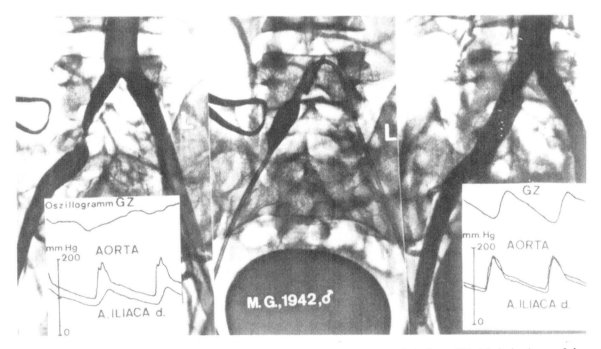

**Abb. 5.30a–c.** Subtotale Stenose der rechten A. iliaca communis **a** mit simultan gemessenen Blutdrücken vor und hinter der Stenose, deutliche Druckdifferenz und keine Oszillation an der Großzehe (GZ). **b** Der Dilatationskatheter während des Kompressionsvorganges bei einem Flüssigkeitsdruck von 3 bar. **c** Die Stenose ist gedehnt, kein Gradient mehr nachweisbar, gute GZ

zu operativen Resultaten (DARLING et al., 1967) mit
Amputationsraten von 3% (11/290) das höhere Lebensalter, die hohe Anzahl weiblicher Paitenten und
der schlechte Zustand der Unterschenkelstammarterien
(insgesamt bei 44% klinisch manifester Diabetes mellitus) in Betracht zu ziehen sind.

Bei den regelmäßigen Nachkontrollen, die bei allen
Patienten vorgesehen sind, zeigte sich bei den Fällen
mit guten Langzeitresultaten der bereits beschriebene
„Wandglättungseffekt" mit völlig normalen Gefäßlu-
mina.

### 5.3.4.2 Koronararterien

Nachdem in verschiedenen experimentellen, postmortalen und intraoperativen Untersuchungen (GRÜNTZIG
et al., 1977) die Basis für die Koronardilatation erarbei-
tet worden war, sind seit September 1977 in der ersten
Serie 30 Patienten (26 Männer und 4 Frauen) in Zürich
und 36 weitere außerhalb mit diesem Verfahren behandelt worden. Sechs der 30 Züricher Patienten waren
bereits an den Koronararterien operiert worden und
hatten Rezidivstenosen in den implantierten Venen
oder im Originalgefäß. Das mittlere Alter betrug 50
Jahre (Bereich 36–67 Jahre). Die meisten der Patienten
litten an einer neu aufgetretenen Angina pectoris (im
Mittel seit 7 ± 4 Monaten), die medikamentös schwer

zu behandeln war. Nachdem im kardio-chirurgischen
Kolloquium übereinstimmend die Indikation zur perku-
tanen transluminalen Dilatation gestellt worden war,
wurde diese unter Operationsbereitschaft durchgeführt.
Bei 19 der Patienten konnte ein initialer Erfolg erzielt
werden, darunter bei 5 der 6 Patienten, die bereits operiert worden waren. Bei 11 der Patienten konnten entweder die Arterien nicht sondiert oder die Stenose nicht
überwunden werden, oder es trat ein plötzlicher Verschluß der dilatierten Stenose auf. Bei 5 der 11 Patienten mußten entweder direkt nach der Dilatation (4mal)
oder in den folgenden Stunden Koronaroperationen
durchgeführt werden. Die Ursache war zumeist, daß es
in der sondierten oder dilatierten Stenose zu einer Verschlechterung des Flusses oder gar zu einem Verschluß
gekommen war und ein Infarkt drohte. Die sofortige
Operation konnte der Ausbildung eines Infarktes vor-
beugen. Da wir nur Patienten dilatieren, die ohnehin
Kandidaten für eine Koronaroperation wären, haben
wir bei diesen Patienten eine in der Zeit frei wählbare
Operation in eine Notfalloperation umgewandelt. Bei
den übrigen sechs Patienten, bei denen der Eingriff
ebenfalls nicht gelang, wurde dementsprechend die
Wahloperation in den folgenden Wochen durchgeführt.

Bei den mit Erfolg behandelten Patienten stieg die
im „steady state" geleistete Arbeit von 81 ± 37 W auf
126±49 W (p<0,001), und im $^{201}$Tl-Myokardszinti-
gramm besserte sich die durch Fahrradbelastung indu-

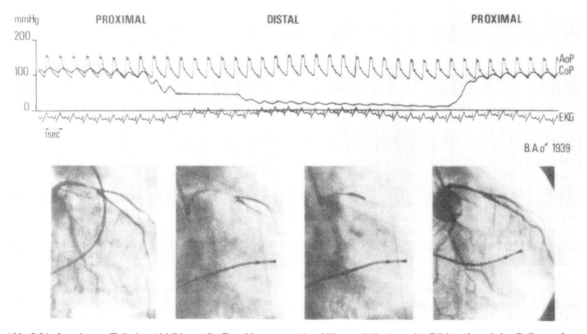

**Abb. 5.31.** Im oberen Teil der Abbildung die Druckkurven;
Aortendruck (AoP), Koronardruck (CoP) und EKG. Der Koronardruck wurde durch den Hauptkanal (HK) des Dilatationskatheters (DK) gemessen. Im unteren Teil sind Ausschnitte aus der Koronarangiographie während des Eingriffes.
Links die 85%ige Stenose im R. interventricularis anterior der
linken Kranzarterie (RAO-30°-Projektion), daneben das Bild
mit DK in der Stenose und Injektion von Kontrastmittel durch

den HK von DK, dann das Bild, während der Ballon aufge-
bläht ist und die Stenose dehnt. Rechts außen das Dilatations-
resultat mit gut durchgängiger Arterie. Die Bilder wurden den
Drucken zugeordnet. Wenn DK die Stenose passiert, dann fällt
CoP ab. Nach der Dilatation praktisch normale Drucke beim
Rückzug von DK. Der Eingriff fand am 16. 9. 1977 statt. Der
klinische Erfolg ist seither anhaltend

zierte Minderperfusion von 71 ± 9% auf 83 ± 11%, wobei die Norm zwischen 80–100% liegt (p < 0,001).

Die besten funktionellen Resultate wurden bei Patienten mit lokalisierten Einzelstenosen erzielt. Bei ihnen konnte Beschwerdefreiheit erzielt werden. Ein typisches Beispiel der Dilatation einer kritischen Stenose eines Hauptastes der linken Kranzarterie ist in Abb. 5.31 gezeigt. Weitere Beispiele finden sich in Kap. 10.

Inzwischen wurden bei den ersten vier Patienten Kontrollangiographien nach bis zu 9 Monaten durchgeführt. Sie bestätigen, daß offensichtlich die reparativen Vorgänge nach der Dilatation der Koronarstenosen ähnlich wie in den peripheren Arterien wirksam werden und die Gefäße offen halten. Insgesamt wurden bis zum Juni 1980 in 4 Zentren mehr als 400 Koronarpatienten mit der Methode behandelt. Die Ergebnisse entsprechen prozentual weitgehend den Züricher Resultaten. Die Reproduzierbarkeit des Verfahrens wurde von den Arbeitsgruppen in Frankfurt, San Francisco und New York nachgewiesen (GRÜNTZIG et al., 1978b).

### 5.3.4.3 Nierenarterien

Zur Behandlung therapierefraktärer sekundärer Hypertonien wegen atheromatöser Nierenarterienstenosen wurde das Verfahren bei vielen Patienten mit Erfolg eingesetzt. Die Ergebnisse sind bereits beschrieben (GRÜNTZIG et al., 1978a; KUHLMANN et al., 1978).

### 5.3.5 Zusammenfassung

Die perkutane transluminale Dilatation eignet sich bei Stenosen und kurzstreckigen (≤ 10 cm) Verschlüssen der distalen A. femoralis superficialis und A. poplitea, sowie bei kurzstreckigen Stenosen der A. iliaca (≤ 3 cm) bei Patienten, die noch nicht (jugendliches Alter bei isoliertem Befall der Arterie) oder nicht mehr (zu hohes Alter, Begleitkrankheit, schlechter Ausflußtrakt) operiert werden sollen. Voraussetzung für den Eingriff sind Beschwerden, die das Leben des Patienten beeinträchtigen oder die Existenz der Extremität gefährden. Prophylaktische Dilatationen werden im allgemeinen nicht durchgeführt. Die Indikation zum Eingriff wird in jedem Einzelfall von den beteiligten Angiologen und Gefäßchirurgen gemeinsam gestellt.

Ähnliches gilt für die Koronararterien. Auch hier ist die Zusammenarbeit unerläßlich. Aufgrund der bisherigen Erfahrungen sind für das Dilatationsverfahren besonders Patienten mit neu aufgetretener Angina pectoris geeignet. Eine kurze Anamnese kann als Hinweis dafür angesehen werden, daß die Stenose noch weich und noch nicht verkalkt ist. Andererseits sind erfolgreiche Dilatationen bei Patienten mit langwieriger Angina-pectoris-Anamnese durchgeführt worden. In jedem Fall muß sorgfältig darauf geachtet werden, ob röntgenologisch sichtbare Verkalkungen vorliegen. Ist

dies im Bereich der Gefäßstenosierung der Fall, so hat das Dilatationsmanöver kaum Erfolgsaussicht. Ist mit der Dilatation keine volle Revaskularisation zu erzielen, weil in anderen, mit dem Katheter nicht erreichbaren Arterien auch noch Stenosen vorliegen, so wird primär eine Koronaroperation durchgeführt. Bei Rezidivstenosen des Venenbypass oder der Originalarterie kann auch nach der Operation noch die Dilatation mit Erfolg eingesetzt werden. Der Eingriff selbst wird unter Operationsbereitschaft durchgeführt, um sofort eingreifen zu können, wenn durch einen plötzlichen Verschluß der rekanalisierten Stelle ein Infarkt droht. Da mit dieser Komplikation aufgrund unserer Ergebnisse zu rechnen ist, haben wir bisher nur Patienten dilatiert, die einerseits ohnehin Kandidaten für einen koronarchirurgischen Eingriff waren und andererseits sich auch mit einer eventuellen Koronaroperation einverstanden erklärt hatten.

Unter Beachtung der speziellen Indikationen ist die perkutane transluminale Dilatation oder Rekanalisation der atherosklerotischen Obstruktionen in den peripheren und koronaren Arterien ein ernst zu nehmendes, therapeutisches Instrument. Das Verfahren hat sich inzwischen seinen Platz unter den verschiedenen Behandlungsformen, die heute einem Gefäßpatienten angeboten werden können, gesichert und steht in seinem Anwendungsspektrum ungefähr zwischen der konservativen und chirurgischen Therapie. Keines der Verfahren kann durch das andere ersetzt werden. Sie ergänzen sich gegenseitig.

### Literatur

DARLING RC, LINTON RL, RAZZUK MA (1967) Saphenous vein bypass grafts for femoro-popliteal occlusive disease: A reappraisal. Surgery 61:31

DOTTER CT, JUDKINS MP (1964) Transluminal treatment of arteriosclerotic obstruction. Description of a new technique in the preliminary report of its application. Circulation 30:654

PORSTMANN W (1973) Ein neuer Korsett-Ballon-Katheter zur transluminalen Rekanalisation nach Dotter unter besonderer Berücksichtigung von Obliterationen an den Beckenarterien. Radiol Diagn (Berb) 14:239

GRÜNTZIG A (1976) Die perkutane Rekanalisation chronischer arterieller Verschlüsse mit einem doppellumigen Dilatationskatheter (Dotter-Prinzip). RoEFO 124:80

GRÜNTZIG A (1977) Die perkutane transluminale Rekanalisation chronischer Arterienverschlüsse mit einer neuen Dilatationstechnik. Witzstrock, Baden-Baden

GRÜNTZIG A (1978) Transluminal dilatation of coronary artery stenosis. Lancet I:263

GRÜNTZIG A, MYLER R, HANNA E, TURINA M (1977) Transluminal angioplasty of coronary artery stenosis. Circulation 56:84

GRÜNTZIG A, VETTER W, MEIER B, KUHLMANN U, SIEGENTHALER W (1978a) Treatment of renovascular hypertension with percutaneous transluminal dilatation of a renalartery stenosis. Lancet II:801

GRÜNTZIG A, HIRZEL H, GOEBEL N, GATTIKER R, TURINA M, MYLER R, STERTZER S, KALTENBACH M (1978b) Die perkutane transluminale Dilatation chronischer Koronarstenosen – erste Erfahrungen. Schweiz Med Wochenschr 108:1721

Klos J, Gottlob R, Denk H, Piza F (1972) Lysierbarkeit operativ gewonnener Thromben. Münch Med Wochenschr 114:1927

Kuhlmann U, Grüntzig A, Vetter W, Furrer J, Lütolf U, Siegenthaler W (1978) Renovaskuläre Hypertonie: Therapie durch perkutane transluminale Dilatation von Nierenarterienstenosen. Schweiz Med Wochenschr 108:1847

Leu HJ, Grüntzig A (1978) Histopathological aspect of transluminal recanalization. In: Zeitler E, Grüntzig A, Schoop W (eds) Percutaneous vascular recanalization. Springer, Heidelberg

Zeitler E, Reichold J, Schoop W, Loew D (1973) Einfluß von Acetylsalicylsäure auf das Frühergebnis nach perkutaner Rekanalisation nach Dotter. Dtsch Med Wochenschr 98:1285

Zeitler E, Grüntzig A, Schoop W (eds) (1978) Percutaneous vascular recanalization Springer, Heidelberg

# 6 Angina pectoris ohne bisherigen Herzinfarkt

Anamnese, Voruntersuchungen, Koronarangiographie und therapeutische Konsequenzen

P. Stürzenhofecker, H. Roskamm, J. Petersen, W.-D. Bussmann und L. Samek

In diesem und den folgenden Kapiteln 7–12 soll der Stellenwert der *Koronarangiographie* an beispielhaften Patienten dargestellt werden. Dabei soll vor allem die *Indikation* zur Koronarangiographie herausgearbeitet werden. Dieses verlangt eine ausführliche Berücksichtigung von Anamnese und Voruntersuchung. Die Indikation zur Koronarangiographie läßt sich selbstverständlich nur stellen, wenn bekannt ist, welche *Befunde* die Koronarangiographie klären kann, und welche *klinischen Schlußfolgerungen* aus ihren Ergebnissen gezogen werden können. Aus diesem Grunde soll bei jedem exemplarisch dargestellten Patienten die den koronarangiographischen Befund berücksichtigende *Therapieempfehlung* formuliert werden. Bei einigen Patienten soll das morphologische und funktionelle Ergebnis einer empfohlenen Operation ergänzt werden.

Es werden in der Regel nur die wichtigsten Befunde dargestellt: Wenn z. B. eine kritische Stenose der linken Kranzarterie bereits in einer Projektion gut dargestellt und beurteilbar ist, wird nur eine Projektion wiedergegeben. Falls die zugehörige rechte Kranzarterie dabei vollkommen normal ist, wird sie in der Regel nicht abgebildet. Anders bei Patienten, bei denen trotz des auffälligen klinischen Ereignisses oder EKG-Befundes die Koronararterien normal sind. In einem solchen Fall kann es die Absicht der Autoren sein, dem Leser den Normalbefund nachvollziehbar darzustellen. Dieses ist selbstverständlich nur möglich, wenn die Kranzarterien in mehreren Projektionen abgebildet werden.

Es sollte nicht vergessen werden, daß die wiedergegebenen Abbildungen Einzelbilder aus einem 35-mm-Film sind. Die gesamte in dem Film enthaltene Information kann damit in der Regel nicht wiedergegeben werden; sie ist nur mit Hilfe eines Filmprojektors zu demonstrieren.

Die Indikation zur Koronarangiographie bei Angina-pectoris-Patienten *ohne bisherige Infarktanamnese* kann durch zwei sich gegensinnig auswirkende Überlegungen beeinflußt werden:

1. Patienten ohne bisherigen Herzinfarkt haben in der Regel einen normalen linken Ventrikel und somit meist eine relativ gute Prognose (s. Kap. 4).

2. Bei Patienten ohne bisherigen Herzinfarkt ist noch kein wesentlicher irreversibler Schaden am Myokard aufgetreten, es besteht die Chance einer vollständigen Revaskularisation, die wiederum mit einer ausgezeichneten Langzeitprognose verbunden ist (s. Abschnitt 5.2).

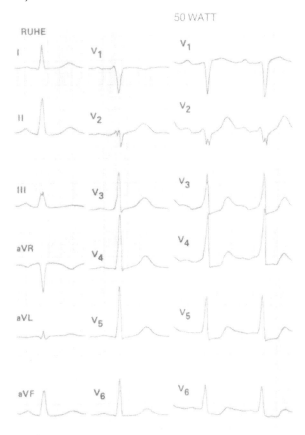

**Abb. 6.1.** Pat. B. S., 46 J., ♂, Coro-Nr. 3908/77. ▶
*Anamnese:* Seit 1 Jahr Angina pectoris bei mittlerer Belastung.
*Risikofaktoren:* Rauchen, Hypertonie, Hypertriglyceridämie.
*Röntgen-Thorax:* Normal großes und normal geformtes Herz: Herzvolumen 760 ml, HV/kg 9,6 ml/kg.
**a** *Ruhe-EKG:* Kein sicher pathologischer Befund.
*Belastungs-EKG:* Bei 50 W Angina pectoris, ischämische ST-Senkung in den Ableitungen $V_4$–$V_6$, maximal 0,25 mV.
*Koronarangiographie:* **b** R. interventricularis anterior: nach Abgang eines Diagonal- und Septalastes im mittleren Drittel total verschlossen. R. circumflexis: bis auf geringe Wandunregelmäßigkeiten o. B. **c, d** Rechte Kranzarterie: im proximalen Drittel 90%ige kurzstreckige Stenose, im distalen Bereich geringe Wandunregelmäßigkeiten. Über septale Kollateralen füllt sich der distale Anteil des R. interventricularis anterior retrograd auf. Schematische Darstellung der Stenosen (**g**).
*Ventrikulogramm:* Nach Gabe von Nitroglycerin normal.
*Therapie:* Aorto-koronare Bypass-Operation auf
1. den R. interventricularis anterior,
2. die distale rechte Kranzarterie.
*Postoperatives Belastungs-EKG:* Bei 150 W keine Angina pectoris, keine ischämischen ST-Senkungen.
*Postoperative Koronarangiographie:* Die beiden Bypässe auf den R. interventricularis anterior (**e**) und die distale rechte Kranzarterie (**f**) sind 1 Jahr postoperativ weit offen, der linke Ventrikel kontrahiert sich weiterhin normal (Operation: Ch. HAHN, M. SCHMUZIGER, Genolier, 1977)

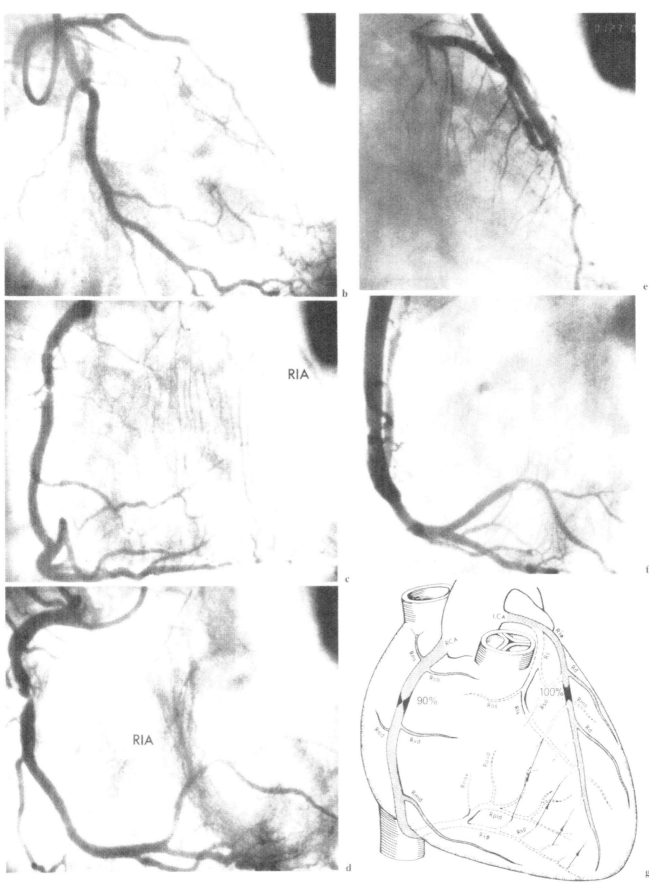

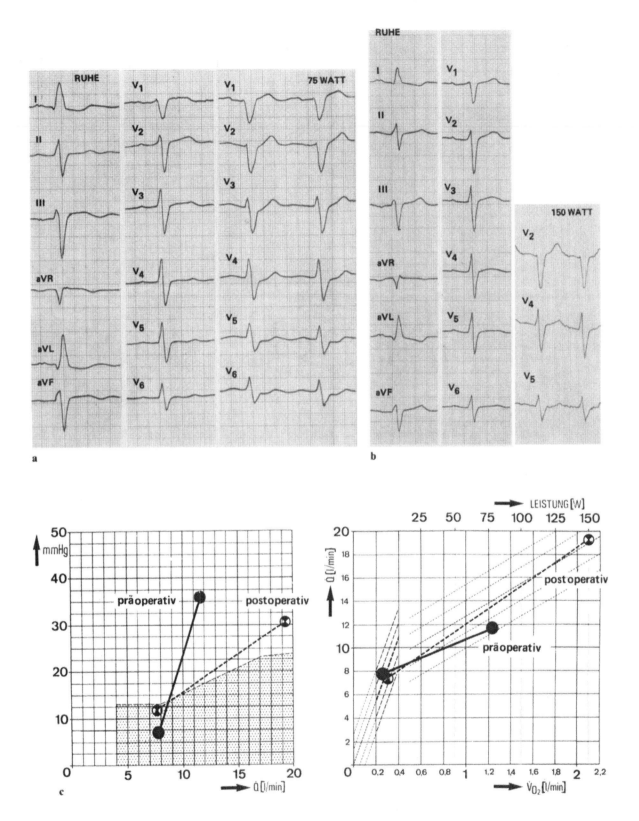

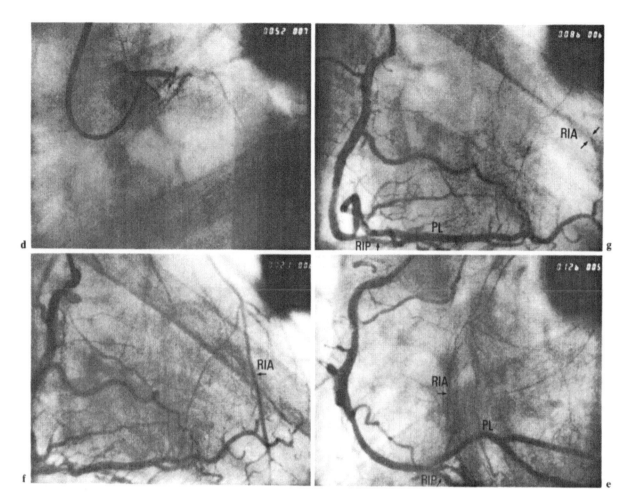

**Abb. 6.2.** Pat. A. E., 42 J., ♂, Coro-Nr. 5187/78.
*Anamnese:* Seit 7 Monaten Angina pectoris, in den letzten Wochen zunehmend (Crescendo-Angina-pectoris). Kein akutes Ereignis.
*Risikofaktoren:* Rauchen, Hyperlipidämie, Hypertonie, Hyperurikämie, Adipositas.
*Röntgen-Thorax:* Normal großes Herz: HV 1023 ml, HV/KG 11,3 ml/kg.
**a** *EKG:* Linksanteriorer Hemiblock.
*Belastungs-EKG:* Bei 75 W Angina pectoris, zunehmende Verbreiterung des QRS-Komplexes mit horizontaler ST-Senkung von 0,1 mV in den Ableitungen $V_5$–$V_6$. Reduktion der R-Amplitude in $V_2$.
**c** *Einschwemmkatheter:* Bei 75 W Angina pectoris, ischämische ST-Senkung 0,2 mV. PCP-Anstieg von 7 mm Hg in Ruhe auf 36 mm Hg.

*Koronarangiographie:* **d** Totalverschluß des linken Hauptstammes. **e–g** Rechte Kranzarterie: im proximalen und im distalen Drittel mittelgradig stenosiert. *Retrograde Kontrastmittelauffüllung der linken Kranzarterie, insbesondere des R. interventricularis anterior.* Abgang des R. interventricularis posterior knapp 50%ig, Abgang des Posterolateralastes (PL) 70%ig stenosiert.
*Ventrikulogramm* (nicht abgebildet): Deutliche Hypo-Akinese im Anterolateral-, Apikal- und Septalbereich.
*Therapie:* Aorto-koronare Bypass-Operation auf
1. R. interventricularis posterior,
2. R. posterolateralis der rechten Kranzarterie,
3. R. interventricularis anterior.
*8 Wochen postoperativ:* Es wurden 150 W ohne Angina pectoris, ohne ischämische ST-Senkung (**b**) und ohne pathologischen PCP-Anstieg (**c**) geleistet

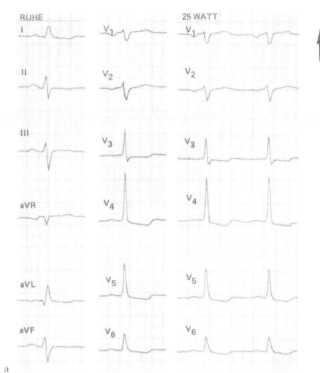

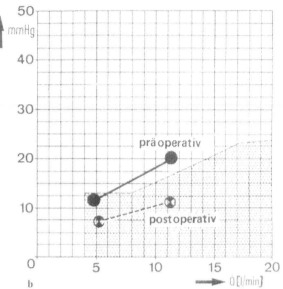

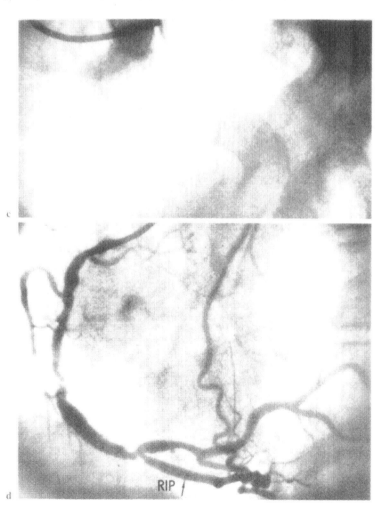

**Abb. 6.3.** Pat. Sch. G., 58 J., ♂, Coro-Nr. 3152/76.

*Anamnese:* Seit 5 Jahren Angina pectoris, im letzten halben Jahr Zunahme der Beschwerden, z. T. schon in Ruhe auftretend (Crescendo-Angina-pectoris).

*Risikofaktoren:* Rauchen, Hypercholesterinämie.

*Röntgen-Thorax:* Geringe Vergrößerung des linken Ventrikels: Herzvolumen 920 ml, HV/KG 12,9 ml/kg.

**a** *Ruhe-EKG:* Descendierende ST↓, biphasische T-Wellen linkspräkordial.

*Belastungs-EKG:* Bei 25 W starke Angina pectoris, ST-T-Veränderung nur gering stärker als im Ruhezustand, nicht verwertbar.

**b** *Einschwemmkatheter:* Bei 75 W starke Angina pectoris, PCP-Anstieg von 11 mm Hg in Ruhe auf 20 mm Hg bei Belastung.

*Koronarangiographie:* **c** Linker Hauptstamm total verschlossen. **d, e** Retrograde Auffüllung des R. interventricularis anterior über eine große Kollateralverbindung mit dem R. interventricularis posterior der rechten Kranzarterie. A. coronaria dextra: im proximalen und mittleren Drittel mehrere Stenosen bis zu 70%, vor Crux cordis knapp 50%ige Stenose. **d** Abgang des R. interventricularis posterior um gut 50% stenosiert. Wegen dieser Stenosen ist die Kollateralversorgung der Vorderwand gefährdet.

*Ventrikulogramm.* **f, g** Linker Ventrikel bis auf minimale Hypokinese im Anterolateralbereich o. B.

*Therapie:* Aorto-koronare Bypass-Operation mit V. saphena-Bypass auf
1. R. interventricularis posterior der rechten Kranzarterie,
2. R. posterolateralis der rechten Kranzarterie,
3. R. interventricularis anterior.

*Postoperativ:* Normales Ruhe- und Belastungs-EKG bis 75 W, keine Angina pectoris (Operation: Ch. HAHN, M. SCHMUZIGER, Genolier, 1976)

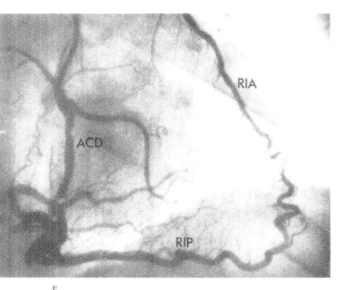

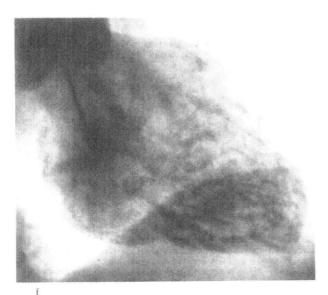

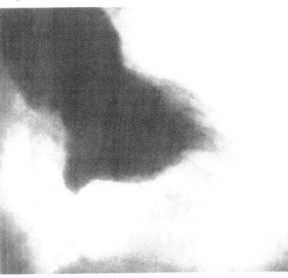

Bei Berücksichtigung der in den Abschnitten 2.1, 2.4 und 2.5 diskutierten Korrelationsuntersuchungen und der in Abschnitt 5.2 beschriebenen Operationsindikationen ergeben sich *für die Indikation zur Koronarangiographie folgende Richtlinien:* Patienten mit schwerer Angina pectoris sollten möglichst bald koronarangiographiert werden; es sollten nicht bewußt Wochen und Monate mit konservativer Therapie verbracht werden, bevor man sich zur Koronarangiographie entschließt. Die kardiologischen Zentren sollten auf die Schwere der Angina pectoris hingewiesen werden, damit ein bevorzugter Termin für die Koronarangiographie angesetzt werden kann.

Eine schwere Angina pectoris liegt vor:

1. wenn eine *stabile Angina pectoris* schon bei geringer Belastung auftritt und bei einem Belastungstest durch ischämische ST-Senkungen objektiviert werden kann,

2. wenn die Angina pectoris schon *im Ruhezustand* auftritt und auch als solche belegt werden kann, z. B. durch gleichzeitiges Auftreten von ST-Senkungen oder ST-Hebungen im Ruhe-EKG.

Die Übergänge von einer schweren *stabilen* Angina pectoris in eine *instabile* sind häufig fließend. Die meisten Patienten, deren Angina pectoris schon bei sehr geringer Belastung auslösbar ist, leiden auch unter Ruhe-Angina-pectoris. Schon wegen des Auftretens der Angina pectoris auch unter Ruhebedingungen muß sie als *instabile Angina pectoris* klassifiziert werden (s. Abschnitt 2.1). In die Gruppe mit instabiler Angina pectoris müssen auch diejenigen Patienten eingeordnet werden, deren Angina pectoris in den letzten Tagen oder Wochen deutlich stärker geworden ist. Im extremen Fall ist praktisch nur noch Bettruhe möglich. Der ST-T-Abschnitt dieser Patienten bleibt häufig über Stunden oder Tage deutlich verändert, so daß ein nichttransmuraler oder Innenschichtinfarkt nicht sicher ausgeschlossen werden kann. Auf jeden Fall kann bei solchen Patienten angenommen werden, daß wesentliche Myokardbereiche schon unter Ruhebedingungen kritisch versorgt werden und gefährdet sind. Eine instabile Angina pectoris kann bei Patienten ohne Herzinfarktanamnese, bei solchen mit einem intramuralen (Kap. 7) und mit einem transmuralen Herzinfarkt (Kap. 8) in der Anamnese auftreten.

Während vor einigen Jahren noch viele kardiologische Zentren bei solchen Patienten sofort eine Koronarangiographie durchführten, ist man heutzutage zurückhaltender geworden. Zunächst sollte versucht werden, mit Medikamenten wie Nitropräparaten, $\beta$-Rezeptorenblockern und evtl. Calciumantagonisten (besonders, wenn eine vasospastische Angina angenommen werden muß; dabei ist jedoch Zurückhaltung mit $\beta$-Rezeptorenblockern geboten) die instabile Angina pectoris zu stabilisieren. Wenn das erfolgt ist, kann ohne Zeitdruck die Indikation zur Koronarangiographie diskutiert werden. Nur bei wenigen Patienten ist die instabile Angina pectoris durch konservative Maßnahmen nicht zu stabilisieren. Dabei kann dann die *unter Notfallbedingungen* erfolgende Koronarangiographie, evtl.

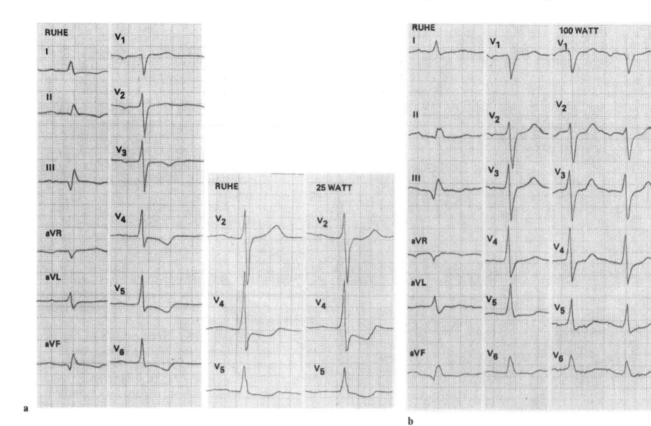

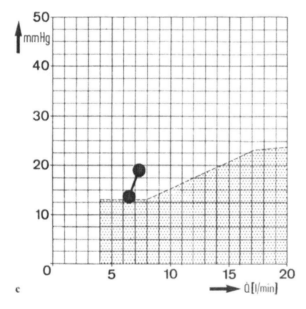

**Abb. 6.4.** Pat. K. G., 60 J., ♂, Coro-Nr. 4880/77.
*Anamnese:* Seit 3 Jahren Angina pectoris bei mittlerer Belastung, vor 2 Monaten Verdacht auf intramuralen Vorderwandinfarkt. Jetzt Angina pectoris bei geringer Belastung.
*Risikofaktoren:* Hyperlipidämie, labile Hypertonie, Diabetes mellitus, Hyperurikämie.
*Röntgen-Thorax:* Etwas linksbetontes, jedoch noch normal großes Herz: Herzvolumen 940 ml, HV/KG 11,4 ml/kg.
**a** *Ruhe-EKG:* Zustand nach inferiorem Herzinfarkt. Ausdehnung der negativen T-Wellen auf den Anterolateralbereich.
**a** *Belastungs-EKG und* **c** *Einschwemmkatheter:* Bei 25 W keine Angina pectoris, ischämische ST-Senkung von 0,4 mV. PCP in Ruhe 14, bei 25 W 18 mm Hg.
*Koronarangiogramm:* **d** Linker Hauptstamm an der Bifurkation 90%ig stenosiert. R. interventricularis anterior: im mittleren Drittel mehrere diffuse Stenosen bis zu 60%. R. circumflexus: Abgang in die Hauptstammstenose einbezogen, kurz danach noch einmal 70%ige Stenose. **e** A. coronaria dextra: im mittleren Drittel total verschlossen, schwache antegrade Auffüllung über Brückenkollateralen.
*Linker Ventrikel:* schwere, diaphragmale posterobasale Hypokinese, die Vorderwand kontrahiert sich gut.
*Therapie:* Aorto-koronare Bypass-Operation auf
1. R. interventricularis anterior (Jump-graft auf proximalen und distalen Abschnitt),
2. den großen Lateralast des R. circumflexus,
3. die distale rechte Kranzarterie (mit Endarteriektomie).
**b** *8 Wochen postoperativ:* Es werden 100 W ohne Angina pectoris und ohne ischämische ST-Senkung geleistet (Operation: Ch. Hahn, M. Schmuziger, Genolier, 1977)

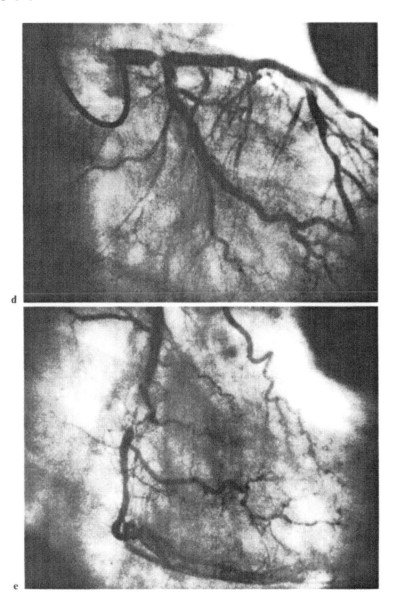

**Abb. 6.4 d, e**

nach Einführung einer *intraaortalen Ballonpumpe,* indiziert sein. Das in der Regel jedoch zunächst abwartende Vorgehen beruht auf den in Kap. 5.2 (S. 235) beschriebenen Untersuchungsergebnissen einer randomisierten Studie über den Effekt der aorto-koronaren Bypass-Chirurgie bei Patienten mit instabiler Angina pectoris. Nach dieser Studie ist es nicht möglich, bei Patienten mit instabiler Angina pectoris durch aorto-koronare Bypass-Chirurgie die Häufigkeit des Todes und der Infarktentstehung zu reduzieren. Das Ergebnis der chirurgischen Therapie besteht allein darin, daß auf lange Sicht wesentlich mehr Patienten frei von Angina pectoris werden.

Stabile und instabile Angina pectoris sind somit, was die Indikation zur Koronarangiographie und zur Bypass-Chirurgie betrifft, gleich zu behandeln (s. Kap. 5.2).

In Abschnitt 2.5 (S. 65) wurde gezeigt, daß die Schwere der Angina pectoris mit der Schwere der koronarangiographischen Befunde korreliert. Besteht eine stabile Angina pectoris auf niedriger Belastungsstufe, z. B. schon bei 25 oder 50 W, und ist diese mit ausgeprägten ischämischen ST-Senkungen und einem starken PCP-Anstieg verbunden, liegt in den meisten Fällen eine schwere koronare Gefäßkrankheit in Form einer *Mehrgefäßerkrankung* (Pat. B. S., Abb. 6.1) oder einer *linken Hauptstammstenose oder -verschluß* vor (Pat. A. E., Abb. 6.2; Pat. Sch. G., Abb. 6.3; Pat. K. G., Abb. 6.4)

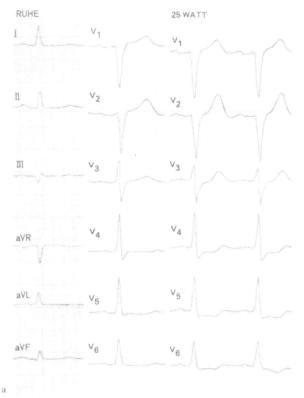

**Abb. 6.5.** Pat. E. E., 53 J., ♂, Coro-Nr. 3833/77 und 5482/78.
*Anamnese:* Seit 1 Jahr Angina pectoris bei mittlerer Belastung, kein sicheres akutes Ereignis.
*Risikofaktoren:* Rauchen, Hyperlipidämie.
*Röntgen-Thorax:* Linker Ventrikelbogen ist etwas prominent, normal großes Herz: Herzvolumen 920 ml, HV/KG 11,0 ml/kg.
**a** *Ruhe-EKG:* Verdacht auf Narbe im inferioren und anteroseptalen Bereich.
*Belastungs-EKG:* Bei 25 W Angina pectoris, ischämische ST-Senkungen in den Ableitungen $V_4$–$V_6$, maximal 0,25 mV.
**b** *Einschwemmkatheter:* Bei 75 W Angina pectoris, ischämische ST-Senkung 0,25 mV, PCP-Anstieg von 9 mm Hg in Ruhe auf 36 mm Hg bei Belastung. Herzminutenvolumen in Ruhe und bei Belastung normal.
*Koronarangiographie:* **c** R. interventricularis anterior: 90%ige Stenose im proximalen Bereich. R. circumflexus: ungefähr 40%ige Stenose im proximalen Bereich; nach Abgang des Lateralastes Totalverschluß des Gefäßes. **d** Rechte Kranzarterie: Totalverschluß im proximalen Bereich. Kontrastarme antegrade Auffüllung des Gefäßes, welches dünn erscheint, wobei jedoch bedacht werden muß, daß es nicht ordentlich aufgefüllt wird (s. postoperative Koronarangiographie, **f**).
*Therapie:* Aorto-koronare Bypass-Operation auf den R. interventricularis anterior und die distale rechte Herzkranzarterie.
*Postoperatives Belastungs-EKG und Einschwemmkatheter* (**b**): Bei 75 W keine Angina pectoris. Horizontale ST-Senkung von 0,1 mV. Patient bekommt jedoch Digitalis. PCP-Anstieg von 11 auf jetzt 21 mm Hg.
*Postoperative Koronarangiographie:* 1 Jahr nach der Operation sind die beiden angelegten Bypässe auf den R. interventricularis anterior (**e**) und auf die distale rechte Kranzarterie weit offen. Beachte die jetzt gute Darstellung der distalen rechten Kranzarterie (**f**) (Operation: Ch. HAHN, M. SCHMUZIGER, Genolier, 1977)

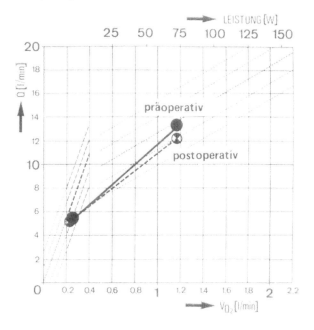

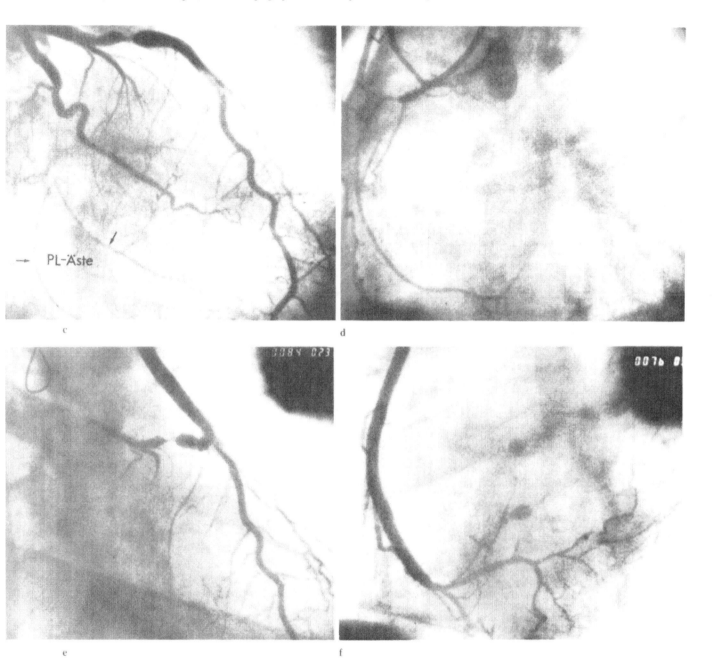

PL-Äste

Abb. 6.5 c–f

Bei dem 46jährigen Patienten B. S. (Abb. 6.1) konnte die anamnestisch angegebene Angina pectoris durch den Belastungstest bestätigt werden. Schon bei 50 W Belastung kam es zu ischämischen ST-Senkungen im Brustwand-EKG. Zugrunde lag eine Zweigefäßerkrankung, bei der trotz Verschluß des R. interventricularis anterior kein Vorderwandinfarkt aufgetreten war. Die Vorderwand des Herzens wurde durch septale Kollateralen über den R. interventricularis posterior der rechten Kranzarterie versorgt. Die Kollateralisierung war jedoch gefährdet, da auch die rechte Kranzarterie eine kritische Stenose aufwies. Folgende Punkte ergaben den Ausschlag für die Durchführung der Operation: schwere Angina pectoris, deutliche Ischämiereaktion im Belastungs-EKG, Mehrgefäßerkrankung, normaler linker Ventrikel, jedoch gefährdete Kollateralisierung. Nach erfolgreicher aorto-koronarer Bypass-Operation war der Patient beschwerdefrei, seine Leistungsfähigkeit altersentsprechend.

Bei dem 42jährigen Patienten A. E. (Abb. 6.2) lag eine Crescendo-Angina-pectoris vor. Anamnestisch war noch kein Herzinfarkt aufgetreten. Im Ruhe-EKG fand sich ein linksanteriorer Hemiblock, der bei Koronarpatienten meist auf eine Durchblutungsstörung bzw. Narbe im Versorgungsbereich der linken Kranzarterie, in der Regel des R. interventricularis anterior, hinweist. Während Belastung nur geringgradige, horizontale ST-Senkung linkspräkordial, jedoch stark pathologischer Anstieg des Pulmonalkapillardruckes. Dieser wies unter Berücksichtigung des Ruhe-EKG, aus dem sich kein Anhalt für größere Infarktnarben ergab, und des röntgenologisch normal großen Herzens auf Myokardischämie während Belastung hin. Zugrunde lag ein Totalverschluß des linken Hauptstammes; bei guter Kollateralisierung, ausgehend von der rechten Kranzarterie, war es nicht zu einem transmuralen Vorderwandinfarkt gekommen. Die deutliche Hypokinese im Anterolateral-, Apikal- und Septalbereich wies auf eine schon im Ruhezustand vorliegende Koronarinsuffizienz, wahrscheinlich mit zusätzlicher nicht-transmuraler Infarzierung hin. Die Kollateralisierung der Vorderwand des Herzens war wegen der zusätzlichen mittelgradigen Stenose im Bereich der rechten Kranzarterie gefährdet. Folgende Punkte sprechen für eine aorto-koronare Bypass-Operation: Crescendo-Angina-pectoris, deutliche Ischämiereaktion im Belastungs-EKG (PCP-Anstieg) und vor allem der prognostisch sehr ungünstige Totalverschluß des linken Hauptstammes mit gefährdeter Kollateralisierung der Vorderwand. Acht Wochen nach der Operation fand sich bei normalem Belastungs-EKG eine normale Leistungsfähigkeit von 150 W.

Bei dem 58jährigen Patienten Sch. G. (Abb. 6.3) lag ebenfalls eine Crescendo-Angina-pectoris vor. Im Ruhe-EKG fanden sich biphasische T-Wellen, bei denen eine nicht-transmurale Schädigung nicht ausgeschlossen war. Während Belastung kam es zu starker Angina pectoris. Das Belastungs-EKG war wegen der schon im Ruhezustand vorliegenden ST-T-Veränderungen nicht sicher verwertbar. Auch bei diesem Patienten lag ein Totalverschluß des linken Hauptstammes vor. Es bestand eine außergewöhnlich gute Auffüllung des R. interventricularis anterior über eine große Kollateralverbindung mit dem R. interventricularis posterior der rechten Kranzarterie. Es handelte sich hierbei um einen „natürlichen Bypass". Die Kollateralverbindung über die rechte Kranzarterie war jedoch gefährdet wegen kritischer Stenosen im Bereich der rechten Kranzarterie. Auch hier bestand wiederum die Indikation zur aorto-koronaren Bypass-Operation.

Auch bei dem 60jährigen Patienten K. G. (Abb. 6.4) lag eine schwere Angina pectoris vor. Im Ruhe-EKG Hinweis für Zustand nach inferiorem Herzinfarkt, der anamnestisch jedoch nicht bekannt war. Im Belastungs-EKG schon bei 25 W schwere ischämische ST-Senkung im Brustwand-EKG, die trotz der schon im Ruhezustand vorhandenen ST-T-Veränderungen als Ischämiereaktion aufgefaßt wurde, da sie mit 0,4 mV deutlich ausfiel. Zugrunde lag eine kritische Stenose des linken Hauptstammes mit zusätzlicher Dreigefäßerkrankung. Die Durchblutung des Herzens hing an einem „seidenen

Faden". In einer solchen Situation sollte der Patient möglichst bald operiert werden. Nach aorto-koronarer Bypass-Operation war der Patient normal belastbar, ischämische ST-Senkungen konnten nicht mehr nachgewiesen werden.

Die ganz überwiegende Zahl der Patienten mit *linker Hauptstammstenose* ist auch nach Abzug der linken Hauptstammstenose noch mehrgefäßkrank. Die linke Hauptstammstenose ist somit in der Regel Ausdruck einer weit fortgeschrittenen Koronargefäßsklerose, dieses ist auch der wesentliche Grund dafür, daß sehr viele Patienten mit linker Hauptstammstenose schon einen intramuralen oder transmuralen Herzinfarkt durchgemacht haben, bei einem Teil von ihnen ist dieses anamnestisch nicht bekannt, jedoch durch EKG und/oder Ventrikulogramm zu belegen. Ein Totalverschluß des linken Hauptstammes scheint selten überlebt zu werden: In dem Krozinger Patientengut von 6000 koronarangiographierten Patienten hatten nur 3, in dem Frankfurter Patientengut von 2500 Patienten 2 einen solchen Befund.

Die Koronarangiographie entscheidet darüber, ob eine *Koronaroperation* überhaupt *möglich* ist und an welchen Gefäßen sie durchgeführt werden kann und sollte. Bei *Totalverschluß* eines Gefäßes kommt es häufig nicht zu einer ausreichenden Kontrastmittelanfärbung des distalen Gefäßanteils im Koronarangiogramm. In solchen Fällen wird das Lumen der distalen Herzkranzarterie in der Regel unterschätzt (Pat. E. E., Abb. 6.5).

Der 53jährige Patient E. E. hatte bei schwerer Angina pectoris eine Dreigefäßerkrankung. Zwei Gefäße waren total verschlossen: die rechte Kranzarterie und der R. circumflexus. Zusätzlich lag eine kritische Stenose des R. interventricularis anterior vor. Wie das postoperative Koronarangiogramm zeigt, konnte nicht nur ein guter Bypass auf den R. interventricularis anterior, sondern auch einer auf die distale rechte Kranzarterie angelegt werden. Die distale rechte Kranzarterie füllt sich jetzt sehr viel besser auf, ihr Gefäßlumen erscheint jetzt sehr viel größer.

Einige Patienten müssen wegen *diffuser,* auch die Peripherie befallender *Koronargefäßsklerose* von der Operation zurückgewiesen werden. In der Regel liegen bei diffuser Koronargefäßsklerose eine Vielfalt von Risikofaktoren vor: insbesondere Hypertonie, familiäre Hypercholesterinämie, d. h. Hypercholesterinämie als Krankheit, und insulinpflichtiger Diabetes (Pat. Sch. I., Abb. 6.6; Pat. L. J., Abb. 6.7).

So lag bei der 56jährigen Patientin Sch. I. (Abb. 6.6) eine schwere Angina pectoris vor, es konnte im Belastungs-EKG eine deutliche Ischämiereaktion nachgewiesen werden. Von Seiten der Beschwerden bestand bei der Patientin eine Indikation zu einer aorto-koronaren Bypass-Operation. Diese war jedoch wegen diffuser Koronargefäßsklerose, die auch die Peripherie des Koronargefäßsystems befallen hatte, nicht möglich.

Eine ähnliche Situation lag bei dem 36jährigen Patienten L. J. (Abb. 6.7) vor. Auch hier bestand eine schwere Angina pectoris mit deutlicher Ischämiereaktion im Belastungs-EKG. Von Seiten der Beschwerden bestand auch hier eine Indikation zur aorto-koronaren Bypass-Operation; jedoch auch hier war sie wegen diffuser Koronargefäßsklerose leider nicht möglich. Man beachte hier die familiäre Belastung des Patienten, dessen Vater mit 48 Jahren und dessen Mutter mit 58 Jahren an einem Herzinfarkt verstorben waren.

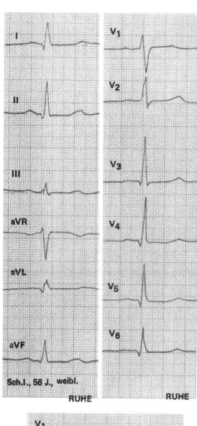

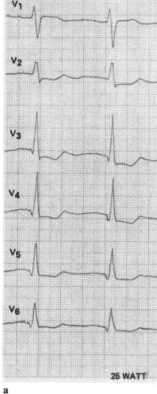

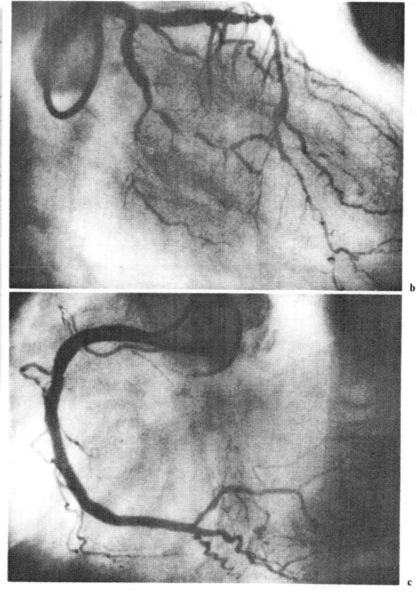

**Abb. 6.6.** Pat. Sch. I., 56 J., ♀, Coro-Nr. 4543/77.
*Anamnese:* Seit 4 Jahren Angina pectoris bei geringer Belastung.
*Risikofaktoren:* Hypertonie, Hyperlipidämie, insulinpflichtiger Diabetes, Übergewicht.
*Röntgen-Thorax:* Normal geformtes und noch normal großes Herz: Herzvolumen 870 ml, HV/KG 12,6 ml/kg.
**a** *Ruhe-EKG:* Kleine Q-Zacken in den Ableitungen I, II, a VL und V$_3$–V$_6$.
*Belastungs-EKG:* Bei 25 W Angina pectoris, deszendierende ST-Senkung von 0,30 mV.
**b, c** *Koronarangiographie:* Diffuse, an vielen Stellen kritisch stenosierende Koronargefäßsklerose der linken und der Endäste der rechten Kranzarterie.
*Therapieempfehlung:* Wegen der diffusen Koronargefäß-Sklerose konservativ: Korrektur der Risikofaktoren, Nitrokörper, β-Rezeptorenblocker

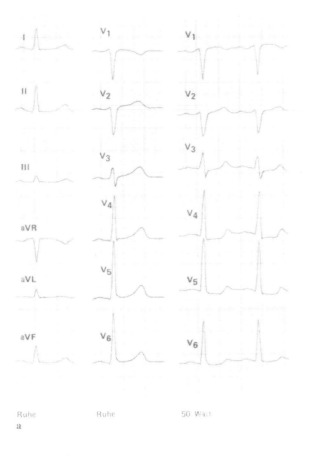

**Abb. 6.7.** Pat. L. J., 36 J., ♂, Coro-Nr. 3484/76.
*Anamnese:* Vor 2 Monaten erstmals retrosternaler Druck bei
Belastung, der sich am nächsten Tag wiederholte. Geringgradi-
ger Anstieg der infarktspezifischen Enzyme, jedoch im EKG
kein sicherer Hinweis für Herzinfarkt. Jetzt Angina pectoris
bei mittlerer Belastung.
*Risikofaktoren:* Familiäre Belastung (Vater mit 48 J., Mutter
mit 58 Jahren an Herzinfarkt verstorben), Hypercholesterinämie, labile arterielle Hypertonie, Hyperurikämie.
*Klinischer Untersuchungsbefund:* Xanthelasmen am Ober- und
Unterlid.
*Röntgen-Thorax:* Normal großes und regelrecht geformtes
Herz: Herzvolumen 715 ml, HV/KG 9,8 ml/kg.
**a** *Ruhe-EKG:* Geringe R-Progression von Ableitung $V_1$ bis $V_3$
ohne sicheren Hinweis für durchgemachten Herzinfarkt.
*Belastungs-EKG:* Bei 50 W Angina pectoris, horizontale bis
deszendierende ST-Senkung von 0,15 mV in den Ableitungen
$V_4$ bis $V_6$.
*Einschwemmkatheter:* Bei 100 W Angina pectoris, PCP-An-
stieg auf 29 mm Hg.
*Koronarangiographie:* Schwerste diffuse, z. T. ektatische, z. T.
stenosierende Koronargefäßsklerose.
*Therapieempfehlung:* Korrektur der Risikofaktoren so weit
wie möglich. Medikamentöse Therapie mit Nitrokörpern, $\beta$-
Rezeptorenblockern und $Ca^{++}$-Antagonisten

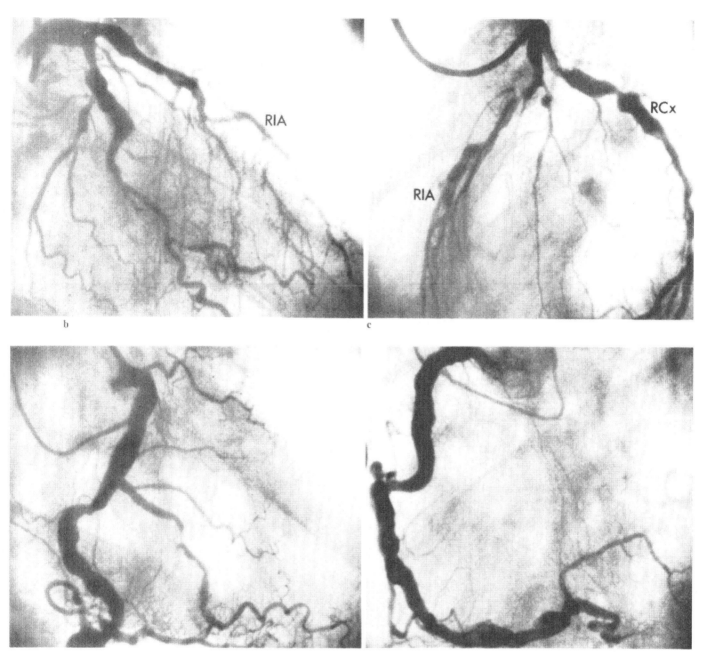

Abb. 6.7 b–e

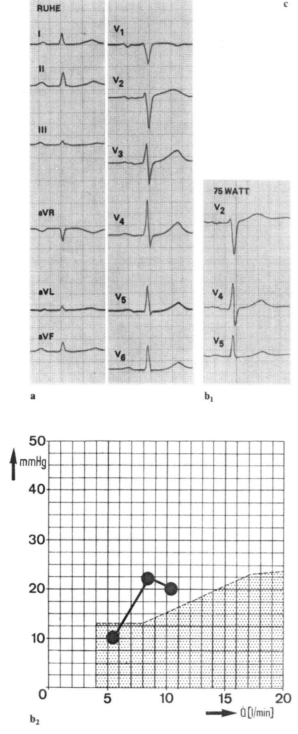

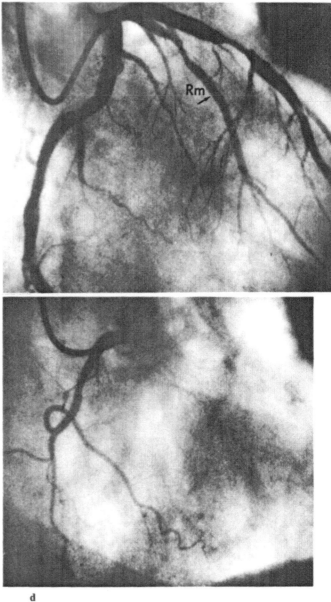

**Abb. 6.8.** Pat. P. Th., 47 J., ♂, Coro-Nr. 4967/77.
*Anamnese:* Seit 1 Jahr Angina pectoris bei mittlerer Belastung.
*Risikofaktoren:* Rauchen, Hypercholesterinämie, Hyperurikämie, Adipositas.
*Röntgen-Thorax:* Normal großes und normal geformtes Herz:
Herzvolumen 930 ml, HV/KG 11,4 ml/kg.
**a** *Ruhe-EKG.* o. B.
*Belastungs-EKG und Einschwemmkatheter* (**b**): Bei 75 W Angina pectoris, keine ischämische ST-Senkung, PCP-Anstieg
von 10 mm Hg in Ruhe auf 20 mm Hg bei Belastung.
*Koronarangiographie:* **c** R. interventricularis anterior: im proximalen Drittel langstreckige 70–80%ige Stenose. R. marginalis des R. circumflexus 60%ig stenosiert. **d** A. coronaria dextra: rudimentäres Gefäß bei Linksdominanz mit geringer Stenosierung.
**e, f** *Ventrikulogramm:* o. B.
*Therapieempfehlung:* Bei Ansprechen auf internistische Therapie konservativ

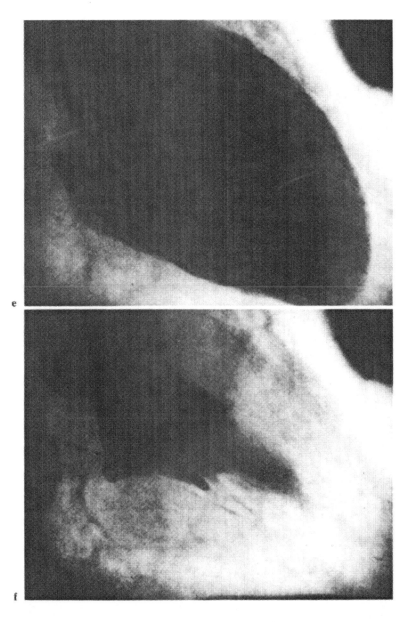

**Abb. 6.8 e, f**

Es muß jedoch darauf hingewiesen werden, daß die einzelnen Herzchirurgen gegenüber der diffusen Koronargefäßsklerose einen unterschiedlichen Standpunkt einnehmen. So hat z. B. JOHNSON aus Milwaukee in den letzten Jahren keinen Patienten wegen diffuser Koronargefäßsklerose abgelehnt; dabei muß selbstverständlich eine deutlich erhöhte Bypass-Verschlußrate in Kauf genommen werden.

Ist Angina pectoris während Belastung nicht mit ischämischer ST-Senkung verbunden, muß damit gerechnet werden, daß entweder die Angina pectoris falsch interpretiert wurde, oder daß nur ein kleiner Ischämiebereich vorhanden ist (Pat. P. Th., Abb. 6.8), der mit den üblichen Ableitungen nicht zu erfassen ist.

Bei dem 47jährigen Patienten P. Th. (Abb. 6.8) lag seit 1 Jahr eine stabile Angina pectoris vor, die jedoch nur bei mittleren oder höheren Belastungen auftrat. Bei 75 W im Liegen kam es zu Angina-pectoris-Beschwerden, das Belastungs-EKG blieb dabei jedoch normal. Auch der PCP-Anstieg fiel nur geringgradig pathologisch aus. Zugrunde lag eine Zweigefäßerkrankung, wobei die Stenosen jedoch nicht hochgradig waren. Die Therapieempfehlung lautete: Bei Ansprechen auf internistische Therapie zunächst konservativ, auf jeden Fall sollte der Patient weiterhin regelmäßig überwacht werden. In der Regel wird bei einer solchen Konstellation die Koronaroperation nur aufgeschoben.

Wenn die Angina pectoris erst bei mittleren oder höheren Belastungsstufen auftritt oder nicht mit einer Ischämiereaktion im Belastungs-EKG verbunden ist, kann in der Regel die Koronarangiographie aufgeschoben werden. Im Zweifelsfall hat sich die Durchführung einer zusätzlichen Einschwemmkatheteruntersuchung bei Belastung bewährt. Bei deutlich pathologischem PCP-Anstieg bei Belastung entschließen wir uns meist zur Koronarangiographie.

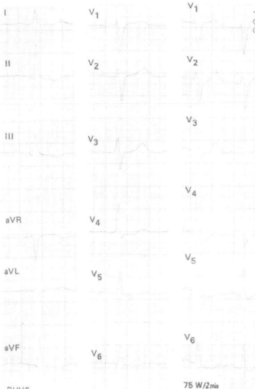

**Abb. 6.9.** Pat. U. F., 54 J., ♀, Coro-Nr. 4990/77.
*Anamnese:* Seit 1 Jahr herzbezogene Schmerzen, die zum Teil abhängig, zum Teil unabhängig von körperlicher Belastung auftreten. Therapie mit Digitalis!
*Risikofaktoren:* keine.
*Röntgen-Thorax:* Normal geformtes und normal großes Herz: Herzvolumen 550 ml, HV/kg 9,8 ml/kg.
**a** *Ruhe-EKG:* geringe ST-T-Veränderungen
*Belastungs-EKG:* Bei 75 W Angina pectoris, deszendierende ST-Senkung von 0,3 mV.
*Einschwemmkatheter:* Bei 75 W PCP-Anstieg auf 28 mm Hg.
*Koronarangiographie:* Normale Kranzarterien (linke Kranzarterie dargestellt in **b** RAO-, **c** LAO-, **d** hemiaxialer LAO- und **e** Lateral-, rechte Kranzarterie in **f** RAO- und **g** LAO-Projektion.
*Ventrikulogramm:* o. B.
*Therapieempfehlung:* Keine Koronartherapie. Kein Digitalis. Bewegungstherapie, psychologische Beratung

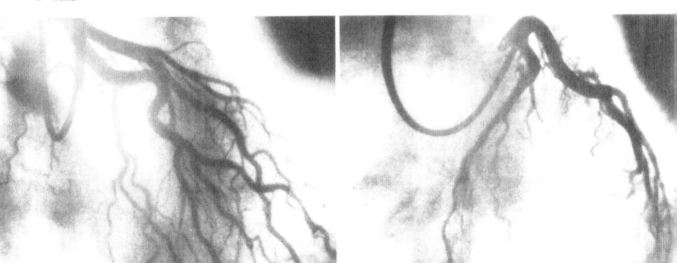

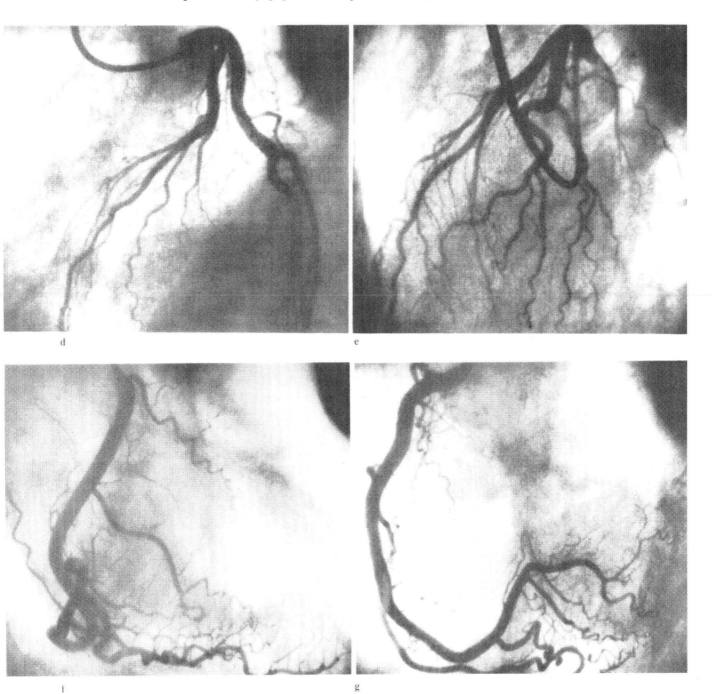

**Abb. 6.9 d–g**

Die klassische Kombination Angina pectoris und ischämische ST-Senkung ist in der Regel bei Männern ein Hinweis für eine bestehende koronare Herzkrankheit, bei Frauen gibt es jedoch häufig falsch-positive Befunde (Pat. U. F., Abb. 6.9).

Von der 44jährigen Patientin U. F. (Abb. 6.9) wurden seit 1 Jahr herzbezogene Schmerzen angegeben, die zum Teil abhängig und zum Teil unabhängig von körperlicher Belastung auftraten. Bei einer Belastungsprüfung mit 75 W wurden wiederum herzbezogene Schmerzen angegeben. Gleichzeitig kam es zu deszendierenden ST-Senkungen im Brustwand-EKG, es mußte jedoch bedacht werden, daß die Patientin schon im Ruhe-EKG geringgradige ST-T-Veränderungen im Brustwand-EKG aufwies und daß sie mit Digitalis behandelt wurde, übrigens ohne daß eine Indikation dafür bestand. Da es bei 75 W zu einem Anstieg des PCP auf 28 mm Hg kam, wurde eine Koronarangiographie durchgeführt; diese ergab einen Normalbefund. Eine Herzmuskelerkrankung konnte nicht sicher ausgeschlossen werden.

Ein Koronarangiogramm kann nur dann als normal befundet werden, wenn die Gefäße überlagerungsfrei zur Darstellung kommen. Dazu sind in der Regel — insbesondere bei der linken Kranzarterie — mindestens drei oder vier Projektionen notwendig.

Die Ursache der herzbezogenen Beschwerden und der ST-T-Veränderungen während Belastung bei Patienten mit normalen Kranzarterien ist nicht geklärt. Wie in Abschnitt 2.6 dargestellt, kommt diese Konstellation bei Frauen sehr viel häufiger als bei Männern vor. Bei schweren Anfällen im Ruhezustand, insbesondere wenn sie mit ST-Hebungen verbunden sind, muß auch an einen Koronarspasmus gedacht werden, der sich jedoch in der Regel auf eine organische Koronargefäßsklerose aufpfropft.

In Abschnitt Kap. 1 (S. 1) wurde darauf hingewiesen, daß Koronarinsuffizienz während Belastung nicht immer mit Angina pectoris verbunden zu sein braucht. Aus diesem Grunde sollten auch asymptomatische Patienten mit einem deutlich positiven Belastungs-EKG zur Koronarangiographie überwiesen werden (Pat. K. G., Abb. 6.4).

Auch unklare Belastungs-EKG-Befunde, wie schon in Ruhe vorhandene und bei Belastung zunehmende ST-T-Veränderungen, können zur endgültigen Klärung zu einer Koronarangiographie führen werden, insbesondere wenn diese EKG-Befunde als „Koronarinsuffizienz" interpretiert wurden. Können bei verdächtigen Angaben in der Anamnese bei einem Belastungstest mit ausreichend hoher Belastung und ausreichend hoher Herzfrequenz weder Angina pectoris noch ST-Senkung nachgewiesen werden, ergibt sich keine Indikation für eine Koronarangiographie. Seit langem bestehende Unsicherheiten bei Hausarzt und Patient können in Einzelfällen eine Koronarangiographie — sozusagen aus „therapeutischer" Indikation — rechtfertigen. Eine geringgradige Koronargefäßsklerose ist bei negativem Belastungstest zwar nicht mit Sicherheit auszuschließen, sie verlangt jedoch dann in der Regel keine chirurgischen Konsequenzen.

Das Konzept: Ausschluß der Koronarinsuffizienz durch Funktionsdiagnostik, insbesondere das Belastungs-EKG, ist durch den sicheren Nachweis von Ko-

ronarinsuffizienz infolge in Körperruhe auftretender Spasmen (s. Abschnitt 1.1, S. 3) etwas ins Wanken gekommen. Ein normaler Belastungstest schließt eine solche Konstellation nicht aus (Pat. S. W., Abb. 6.10).

Der 39jährige Patient S. W. (Abb. 6.10) litt seit 2 Jahren unter anfallsartigen retrosternalen Beschwerden, besonders nachts; bei körperlicher Belastung war er beschwerdefrei. Entsprechend fiel der Belastungstest negativ aus: bis 150 W keine ischämische ST-Senkung und kein PCP-Anstieg. Durch Ergonovinmaleat konnte ein Spasmus des R. interventricularis anterior mit Totalverschluß festgestellt werden. Dabei kam es zu starken retrosternalen Beschwerden und einer eindrucksvollen ST-Hebung in den Brustwandableitungen. Durch Nitroglycerin konnte der Spasmus wieder gelöst werden.

Es sollte darauf hingewiesen werden, daß die überwiegend vasospastische Angina pectoris, jedenfalls in Deutschland, selten ist. Wichtig ist es, bei schweren Angina-pectoris-Anfällen nachts im Anfall ein Ruhe-EKG zu schreiben. *ST-Senkungen* oder *-Hebungen* weisen dann auf die *richtige Diagnose* hin. Häufig kommen aber Arzt oder Schwester mit dem EKG-Gerät zu spät; der Anfall ist spontan wieder abgeklungen oder der Patient hat bereits Nitroglycerin genommen. Ein am nächsten Tag durchgeführtes, normales Belastungs-EKG ohne Angina-pectoris-Angabe und ohne ischämische ST-Senkungen, schließt die nächtliche Koronarinsuffizienz auf dem Boden eines Spasmus nicht aus. Bei Verdacht auf vasospastische Angina pectoris muß jedoch nicht immer gleich koronarangiographiert werden, zumal der Spasmusnachweis im Koronarangiogramm meist erst nach Ergonovinprovokation gelingt, eine nicht absolut ungefährliche Methode. Vom klinischen Standpunkt aus ist es ratsam, bei Verdacht auf vasospastische Angina eine probatorische Therapie mit Nitropräparaten und Calciumantagonisten durchzuführen.

Häufiger pfropft sich der Spasmus auf eine organische Stenose auf, es liegt somit eine Kombination von organisch fixierter und funktioneller Stenosierung vor.

---

**Abb. 6.10.** Pat. S. W., 39 J. Coro-Nr. 5890/78                    ▶
*Anamnese:* Seit 2 Jahren retrosternale Beschwerden, vorwiegend in Ruhe, häufig während der Nacht auftretend, verbunden mit Schweißausbruch. Nächtliche Anfälle mit Nitroglycerin innerhalb 2 min zu durchbrechen. Keinerlei Beschwerden bei körperlicher Belastung.
*Risikofaktoren:* Sechs Zigaretten pro Tag.
*Röntgen-Thorax:* Normal großes und geformtes Herz: HV 639 ml, HV/KG 10,6 ml/kg.
*Ruhe-EKG:* Normal.
*Belastungs-EKG:* Bis 150 W o. B.; auswärts aufgrund dieses Befundes als Simulant verdächtigt.
*Einschwemmkatheter:* Bis 150 W o. B.
*Koronarangiographie:* **a** R. interventricularis anterior: geringe Wandunregelmäßigkeiten im proximalen Drittel, sonst o. B. **b** Nach Gabe von 0,2 mg Ergonovinmaleat i. v. nach 3 min Auftreten von schwerem retrosternalem Druck; Beschwerden werden als identisch mit den nächtlichen Anfällen angegeben. Gleichzeitig 15 mm ST-Hebung in Ableitung V$_4$. Koronarangiographie zu diesem Zeitpunkt: der R. interventricularis anterior wird nicht mehr dargestellt. **c** Nach 2 Kapseln Nitroglycerin Verschwinden der Beschwerden, Normalisierung des EKG. Der R. interventricularis anterior füllt sich wieder voll auf.
*Therapieempfehlung:* Nitropräparate und Calciumantagonisten

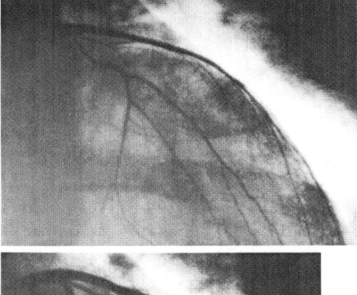

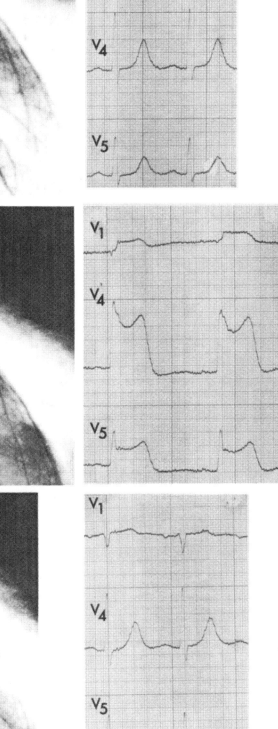

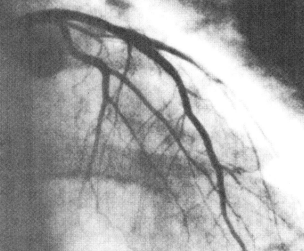

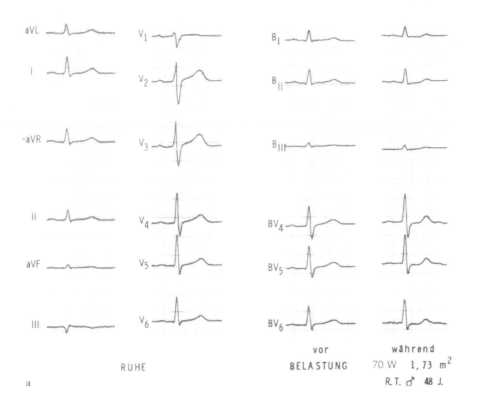

RUHE                                                   vor          während
                                                    BELASTUNG   70 W  1,73 m²

a                                                                 R. T. ♂  48 J.

Ein Beispiel für einen spontan auftretenden Koronarspasmus ist in Abb. 6.11 wiedergegeben. Bei dem 48jährigen Patienten war es in den letzten Monaten wiederholt zu pektanginösen Beschwerden aus der Ruhe heraus gekommen. Unter körperlicher Belastung traten keine Beschwerden auf. Bei der Voruntersuchung zeigte sich ein normales EKG sowohl in Ruhe als auch unter körperlicher Belastung mit 70 W 1,73 m². Bei Injektion in die linke Kranzarterie ist der R. circumflexus kräftig ausgebildet. Der R. interventricularis anterior zeigt im oberen Drittel eine Stenosierung, ist jedoch im übrigen Verlauf unauffällig. Einige Minuten später kommt es zu einem spontanen Angina-pectoris-Anfall während der Untersuchung. Die erneute Injektion in die linke Kranzarterie ergibt einen kompletten Verschluß des R. interventricularis anterior im oberen Drittel. Ihr folgt eine transmurale Ischämiereaktion mit deutlicher ST-Hebung im EKG. Der Anfall ist mit entsprechender Medikation, insbesondere Nitroglycerin reversibel. Etwa 7 min nach Injektion von Methylergonovin kam es am nächsten Tag zunächst zu einer diskreten, dann aber ausgeprägten ST-Hebung in den gesamten präkordialen Brustwandableitungen, entsprechend dem Versorgungsgebiet des R. interventricularis anterior. Der Patient gab pektanginöse Beschwerden an, die nach Gabe von Nitroglycerin und intravenös appliziertem Verapamil rasch wieder verschwanden.

Da sich im weiteren Verlauf die vasospastische Angina pectoris mit Nitraten und Calciumantagonisten nicht genügend stabilisieren ließ, wurde wegen der zusätzlichen organischen Stenose im R. interventricularis-Bereich ein aorto-koronarer Bypass angelegt. Seither ist der Patient vollkommen beschwerdefrei.

Der Fall zeigt, daß gelegentlich während der Koronarographie spontan auftretende Spasmen zu beobachten sind, in diesem Fall mit vollständigem Verschluß des R. interventricularis anterior und transmuraler Ischämie-

**Abb. 6.11. a** 48jähriger Patient mit neu aufgetretenen pektanginösen Beschwerden unter Ruhebedingungen. Das Ruhe-EKG zeigt keine pathologischen Veränderungen. Unter körperlicher Belastung mit 70 W/1,73 m² ist eine Ischämiereaktion nicht erkennbar. **b** Kontrollinjektion in die linke Kranzarterie mit Darstellung eines ausgedehnten R. circumflexus und des R. interventricularis anterior, der im oberen Drittel eine mäßige organische Stenose aufweist. **c** Spontaner Angina-pectoris-Anfall während der Untersuchung mit ST-Hebung. Bei Injektion in die linke Kranzarterie ist der R. interventricularis anterior verschlossen. Nach Nitraten Lösung des Koronarspasmus. **d** Wegen der unklaren Gesamtsituation am nächsten Tag Injektion mit Methylergonovin 0,4 mg i. v. Normale Brustwandableitungen vor der Injektion. 7 min nach Gabe von Methylergonovin zunehmende ST-Hebungen in allen Brustwandableitungen, zum Teil mehrere Millivolt. Nach hochdosierter Nitratgabe und Injektion von Verapamil Normalisierung des Befundes

reaktion. Durch Provokation mit Ergonovin ließ der Spasmus sich erneut auslösen. Da die spastische Gefäßverengung sich offenbar besonders im Bereich der organischen Stenose abspielt, kann, wie in diesem Falle, die aorto-koronare Bypass-Operation Erfolg haben. Diese kann allerdings nur dann einen therapeutischen Effekt erbringen, wenn man davon ausgehen kann, daß der Spasmus immer wieder im gleichen Gefäßbereich auftritt.

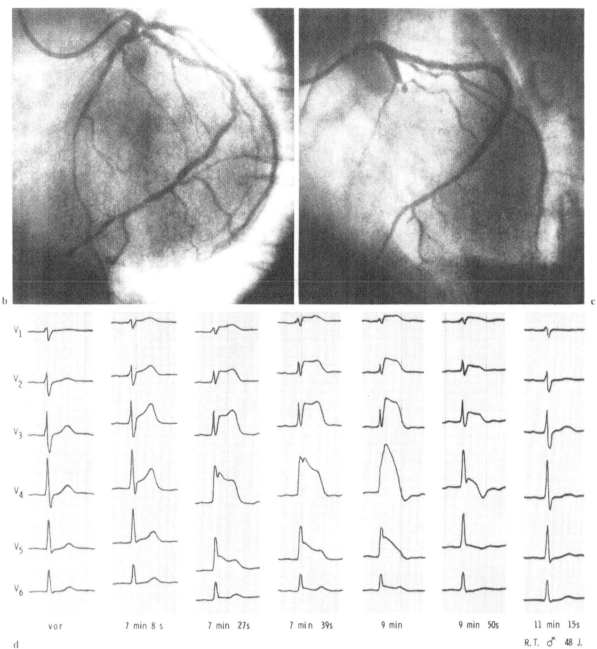

Abb. 6.11 b–d

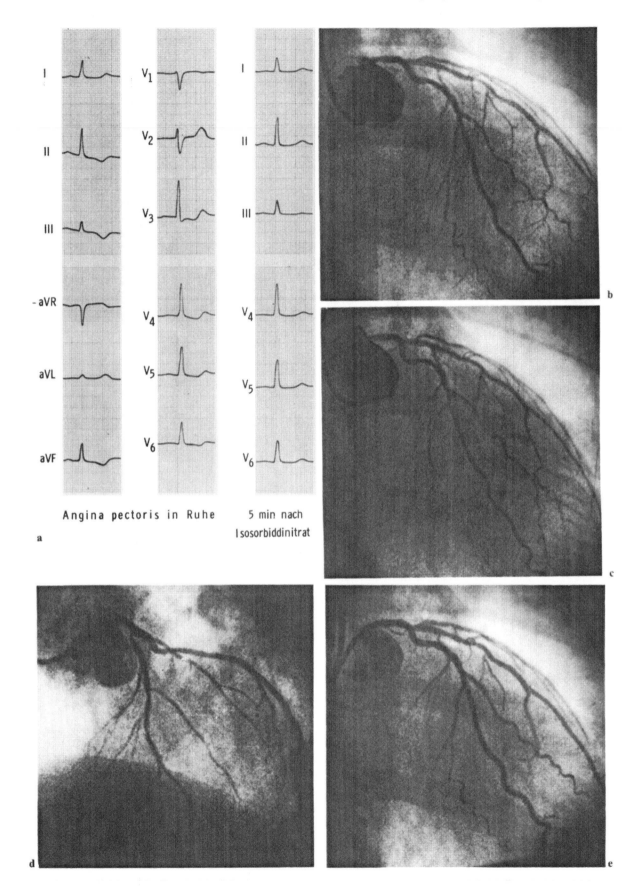

Angina pectoris in Ruhe          5 min nach
                                 Isosorbiddinitrat

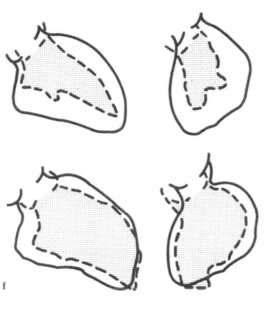

KONTROLLUNTERSUCHUNG

| EDV : | 136 ml / 1,73 m$^2$ |
|---|---|
| ESV : | 27 ml / 1,73 m$^2$ |
| EF : | 80 % |
| V$_{cf}$ : | 1,98 circ / s |
| LVEDP : | 15 mm Hg |

METHYLERGONOVIN  0,1 mg  i.v.

| EDV : | 194 ml / 1,73 m$^2$ |
|---|---|
| ESV : | 99 ml / 1,73 m$^2$ |
| EF : | 49 % |
| V$_{cf}$ : | 0,78 circ / s |
| LVEDP : | 28 mm Hg |

f

**Abb. 6.12f**

Während der spastischen Gefäßeinengung sind Ventrikelfunktionsstörungen ausgeprägt.

Bei der 40jährigen Patientin (Abb. 6.12), die über häufige pektanginöse Beschwerden unter Ruhebedingungen klagte, wurden im spontanen Angina-pectoris-Anfall deutliche ST-Senkungen nachgewiesen. Bei ihr kam es unter Provokation mit Methylergonovin zu einer diffusen Engerstellung des Koronarsystems, insbesondere in der — in der halbaxialen Projektion erkennbaren — organischen Abgangsstenose des R. interventricularos anterior. Der Vergleich zur Kontrolluntersuchung ergab eine ausgeprägte Ventrikelfunktionsstörung mit Vorderwandspitzenakinesie und Septumhypokinesie. Der enddiastolische Druck stieg auf 28 mm Hg an, und die globale Ventrikelfunktion verschlechterte sich erheblich.

Ein Krankheitsbild, das sich unschwer als instabile Angina pectoris einordnen ließ, zeigte der 45jährige Patient S. A. (Abb. 6.13).

Bei ihm war in einem auswärtigen Krankenhaus eine transmurale Ischämiereaktion unter Belastung nachgewiesen worden mit deutlichen, zum Teil sehr hohen ST-Hebungen in den Ableitungen V$_1$–V$_4$. In Ruhe kam es zu spontanen Anfällen, ebenfalls mit ST-Hebungen und spitzpositiven T-Wellen, sowie ST-Senkungen in den Extremitätenableitungen. Unter

◄ **Abb. 6.12a–f.** 40jährige Patientin v. P. H. pektanginöse Beschwerden ausschließlich unter Ruhebedingungen. Raucheranamnese. **a** Spontane Ischämiereaktion mit ST-Senkung, koronaren T-Wellen, während eines Anfalls registriert. Nach Isosorbiddinitrat Normalisierung der ST-Strecken. **b, c, d** Injektion in die linke Kranzarterie vor (**b**) und nach (**c**) Methylergonovin. Man erkennt eine deutliche Engerstellung des gesamten Gefäßgebietes. Nach Nitroglycerin Weitstellung aller Äste (**d**). Die in axialer Projektion sichtbare organische Stenose am Abgang des R. interventricularis anterior wird nach Gabe von Methylergonovin ebenfalls enger (**e**). **f** Nach Methylergonovin deutliche Verschlechterung der gesamten Ventrikelfunktion, insbesondere im Vorderwandspitzen- und Septumbereich. *EDV* Enddiastolisches Volumen, *ESV* Endsystolisches Volumen, *EF* Austreibungsfraktion, *Vcf* Zirkumferentielle Verkürzungsgeschwindigkeit, *LVEDP* Linksventrikulärer enddiastolischer Druck

konservativer Therapie mit Nitraten und Calciumantagonisten ließ sich das Krankheitsbild nicht stabilisieren. Bei der Koronarographie stellt sich eine hochgradige Stenose im R. interventricularis anterior heraus. Im Verlauf der Untersuchung kam es spontan zu einem Angina-pectoris-Anfall. Bei erneuter Injektion hat die Länge des stenotischen Bereiches deutlich zugenommen. Es kommt zu einer extremen Flußverlangsamung im R. interventricularis anterior, während sich die anderen Äste, so der R. circumflexus und der R. marginalis sofort füllen. Während des Anfalls werden ST-Hebungen und eine enddiastolische Druckerhöhung auf 40 mm Hg registriert. Nach Nitroglycerin Normalisierung des Befundes.

Hier kommt der Ruhe-Angina-pectoris-Anfall dadurch zustande, daß bei Vorliegen einer bereits höhergradigen Stenose eine geringe zusätzliche funktionelle, möglicherweise vasospastische Komponente das Gefäßlumen so einengt, daß der Anfall provoziert wird. Es muß damit gerechnet werden, daß bei instabiler Angina pectoris die „Instabilität" häufig durch einen zusätzlichen passageren Spasmus verursacht wird.

Je stärker die Diskrepanz zwischen schwerer Ruhe-Angina-pectoris auf der einen Seite und einer wenig oder nicht eingeschränkten Arbeitstoleranz auf der anderen Seite, desto mehr muß an eine alleinige oder zusätzliche vasospastische Komponente gedacht werden. Auch hier ergibt sich die Indikation zur Koronarangiographie; die Untersuchung sollte in diesem Fall ohne und mit Nitroglycerin, evtl. zusätzlich nach Gabe von Methylergonovin durchgeführt werden.

Die Provokation mit Ergonovin wird heute zurückhaltender betrachtet, nachdem über mehrere Todesfälle berichtet wurde (BUXTON et al., 1980). Deshalb ist die Anwendung nur im Herzkatheterlabor unter Vorbehalt möglich, da vielfach nur intrakoronar gegebenes Nitroglyzerin den sonst therapieresistenten Spasmus beseitigen kann.

Abschließend ergibt sich folgender *Leitsatz:* Je schwerer die Angina pectoris — d. h. je geringer die

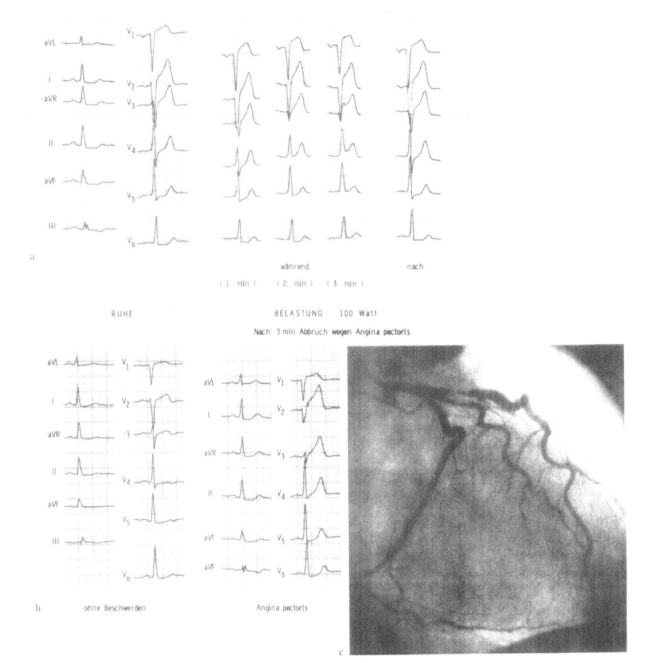

**Abb. 6.13a–f.** 45jähriger Patient mit plötzlich aufgetretener schwerer Angina pectoris, im Vordergrund Anfälle unter Ruhebedingungen, gelegentlich auch Schmerzen unter Belastung. Im auswärtigen Krankenhaus Feststellung einer transmuralen Ischämiereaktion und Abbruch der Belastung wegen Angina pectoris. Bereits im Ruhe-EKG sind in den Extremitätenableitungen und den Ableitungen V$_5$ und V$_6$ ST-Senkungen feststellbar (**a**). **b** Spontaner Angina-pectoris-Anfall mit ST-Hebung in den Ableitungen V$_1$ und V$_2$, sowie spitzpositive T-Wellen (Erstickungs-T) in V$_3$–V$_5$. ST-Senkung in den Extremitätenableitungen. **c, d, e** Hochgradige Stenose im R. interventricularis anterior bei Injektion in die linke Kranzarterie. Im Verlauf Angina-pectoris-Anfall, dabei deutliche Zunahme der Stenose und erhebliche Flußverlangsamung. Die übrigen Gefäße, wie der R. circumflexus und der R. marginalis füllen sich sofort. **f** Während des Anfalls ST-Hebung in den Ableitungen V$_4$ und V$_5$ und Anstieg des enddiastolischen Druckes auf 40 mm Hg. Normalisierung nach Nitroglycerin

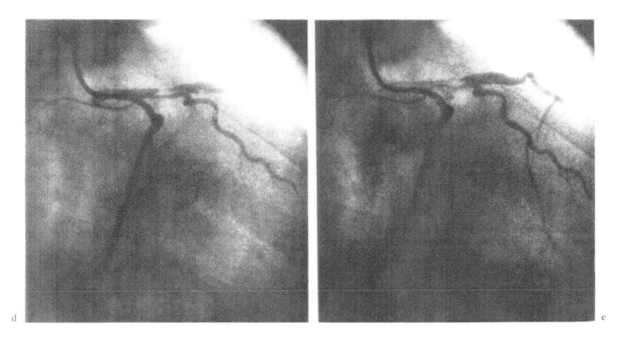

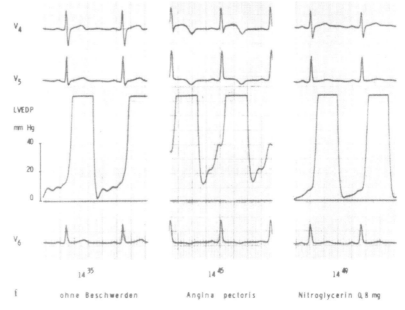

**Abb. 6.13 d–f**

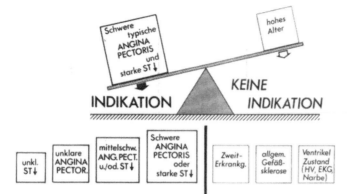

**Abb. 6.14.** Schematische Darstellung der wesentlichen Faktoren, die für oder gegen die Indikation zur Koronarangiographie sprechen

Belastungsstufe, bei der sie auftritt – und je stärker die damit verbundene ST-Senkung oder der PCP-Anstieg, desto eher ergibt sich eine Indikation für die Koronarangiographie. Selbstverständlich müssen auch andere Faktoren, wie Alter, Allgemeinzustand des Patienten, Zweiterkrankungen und Zustand des linken Ventrikels – soweit wie aus nicht-invasiven Untersuchungen beurteilbar – berücksichtigt werden. Die Indikation zur Koronarangiographie beruht immer auf einem Abwägen dieser verschiedenen Faktoren. Dieses ist schematisch in Abb. 6.14 dargestellt.

Die in Abb. 6.14 schematisch wiedergegebenen Überlegungen gelten selbstverständlich nicht nur für Patienten ohne Herzinfarktanamnese (Kap. 6), sondern auch für solche, die bereits einen intramuralen (Kap. 7) oder einen transmuralen (Kap. 8) Herzinfarkt durchgemacht haben.

### Literatur

BUXTON A, GOLDBERG S, HIRSHFELD JW, WILSON J, MANN T, WILLAMS DO, OLIVA P, KASTOR JA (1980) Refractory ergonovine induced coronary artery spasm: Importance of intracoronay nitroglycerin (Abstract) Am. J. Cardiol. 45:390

JOHNSON WD (1979) Diffuse coronary artery disease; is it a contraindication for surgery? In: Coronary heart Surgery – a rehabilitation measure. (H. Roskamm, M. Schmuziger, eds.) p 80. Springer, Berlin, Heidelberg

# 7 Der nicht-transmurale Herzinfarkt
## Anamnese, Voruntersuchungen, Koronarangiographie und therapeutische Konsequenzen

J. Petersen, H. Roskamm, P. Stürzenhofecker und L. Samek

Der intramurale bzw. nicht-transmurale oder rudimentäre Herzinfarkt wurde bislang als relativ gut zu definierendes und klinisch zu diagnostizierendes Krankheitsbild angesehen. Die Einführung der Koronarangiographie hat daran jedoch Entscheidendes geändert.

In einer Untersuchungsreihe aus dem Jahre 1973/74 hatten von 77 Patienten mit der Einweisungsdiagnose „nicht-transmuraler Infarkt" 35 (45,5%) normale Koronararterien, in einer altersentsprechenden Vergleichsgruppe transmuraler Herzinfarkte waren es nur 0,7% (Roskamm et al., 1978; Abb. 7.1). 54,5% der Patienten hatten eine signifikante Koronargefäßsklerose, vorwiegend eine Eingefäßerkrankung (Abb. 7.1).

37 Patienten hatten mehr als 8 Wochen nach dem akuten Ereignis eine Angina pectoris während Belastung: Bei 36 dieser Patienten war das Koronarangiogramm pathologisch (Abb. 7.2). Lag jedoch — wie bei 40 Patienten — keine Angina pectoris vor, war das Koronarangiogramm in 85% der Patienten normal. Bleibende Angina pectoris bei Belastung ist also ein wichtiges Kriterium für das Vorliegen eines intramuralen Infarktes auf dem Boden einer signifikanten Koronargefäßerkrankung; fehlt Angina pectoris, muß in der überwiegenden Anzahl der Patienten mit einem normalen Koronarangiogramm gerechnet werden.

Bei den Patienten mit normalem Koronarangiogramm kann ebenso wie bei solchen mit überstandenem transmuralem Herzinfarkt in Einzelfällen angenommen werden, daß eine spontane Lysis eines Thrombus oder Rekanalisation eines Gefäßes stattgefunden hat, so daß eine gewisse Zeit nach dem akuten Ereignis das Koronarangiogramm wieder normal ist. Der Prozentsatz normaler oder gering veränderter Koronarangiogramme liegt jedoch bei transmuralen Infarkten in unserem Patientengut unter 5%. Für die ganz überwiegende Mehrzahl der viel häufigeren Patienten mit normalem Koronarangiogramm mit der klinischen Diagnose eines intramuralen Infarktes müssen daher andere Erklärungsmöglichkeiten herangezogen werden. Die nachträgliche Sichtung der Krankenunterlagen führt uns bei den meisten dieser Patienten zu der klinischen Verdachtsdiagnose Perikarditis bzw. Perimyokarditis; ein Ereignis, welches ja auch mit plötzlich beginnenden Schmerzen und ST-T-Veränderungen im Ruhe-EKG einhergehen kann.

In einer zweiten Untersuchungsreihe aus den Jahren 1974–1977 ging bei 231 Patienten parallel mit dem Prozentsatz derjenigen ohne Angina pectoris bei Belastung 8 Wochen nach dem akuten Ereignis der Prozentsatz normaler Koronarangiogramme laufend zurück (Abb. 7.3). Das wird auf eine veränderte Diagnosestellung in den Akutkrankenhäusern zurückgeführt: Die Diagnose intramuraler Infarkt wurde sehr viel zurückhaltender gestellt. Auch wenn man die aus diesen Kor-

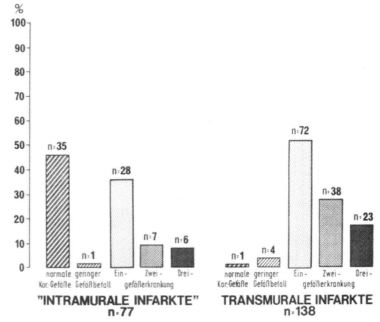

**Abb. 7.1.** Koronarangiographische Befunde bei Patienten mit der klinischen Diagnose „nicht-transmuraler (intramuraler) Herzinfarkt" im Vergleich zu solchen mit transmuralem Herzinfarkt

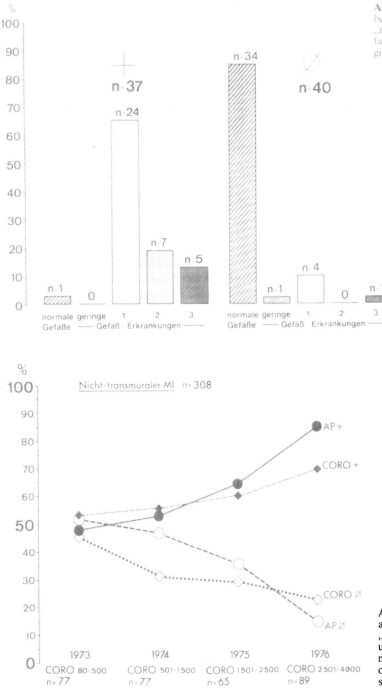

**Abb. 7.2.** Koronarangiographische Befunde
bei Patienten mit der klinischen Diagnose
„nicht-transmuraler (intramuraler) Herzinfarkt", unterteilt in solche mit und ohne Angina pectoris im späteren Verlauf

**Abb. 7.3.** Prozentsatz der Patienten mit der
auswärts gestellten klinischen Diagnose
„nicht-transmuraler Herzinfarkt" mit (+)
und ohne (∅) Angina pectoris, sowie derjenigen mit positivem (+, ≥ 50%ige Stenose)
oder negativem (∅, ohne ≥ 50%ige Stenose) Koronarangiogramm

relationsuntersuchungen abzuleitende Erfahrung berücksichtigt, bleibt die Diagnose eines nicht-transmuralen Herzinfarktes häufig unsicher. Große Sicherheit,
daß eine Koronargefäßsklerose vorhanden ist, besteht
lediglich dann, wenn der Patient vor oder nach dem
akuten Ereignis über eine chronische Angina pectoris
bei Belastung klagt.

Die klassische Anamnese des Patienten mit intramuralem Herzinfarkt beinhaltet sowohl vor als auch nach
dem akuten Ereignis Angina pectoris. Vor dem Ereignis
besteht Angina pectoris — alle in diesem Kapitel gezeigten Patienten hatten vor dem akuten Ereignis längere Zeit Angina pectoris —, weil der Prozeß der Ste-
noseentstehung langsam verläuft. Wegen dieser langsa-

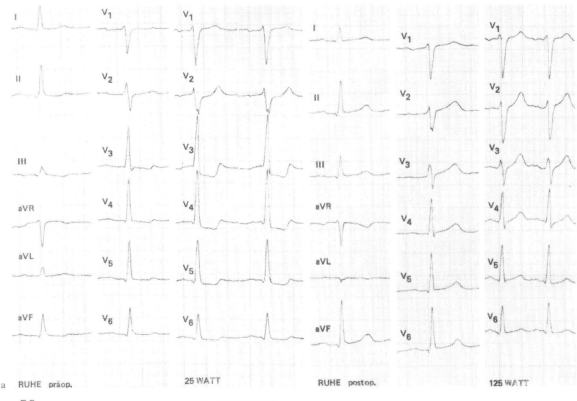

a  RUHE präop.    25 WATT    RUHE postop.    125 WATT

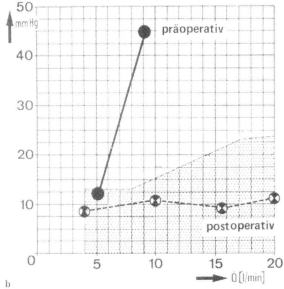

b

Abb. 7.4. Pat. M. W., 51 J., ♂, Coro-Nr. 1731/75 und 2473/76.

*Anamnese:* Vor 2 Monaten nach vorangehender Angina pectoris über wenigstens 6 Wochen nicht-transmuraler Vorderwandinfarkt. Jetzt bei niedriger Belastung Angina pectoris, einmal auch im Ruhezustand.

*Risikofaktoren:* Rauchen, labile Hypertonie, Adipositas.

*Röntgen-Thorax:* Normal geformtes und normal großes Herz: Herzvolumen 720 ml, HV/KG 7,6 ml/kg.

**a** *Ruhe-EKG:* Abgeflachte bzw. biphasische T-Wellen in den Ableitungen $V_3$ und $V_4$ als Hinweis auf anamnestisch bekannten nicht-transmuralen Vorderwandinfarkt.

*Belastungs-EKG:* Bei 25 W Angina pectoris und ischämische ST-Senkung von maximal 0,35 mV.

**b** *Einschwemmkatheter:* Bei 25 W Angina pectoris, ischämische ST-Senkung von 0,25 mV und starker Anstieg des PCP auf 44 mm Hg.

**c** *Koronarangiographie:* R. interventricularis anterior proximal nach Abgang eines kleinen Septal- sowie eines kleinen Diagonalastes um 90% stenosiert. R. circumflexus und A. coronaria dextra o. B.

*Ventrikulogramm:* Linker Ventrikel: minimale Hypokinese im Herzspitzenbereich.

*Therapie:* Aorto-koronarer Venenbypass auf den R. interventricularis anterior.

*Postoperatives Ergebnis:* Keine Beschwerden bei Belastung.

**a** *Belastungs-EKG:* 125 W: keine Angina pectoris, keine ST-Senkung.

**b** *Einschwemmkatheter:* 150 W: keine Angina pectoris, keine ST-Senkung. PCP in Ruhe und bei Belastung im Normalbereich.

**d** *Koronarangiographie:* 1 Jahr postoperativ: weit offener aorto-koronarer Venenbypass auf den R. interventricularis anterior, der die gesamte linke Kranzarterie auch retrograd über die Stenose auffüllt (Operation: Ch. HAHN, M. SCHMUZIGER, Genolier, 1975)

men Entwicklung besteht Zeit für die Ausbildung eines leistungsfähigen Kollateralkreislaufes, der die subepikardialen Schichten vor dem Infarkt bewahrt.

Im Gegensatz dazu hat der Patient mit transmuralem Herzinfarkt, insbesondere in jugendlichem Alter, vor dem Infarkt häufig keine Angina pectoris. Der Prozeß des Verschlusses entwickelt sich viel zu schnell; aus diesem Grunde ist auch keine Zeit für die Entwicklung eines leistungsfähigen Kollateralkreislaufes vorhanden.

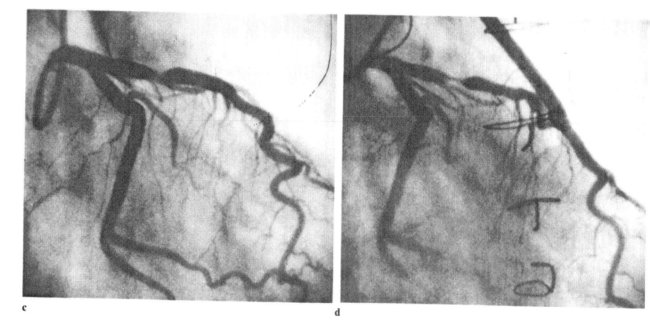

Abb. 7.4c, d (Legende s. S. 277)

Das Resultat ist ein meistens großer transmuraler Herzinfarkt.

Da das Infarktgebiet bei intramuralem Herzinfarkt klein ist, besteht noch lebensfähiges, kritisch versorgtes Myokard im Versorgungsgebiet der befallenen Herzkranzarterie. Bei Belastung resultiert Angina pectoris. Ganz anders bei großen transmuralen Herzinfarkten. Hier weist Angina pectoris meistens auf einen Befall zusätzlicher Herzkranzarterien hin (s. Abschnitt 8).

Liegt einige Wochen oder Monate nach dem akuten Ereignis eine Angina pectoris während Belastung vor, sollte unbedingt koronarangiographiert werden. Damit wird nicht nur die klinische Diagnose bestätigt; häufig muß der Patient einer aorto-koronaren Bypass-Operation zugeführt werden.

Der bei weitem häufigste intramurale Herzinfarkt ist an der Vorderwand des linken Ventrikels lokalisiert. Dabei liegt dann in der Regel eine hochgradige Stenose des R. interventricularis anterior vor. Die subepikardialen Schichten werden durch eine ausreichende Kollateralversorgung zwar vor dem Infarkt bewahrt, bei körperlichen Belastungen reicht die Kollateralversorgung jedoch nicht aus, und es kommt zu mehr oder minder stark ausgeprägter Angina pectoris. Wenn der R. interventricularis anterior ein sehr großes Gefäß mit proximalem Befall ist, kann es sich dabei um eine sehr schwere Angina pectoris handeln, die schon bei geringer Belastung auftritt und mit einem deutlich pathologischen Ausfall auch der objektiven Ischämieindikatoren ST-Senkung und PCP-Anstieg verbunden ist. Bei solchen Patienten muß wegen der Schwere der Angina pectoris, die häufig auf medikamentöse Therapie nicht anspricht, eine aorto-koronare Bypass-Operation empfohlen werden, auch wenn es sich nur um eine Eingefäßerkrankung handelt (Pat. M. W., Abb. 7.4).

Bei dem 51jährigen Patienten M. W. (Abb. 7.4) bestand 2 Monate nach durchgemachtem nicht-transmuralem Herzvorderwandinfarkt, der sich noch durch geringe biphasische T-Wellen im Brustwand-EKG andeutet, noch eine schwere Angina pectoris. Während Belastung mit nur 25 W kam es zu einer starken Ischämiereaktion mit ischämischen ST-Senkungen und einem hochpathologischen Anstieg des PCP. Obwohl im Koronarangiogramm nur eine Eingefäßerkrankung nachgewiesen werden konnte, entschloß man sich wegen der Schwere der Angina pectoris zur aorto-koronaren Bypass-Operation. Postoperativ lag eine normale Leistungsfähigkeit mit normalem Belastung-EKG vor, eindrucksvoll auch die vollständige Normalisierung des präoperativ pathologischen Pulmonalkapillardruckanstieges während Belastung. Die Koronarangiographie bestätigt 1 Jahr postoperativ das morphologisch ausgezeichnete Operationsergebnis; der Bypass auf den R. interventricularis anterior ist weit offen.

In anderen Fällen ist das Ausmaß der Funktionsbeeinträchtigung nicht so stark. Die Angina pectoris tritt erst bei höherer Belastung auf. Auch ist das Ausmaß der ischämischen ST-Senkung und der PCP-Steigerung während Belastung nicht so groß. Ist der Patient mit der medikamentös erreichten Besserung der Angina pectoris nicht zufrieden — häufig weil er seinen Beruf damit nicht ausüben kann —, sollte man sich zur Koronarangiographie und auch zur dann häufig folgenden Bypass-Operation entschließen (Pat. W. G., Abb. 7.5).

Der 36jährige Patient W. G. (Abb. 7.5) hatte 2½ Monate nach intramuralem Vorderwandinfarkt noch Angina pectoris bei mittlerer Belastung. Im Belastungs-EKG trat bei 50 W eine geringe ischämische ST-Senkung auf; da der Pulmonalkapillardruck jedoch deutlich anstieg, entschlossen wir uns zur Koronarangiographie. Diese ergab eine langstreckige subtotale Stenose im proximalen Bereich des R. interventricularis anterior. Wegen der trotz medikamentöser Therapie deutlichen Angina pectoris, mit der der Patient seinen Beruf nicht ausüben konnte, wurde eine aorto-koronare Bypass-Operation durchgeführt. Postoperativ lag eine normale Leistungsfähigkeit mit normalem Belastungs-EKG vor. Auch der präoperativ pathologische PCP-Anstieg während Belastung hatte sich

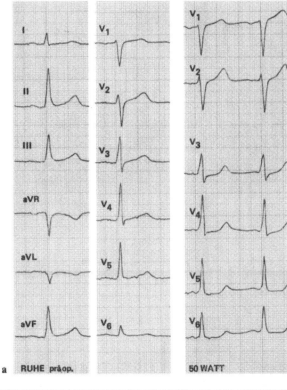

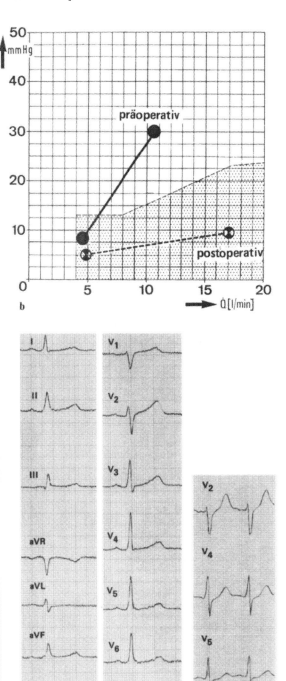

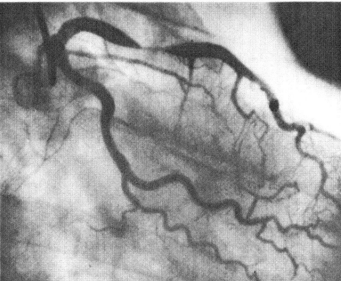

c **Abb. 7.5.** Pat. W. G., 36 J., ♂, Coro-Nr. 4008/77.
*Anamnese:* Nach vorhergehender einjähriger Angina pectoris vor 2½ Monaten intramuraler Vorderwandinfarkt. Jetzt Angina pectoris bei mittlerer Belastung.
*Risikofaktoren:* Rauchen, Hypertonie seit 15 Jahren, Hypertriglyceridämie.
*Röntgen-Thorax:* Normal geformtes und normal großes Herz: Herzvolumen 840 ml, HV/KG 10,4 ml/kg.
**a** *Ruhe-EKG:* Keine sicheren Zeichen eines abgelaufenen intramuralen Vorderwandinfarktes mehr.
*Belastungs-EKG:* Bei 50 W Angina pectoris, ischämische ST-Senkung von 0,1 mV.
**b** *Einschwemmkatheter:* Bei 50 W Angina pectoris, PCP-Anstieg von 8 mm Hg in Ruhe auf 30 mm Hg bei Belastung.

c *Koronarangiographie:* Im proximalen Drittel des R. interventricularis anterior langstreckige subtotale Stenose. R. circumflexus: geringgradige, ungefähr 30%ige langgestreckte Stenose im mittleren Drittel.
*Ventrikulogramm:* Hypokinese im Anterolateralbereich, lokalisierte Akinese im apikalen Bereich. Die Gesamtfunktion des linken Ventrikels ist nur geringgradig beeinträchtigt.
*Therapieempfehlung:* Wegen der trotz medikamentöser Therapie deutlichen Angina pectoris aorto-koronarer Venenbypass auf den R. interventricularis anterior.
*Postoperativ:* Bei 150 W keine Angina pectoris, keine ischämische ST-Senkung (**d**); Normalisierung des PCP während Belastung (*untere Gerade*, **b**) (Operation: HEGEMANN, VON DER EMDE, Erlangen, 1977)

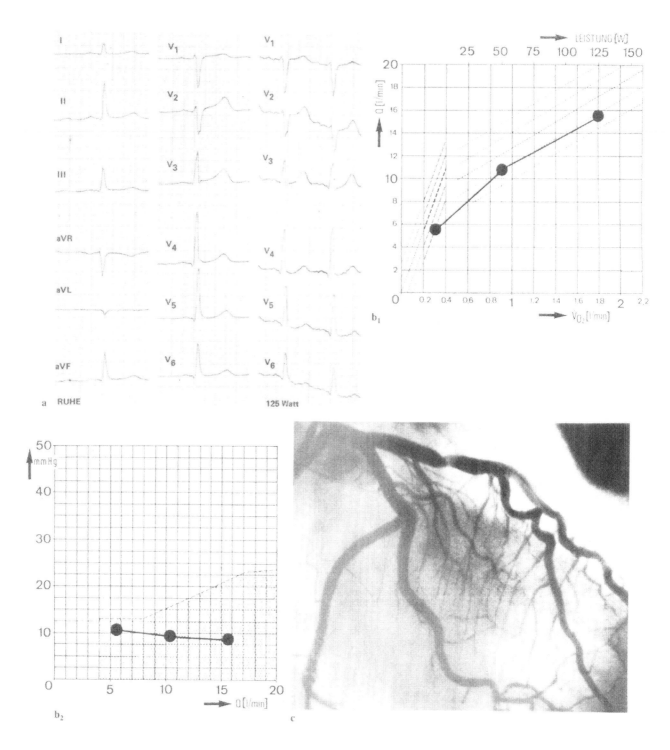

**Abb. 7.6.** Pat. D. K., 35 J., ♂, Coro-Nr. 4547/77.
*Anamnese:* Nach vorangegangener mehrmonatiger Angina pectoris vor 3 Monaten intramuraler Vorderwandinfarkt. Jetzt keine Angina pectoris.
*Risikofaktoren:* Hypertonie, Hyperlipidämie, Adipositas.
*Röntgen-Thorax:* Bei geringgradiger Vergrößerung der linken Herzabschnitte noch normales Herzvolumen von 1060 ml und HV/KG von 12,6 ml/kg.
**a** *Belastungs-EKG:* Bei 125 W keine Angina pectoris und keine ischämischen ST-Senkungen.

**b** *Einschwemmkatheter:* Bei 125 W keine Angina pectoris, keine ischämische ST-Senkung. PCP in Ruhe und bei Belastung im Normalbereich, normales HZV.
*Koronarangiographie:* Der R. interventricularis anterior (**c, d, e**) zeigt im proximalen Drittel nach Abgang eines Septalastes eine sehr kurze, spornförmige, ungefähr 80%ige Stenose. Wichtig ist, daß diese Stenose in der üblichen LAO-Projektion wegen Überlagerung der Gefäße nicht zur Darstellung kommt. R. circumflexus und rechte Kranzarterie o. B. (**f, g**)

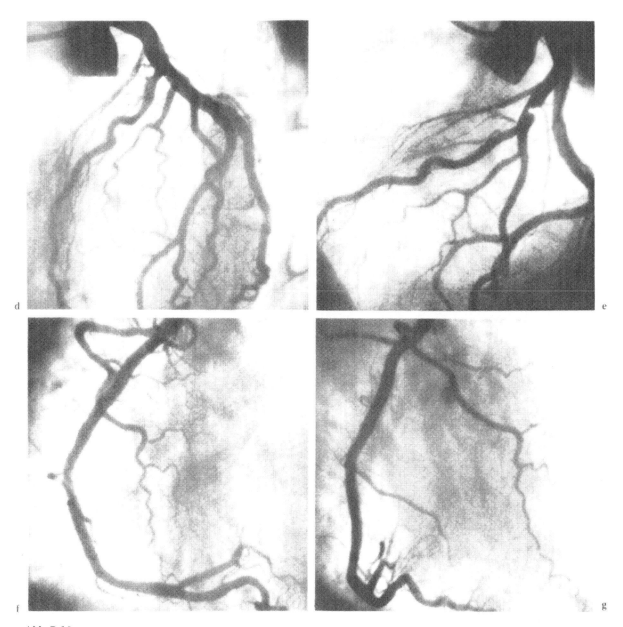

**Abb. 7.6 d–g**

normalisiert. Aus klinischen Gründen war eine postoperative Koronarangiographie nicht indiziert; das ausgezeichnete postoperative Funktionsergebnis ließ mit an Sicherheit grenzender Wahrscheinlichkeit auf einen offenen Bypass schließen.

Der morphologische Befund: kritische Stenose im proximalen Bereich einer sehr großen Herzkranzarterie – in der Regel des R. interventricularis anterior – geht nach einigen Untersuchungen mit einer schlechten Prognose einher, an der die aorto-koronare Bypass-Operation Erhebliches verbessern soll. Dieser Befund ist jedoch kontrovers, so daß die meisten Autoren die Indikation zur aorto-koronaren Bypass-Operation von der Schwere der Angina pectoris und ihrem Ansprechen auf internistische Therapie abhängig machen.

Wenn bei einer Eingefäßerkrankung mit unilokulärem Befall des R. interventricularis anterior das übrige Koronargefäßsystem vollkommen normal ist (Abb. 7.4), entschließen wir uns eher zur Operation, als wenn an anderen Gefäßen schon geringgradige Stenosen vorliegen (Abb. 7.5). Der Grund ist folgender: Im ersten Fall kann damit gerechnet werden, daß bei Korrektur sämtlicher Risikofaktoren die übrigen Kranzarterien auch normal bleiben, im Einzelfall mag der Patient durch die Operation praktisch geheilt sein. Im zweiten Fall muß damit gerechnet werden, daß die jetzt geringgradig okkludierten Gefäße, die im Moment noch nicht mit einem Bypass versorgt werden sollten, in den nächsten Jahren eine Progredienz der Erkrankung aufwei-

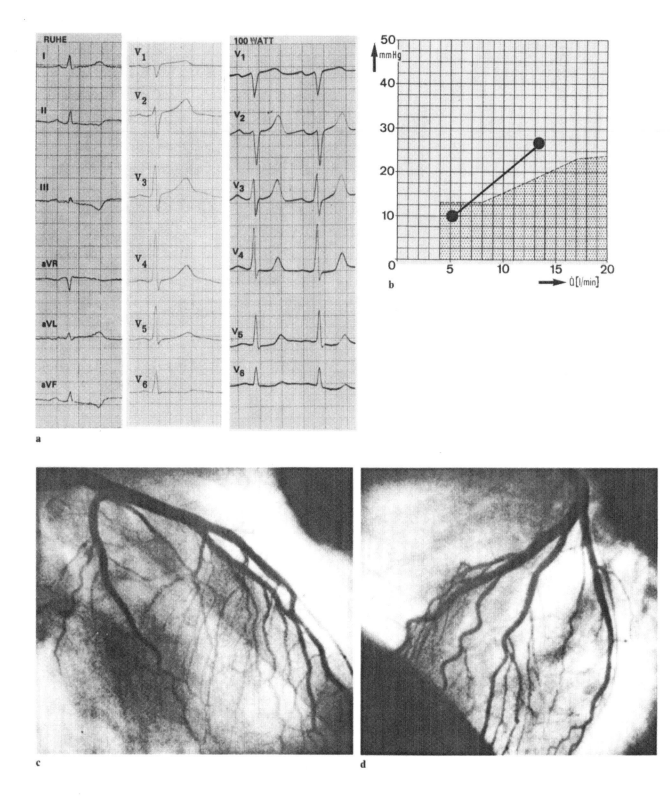

**Abb. 7.7 a–d**

**Abb. 7.7.** Pat. O. F., 56 J., ♂, Coro-Nr. 5014/77.
*Anamnese:* Nach vorangegangener einjähriger Angina pectoris vor 4 Monaten Crescendo-Angina-pectoris mit Übergang in nicht-transmuralen Hinterwandinfarkt.
*Risikofaktoren:* Rauchen.
*Röntgen-Thorax:* Normal geformtes und normal großes Herz: Herzvolumen 650 ml, HV/KG 10,4 ml/kg.
**a** *Ruhe-EKG:* ST-T-Veränderungen in den inferioren Ableitungen, die auf den durchgemachten nicht-transmuralen inferioren Infarkt hinweisen.
*Belastungs-EKG:* Bei 100 W Angina pectoris, keine sichere ischämische ST-Senkung.
**b** *Einschwemmkatheter:* Bei 100 W Angina pectoris, ischämische ST-Senkung von 0,25 mV, PCP-Anstieg von 10 mm Hg in Ruhe auf 27 mm Hg bei Belastung.
*Koronarangiographie:* **c, d** Linke Kranzarterie o. B.
**e** Rechte Kranzarterie im proximalen Drittel subtotal okkludiert.
**f, g** *Ventrikulogramm:* Linker Ventrikel im diaphragmalen und geringgradig auch im apikalen Bereich hypokinetisch. Insgesamt ist die Funktion nur minimal beeinträchtigt.
*Therapieempfehlung:* Konservative Therapie mit β-Rezeptorenblockern und Langzeitnitrokörpern; Einstellen des Rauchens

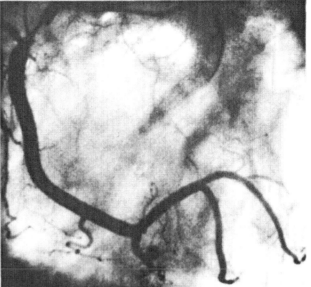

e

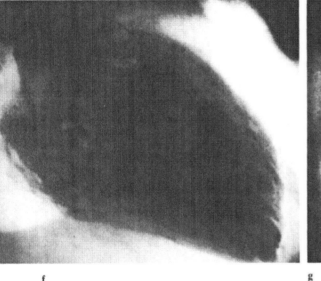

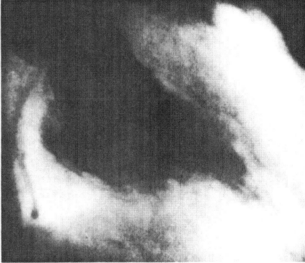

f

g

sen, bei schon jetziger Operationsentscheidung muß häufiger mit der Notwendigkeit einer späteren Zweitoperation gerechnet werden. Mittelgradig stenosierte Gefäße (um 50%), die für sich betrachtet keiner Operation bedürfen, werden in der Regel mitversorgt, wenn die Operation wegen einer kritischen Stenose und Vorliegen von Angina pectoris notwendig ist. Besonders auch aus dem Grund, weil nachgewiesen werden konnte, daß die Bypassverschlußrate nicht höher ist, wenn die versorgte Koronararterie eine nur mittelgradige Stenose aufwies (SHELDON, 1977; eigene Untersuchungen von STÜRZENHOFECKER et al., 1978).

In Zukunft mögen Patienten mit ähnlicher Koronarmorphologie wie in Abb. 7.4 und 7.5 mit einer Katheterdilatation behandelt werden können (Abschnitt 5.3).

Bei vollkommen asymptomatischen Patienten entschließen wir uns sehr selten zu einer aorto-koronaren Bypass-Operation. Die Indikation zur Koronarangiographie wurde bei dem Patienten D. K. (Abb. 7.6) gestellt, weil die Diagnose „intramuraler Herzinfarkt" unsicher und der Patient jung war.

Die Diagnose „nicht-transmuraler Herzinfarkt" war insbesondere aus dem Grunde unsicher, weil 3 Monate nach dem akuten Ereignis ein vollkommen normales Belastungs-EKG vorlag und auch kein Anstieg des PCP während Belastung nachgewiesen werden konnte. Insgesamt gab es somit keinerlei Hinweis für Belastungskoronarinsuffizienz. Die Koronarangiographie ergab eine Eingefäßerkrankung, damit konnte die klinische Diagnose eines durchgemachten intramuralen Herzinfarktes gesichert werden. Eine Operation war bei Eingefäßerkrankung und Symptomfreiheit nicht indiziert.

Nur sehr selten ist der intramurale Herzinfarkt an der Hinterwand lokalisiert. Besteht weiterhin eine Angina pectoris, und liegen während Belastung ischämische ST-Senkungen vor, muß mit einer kritischen Stenose

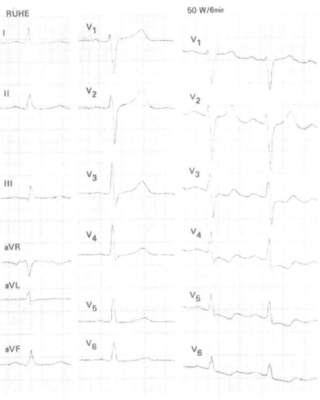

a

**Abb. 7.8.** Pat. St. R., 55 J., ♂, Coro-Nr. 5168/78.

*Anamnese:* Vor 6 Monaten intramuraler Herzinfarkt, fortbestehende Angina pectoris bei geringer bis mittlerer Belastung.

*Risikofaktoren:* Hypertriglyceridämie, Adipositas.

*Röntgen-Thorax:* Normal großes und normal geformtes Herz: Herzvolumen 670 ml, HV/KG 10,3 ml/kg.

**a** *Ruhe-EKG:* T-Abflachung in Ableitung aVL, sonst o. B.

*Belastungs-EKG:* Bei 50 W Angina pectoris, ischämische ST-Senkung von 0,15 mV.

*Koronarangiographie:* **b, c, f** Totalverschluß des R. interventricularis anterior, Totalverschluß des R. circumflexus. **d, e, f** Rechte Kranzarterie: im mittleren Drittel 50%ige, im distalen 60%ige, jeweils langstreckige Stenose.

*Ventrikulogramm:* Minimale anterolaterale Hypokinese.

*Therapieempfehlung:* Aorto-koronare Bypass-Operation auf
1. R. interventricularis anterior,
2. distale rechte Kranzarterie, evtl. auf R. interventricularis posterior,
3. Posterolateralast des R. circumflexus

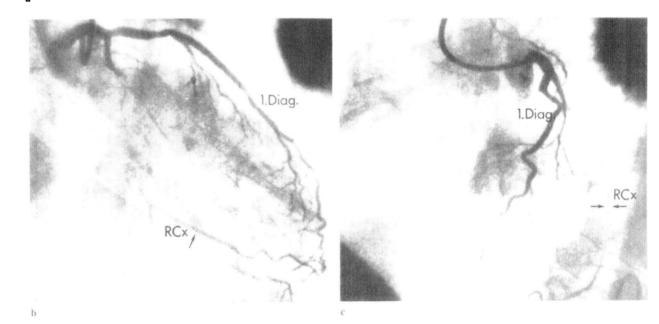

b                                                                 c

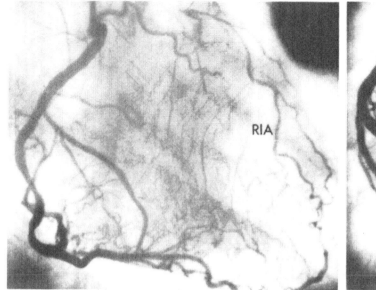
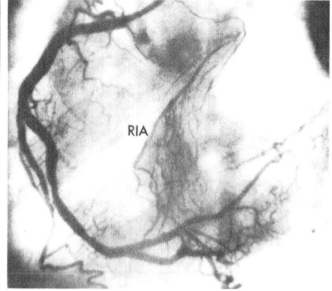

d                     e

**Abb. 7.8d–f**

der rechten Kranzarterie oder des R. circumflexus der linken Kranzarterie gerechnet werden (Pat. O. F. Abb. 7.7).

Bei dem 56jährigen Patienten O. F. (Abb. 7.7) lag 4 Monate nach intramuralem Hinterwandinfarkt noch eine geringe Angina pectoris vor, die erst bei 100 W Belastung ausgelöst werden konnte. Das Belastungs-EKG zeigt dabei einen Grenzbefund, der PCP-Anstieg war jedoch pathologisch. Trotz geringer Symptomatik wurde in diesem Fall eine Koronarangiographie durchgeführt, diese ergab eine kritische Stenose der rechten Kranzarterie im proximalen Bereich. Bei einem solchen Befund muß immer an katheterinduzierten Spasmus gedacht werden, eine organische Koronargefäßstenose kann erst angenommen werden, wenn trotz Gabe einer ausreichenden Menge Nitroglycerin oder Isosorbiddinitrat die Einengung auch bei nicht-selektiver Injektion bestehen bleibt. In diesem besonderen Fall war das Vorhandensein eines Spasmus auch aus dem Grunde unwahrscheinlich, weil das Ventrikulogramm eine deutliche Hypokinese im diaphragmalen sowie geringgradig auch im apikalen Bereich zeigte. Operative Konsequenzen ergaben sich bei der Eingefäßerkrankung, bei der es sich zumal noch um eine Stenose der rechten Kranzarterie handelte, und der nur geringgradigen Angina pectoris nicht.

Weniger häufig liegt bei Zustand nach intramuralem Herzinfarkt eine schwere koronare Mehrgefäßerkrankung vor (Pat. St. R., Abb. 7.8).

Der 55jährige Patient St. R. (Abb. 7.8) hatte vor 6 Monaten einen nicht-transmuralen Herzinfarkt durchgemacht; jetzt bestand weiterhin Angina pectoris bei geringer bis mittlerer Belastung. Diese konnte durch einen Belastungstest objektiviert werden. Bei 50 W kam es zu Angina pectoris und ischämischen ST-Senkungen von 0,15 mV. Zugrunde lag nicht nur ein Totalverschluß des R. interventricularis anterior, sondern auch ein solcher des R. circumflexus. Weiterhin war die rechte Kranzarterie an mehreren Stellen mittelgradig stenosiert. Trotz Totalverschlusses von zwei wesentlichen Ästen der linken Kranzarterie – übrig geblieben war nur ein Diagonalast – war es im Bereich der Anterolateralwand des Herzens infolge sehr guter Kollateralisierung über die rechte Kranzarterie nur zu einem intramuralen Herzinfarkt gekommen; entsprechend fand sich

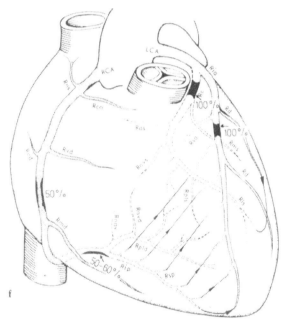

f

im Ventrikulogramm nur eine minimale anterolaterale Hypokinese. Erfahrungsgemäß reicht eine Kollateralisierung zwar häufig aus, um einen größeren transmuralen Herzinfarkt zu verhindern, während körperlicher Belastung kann jedoch die Sauerstoffversorgung dieses Gebietes nicht gewährleistet werden, d. h. die Koronarreserve des Kollateralkreislaufs ist eingeschränkt. Darüber hinaus war der Kollateralkreislauf gefährdet, da auch die rechte Kranzarterie bereits deutliche Stenosen aufwies. Wegen fortbestehender schwerer Angina pectoris bei zugrundeliegender Dreigefäßerkrankung, nur geringgradiger Schädigung des linken Ventrikels, jedoch gefährdeter Kollateralisierung wurde eine aorto-koronare Bypass-Operation empfohlen.

In Einzelfällen kann auch einmal eine mittelstarke oder sogar eine kritische linke Hauptstammstenose vorliegen (Pat. K. H., Abb. 7.9).

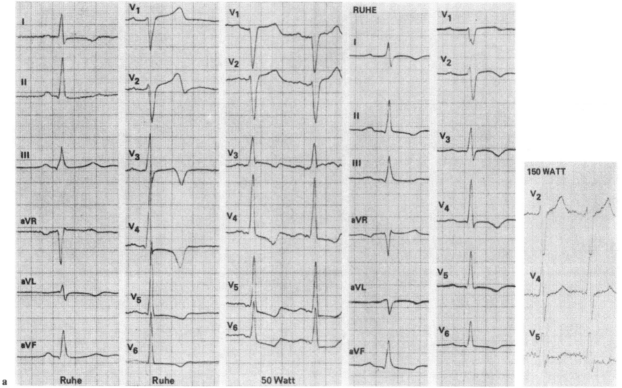

a   Ruhe          Ruhe          50 Watt

b

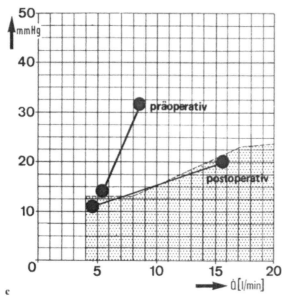

c

**Abb. 7.9.** Pat. K. H., 38 J., ♂, Coro-Nr. 4638/77.
*Anamnese:* Nachdem 14 Tage lang Angina pectoris bestand,
vor 6 Monaten intramuraler Vorderwandinfarkt.
*Risikofaktoren:* Rauchen, Hypertonie, Adipositas.
**a** *Ruhe-EKG:* T-Negativierungen in den Ableitungen $V_2$–$V_6$
sowie in I und aVL als Restzustand eines abgelaufenen intramuralen Vorderwandinfarktes.
*Belastungs-EKG:* Bei 50 W Angina pectoris. Die ST-Senkung
in den Ableitungen $V_4$–$V_6$ ist nicht sicher zu verwerten, da
auch im Ruhezustand in diesen Ableitungen schon eine geringgradige ST-Senkung bestand.
**c** *Einschwemmkatheter:* Bei 50 W Angina pectoris. PCP-Anstieg von 14 mm Hg im Ruhezustand auf 32 mm Hg bei Belastung.
*Koronarangiographie:* Subtotale Stenose des linken Hauptstammes (**d, e**) im Bereich der Bifurkation. R. interventricularis anterior im proximalen Drittel subtotal stenosiert (besonders gut sichtbar auf der hemiaxialen LAO-Projektion) (**e**). Im
mittleren Bereich Stenose bis 50%. **d, e** R. circumflexus:
mehrfache Stenosen bis zu 50%, der Posterolateralast (**d**) ist
hochgradig stenosiert. **f, g** A. coronaria dextra: diffus mehrfach
stenosiert bis maximal 60%.
*Ventrikulogramm:* Sämtliche Ventrikelabschnitte sind angedeutet hypokinetisch. Das enddiastolische Volumen ist deutlich vergrößert.
*Therapieempfehlung:* Aorto-koronarer Bypass auf
1. R. interventricularis anterior,
2. den großen Posterolateralast der rechten Kranzarterie,
3. Intraoperative Inspektion des R. diagonalis oder des Marginalastes des R. circumflexus.
*Postoperatives Ergebnis:* Bei 150 W keine Angina pectoris,
keine ischämische ST-Senkung (**b**); Normalisierung des PCP
bei Belastung (**c**) (Operation: Ch. HAHN, M. SCHMUZIGER, Genolier, 1977)

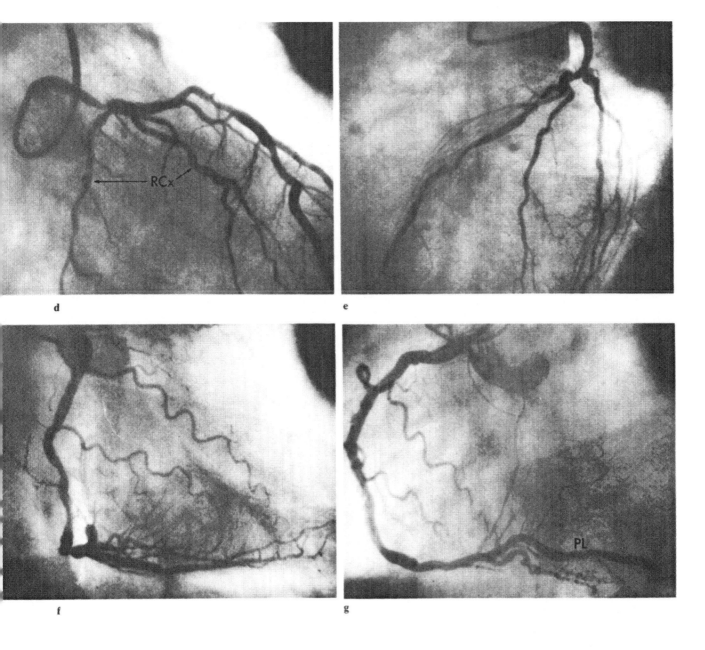

d

e

f

g

Der 38jährige Patient K. H. (Abb. 7.9) hatte 6 Monate nach nicht-transmuralem Vorderwandinfarkt, der im Ruhe-EKG gut sichtbar war, weiterhin Angina pectoris bei 50 W Belastung. Wegen der schon im Ruhezustand vorhandenen ST-T-Veränderungen war das Belastungs-EKG nicht sicher verwertbar. Bei der Einschwemmkatheteruntersuchung zeigte sich jedoch ein deutlich pathologischer PCP-Anstieg während Belastung. Zugrunde lag eine subtotale Stenose des linken Hauptstammes im Bereich der Bifurkation. Der R. interventricularis anterior, der R. circumflexus und die rechte Kranzarterie wiesen zusätzlich mittelgradige bis hochgradige Stenosen auf. Wegen weiterbestehender schwerer Angina pectoris und insbesondere wegen des Vorliegens der linken Hauptstammstenose wurde eine aorto-koronare Bypass-Operation durchgeführt. Auffallend war bei diesem jugendlichen Patienten die weit fortgeschrittene Koronargefäßsklerose, im Gegensatz zu dem meist unilokulären Gefäßbefall, den wir bei den meisten jugendlichen Patienten feststellen.

Auch dann, wenn bei angenommenem nicht-transmuralem Herzinfarkt keine Angina pectoris während Belastung vorliegt, sollte insbesondere bei jüngeren Patienten und solchen mittleren Alters, bei denen aus einer Infarktdiagnose erhebliche Konsequenzen gezogen werden, eine Koronarangiographie empfohlen werden (Pat. P. K., Abb. 7.10).

So war bei dem 35jährigen Patienten P. K. (Abb. 7.10) wegen negativer T-Wellen im Brustwand-EKG die Diagnose eines intramuralen Herzinfarktes gestellt worden. Bei hoher Leistungsfähigkeit ohne Angina pectoris, ohne ischämische ST-Senkung und ohne Anstieg des PCP war eine wesentliche stenosierende Koronargefäßsklerose weitgehend ausgeschlossen. Wegen des jugendlichen Alters des Patienten wurde eine Koronarangiographie durchgeführt, die Normalbefunde ergab.

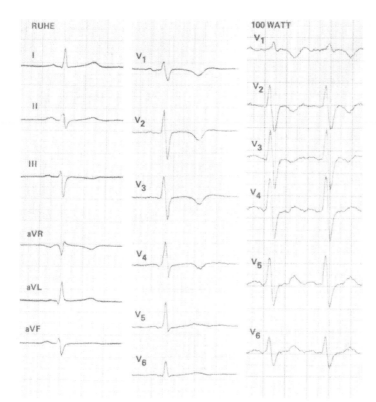

**Abb. 7.10.** Pat. P. K., 35 J., ♂, Coro-Nr. 4137/77.

*Anamnese:* Wegen negativer T-Wellen im Brustwand-EKG war außerhalb ein intramuraler Herzinfarkt angenommen worden.

*Risikofaktoren:* Minimaler Nikotinverbrauch.

*Röntgen-Thorax:* Verschwielung im linken Sinus phrenicocostalis. Normale Herzform und -größe: HV 865 ml, HV/KG 11,1 ml/kg.

**a** *Ruhe-EKG:* Negative T-Wellen in den Ableitungen $V_1$–$V_4$, überdrehter Linkstyp.

*Belastungs-EKG:* Bei 100 W keine Angina pectoris, keine ischämische ST-Senkung.

*Einschwemmkatheter:* Bei 150 W keine Angina pectoris, keine ischämische ST-Senkung, kein PCP-Anstieg (PCP bei 150 W: 5 mm Hg).

**b–e** *Koronarangiographie:* Normal.

**f, g** *Ventrikulogramm:* Normal

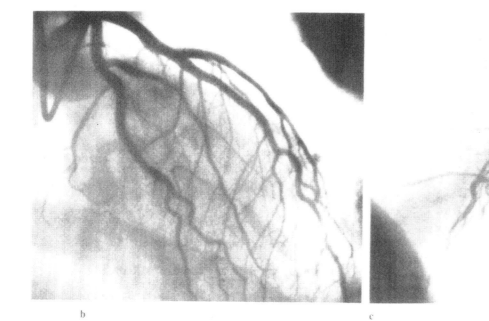

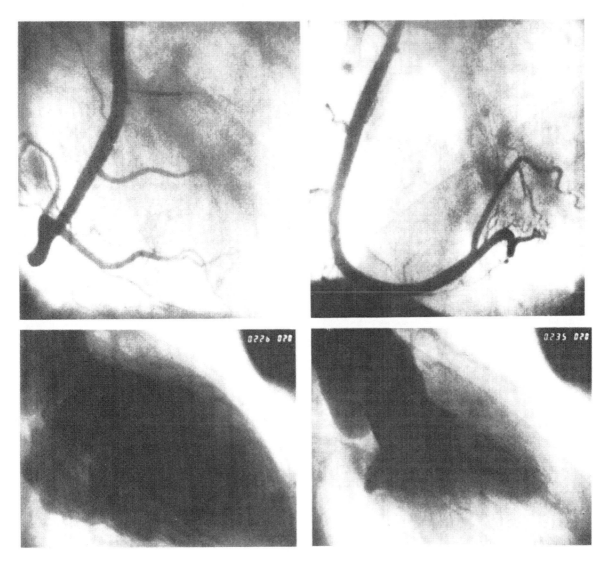

**Abb. 7.10 d–g**

Ein normales Koronarangiogramm schließt im Einzelfall die Diagnose eines nicht-transmuralen Herzinfarktes zwar nicht mit letzter Sicherheit aus, trotzdem erscheint der Nachweis eines normalen Koronarangiogrammes für Belastbarkeit, Therapie und Prognose solcher Patienten von wesentlicher Bedeutung.

## Literatur

ROSKAMM H, SAMEK L, CERCHEZ T, RENTROP P, WERNER HO, GERCKE W, DEUSS M, SCHMEISSER HJ, STÜRZENHOFECKER P, BENESCH L (1978) Der nicht transmurale Herzinfarkt – ein diagnostisches Problem. Dtsch Med Wochenschr 103:497
SHELDON WC (1977) Factors influencing patency of coronary bypass grafts. Cleve Clin Q 45:109
STÜRZENHOFECKER P, SCHMUZIGER M, RENTROP P, ROSKAMM H, STOLTE M, PIETSCH K (1978) Faktoren, die die Verschlußhäufigkeit eines aorto-koronaren Bypass bestimmen. Verh Dtsch Ges Kreislaufforsch 44:214

# 8 Zustand nach transmuralem Herzinfarkt, einschl. Ventrikelaneurysma
## Anamnese, Voruntersuchungen, Koronarangiographie und therapeutische Konsequenzen

H. ROSKAMM, L. SAMEK, P. STÜRZENHOFECKER und J. PETERSEN

Über die Indikation zur Koronarangiographie bei Patienten mit Zustand nach transmuralem Herzinfarkt gibt es unterschiedliche Auffassungen. Von GENSINI (1975) und vielen anderen wird befürwortet, daß bei allen Herzinfarktpatienten unter 65 Jahren frühestens 4 Wochen nach dem akuten Ereignis eine Koronarangiographie durchgeführt wird. Diese Auffassung ist verständlich, wenn man bedenkt, daß für sehr viele Patien-

**Abb. 8.1.** Pat. M. A., 51 J., ♂, Coro-Nr. 3679/76.
*Anamnese:* Vor 3 Monaten Hinterwandinfarkt. Jetzt Angina pectoris bei mittlerer Belastung.
*Risikofaktoren:* Hypertonie, Hypertriglyceridämie, latenter Diabetes mellitus, Übergewicht.
*Röntgen-Thorax:* Normal großes und normal geformtes Herz: Herzvolumen 830 ml, HV/KG 10,0 ml/kg.
**a** *Ruhe-EKG:* Inferiore Narbe.
*Belastungs-EKG:* Bei 50 W Angina pectoris, ischämische ST-Senkung in den Ableitungen $V_3$ und $V_4$ von 0,3 mV.
*Einschwemmkatheter:* Bei 50 W PCP-Anstieg von 10 mm Hg in Ruhe auf 29 mm Hg.
*Koronarangiographie:* **b** R. interventricularis anterior: 80%ige Stenose im proximalen Bereich. Im mittleren distalen Bereich nur geringe Wandunregelmäßigkeiten. R. circumflexus: 90%ige Stenose des Marginalastes. **d** A. coronaria dextra: Totalverschluß im mittleren Drittel. Die distalen Anteile der rechten Kranzarterie werden bei Injektion des Kontrastmittels in die linke Kranzarterie nur unvollkommen retrograd aufgefüllt. Eine exakte Beurteilung ist nicht möglich. Linker Ventrikel: apikaler Anteil der Unterwand akinetisch, mittlerer Anteil hypokinetisch. Die Gesamtfunktion ist nur gering beeinträchtigt.
*Therapie:* Aorto-koronarer Bypass auf dem
1. R. interventricularis anterior und
2. die distale rechte Kranzarterie.
*Postoperativer Befund:*
*Belastungs-EKG und Einschwemmkatheter:* Bei 100 W keine Angina pectoris, keine ischämische ST-Senkung. PCP in Ruhe und bei Belastung im Normalbereich.
*Postoperative Koronarangiographie:* Weit offene Bypässe auf R. interventricularis anterior (**c**) und distale rechte Kranzarterie (**e**) (Operation: Ch. HAHN, M. SCHMUZIGER, Genolier, 1977)

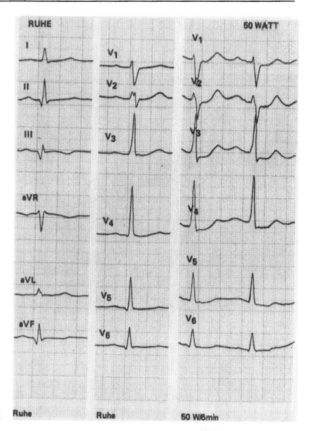

**a**

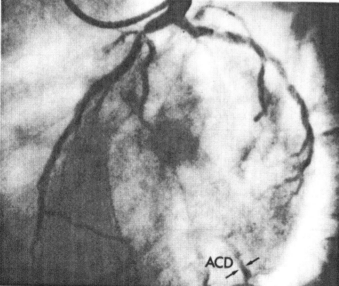

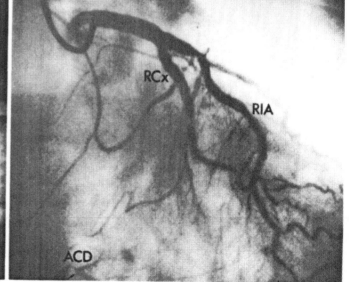

**b**

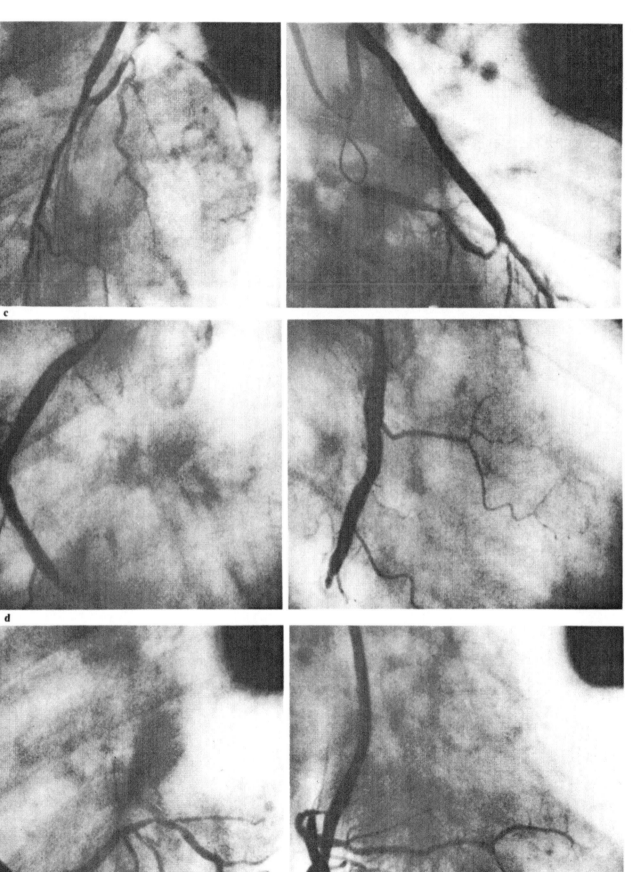

c

d

e

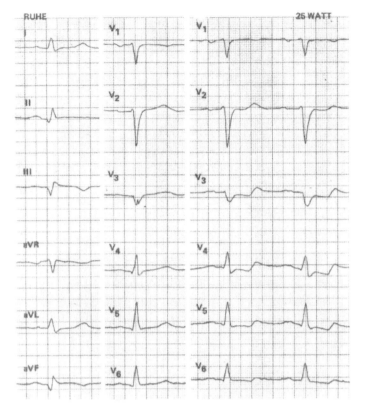

**Abb. 8.2.** Pat. G. H., 45 J.♂ , Coro-Nr. 5484/78.

*Anamnese:* Vor 4 Monaten ohne Prodromi Hinterwandinfarkt. Vor einem Monat Rezidiv des Hinterwandinfarktes. Seitdem bei geringer Belastung Angina pectoris.

*Risikofaktoren:* Rauchen.

*Röntgen-Thorax:* Hinweise für Vergrößerung des linken Ventrikels bei insgesamt noch normal großem Herzen: Herzvolumen 850 ml, HV/KG 12,9 ml/kg.

**a** *Ruhe-EKG:* Inferiore und anteroseptale Narbe.

*Belastungs-EKG und Einschwemmkatheter* (**b**): Bei 25 W Angina pectoris, ischämische ST-Senkung in den Ableitungen $V_3$–$V_6$, maximal 0,2 mV. PCP-Anstieg von 17 mm Hg in Ruhe auf 31 mm Hg bei Belastung, normales HZV.

*Koronarangiographie:* **c** Linker Hauptstamm: knapp 90%ige Stenose vor seiner Aufzweigung. **c** R. interventricularis anterior: nach Abgabe eines Septalastes und eines Diagonalastes Totalverschluß des Gefäßes. Kontrastarme antegrade Auffüllung des distalen Gefäßbereiches. R. circumflexus: mehrere geringgradige Stenosen im proximalen und mittleren Bereich. **d** Rechte Kranzarterie: Totalverschluß des Gefäßes im proximalen Bereich. Der R. interventricularis posterior (**c**) wird bei Kontrastmittelinjektion in die linke Kranzarterie retrograd kontrastarm dargestellt.

*Ventrikulogramm:* Schwere Hypokinese posterobasal, leichte Hypokinese anterobasal, anterolateral, apikal und septal. Die Gesamtfunktion des linken Ventrikels ist mittelgradig beeinträchtigt.

*Therapieempfehlung:* Aorto-koronare Bypass-Operation auf
1. Posterolateralast des R. circumflexus,
2. R. interventricularis anterior.
3. Intraoperative Überprüfung des R. interventricularis posterior auf die Möglichkeit eines Bypass

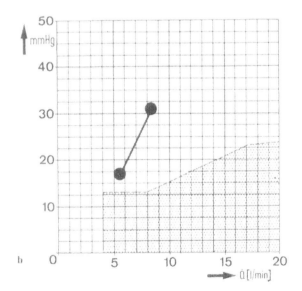

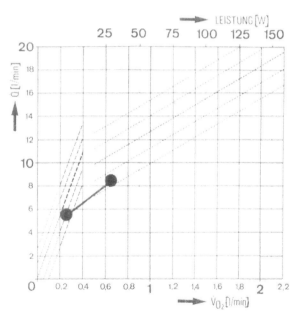

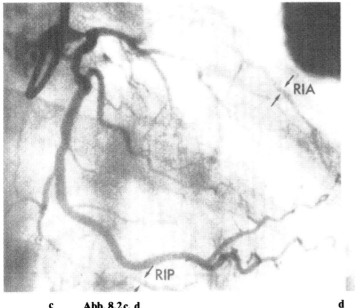

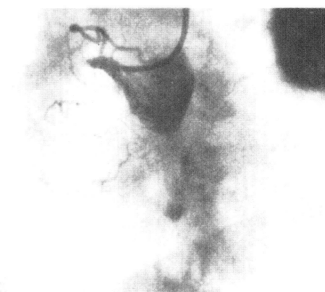

c     **Abb. 8.2 c, d**           d

ten nun zum erstenmal die Möglichkeit einer Bestandsaufnahme ihrer koronaren Herzkrankheit gegeben ist. Andererseits darf nicht vergessen werden, daß die Koronarangiographie als invasive Methode nicht ganz ohne Risiko ist (Kap. 3.1), daß sie kostspielig ist und daß jedenfalls in Deutschland die dann erforderlichen Kapazitäten gar nicht vorhanden wären. Schon aus diesem Grunde muß die Indikation zur Koronarangiographie durch nicht eingreifende Voruntersuchungen eingeengt werden.

Das andere Extrem gegenüber der oben genannten Auffassung von GENSINI und anderen ist die Meinung, daß bei einem Patienten mit überstandenem Herzinfarkt nun der Zeitpunkt für eine chirurgische Maßnahme vorbei sei und aus dem Grunde auch nicht mehr koronarangiographiert werden sollte, nun seien nur noch nachsorgende Maßnahmen wie körperliches Training, Gewichtsreduktion u. ä. möglich. Eine Meinung, die zwar nicht von Kardiologen, aber immer wieder von praktischen Ärzten vertreten wird.

Die in Kap. 4 beschriebenen Korrelationsuntersuchungen haben gezeigt, daß bei Patienten, die Monate nach dem Herzinfarkt Angina pectoris zusammen mit ischämischer ST-Senkung im Belastungs-EKG haben, in einem sehr hohen Prozentsatz Mehrgefäßerkrankungen vorhanden sind. Diese sollten unbedingt koronarangiographiert werden. In dieser weiterhin symptomatischen Gruppe befinden sich sehr viele Operationskandidaten („präoperative" Indikation für Koronarangiographie). Angina pectoris ohne Herzinfarkt bedeutet häufig nur Eingefäßerkrankung, Angina pectoris bei bereits durchgemachtem transmuralen Herzinfarkt jedoch meist eine Mehrgefäßerkrankung (SAMEK et al., 1975).

Bei Zustand nach Hinterwandinfarkt muß bei symptomatischen Patienten damit gerechnet werden, daß auch die linke Kranzarterie schon eine oder mehrere

Stenosen aufweist (Pat. M. A., Abb. 8.1), auch kann hier eine linke Hauptstammstenose vorliegen (Pat. G. H., Abb. 8.2).

Der 51jährige Patient M. A. (Abb. 8.1) hatte 3 Monate nach transmuralem Hinterwandinfarkt weiterhin Angina pectoris bei mittlerer Belastung. Eine Belastungsprüfung bestätigte die anamnestischen Angaben; bei 50 W trat Angina pectoris auf, verbunden mit ischämischen ST-Senkungen sowie einem deutlichen Anstieg des PCP. Es mußte somit angenommen werden, daß außer der infarktbezogenen Arterie noch weitere Koronararterien kritisch stenosiert waren. Die Koronarangiographie bestätigte die Annahme; es lag eine Dreigefäßerkrankung vor. Wegen schwerer Angina pectoris nach Herzinfarkt bei vorliegender Dreigefäßerkrankung wurde die Indikation zur Koronaroperation gestellt. Da die Ausdehnung des Infarktes im Ventrikulogramm nicht allzu groß war, wurde vorgeschlagen, nicht nur den R. interventricularis anterior, sondern auch die rechte Kranzarterie mit einem Bypass zu versorgen, obwohl in deren Versorgungsbereich bereits ein Infarkt aufgetreten war. Ein solches Vorgehen ist immer ratsam, wenn man annehmen muß, daß der Versorgungsbereich einer Kranzarterie größer als der Infarktbereich ist. Jedoch auch bei größeren Infarkten besteht eine hohe Wahrscheinlichkeit, daß der Bypass auf die entsprechende Arterie offen bleibt; in einem solchen Fall ist eine gewisse Sicherheitsreserve der Revaskularisation angelegt worden: sollte es zu einem Verschluß des Bypass auf den R. interventricularis anterior kommen, kann damit gerechnet werden, daß der Bypass auf die distale rechte Kranzarterie wesentlich zur Kollateralversorgung beitragen kann. Bei dem Patienten waren 1 Jahr postoperativ beide Venentransplantate offen, die distale rechte Kranzarterie, die sich bei der präoperativen Koronarangiographie nur unzureichend aufgefüllt hatte, wurde als dominante Kranzarterie auch peripher gut dargestellt. Entsprechend dem koronarmorphologischen Ergebnis war auch das funktionelle Operationsergebnis gut. Der Patient konnte postoperativ 100 W ohne Angina pectoris und ohne ischämische ST-Senkungen leisten.

Auch der 45jährige Patient G. H. (Abb. 8.2) hatte 4 Monate nach durchgemachtem transmuralem Hinterwandinfarkt weiterhin Angina pectoris bei geringer Belastung. Im Ruhe-EKG zeigte sich eine inferiore Narbe, daneben bestand der Verdacht auf eine anteroseptale Narbe. Während Belastung traten bereits bei 25 W Angina pectoris und ischämische ST-Senkungen auf. Der PCP stieg von 17 mm Hg im Ruhezustand auf 31 mm

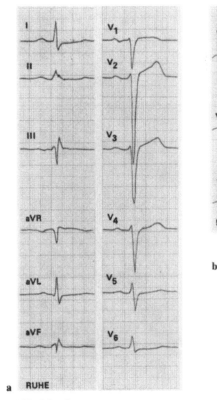

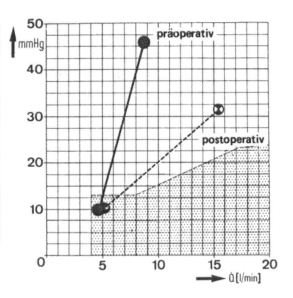

**Abb. 8.3 a, b**

Hg bei Belastung an. Auch bei diesem Patienten mußte somit angenommen werden, daß nicht nur die infarktbezogene Kranzarterie kritisch stenosiert war. Die Koronarangiographie zeigte einen Totalverschluß der rechten Kranzarterie als Ursache für den Hinterwandinfarkt. Als Ursache des Anteroseptalinfarktes, den man aus dem Ruhe-EKG zusätzlich annehmen mußte, war ein Totalverschluß des R. interventricularis anterior festzustellen. Hinzu kam eine kritische linke Hauptstammstenose, die auch die Versorgung über den verbleibenden großen R. circumflexus gefährdete. Wegen bleibender schwerer Angina pectoris und Dreigefäßerkrankung mit linker Hauptstammstenose wurde die Indikation zur Revaskularisationsoperation gestellt.

Bei symptomatischen Patienten mit Zustand nach Vorderwandinfarkt muß ein zusätzlicher Befall der die Hinterwand versorgenden Arterien, also der A. coronaria dextra oder des R. circumflexus der linken Kranzarterie angenommen werden (Pat. G. E., Abb. 8.3).

Bei dem 46jährigen Patienten G. E. (Abb. 8.3) bestand 3 Monate nach durchgemachtem Vorderwandinfarkt weiterhin Angina pectoris bei geringer Belastung. Im Ruhe-EKG bestanden Zeichen für eine anteroseptale Narbe. Der Belastungstest bestätigte die Angina pectoris. Bei 50 W kam es zu ischämischen ST-Senkungen in der Ableitung V₅. Dieser Befund war zu verwerten, da das Ruhe-EKG in dieser Ableitung einen annähernd normalen Stromverlauf aufwies. Auch bei diesem Patienten mußte angenommen werden, daß neben dem R. interventricularis anterior noch weitere Arterien kritisch stenosiert waren. Die Koronarangiographie zeigte dann auch, daß von der linken Kranzarterie nur ein kleiner R. circumflexus übriggeblieben war, der an mehreren Stellen stenosiert war; der wesentliche Befund war jedoch der, daß die sehr große dominante rechte Kranzarterie im mittleren Drittel

kurzstreckig und spornartig hochgradig okkludiert war. Wegen bleibender Angina pectoris und Dreigefäßerkrankung wurde die Indikation zur aorto-koronaren Bypass-Operation gestellt.

Auch bei Zustand nach transmuralem Herzinfarkt gilt: Je stärker die Angina pectoris, je niedriger die Belastungstoleranz, je stärker die ischämische ST-Senkung oder der PCP-Anstieg bei Belastung, desto dringender ist die Koronarangiographie. Wenn nur Angina pectoris vorliegt und keine ischämische ST-Senkung nachweisbar ist, ist die Häufigkeit einer Mehrgefäßerkrankung zwar deutlich niedriger, jedoch ist sie keineswegs ausgeschlossen, die Koronarangiographie ist nicht so dringend. Gerade in solchen Fällen hat sich eine zusätzliche Einschwemmkatheruntersuchung bewährt. Kommt es bei nicht vergrößertem Herzen zu einem steilen Anstieg des Pulmonalkapillardruckes während körperlicher Belastung, entschließen wir uns viel eher zur Koronarangiographie. Auf keinen Fall sollte ein solcher Patient jedoch aus dem Auge verloren werden. In der Regel wird die Koronarangiographie nur aufgeschoben.

Die Koronarangiographie entscheidet darüber, ob eine Operation möglich ist, und welche Gefäße einen aorto-koronaren Bypass bekommen müssen. Ist trotz großen poststenostischen Versorgungsgebietes der bisherige Herzinfarkt klein ausgefallen, sollte auch das zugehörige Gefäß einen Bypass bekommen. Häufig ist das nur durch Endarteriektomie der vollkommen obliterierten Arterie möglich; in einem solchen Fall muß jedoch die unterschiedliche Bewertung der Endarteriektomie

**Abb. 8.3.** Pat. G. E., 46 J., ♂, Coro-Nr. 4921/77.
*Anamnese:* Vor 3 Monaten Vorderwandinfarkt. Seitdem Angina pectoris bei geringer körperlicher Belastung.
*Risikofaktoren:* Diabetes, Fettstoffwechselstörung, Rauchen.
**a** *Ruhe-EKG:* Lokalisierte Anteroseptalnarbe.
*Belastungs-EKG und Einschwemmkatheter* (**b**): Bei 50 W starke Angina pectoris und ischämische ST-Senkung von 0,3 mV in der Ableitung $V_5$. PCP-Anstieg dabei auf 47 mm Hg.
*Koronarangiographie:* **c, d** Totalverschluß des R. interventricularis anterior. Nur ungenügende retrograde Auffüllung (**e**), so daß nicht beurteilbar. Der im wesentlichen aus einem Lateralast bestehende R. circumflexus zeigt mehrere mittelgradige Stenosen; subtotale Stenose der rechten Kranzarterie (**e**) im mittleren Drittel. 60%ige Stenose des ersten Posterolateralastes (**e**).
*Ventrikulogramm:* Hypokinese im anterolateralen und apikalen Bereich (**f, g**).
*Therapieempfehlung:* Aorto-koronarer Venenbypass auf die distale rechte Kranzarterie (evtl. zusätzlich auf den Posterolateralast) und falls möglich auf den R. interventricularis anterior (nur kleiner Infarkt!)

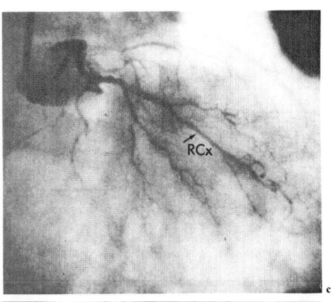

**d**

**c**

**e**

**f**

**g**

durch die einzelnen Herzchirurgen berücksichtigt werden (YACOUB, 1978).

Bei sehr großem Herzinfarkt erübrigt sich selbstverständlich die Bypassversorgung des zugehörigen Gefäßes. Im Einzelfall kann ein zweites Ventrikulogramm nach vorheriger Gabe von Nitroglycerin darüber entscheiden, ob ein Ventrikelabschnitt sich noch ausreichend kontrahiert und somit noch mit lebensfähigem Myokard in diesem Gebiet zu rechnen ist (Abb. 2.6, S. 15). Auch die in Kap. 3.3.4 beschriebene postextrasystolische Potenzierung und die in Kap. 2.7 beschriebene Myokardszintigraphie können zur Entscheidung dieser Frage herangezogen werden.

Angina pectoris auch nach dem Herzinfarkt bedeutet jedoch nicht immer Mehrgefäßerkrankung. Es besteht die Möglichkeit, daß der Infarkt relativ klein ausgefallen ist und daß im Versorgungsgebiet des stenosierten oder okkludierten Gefäßes noch ein großes Myokardareal liegt, welches über Kollateralisierung nur unzureichend versorgt wird. So kann bei Verschluß bzw. kritischer Stenose eines sehr großen R. interventricularis anterior im proximalen Drittel ein nur kleiner Anteroseptalinfarkt vorliegen. Schwere Angina pectoris auf niedriger Belastungsstufe, ischämische ST-Senkung und pathologischer PCP-Anstieg während Belastung weisen darauf hin, daß noch lebende, kritisch versorgte Myokardbereiche während Belastung ischämisch werden (Pat. F. E., Abb. 8.4).

Bei dem 53jährigen Patienten F. E. (Abb. 8.4) bestand 8 Monate nach Vorderwandinfarkt weiterhin Angina pectoris bei geringer körperlicher Belastung. Im Ruhe-EKG fanden sich Hinweise für eine nur kleine Anteroseptalnarbe, lediglich in der Ableitung $V_2$ fand sich eine R-Reduktion bzw. ein „versenktes R". Die Angina pectoris konnte mit einem Belastungstest bestätigt werden. Bei 25 W kam es bereits nach wenigen Minuten zu schweren ischämischen ST-Senkungen in den linkspräkordialen Ableitungen. Der PCP stieg dabei auf 33 mm Hg an. Auch hier mußte somit eine Mehrgefäßerkrankung angenommen werden. Die Koronarangiographie ergab jedoch lediglich eine Eingefäßerkrankung mit Subtotalverschluß des R. interventricularis anterior im proximalen Bereich; im Ventrikulogramm lediglich geringgradige Hypokinese im Herzspitzenbereich. Der R. interventricularis anterior war bei diesem Patienten jedoch ein sehr großes Gefäß. Zum großen Versorgungsgebiet dieses Gefäßes hätte ein sehr großer Anteroseptalinfarkt gepaßt. Es war jedoch nur zu einer Infarzierung im Bereich der „letzten Wiese" gekommen. Die Randgebiete waren über Kollateralisierung insbesondere von der rechten Kranzarterie am Leben erhalten worden, während Belastung reichte jedoch ihre Sauerstoffversorgung nicht aus. Wegen der schweren Angina pectoris, die auf medikamentöse Behandlung nicht ausreichend ansprach, wurde trotz Vorliegen einer Eingefäßerkrankung in diesem Fall die Indikation zum aortokoronaren Venenbypass auf den R. interventricularis anterior gestellt. Heutzutage müßte auch eine Katheterdilatation diskutiert werden (Kap. 5.3).

Eine ähnliche Situation liegt vor, wenn bei einem der selten überlebten Verschlüsse des linken Hauptstammes nur ein mittelgroßer Vorderwandinfarkt auftritt.

Wenn der Verschluß des linken Hauptstammes ganz allmählich entstanden ist, war Zeit vorhanden für die Ausbildung eines Kollateralnetzes. Diese Kollateralisierung kann den Vorderwandinfarkt relativ klein halten. Die Kollateralisierung reicht jedoch nicht aus, um

das Randgebiet des Infarktes auch während Belastung ausreichend gut zu versorgen (Pat. B. H., Abb. 8.5).

Bei dem 54jährigen Patienten B. H. (Abb. 8.5) trat nach einjähriger Angina-pectoris-Anamnese ein Vorderwandinfarkt auf. Auch nach der Infarzierung blieb weiterhin Angina pectoris bestehen. Im Ruhe-EKG bestand ein vollständiger Rechtsschenkelblock, die QS-Komplexe in den Ableitungen I und aVL wiesen jedoch auf eine Vorderwandnarbe hin. Im Belastungstest konnte die Angina pectoris bestätigt werden. Bei 50 W Belastung traten starke ST-Senkungen in den Ableitungen $V_2$–$V_4$ auf, die jedoch wegen des vollständigen Rechtsschenkelblocks nur bedingt verwertbar waren. Parallel damit kam es zum Anstieg des PCP auf 30 mm Hg, so daß eine Koronarinsuffizienz während Belastung angenommen werden mußte.

Die Koronarangiographie ergab einen Totalverschluß des linken Hauptstammes; bei der vorangegangenen einjährigen Angina-pectoris-Anamnese mußte angenommen werden, daß in dieser Zeit eine kritische Stenose vorgelegen hat, bei der jedoch die Ruhedurchblutung annähernd ausreichte, so daß es nur bei Belastung zur Angina pectoris kam. In dieser Zeit hat sich dann ein sehr gutes Kollateralgefäßsystem, ausgehend von der rechten Kranzarterie, ausbilden können; diese hat die Versorgung der Vorderwand weitgehend übernommen. Bei dem dann schließlich stattgefundenen Totalverschluß der linken Kranzarterie, der nur selten überlebt wird, ist es dann nur zu einem relativ kleinen Infarkt gekommen. Wegen der weiterhin bestehenden schweren Angina pectoris wurde die Indikation zur Revaskularisation des linken Kranzgefäßsystems gestellt. Präoperativ hatte sich das gesamte linke Kranzgefäßsystem bei Injektion des Kontrastmittels in die rechte Kranzarterie retrograd dargestellt. Sämtliche Äste der linken Kranzarterie erwiesen sich jedoch schon bei der retrograden Auffüllung als diffus sklerosiert. Im Nachhinein betrachtet war diese Operationsentscheidung wahrscheinlich keine sehr gute. Man hätte annehmen müssen, daß in dieses diffus sklerosierte linke Koronargefäßsystem auch über nur schwer anzubringende „grafts" nicht viel mehr Blut hereinkommen konnte, als über die doch sehr effektive Kollateralisierung.

Liegt ein Endstadium einer koronaren Herzkrankheit mit großem Herzinfarkt und starker Vergrößerung des Herzens vor, sollte nicht mehr koronarangiographiert werden. Ein Beispiel dafür ist der *Patient J. C. (Abb. 8.6)*, bei dem die Koronarangiographie aus differentialdiagnostischen Gründen nur deshalb durchgeführt wurde, weil für die aus dem EKG anzunehmende sehr große Vorderwandinfarktnarbe kein akutes klinisches Ereignis vorhanden war. Therapeutische Konse-

---

▶

**Abb. 8.4.** Pat. F. E., 53 J. ♂, Coro-Nr. 4641/77.
*Anamnese:* Vor 8 Monaten Vorderwandinfarkt, seither Angina pectoris bei geringer körperlicher Belastung.
*Risikofaktoren:* Fettstoffwechselstörung.
*Ruhe-EKG:* Umschriebene Anteroseptalnarbe.
*Belastungs-EKG:* Schwere Angina pectoris bei 25 W, Abbruch nach 3 min. Ischämische ST-Senkung in den Ableitungen $V_3$ und $V_4$ von 0,3 m. V.
*Einschwemmkatheter:* Bei 50 W: PCP-Anstieg auf 33 mm Hg.
*Koronarangiographie:* **b** Subtotaler Verschluß im proximalen Bereich des R. interventricularis anterior. **c** Rechte Kranzarterie o. B. Kollateralen zum Septum.
**d, e** *Ventrikulogramm:* Geringgradige Hypokinese im Herzspitzenbereich.
*Therapievorschlag:* Aorto-koronarer Venenbypass auf den R. interventricularis anterior (Operation: Ch. HAHN, M. SCHMUTZIGER, Genolier, 1977)
*Belastungs-EKG postoperativ:* Bei 150 W keine St↓, keine Angina pectoris (**a**).

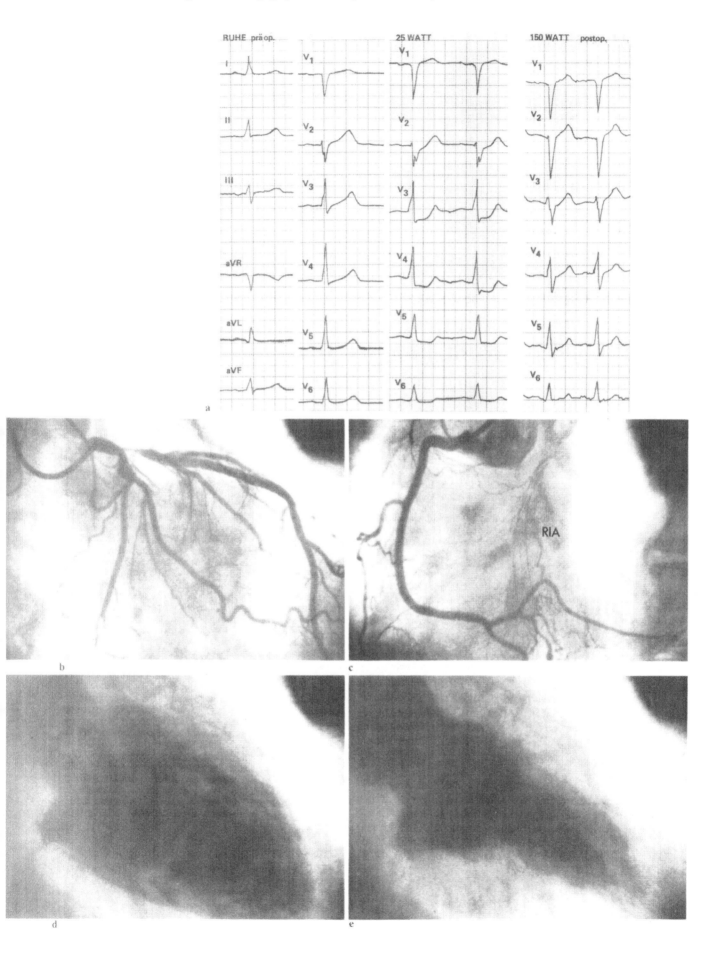

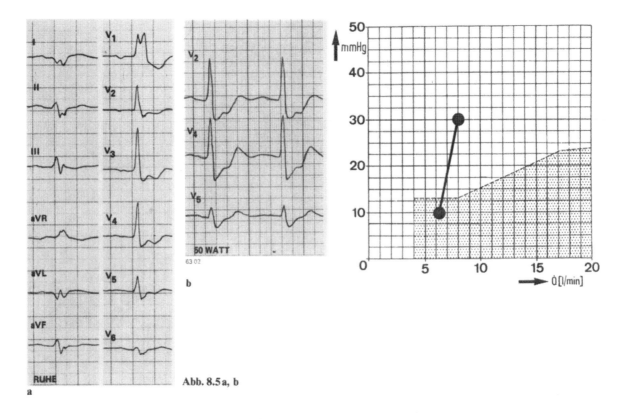

Abb. 8.5 a, b

quenzen waren bei dem sehr stark dilatierten Herzen nicht zu erwarten.

Bei dem 38jährigen Patienten J. C. (Abb. 8.6) lag kein Infarktereignis vor, er war wegen Rechts- und Linksherzinsuffizienz ins Krankenhaus eingewiesen worden. Da keine Angina pectoris vorlag, wurde trotz EKG-Hinweisen für eine große Narbe sowohl im anterioren als auch im inferioren Gebiet keine koronare Herzkrankheit, sondern eine primäre Myokardkrankheit angenommen. Das Herz war stark vergrößert, die Vergrößerung des linken Ventrikels zeigt sich im Echokardiogramm, wobei ein praktisch akinetisches Septum festgestellt werden konnte.

Schon im Ruhezustand war der PCP stark erhöht. Die Koronarangiographie ergab dann überraschenderweise doch eine Dreigefäßerkrankung, wobei wegen des stark geschädigten linken Ventrikels mit mächtiger Vergrößerung des enddiastolischen Volumens und Reduktion der Ejektionsfraktion auf 7% keine Revaskularisationsoperation mehr durchgeführt werden konnte. Wegen des diffus geschädigten linken Ventrikels ergab sich auch keine Indikation für eine Aneurysmektomie.

In den meisten Fällen haben solche Patienten keine wesentliche Angina pectoris, so daß sich auch aus diesem Grunde keine Indikation zur Koronarangiographie ergibt. Die starke Schädigung des linken Ventrikels mit weitgehender Vernarbung führt dazu, daß der Patient eher an Linksherzinsuffizienz als an Koronarinsuffizienz leidet.

Sorgfältige Beobachtung der klinischen, elektrokardiographischen und vor allem nativröntgenologischen und echokardiographischen Befunde kann manche unnütze Koronarangiographie verhindern. Auch bei sehr großer Narbenausdehnung im EKG muß die Indikation zur Koronarangiographie überlegt werden (Pat. H. E., Abb. 8.7).

So hatte der Patient H. E. (Abb. 8.7) bereits im Alter von 36 Jahren einen ausgedehnten Vorderwandinfarkt durchgemacht. Im Januar 1978 kam ein großer transmuraler Posterolateralinfarkt hinzu. Es bestand jedoch überraschenderweise auch danach noch Angina pectoris bei niedriger Belastung. Das Elektrokardiogramm zeigte die sehr große Infarktausdehnung. Es mußte ein ausgedehnter Vorder- und Hinterwandinfarkt angenommen werden. Weil in der Regel bei solchen Patienten keine Möglichkeit für eine Revaskularisation mehr vorhanden ist, standen wir der Koronarangiographie zunächst zurückhaltend gegenüber. Der Patient drängte jedoch auf eine Operation wegen der immer noch bestehenden Angina pectoris. Die Ventrikulographie bestätigte den EKG-Befund. Es lag eine starke Schädigung des linken Ventrikels mit Vergrößerung des enddiastolischen Volumens und Erniedrigung der Ejektionsfraktion vor, Vorder- und Unterwand des Herzens wiesen eine ausgedehnte Hypo- bis Akinese auf. Verantwortlich für den großen Vorder- und Hinterwandinfarkt war ein Verschluß eines sehr großen R. interventricularis anterior und eine zusätzliche Stenose des R. circumflexus.

Aufgrund der elektrokardiographischen und ventrikulographischen Befunde mußte eine ausgedehnte Vernarbung des linken Ventrikels angenommen werden. Als der Patient nach ausführlicher Erklärung dieser ungünstigen Operationsbedingungen immer noch auf die Operation drängte, wurde sie nach vorheriger Einführung einer intraaortalen Ballonpumpe durchgeführt. Überraschenderweise war der Zustand des linken Ventrikels nicht so ungünstig wie angenommen. Der unmittelbare und spätere postoperative Verlauf waren ohne Komplikationen. Dieser Patient ist ein gutes Beispiel dafür, daß das EKG in Einzelfällen den Zustand des Myokards zu hoffnungslos einschätzt. Wenn nachweislich starke Angina pectoris besteht und der Patient sehr zur Operation drängt, sollte sie wegen eines solchen EKG-Befundes nicht verwehrt werden.

Wenn bei ausreichend hoher Belastung und bei einer ausreichend hohen Herzfrequenz weder Angina pecto-

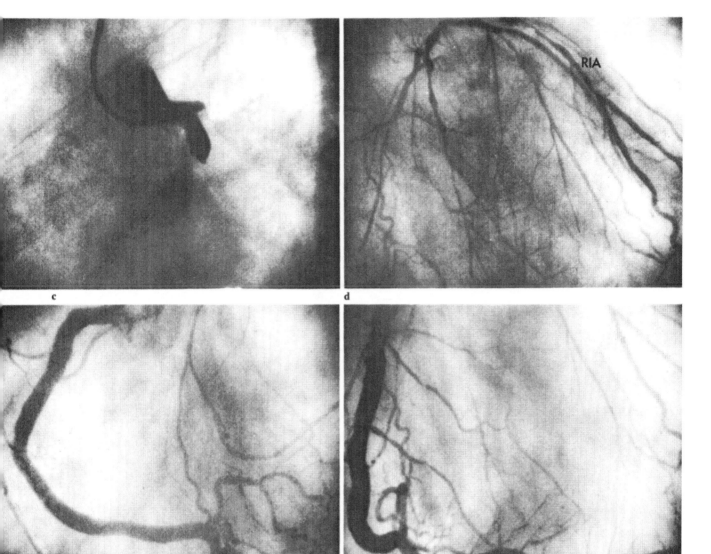

**Abb. 8.5.** Pat. B. H., 54 J. ♂, Coro-Nr. 1797/75.

*Anamnese:* Nach einjähriger Angina pectoris vor 3 Monaten Vorderwandinfarkt. Weiterhin Angina pectoris bei geringen Belastungen und auch in Ruhe.

*Risikofaktoren:* Rauchen, Hypercholesterinämie.

*Röntgen-Thorax:* Vergrößerung des linken Ventrikels: Herzvolumen 1070 ml, HV/kg 14,0 ml/kg.

**a** *Ruhe-EKG:* Rechtsschenkelblock mit QS-Komplex in I und Q in aVL als Hinweis für Vorderwandnarbe.

**b** *Belastungs-EKG und Einschwemmkatheter:* Bei 50 W Angina pectoris. EKG nicht verwertbar, PCP-Anstieg von 10 mm Hg in Ruhe auf 30 mm Hg bei Belastung.

*Koronarangiographie:* **c** Totalverschluß des linken Hauptstammes. **d** Das gesamte linke Kranzgefäßsystem füllt sich über Kollateralen von rechts. Im proximalen Bereich der wesentlichen Äste des linken Kranzgefäßsystems sind dabei erhebliche Stenosen erkennbar. **e, f** A. coronaria dextra: großes Gefäß ohne wesentliche Stenosen (s. auch **g**).

*Therapie:* Wegen der bleibenden erheblichen Angina pectoris aorto-koronare Bypass-Operation auf den

1. R. interventricularis anterior,
2. R. diagonalis.

Der Patient ist 4 Wochen postoperativ an einer schweren Sepsis verstorben (Operation: Ch. HAHN, M. SCHMUZIGER, Genolier, 1975)

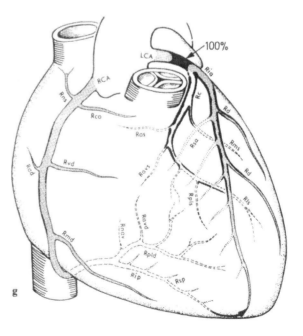

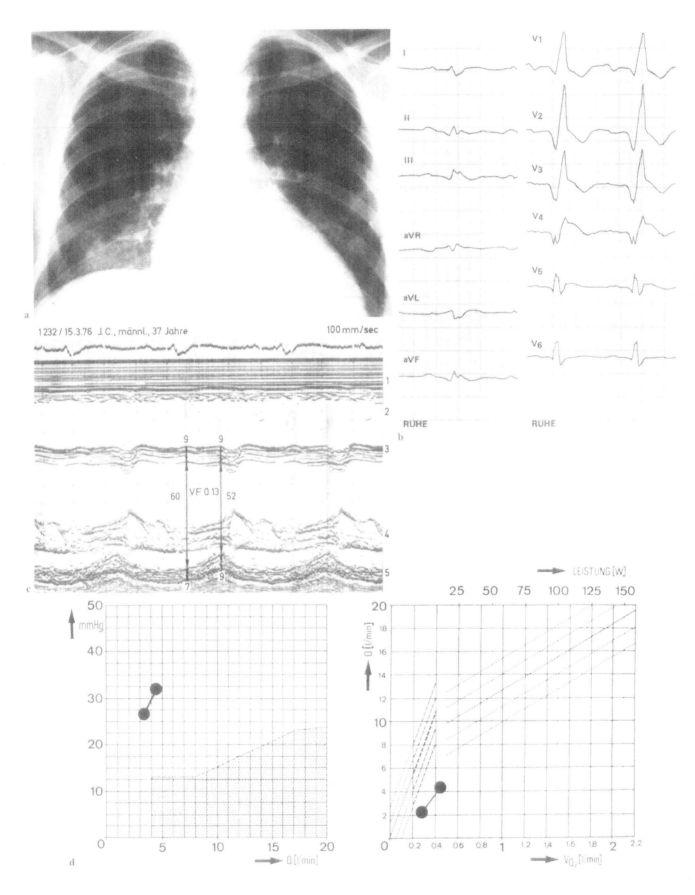

1232 / 15.3.76  J.C., männl., 37 Jahre                    100 mm/sec

VF 0.13

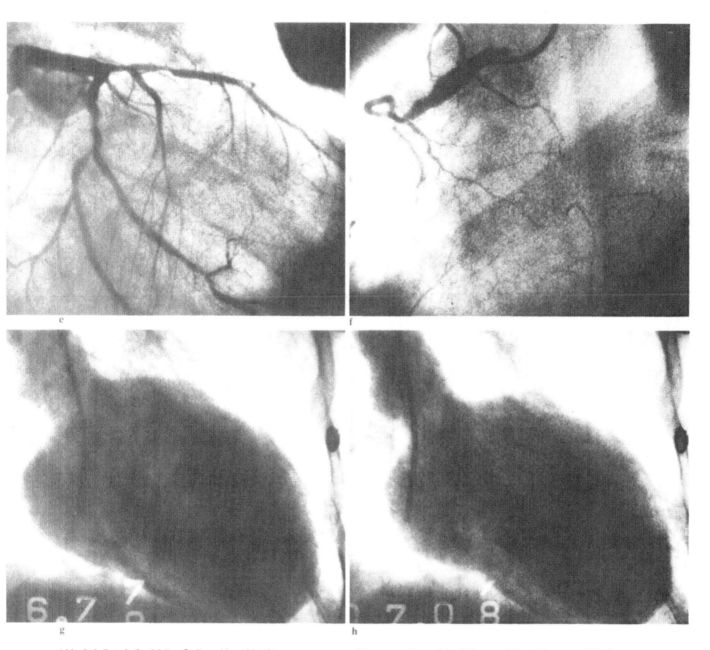

**Abb. 8.6.** Pat. J. C., 38 J., ♂, Coro-Nr. 4036/77.
*Anamnese:* Vor 6 Monaten nach Grippe zunehmende Abgeschlagenheit, Wasser in den Beinen, Herzstolpern. Aufnahme im Krankenhaus wegen Rechts-Linksherzinsuffizienz. Verdachtsdiagnose: Myokarditis. Jetzt keine Angina pectoris, belastet sich jedoch nur gering. Koronarangiographieindikation: Differentialdiagnose Myokardkrankheit versus Koronarkrankheit. Vom klinischen Gesichtspunkt *keine* Indikation!
*Risikofaktoren:* Rauchen.
**a** *Röntgen-Thorax:* Allseits, vor allem durch den linken Ventrikel vergrößertes Herz. Pleurale Ergußbildung linksbasal. Herzvolumen 1410 ml, HV/kg 21,3 ml/kg.
**b** *Ruhe-EKG:* Große anteroseptale Narbe, inferiore Narbe, Rechtsschenkelblock.
**c** *Echokardiographie:* Myokardial geschädigtes Herz mit erheblicher Vergrößerung des linken Ventrikels.
*Belastungs-EKG und Einschwemmkatheter* (**d**): Bei 12,5 W Anstieg des PCP von 27 mm Hg in Ruhe auf 32 mm Hg. HZV in Ruhe und bei Belastung erniedrigt.

*Koronarangiographie:* Schwere diffuse Koronargefäßerkrankung (Dreigefäßerkrankung) mit 70–80%iger Stenose im proximalen Bereich des R. interventricularis anterior (**e**); die Stenose ist vor und nach dem Abgang des großen Septalastes lokalisiert. **e** R. circumflexus: Das Hauptgefäß ist im proximalen Bereich ungefähr 70–80%ig stenosiert. Der erste Posterolateralast zeigt peripher deutliche langgestreckte Stenosen, nach seinem Abgang ist das Hauptgefäß subtotal okkludiert.
**f** Rechte Kranzarterie: Totalverschluß im proximalen Drittel.
**g, h** *Ventrikulogramm:* Erheblich vergrößerter linker Ventrikel (enddiastolisches Volumen 494 ml, EDVI 271 ml/m², endsystolisches Volumen 459 ml, ESVI 251 ml/m²). Die Ejektionsfraktion beträgt 7%, das angiographisch ermittelte Schlagvolumen 35 ml. Insgesamt ist der gesamte linke Ventrikel schwerstens hypokinetisch.
*Rechtsherzkatheterisierung mit Messung des Herzminutenvolumens:* HMV: 2,3 l/min, CI 1,5 l/min/m² in Ruhe.
*Therapieempfehlung:* Absolute Schonung, Digitalis, Vasodilatatoren. Der Patient ist 1 Monat später plötzlich verstorben

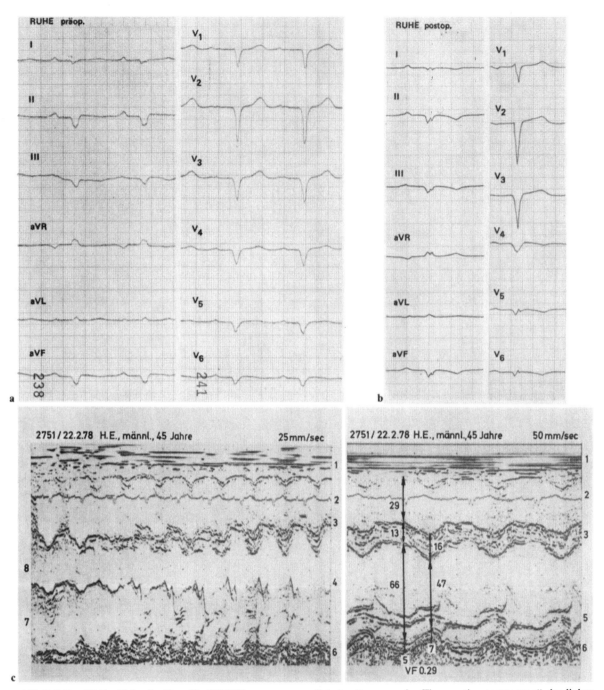

**Abb. 8.7.** Pat. H. E., 45 J. ♂, , Coro-Nr. 5225/78.
*Anamnese:* Im Alter von 36 Jahren ausgedehnter Vorderwandinfarkt, in den folgenden Jahren allmähliche Zunahme von belastungsabhängiger Angina pectoris. Im Januar 1978 transmuraler Posterolateralinfarkt, seitdem Angina pectoris bei niedriger Belastung.
*Risikofaktoren:* Hypertriglyceridämie und Hypercholesterinämie geringen Grades, Hyperurikämie.
*Röntgen-Thorax:* Normal großes, etwas linksbetontes Herz; HV/kg 11,7 ml/kg.
**a** *EKG:* QS-Komplexe in den Ableitungen I, II, III und aVF; sowie in den Thoraxableitungen $V_1$–$V_6$. Somit Hinweise für sehr große Ausdehnung des Vorder- und Hinterwandinfarktes.

*Echokardiogramm:* **b** „Time-motion sector-scan" des linken Herzens von der Aortenwurzel in Richtung Ventrikelspitze. Während die posterobasale Hinterwand hypokinetisch erscheint, ist das anteriore Septum hyperkinetisch. Linker Ventrikel und linker Vorhof sind deutlich vergrößert. Der linke Ventrikel ist im Querdurchmesser mäßig dilatiert (66 mm), er zeigt jedoch noch eine Verkürzung auf 47 mm endsystolisch, somit ergibt sich eine niedrig normale Verkürzungsfraktion von 0,29. Das leicht hypertrophierte basale Septum (enddiastolische Dicke 13 mm) zeigt eine noch normale systolische Wanddickenzunahme von 23%. Dagegen ist die posterobasale Hinterwand sowohl nach Amplitude als auch nach systolischer Wanddickenzunahme (29%) hypokinetisch. Aufgrund der guten Septumfunktion erscheint die Gesamtfunktion im Echo-

(Fortsetzung Seite 305)

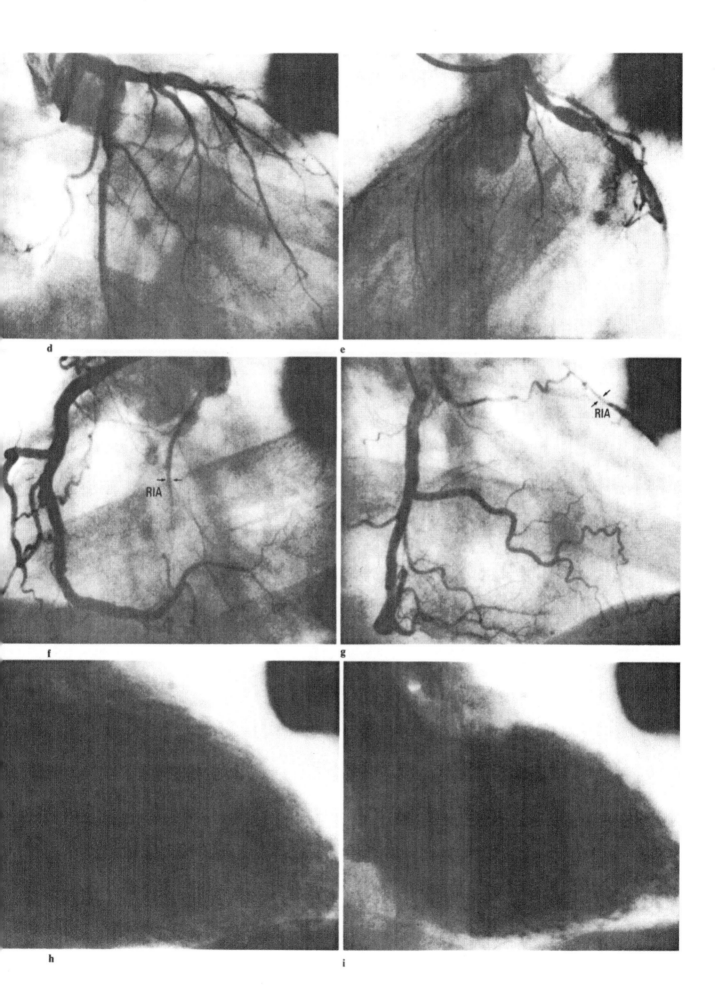

d       e

f       g

h       i

RIA

RIA

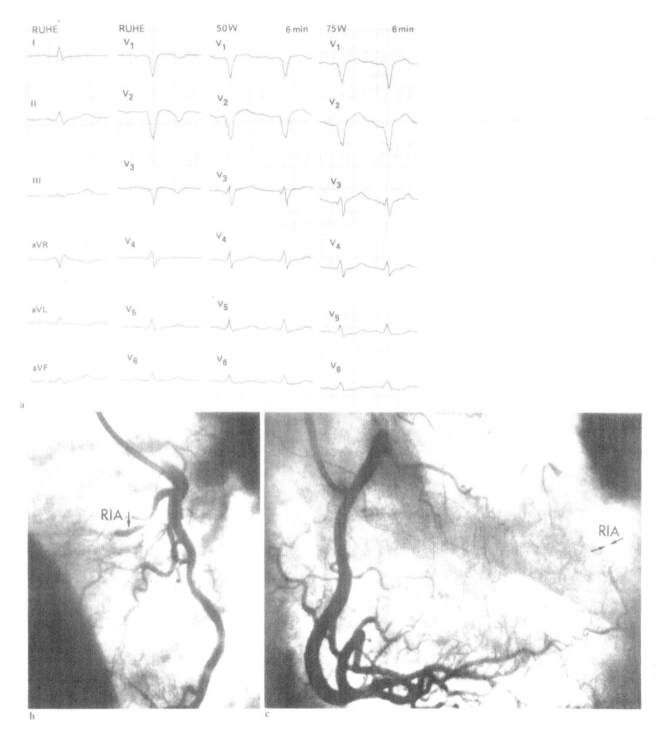

**Abb. 8.8 a–c**

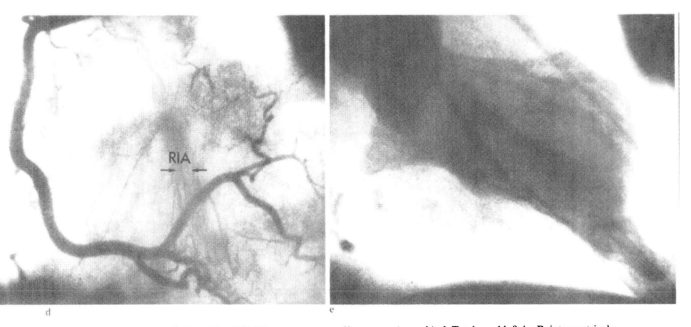

**Abb. 8.8.** Pat. C. H., 35 J., ♂, Coro-Nr. 5033/78.
*Anamnese:* Vor 3 Monaten Vorderwandinfarkt. Keine Angina pectoris.
*Risikofaktoren:* Rauchen, Hyperlipidämie, Hyperurikämie und Adipositas.
**a** *Belastungs-EKG:* Bei 75 W keine Angina pectoris. Zunahme der ST-Hebung in den Ableitungen $V_2$ und $V_3$. Auch bei einer späteren Belastung mit Einschwemmkatheter bis zu 150 W keine Angina pectoris. PCP bei 150 W 21 mm Hg.

*Koronarangiographie:* **b** Totalverschluß des R. interventricularis anterior, welcher besonders gut in der gezeigten hemiaxialen Projektion herauskommt. Der R. circumflexus (**b**) der linken und die rechte Kranzarterie (**c, d**) sind normal. Retrograde Kontrastmittelauffüllung des R. interventricularis anterior (**c, d**) bei Injektion des Kontrastmittels in die rechte Kranzarterie.
**e** *Ventrikulogramm:* Akinese im anterolateralen und apikalen Bereich.
*Therapieempfehlung:* Korrektur der Risikofaktoren

---

**Abb. 8.7** (Fortsetzung)
kardiogramm nur leicht beeinträchtigt. Das Echokardiogramm zeigt, daß noch gut kontrahierende Areale von Restmyokard vorhanden sind.
*Koronarangiographie:* **d, e** R. interventricularis anterior: Nach ungefähr 50%iger Stenose im proximalen Drittel Totalverschluß des Gefäßes, welches sich antegrad und bei Injektion des Kontrastmittels in die rechte Kranzarterie retrograd gering auffüllt. Zusätzlich ungefähr 50%ige Stenose im R. circumflexus. **f, g** Die rechte Kranzarterie zeigt diffuse Wandveränderungen und Stenosen bis max. 40%.
**h, i** *Ventrikulogramm:* Schwere Hypokinese im anterolateralen, apikalen und inferioren Bereich. Die Gesamtfunktion des linken Ventrikels ist schwer beeinträchtigt, das enddiastolische Volumen ist mit 328 ml bzw. 169 ml/m² erhöht, die Ejektionsfraktion mit 34% deutlich erniedrigt.

*Therapieempfehlung:* Konservative Therapie; der Patient war mit dieser Therapieempfehlung jedoch nicht einverstanden und drängte wegen schwerer Angina pectoris zur Operation. Zur Unterstützung der prä- und postoperativen Phase wurde eine intraaortale Ballonpumpe eingeführt. Der makroskopische Zustand des linken Ventrikels stellte sich günstiger dar, als vom EKG- und Ventrikulographiebefund angenommen werden mußte. Es bestand keine Schwierigkeit, 3 „grafts" auf den R. interventricularis anterior, auf den Posterolateralast des R. circumflexus und die rechte Kranzarterie anzulegen. Die große rechte Kranzarterie wurde trotz 40%iger Stenosierung in diesem besonderen Fall mitversorgt. Die zur Operationseinleitung benutzte intraaortale Ballonpumpe war postoperativ nicht mehr nötig (Operation: M. SCHMUZIGER, Bad Krozingen, 1978)

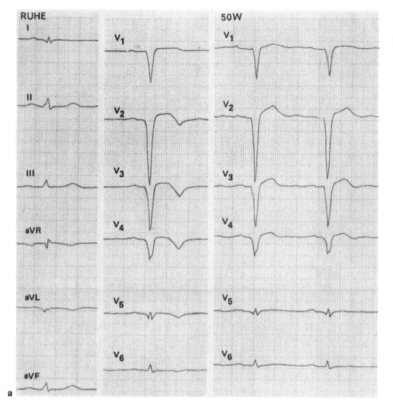

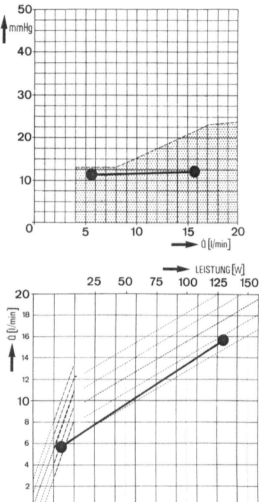

**Abb. 8.9.** Pat. R. A., 24 j., ♂, Coro-Nr. 4213/77.
*Anamnese:* Vor 2 Monaten ohne Prodromi Vorderwandinfarkt. Jetzt
keine Angina pectoris.
*Risikofaktoren:* Rauchen.
**a** *Ruhe-EKG:* Große Anteroseptalnarbe.
*Belastungs-EKG:* Bei 50 W (abgebildet) und bei einer späteren Belastung
mit Einschwemmkatheter (**b**) bis 125 W keine Angina pectoris und keine
ST-Senkung. PCP und HMV im Normbereich.
*Koronarangiographie:* **c, d** Totalverschluß des R. interventricularis anterior im proximalen Bereich. **c** Zweiter Diagonalast am Abgang ungefähr
50% stenosiert. R. circumflexus (**c, d**) und rechte Kranzarterie (**e, f**) o. B.
*Ventrikulogramm in RAO-* (**g, h**) und LAO-Position (**i, j**): Akinese im
anterolateralen, apikalen (RAO) und im septalen Bereich (LAO). Verstärkte Kontraktionsamplitude des Restmyokards im anterobasalen, infe-
riobasalen und posterolateralen Bereich.
*Therapieempfehlung:* Korrektur des Risikofaktors Rauchen

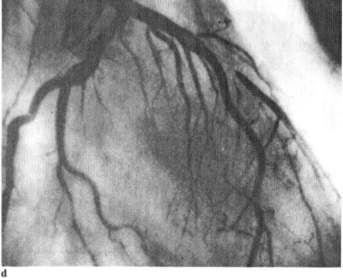

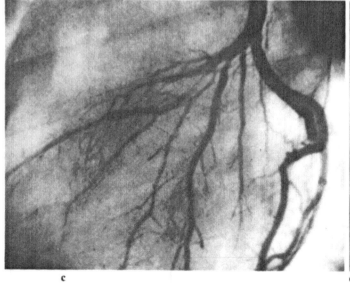

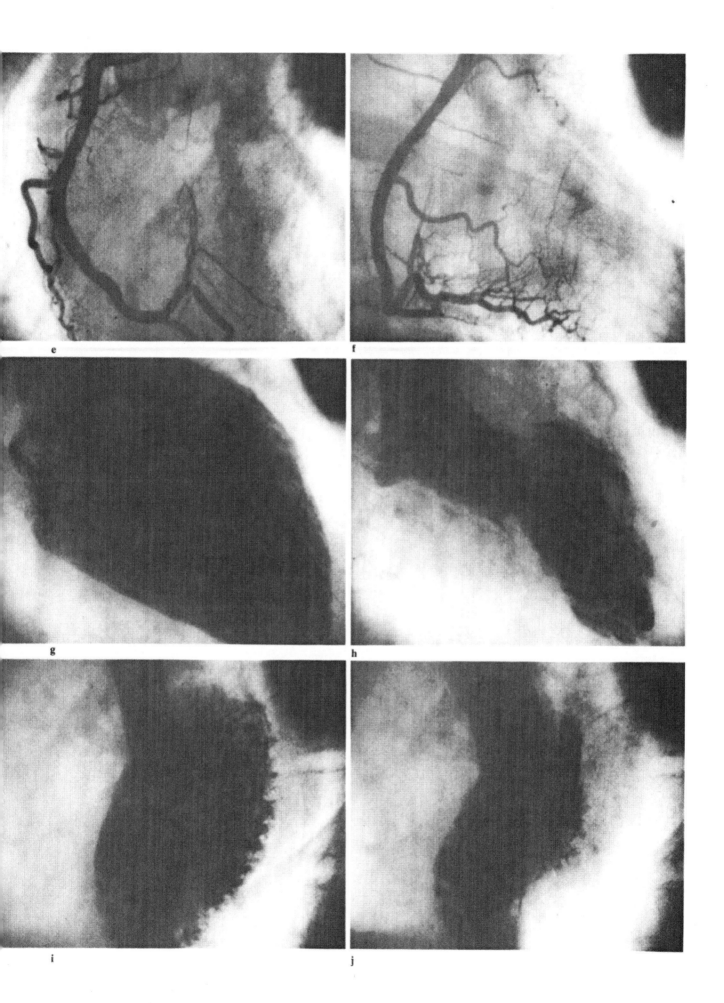

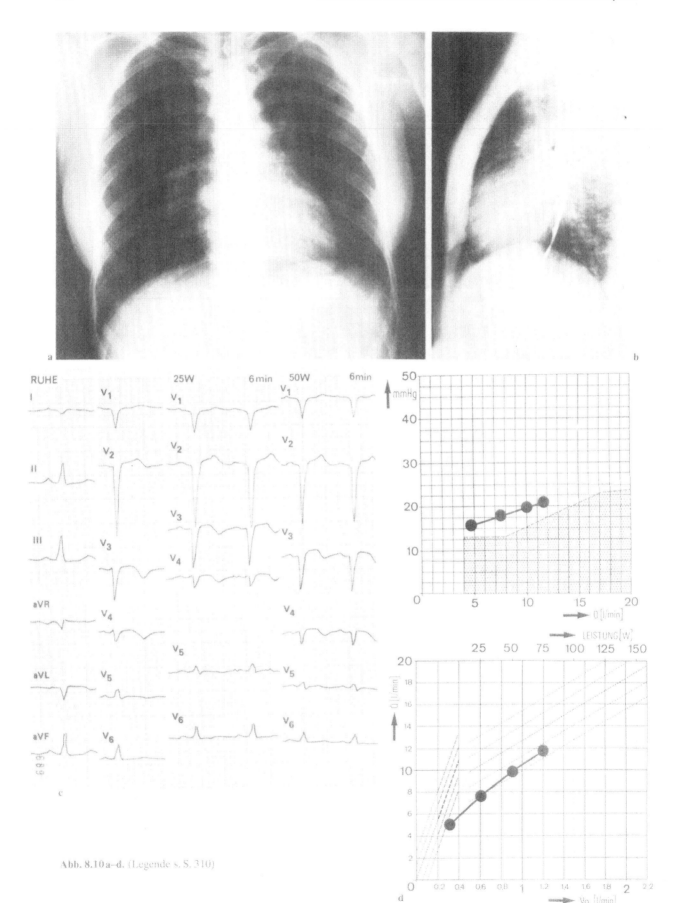

Abb. 8.10a–d. (Legende s. S. 310)

**Abb. 8.10 e–i**

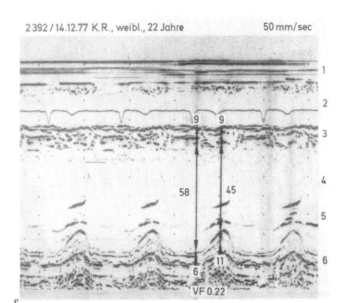

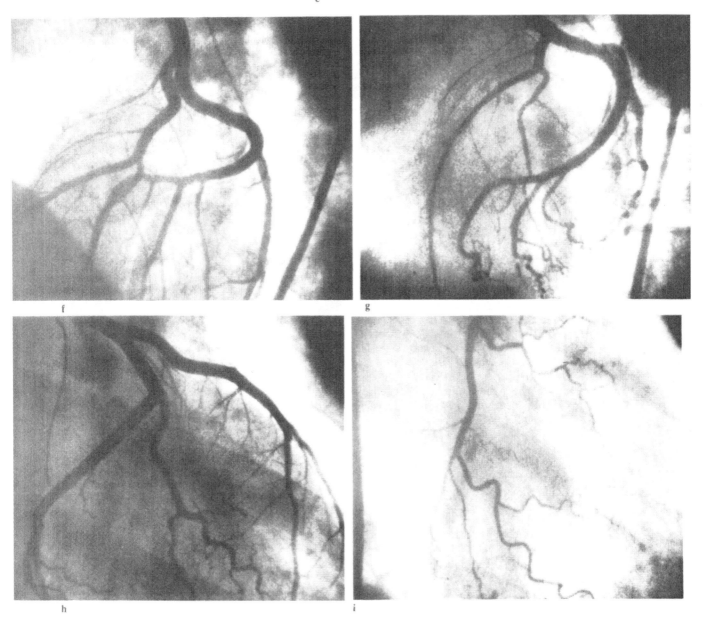

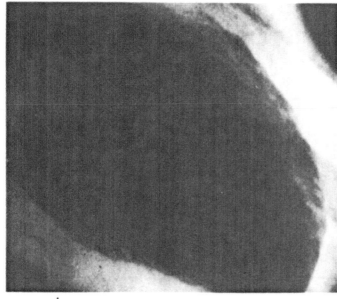

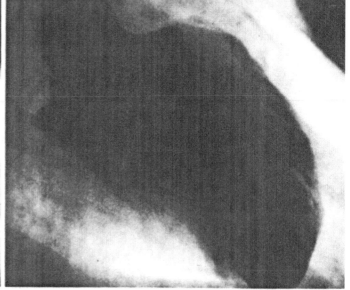

j

k

**Abb. 8.10.** Pat. K. R., 22 J., ♀, Coro-Nr. 5031/78.
*Anamnese:* Vor 2 Monaten ohne Prodromi Vorderwandinfarkt. Initiale Streptasebehandlung. Jetzt keine Angina pectoris.
*Risikofaktoren:* Rauchen, Hypercholesterinämie, Ovulations-
hemmer.
**a, b** *Röntgen-Thorax:* normale Herzgröße.
**c** *Ruhe-EKG:* Ausgedehnte Vorderwandseptumnarbe.
*Belastungs-EKG:* Bei 50 W (abgebildet) und bei einer später
mit Einschwemmkatheter (**d**) durchgeführten Belastung bis
75 W keine Angina pectoris und keine ischämische ST-Senkung. Diastolischer Pulmonalarteriendruck in Ruhe und bei
75 W gering erhöht, HMV im unteren Normalbereich.
**e** *Echokardiogramm:* Linker Ventrikel: enddiastolisch leicht
(58 mm), endsystolisch mäßig (45 mm) vergrößert; die Verkürzungsfraktion ist mäßig herabgesetzt. Das anteriore Sep-

tum ist akinetisch, die intensiven Reflexionen weisen auf Vernarbung hin. Die enddiastolische Myokarddicke der basalen
Hinterwand ist niedrig normal, was auf eine noch nicht adäquate Hypertrophie nach Dilatation hinweist; die systolische
Myokarddickenzunahme der Hinterwand ist mit 83% hoch-
normal, was auf einen guten Zustand des Restmyokards hinweist.
*Koronarangiographie:* Normale Kranzarterien: **f, g, h** Linke
Kranzarterie bei Linksversorgungstyp in LAO-, RAO- und
hemiaxialer Projektion dargestellt. **i** Rechte Kranzarterie rudimentär.
**j, k** *Ventrikulogramm:* Ausgedehnte Akinese im anterolateralen und apikalen Bereich.
*Therapieempfehlung:* Korrektur der Risikofaktoren, körperliche Belastbarkeit im Beruf gering, rechtzeitig Digitalis

ris noch ischämische ST-Senkungen auftreten, besteht
nach unserer Ansicht keine Indikation für eine Koronarangiographie. In Kap. 2.5 wurde gezeigt, daß nur
2–3% dieser Patienten eine mehr als 75%ige Stenose
eines nicht herzinfarktbezogenen Gefäßes aufwiesen.
Bei jugendlichen Patienten raten wir in der Regel jedoch trotzdem zur Koronarangiographie. Hier wird die
Koronarangiographie nicht aus „präoperativer", sondern aus „prognostischer" Indikation heraus durchgeführt. Die zukünftige Ausrichtung des beruflichen Wer-
deganges kann bei diesen Patienten besser vorgenommen werden, wenn Koronarangiographie und Ventrikulographie vorliegen und man damit mehr über die Prognose des Patienten weiß. Handelt es sich um eine Eingefäßerkrankung und zeigen die übrigen Gefäße überhaupt keine Veränderungen, muß die Prognose bei
nicht allzu großem Infarkt als relativ günstig angesehen
werden (Pat. C. H., Abb. 8.8, Pat. R. A., Abb. 8.9).
Sind jedoch auch die übrigen Gefäße schon deutlich
stenosiert, muß die Prognose schlechter beurteilt werden (s. Kap. 4).

Bei dem 35jährigen Patienten C. H. (Abb. 8.8) bestand 3
Monate nach durchgemachtem Vorderwandinfarkt keine Angina pectoris mehr. Bei einer Belastungsprüfung bis zu 150 W
wurde ebenfalls keine Angina pectoris angegeben. Der PCP-
Druck blieb mit 21 mm Hg fast normal. Bei diesem Patienten
bestand somit kein Hinweis für das Vorliegen einer Mehrgefäßerkrankung. Trotzdem wurde zur sicheren Abschätzung der
Prognose eine Koronarangiographie durchgeführt; diese ergab, wie erwartet, eine Eingefäßerkrankung mit Verschluß des
R. interventricularis anterior und einer entsprechenden Akinese im anterolateralen und apikalen Bereich.
Auch der 24jährige Patient R. A. (Abb. 8.9) hatte 2 Monate
nach Vorderwandinfarkt keine Angina pectoris mehr. Im EKG
Hinweis für relativ großen Infarkt; der Patient konnte mit
125 W belastet werden, dabei wurde keine Angina pectoris
angegeben. ST-Senkungen wurden nicht beobachtet, PCP und
Herzminutenvolumen blieben auch bei dieser relativ hohen
Belastung im Normalbereich. Die Koronarangiographie bestätigte den Befund eines relativ großen Vorderwandinfarktes,
dabei lag, wie bei vielen jugendlichen Patienten, eine Eingefäßerkrankung zugrunde.

In Einzelfällen wird vor allem bei jugendlichen Patienten nach klassisch abgelaufenem Herzinfarkt kein
Befund an den Herzkranzarterien festgestellt (Pat.

K. R., Abb. 8.10). Häufig sind es Frauen, bei denen im Zusammenhang mit Nikotinabusus und Einnahme von Ovulationshemmern eine akute Thrombose angenommen werden muß, die bis zum Termin der Koronarangiographie wieder spontan lysiert oder soweit rekanalisiert und reorganisiert ist, daß eine Lumeneinengung nicht mehr nachweisbar ist. Bei der Patientin P. U. (Abb. 8.11) ist die Rekanalisation im proximalen Abschnitt des R. interventricularis anterior gut sichtbar.

Bei der 22jährigen Patientin K. R. (Abb. 8.10) war es vor 2 Monaten ohne Prodromi zu einem Vorderwandinfarkt gekommen. Es erfolgte eine initiale Streptasebehandlung. Das Ruhe-EKG zeigte einen großen Vorderwandinfarkt im chronischen Stadium. Angina pectoris bestand nicht. Bis 75 W Belastung keine Angina pectoris, keine EKG-Veränderungen, die PCP-Erhöhung bestand bereits in Ruhe. Überraschenderweise konnte keine stenosierende Koronargefäßsklerose, die bei dieser Infarktausdehnung im R. interventricularis anterior lokalisiert sein mußte, nachgewiesen werden. Es mußte angenommen werden, daß ein akuter Koronarthrombus vorgelegen hatte, der relativ schnell, möglicherweise unterstützt durch die initiale Streptasebehandlung, lysiert worden war. Für die Patientin kam diese Lyse jedoch zu spät, der große Vorderwandinfarkt hatte sich bereits ausgebildet. Das Restmyokard war in einem guten Funktionszustand, so daß die Leistungsfähigkeit des Herzens voll erhalten war. Auch hier ist es notwendig, die Patienten in regelmäßigen Zeitabständen zu kontrollieren, wobei es insbesondere um eine Kontrolle der Herzgröße und des Echokardiogrammes geht. Sollte das Restmyokard eines Tages insuffizient werden, muß an eine Aneurysmektomie bzw. Exzision der Infarktnarbe gedacht werden.

Die 31jährige Patientin P. U. (Abb. 8.11) hatte vor 3 Monaten am Abend der Geburt eines Kindes einen großen Vorderwandinfarkt erlitten. Angina pectoris bestand weder vor noch nach dem Infarkt. Das Ruhe-EKG zeigt einen sehr großen Vorderwandinfarkt im chronischen Stadium. Die Patientin wurde sicherheitshalber nur mit 50 W belastet, dabei kam es nicht zu EKG-Veränderungen; der PCP-Druck war bereits im Ruhezustand auf 18 mm Hg erhöht und stieg bei Belastung auf 31 mm Hg an. In der Koronarangiographie zeigte sich eine Eingefäßerkrankung mit langstreckiger Einengung des proximalen R. interventricularis anterior; es waren zwei Lumina zu sehen, so daß ein rekanalisierte Thrombose geschlossen werden konnte. Im Ventrikulogramm war der Infarkt sehr groß ausgefallen; es fand sich hier ein deutlich vergrößertes enddiastolisches Gesamtvolumen. Im anterolateralen Bereich bestand eine große Akinese, im Spitzenbereich des linken Ventrikels eine Dyskinese. Zum jetzigen Zeitpunkt ergab sich keine Operationskonsequenz, die Patientin sollte in regelmäßigen Zeitabständen weiterverfolgt werden, wobei insbesondere auf das Röntgenbild des Herzens und das Echokardiogramm zu achten ist. Bei Beginn der Dekompensation des Restmyokards muß an eine Aneurysmektomie bzw. Exzision der Infarktnarbe gedacht werden.

Bei Patienten mit Zustand nach Herzinfarkt kann die präoperative Indikation zur Koronarangiographie und Ventrikulographie aus zwei Gründen erfolgen:

1. Es wird an eine *Revaskularisationsoperation* gedacht, vorrangig bei Patienten mit bleibender Angina pectoris. Die meisten in diesem Kapitel beschriebenen Patienten fallen in diese Gruppe.

2. Es wird an eine *Aneurysmektomie* gedacht. Die Patienten K. R. (Abb. 8.10) und P. U. (Abb. 8.11) gehören bereits in diese Gruppe, wenn auch kein Aneurysma im eigentlichen Sinne vorhanden ist. Es braucht jedoch nicht immer ein klar abgrenzbares sakkuläres Aneurysma vorzuliegen. Auch bei großen akinetischen Bezirken, die in endsystolischer Position klar abgrenzbar

sind, kann über eine Aneurysmektomie oder besser über eine Exzision der Infarktnarbe diskutiert werden. Bei den Patienten K. R. (Abb. 8.10) und P. U. (Abb. 8.11) lag in beiden Fällen ein sehr großer Herzinfarkt vor. Dabei muß damit gerechnet werden, daß der Patient mit der Zeit eine manifeste Herzinsuffizienz bekommen kann. Schwere körperliche Belastung wird man solchen Patienten für die Zukunft nicht raten. Nativröntgenologische und echokardiographische Verlaufskontrollen können diese Gefahr rechtzeitig erkennen lassen, dabei kann die Echokardiographie nützliche Informationen über das Restmyokard liefern.

In Kap. 5.2.2 wurde dargestellt, daß die Indikation zur Aneurysmektomie gegeben ist, wenn eine therapierefraktäre Linksherzinsuffizienz oder therapierefraktäre ventrikuläre Arrhythmien vorliegen.

Wenn im Laufe der Zeit eine klinische Verschlechterung auftritt, kann in Einzelfällen die Indikation zur Aneurysmektomie bzw. zur Exzision einer großen Infarktnarbe auch einmal vorgezogen werden (Pat. K. R., Abb. 8.12).

So hatte der 37jährige Patient K. R. (Abb. 8.12) vor knapp 2 Jahren einen großen Anteroseptalinfarkt erlitten. Es lag eine Eingefäßerkrankung mit großer anterolateraler und apikaler Narbe, jedoch gut funktionierendem Restmyokard vor. Entsprechend waren auch der klinische Zustand und die Leistungsfähigkeit damals unauffällig. Im Verlauf von knapp 2 Jahren war es jedoch zu einer deutlichen klinischen Verschlechterung mit passageren Episoden von Linksherzinsuffizienz gekommen. Die Verschlechterung zeigte sich besonders deutlich im Röntgenbild. Es mußte eine allmähliche Dekompensation des Restmyokards angenommen werden, deshalb mußte jetzt eine Aneurysmektomie diskutiert werden.

Eine eindeutige Indikation zur Aneurysmektomie findet sich bei Patienten mit schwerer therapieresistenter Linksherzinsuffizienz (Pat. K. H., Abb. 8.13).

So hatte der 60jährige Patient K. H. (Abb. 8.13) bereits in der Akutphase seines durchgemachten Vorderwandinfarktes eine erhebliche Herzvergrößerung mit bedrohlichen ventrikulären Arrhythmien aufgewiesen. In der Mobilisationsphase kam es dann zunehmend zu Zeichen einer Linksherzinsuffizienz, ein Abfall des Hämoglobins wies auf eine gedeckte Perforation hin. Koronarangiographie und Ventrikulographie hatten über die Operabilität zu entscheiden. Das im Ventrikulogramm nachgewiesene große Herzwandaneurysma war von dem sich normal kontrahierenden Restmyokard gut abgesetzt. Die übrigen, nicht infarktbezogenen Herzkranzgefäße waren normal. Es mußte somit eine Aneurysmektomie ohne begleitende Revaskularisationsoperation durchgeführt werden. Nach der Operation erfuhr der Patient eine dramatische klinische Besserung.

Wie bereits in Kap. 5.2.2 erwähnt, wird die Indikation zur Aneurysmektomie mit Ausnahme sehr klarer Fälle, wie bei Patient K. H. (Abb. 8.13), heutzutage noch sehr kontrovers diskutiert. Es muß damit gerechnet werden, daß die heutzutage noch sehr zurückhaltende Indikationsstellung in Zukunft wesentlich erweitert werden wird.

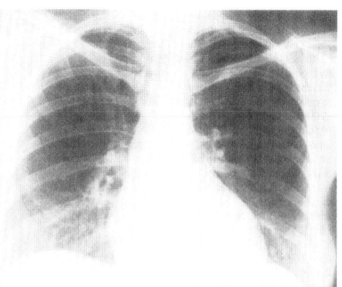

a

**Abb. 8.11.** Pat. P. U., 31 J., ♀, Coro-Nr. 4765/77.
Anamnese: Vor 3 Monaten am Abend der Geburt eines Kindes Vorderwandinfarkt. Jetzt keine Angina pectoris.
*Risikofaktoren:* Rauchen. Familiäre Belastung (Vater hat Herzinfarkt).
**a** *Röntgen-Thorax:* Vergrößerung des linken Vorhofs, geringer auch des rechten und linken Ventrikels.
**b** *Ruhe-EGK:* Ausgedehnte Vorderwandseptumnarbe mit Ausdehnung nach lateral und inferior.
*Belastungs-EKG:* Bei 50 W keine Angina pectoris, keine ST-Senkung. **c** *Einschwemmkatheter:* PCP-Anstieg von 18 mm HG in Ruhe auf 31 mm Hg bei Belastung mit 75 W. HMV in Ruhe und bei Belastung im unteren Grenzbereich der Norm.
**d** *Echokardiogramm:* Der linke Ventrikel ist enddiastolisch mäßig (66 mm), endsystolisch stark (54 mm) vergrößert, die Verkürzungsfraktion ist stark erniedrigt (0,18). Das anteriore Septum ist in die Narbe einbezogen und akinetisch, die basale Hinterwand ist normokinetisch (systolische Wanddickenzunahme 71%). Echokardiographisch liegt somit eine schwere Schädigung des linken Ventrikels infolge einer großen Narbe vor, wobei jedoch das Restmyokard noch gut kontrahiert.
*Koronarangiographie:* **e, f** R. interventricularis anterior: im proximalen Drittel vor und nach Abgang eines großen Septalastes langstreckige diffuse Einengung. Das doppelte Lumen in diesem Bereich weist auf eine rekanalisierte Koronarthrombose hin. R. circumflexus der linken Kranzarterie (**e, f**) und rechte Kranzarterie (**g**) normal.
(Fortsetzung auf S. 314)

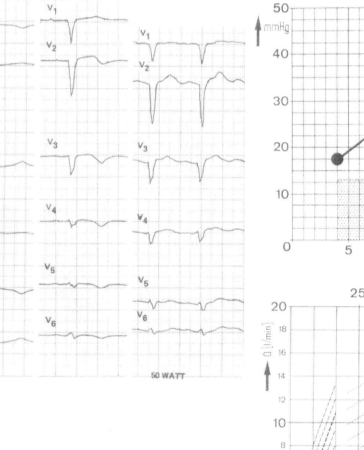

b

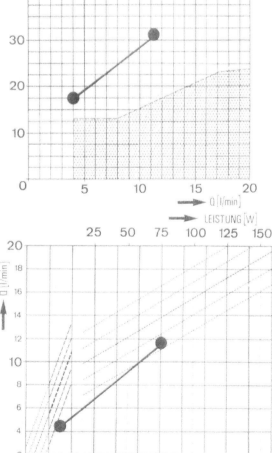

c

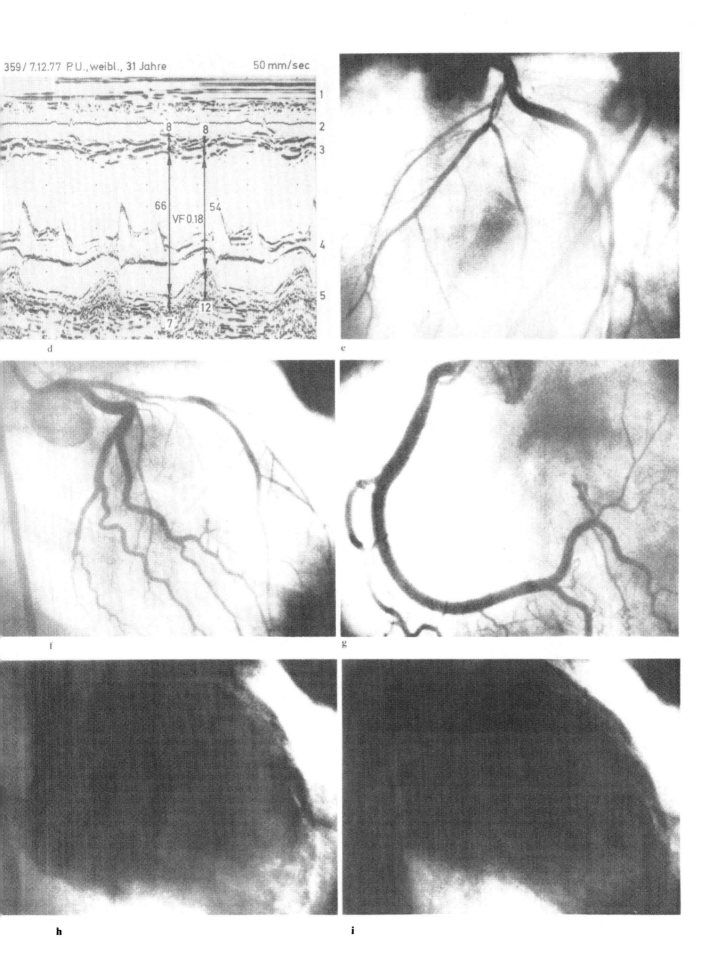

359/ 7.12.77  P.U., weibl., 31 Jahre                    50 mm/sec

d

e

f

g

h                                              i

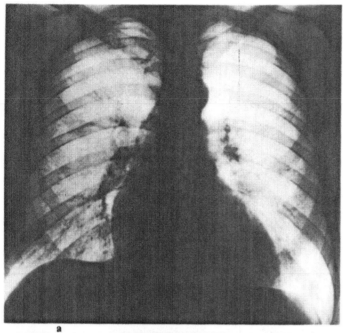

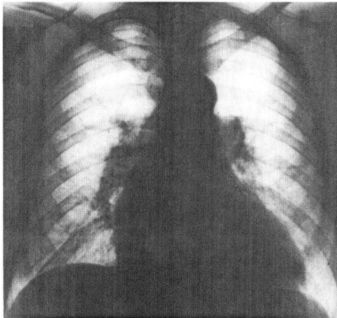

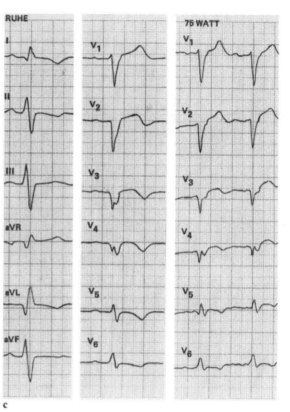

**Abb. 8.11.** (Fortsetzung)

**h, i** *Ventrikulogramm:* Enddiastolisch und endsystolisch deutlich vergrößert. Ausgedehnte Akinesie des anterolateralen, apikalen Bereiches (**i**) unter Einschluß der apikalen Unterwandabschnitte. Ein breites apikales Segment ist dyskinetisch.

*LAO-Ventrikulogramm (nicht abgebildet):* Seitenwand deutlich hypokinetisch. Septum basisnahe unauffällig, apikal akinetisch. Die Ventrikelfunktion ist insgesamt hochgradig beeinträchtigt.

*Therapieempfehlung:* Keine wesentliche körperliche Belastung im Beruf und bei Bewegungstherapie, Digitalis, Einstellen des Rauchens

**Abb. 8.12.** Pat. K. R., 37 Jahre, ♂, Coro-Nr. 3862/77.
*Anamnese:* Am 22. 11. 1976 ohne vorherige Prodromi transmuraler Vorderwandinfarkt. Seitdem keine Angina pectoris. Erstuntersuchung im Januar 1977, damals keine Linksherzinsuffizienz, keine wesentliche Leistungseinschränkung. Im Verlaufe des Jahres 1978 Verschlechterung mit Zeichen der beginnenden Linksherzinsuffizienz.
*Risikofaktoren:* Bis zum Herzinfarkt tgl. 60 Zigaretten.
**a, b** *Röntgen-Thorax:* Bei der Erstuntersuchung im Januar 1977 (**a**) gering vergrößertes Herz, insbesondere durch Vergrößerung des linken Ventrikels. Arterielle hiläre Gefäßzeichnung, etwas verstärkt. Im November 1978 (**b**) zunehmende Vergrößerung des Herzens mit stark betonten Hili als Zeichen für Druckerhöhung im kleinen Kreislauf.
**c** *Ruhe-EKG:* Januar 1977: großer Anteroseptalinfarkt; November 1978: der Befund hat sich nicht geändert.
*Belastungs-EKG:* Januar 1977: Bei 75 W keine Angina pectoris, zunehmende ST-Hebung.
**d, e** *Koronarangiographie vom 31. 1. 77:* Totalverschluß des R. interventricularis anterior (**d**); R. circumflexus (**d**) und rechte Kranzarterie (**e**) ohne krankhaften Befund.
**f, g** *Ventrikulogramm:* Linker Ventrikel zeigt große akinetische Bezirke im anterolateralen und apikalen Bereich. Das Restmyokard kontrahiert sich ausreichend. Die klinische Entwicklung mit zunehmenden klinischen und röntgenologischen Zeichen für Linksherzinsuffizienz wiesen auf eine allmählich entstandene Utilisationsinsuffizienz des Restmyokards hin. So ergab sich eine Indikation zu einer zweiten Koronarangiographie und Ventrikulographie, da an Exzision des Aneurysmas bzw. der Infarktnarbe gedacht werden mußte. Durch die Koronarangiographie mußte ausgeschlossen werden, daß nicht in der Zwischenzeit die bei der ersten Koronarangiographie normalen übrigen Herzkranzarterien R. circumflexus der linken Kranzarterie und rechte Kranzarterie eine kritische Stenose aufwiesen, was eine zusätzliche Revaskularisationsoperation verlangen würde

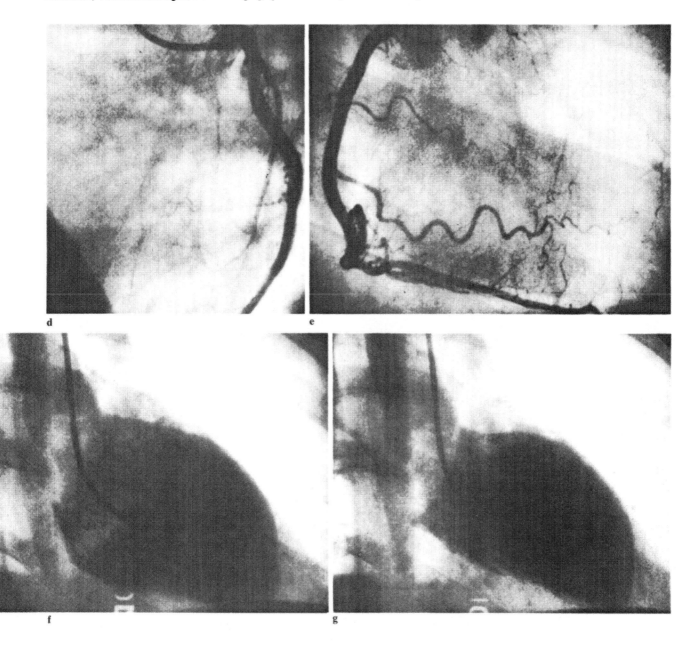

**Abb. 8.12 d–g**

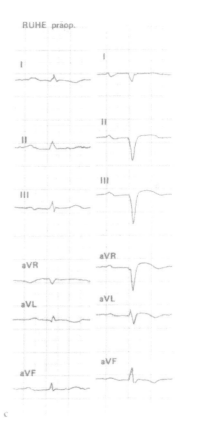

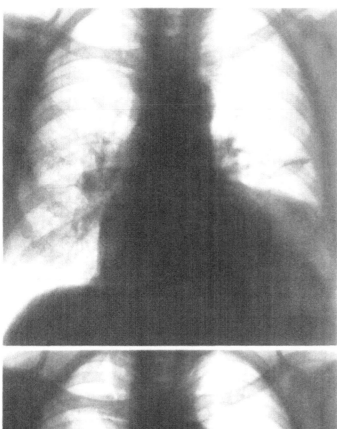

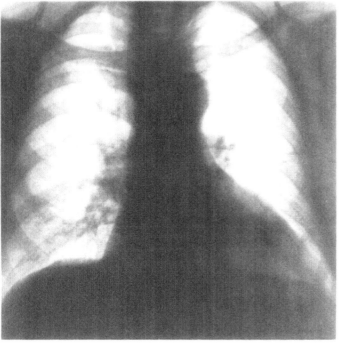

**b  Abb. 8.13.** Pat. K. H., 60 Jahre, ♂, Coro-Nr. 5722/78.
*Anamnese:* Am 5. 6. 78 erlitt der Patient einen großen Vorderwandinfarkt. In der Akutphase wurde eine erhebliche Herzvergrößerung festgestellt; es bestand eine Neigung zu bedrohlichen ventrikulären Arrhythmien. In der Mobilisationsphase
zunehmende Zeichen einer Linksherzinsuffizienz.
*Risikofaktoren:* Adipositas, Hypertriglyceridämie.
*Klinische Untersuchung:* Das Herz ist linksverbreitert; es waren ein 3. und 4. Herzton zu hören; über beiden Basalfeldern
mittelblasige Rasselgeräusche.
**a** *Röntgen-Thorax:* Wesentliche Vergrößerung des Herzens,
insbesondere des linken Ventrikels. Bei Durchleuchtung faust-
großes paradox pulsierendes Vorderseitenwandaneurysma.

Stark verbreiterte zentrale Lungengefäße, Hili kranialisiert
und aufgefasert, Kerley-B-Linie in beiden Lungenunterfel-
dern.
Insgesamt Zeichen einer chronischen Linksherzinsuffizienz bei
Vorderseitenwandaneurysma. *Herzvolumen:* 1745 ml, HV/
KG 24,2 ml/kg.
**c** *Ruhe-EKG:* Ausgedehnte Vorderwandnarbe mit ST-Hebungen in den Ableitungen $V_2$–$V_5$. Im Speicher-EKG keine
Rhythmusstörungen.
*Koronarangiographie:* Eingefäßerkrankung mit Totalverschluß des R. interventricularis anterior (**d**) im mittleren Drittel nach Abgabe eines ersten großen Septalastes. ACD: (**e, f**)
Im proximalen und mittleren Abschnitt geringe Wandveränderungen, keine höhergradigen Einengungen.
**g** *Ventrikulogramm:* Die distalen zwei Drittel der Vorderwand
und die apikale Hälfte der Unterwand bilden ein sehr großes
Aneurysma; anterobasale Vorderwand und Unterwand sowie
die basale Hälfte der diaphragmalen Unterwand kontrahieren
sich gut.
*Therapieempfehlung:* Aneurysmektomie; sie wurde am
29. 8. 78 durchgeführt; es fand sich dabei ein kindskopfgroßes
Aneurysma mit ausgedehnter Parietalthrombose.
*Postoperativer Verlauf* ohne Komplikationen. Ab der 5. postoperativen Woche konnte der Patient wiederum an körperli-
chem Training teilnehmen; klinisch keine Linksherzinsuffizienz mehr, röntgenologisch erhebliche Verkleinerung des
Herzens (**b**) (Operation: M. Schmuziger, Bad Krozingen,
1978)

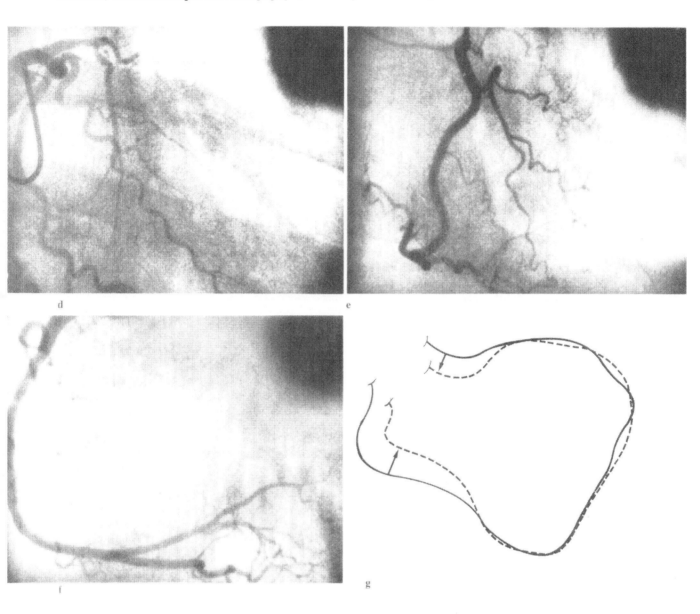

## Literatur

GENSINI GG (1975) Coronary arteriography. Futura, New York

SAMEK L, ROSKAMM H, RENTROP P, KAISER P, STÜRZENHOFECKER P, SCHOBER B, VWLDEN R (1975) Belastungsprüfungen und Koronarangiogramm im chronischen Infarktstadium. Z. Kardiol. 64, 809

YACOUB MH (1978) Early and long-term results of combined endarterectomy and bypass grafting. Cleve Clin Q 45:90

# 9 Frischer Herzinfarkt und seine Komplikationen
## Indikationen zur Koronarangiographie und therapeutische Konsequenzen

W.-D. BUSSMANN

Die Koronararteriographie beim frischen Herzinfarkt wurde in den letzten Jahren nur vereinzelt durchgeführt. In verzweifelten Situationen, wie dem kardiogenen Schock, und bei Komplikationen kann es um die Frage gehen, ob durch eine akute Revaskularisation und evtl. Infarktektomie eine Besserung erzielt werden kann.

In letzter Zeit sind Berichte über komplikationslose koronarographische Untersuchungen in der ersten Infarktphase vorgelegt worden. OLIVA und BRECKENRIDGE (1977) untersuchten 15 Patienten innerhalb der ersten 12 Std nach Infarkteintritt. Es traten keine Komplikationen, insbesondere keine besonderen Rhythmusstörungen auf. Auch kam es nicht zur Zunahme der ST-Hebungen oder Verschlechterung der hämodynamischen Situation. Bei 40% dieser Patienten konnte ein Koronarspasmus nachgewiesen werden, in dem das betroffene Gefäß vor Gabe von Nitroglycerin stark verengt oder verschlossen war, nach intrakoronarer Gabe von Nitroglycerin jedoch erweitert wurde und periphere Anteile des vorher spastisch enggestellten Gefäßes wieder gefüllt waren (s. Kap. 1). Nach neueren Untersuchungen ist der Anteil der Patienten mit Spasmus jedoch geringer.

GOLD et al. (1977, 1978) berichteten ebenfalls über eine Serie von Koronarographien beim frischen Herzinfarkt ohne Komplikationen. War die infarktbedingte ST-Hebung durch medikamentöse Maßnahmen nicht beeinflußbar, so lag in der Regel ein Verschluß des Kranzgefäßes ohne wesentliche Kollateralen vor. Ließen sich die ST-Hebungen durch Gabe von Vasodilatatoren bzw. β-Rezeptorenblockern beeinflussen, lag nur eine Stenose des Gefäßes mit guten Kollateralen vor.

DE WOOD et al. (1978) berichteten kürzlich, daß bei über 200 Patienten die akute Revaskularisation im Rahmen des frischen Herzinfarktes erhebliche Vorteile gegenüber der konservativen Therapie habe. Durch sofortige Koronarographie und Bypass-Chirurgie innerhalb von ca. 7 Std nach Beginn der Symptome konnte die Mortalitätsrate um 50% gesenkt werden. – Sicherlich bedürfen diese neueren Befunde einer Bestätigung, wobei sie jedoch wichtige neue Aspekte einer aggressiven chirurgischen Infarkttherapie eröffnen.

RENTROP et al. (1979a + b) haben kürzlich die Wiedereröffnung von Kranzarterien mit einem durch den Angiographiekatheter eingeführten Spiraldraht bzw. durch intracoronarer Applikation von fibrinolytischen Substanzen eingeführt (Streptase®). Die Auflösung des Koronarthrombus mit Streptase gelingt bei 80% der Patienten und scheint vielversprechend zu sein.

## 9.1 Drohender Herzinfarkt

In der Regel befindet sich jeder Patient mit beginnender Infarktsymptomatik zunächst in einem Status anginosus. Die bedrohliche Situation kann Stunden dauern, in Einzelfällen bis zu 12 oder 24 Std. Nur wenn mit konservativen Mitteln (Nitroglycerin-Infusion, Calciumantagonisten) die Schmerzen zu beeinflussen sind, ist der Übergang in einen Infarkt aufzuhalten. Bleiben die ischämischen Zeichen bestehen und halten die Schmerzen an, folgen EKG-Veränderungen mit frischen Infarktzeichen und Anstieg der Kreatinkinase nach einem Intervall von 2–4 Std.

Ein beispielhafter Verlauf ist in Abb. 9.1a–e wiedergegeben. Bei dem 68jährigen Patienten war es in den letzten Wochen wiederholt zu schweren pektanginösen Beschwerden gekommen. Vor einigen Jahren war bereits ein transmuraler Hinterwandinfarkt abgelaufen. Bei der Aufnahme waren die Brustwandableitungen noch normal, die CKMB bei Null. Ein Tag später nach einem erneuten langanhaltenden Angina pectoris-Anfall war die CKMB auf 17 U/l erhöht und im EKG Zeichen eines nicht-transmuralen Vorderwandinfarktes deutlich. Entsprechend zeigten sich im Elektrokardiogramm koronare T-Wellen in den Ableitungen $V_2$–$V_5$ (Abb. 9.1a).

In den folgenden 8 Tagen kam es immer wieder zu anhaltenden pektanginösen Beschwerden. Bei der Überwachung auf der Intensivstation wurden ST-Hebungen erheblichen Ausmaßes festgestellt (Abb. 9.1b).

In Anbetracht eines drohenden Infarktes bei immer wieder lang anhaltenden Schmerzattacken wurde 14 Tage nach abgelaufener subendokardialer Ischämie im Vorderwandbereich eine Herzkatheteruntersuchung durchgeführt. Es stellte sich eine hochgradige, hochsitzende Stenose im R. interventricularis anterior heraus. Die übrigen Gefäße waren weitgehend unauffällig. Der Hauptstamm zeigte am Ostium Veränderungen (Abb. 9.1b).

Während der Herzkatheteruntersuchung kam es zu einem schweren, über 45 min anhaltenden Angina-pectoris-Anfall. Dabei wurden die Drucke im linken Ventrikel, das EKG und die linksventrikuläre Funktion während des Anfalls überprüft (Abb. 9.1c). Während der Angina pectoris mit enddiatolischen Drucken um 42 mm Hg ist der gesamte Vorderwandspitzenbereich mit Einschluß der spitzennahen diaphragmalen Ventrikelanteile akinetisch (Abb. 9.1d).

Der Anfall läßt sich zunächst nicht durchbrechen, trotz vorbestehender Dauerinfusion mit 3 mg Nitroglycerin/Std (BUSSMANN et al., 1975a, b, 1976, 1977) und einer oralen Medikation von 4 × 20 mg Nifedipin. Zur Beseitigung des Anfalls werden in drei Portionen je 3,2 mg Nitroglycerin sublingual verabreicht, außerdem 5 mg Verapamil und 1 mg Nifedipin i. v. (Abb. 9.1c).

Nach Verapamil und hochdosierter zusätzlicher Nitratgabe normalisieren sich die Drucke langsam und der Schmerz ist rückläufig. Das Angiogramm im anfallsfreien Intervall zeigt die Hypokinesie im Vorderwandspitzenbereich entsprechend dem nicht-transmuralen Vorderwandinfarkt (Abb. 9.1d).

In der Nacht vor dem Operationstermin kommt es jedoch zu einem erneuten, nicht zu durchbrechenden Anfall mit Zeichen des Übergangs in einen transmuralen Vorderwandinfarkt (Abb. 9.1e); 12 Std nach dem Infarktereignis sind allerdings unter Nitroglyceringabe die Drucke in der Pulmonalarterie wieder normal (PA diastolisch 10 mm Hg). Auch das Herzminutenvolumen und der Blutdruck liegen im Normalbereich.

Dieser Patient mit drohendem Infarkt, ausgeprägtem Status anginosus und nachgewiesenen ST-Hebungen zeigte eine Entwicklung zum transmuralen Infarkt über einen nicht-transmuralen Vorderwandinfarkt. Es ist anzunehmen, daß bei dem beobachteten, 45 min langen Angina-pectoris-Anfall eine zusätzliche spastische Verengung im Stenosebereich des R. interventricularis eine Rolle spielt (s. Abschnitt 6.5). Dabei mußten außerordentlich hohe Dosen von Nitraten und Calciumantagonisten eingesetzt werden. Bei dem nächsten schweren Anfall und möglicherweise ungenügend hoher Nitratdosierung kam es dann zur Ausdehnung des nicht-transmuralen in einen transmuralen Vorderwandinfarkt. Möglicherweise hat bei der Entwicklung zum Infarkt eine spastische Verengung im Stenosebereich eine Rolle gespielt.

# 9.2 Kardiogener Schock und Linksherzinsuffizienz

Die Indikation zur Koronarographie beim kardiogenen Schock auf myokardialer Basis ist nur selten gegeben. Kommt es aber im Rahmen eines frischen Infarktes zur weiteren Ausdehnung mit anhaltenden Ischämiezeichen und Angina pectoris, wird gelegentlich auch in der Schocksituation eine Koronarographie erforderlich. Zunächst sollte jedoch durch eine hämodynamische Überwachung der kardiogene Schock bestätigt werden. Der „cardiac-index" liegt in der Regel unter 1,7 l/min · m² und der Füllungsdruck der linken Kammer über 25 mm Hg. Bei weiter bestehender Symptomatik kann der Pulmonalkapillardruck auf 45 mm Hg ansteigen. Ein Therapieversuch mit Dopamin (oder Dobutamin) und kleinen Nitroglycerindosen ist angezeigt.

Nach bereits eingetretener myokardialer Infarzierung und kardiogenem Schock sollte eine Koronarangiographie unter dem Einsatz der assistierten Zirkulation, der intraaortalen Ballonpulsation durchgeführt werden. Ein Polyurethanballon von ca. 30 ml wird von der A. femoralis aus in die Aorta descendens bzw. bei dem neuerlich entwickelten Ballon bis in die Aorta ascendens vorgeschoben (BUSSMANN et al., 1971). Der Ballon wird an ein Pumpsystem angeschlossen und getriggert vom EKG in der Diastole aufgeblasen und in der Systole entleert (Abb. 9.2a).

Durch plötzliches Aufblasen des Ballons am Ende der Diastole wird eine Druckwelle von 40–60 mm Hg erzeugt. Der Einstrom in die Koronararterien, der hauptsächlich diastolisch erfolgt, wird eindrucksvoll bis zu 50% des Ausgangswertes verstärkt. Durch plötzliche Entlastung des Ballons kurz vor Kontraktion des Herzens wird der Austreibungswiderstand für den linken Ventrikel herabgesetzt, so daß der systolische und diastolische Ventrikeldruck abnehmen und das Schlagvolumen ansteigt (Abb. 9.2b) (BLEIFELD et al., 1971; GROSSER et al., 1976).

Die assistierte Zirkulation mit der intraaortalen Ballonpulsation führt damit zu folgenden Effekten: 1. Zu einer Abnahme der Arbeit des linken Ventrikels, 2. zu einer Verbesserung der Koronardurchblutung durch erhöhten diastolischen Aortendruck, 3. zur Zunahme des Schlagvolumens, sowie 4. zu einer Verkleinerung der Ischämie (Abnahme der ST-Hebungen) (Abb. 9.2b). Liegt bei Patienten mit kardiogenem Schock eine Progredienz des Krankheitsbildes vor und ist eine Koronarangiographie erforderlich, wird sie mit größerer Sicherheit während Ballonpulsation durchgeführt. Von dem Befund der Koronararteriographie hängt es ab, ob ein Bypass angelegt werden kann oder eine Infarktektomie möglich ist.

In großen Zentren werden durch die intraaortale Ballonpulsation immerhin 20% der Patienten im kardiogenen Schock gerettet. Wird diese Maßnahme mit koronarchirurgischen Eingriffen verbunden, wird das Ergebnis auf 50% verbessert (KANTROWITZ et al., 1968; MUNDTH et al., 1970).

Ist der Schock rein myokardial durch Ausfall größerer, nicht mehr kontrahierender Wandbezirke verursacht, ist die Prognose in der Regel schlecht. Die Pathologen stellten fest, daß bei frisch verstorbenen Infarktpatienten 25%, solchen mit kardiogenem Schock 50% des linken Ventrikels nekrotisch waren. Bei den Schockpatienten fiel außerdem auf, daß auf den primären Infarkt weitere jüngere und jüngste Nekrosen folgten (GUTOVITZ et al., 1978).

Sind aber bereits 40–50% des Ventrikels ausgefallen, ist ein Erfolg nicht mehr zu erzielen. Es handelt sich vielfach um das Terminalstadium der koronaren Herzkrankheit mit mehrfachen früheren Infarkten oder sehr großem neuen Myokardinfarkt. In dieser Situation hat der Einsatz der intraaortalen Ballonpulsation, verbunden mit koronarchirurgischen Eingriffen, nur kurzfristige Erfolge gezeigt.

Auch die konservative Therapie des kardiogenen Schocks ist weiterhin unbefriedigend. Eine Volumenzufuhr ist besonders gefährlich. Liegt der Pulmonalkapil-

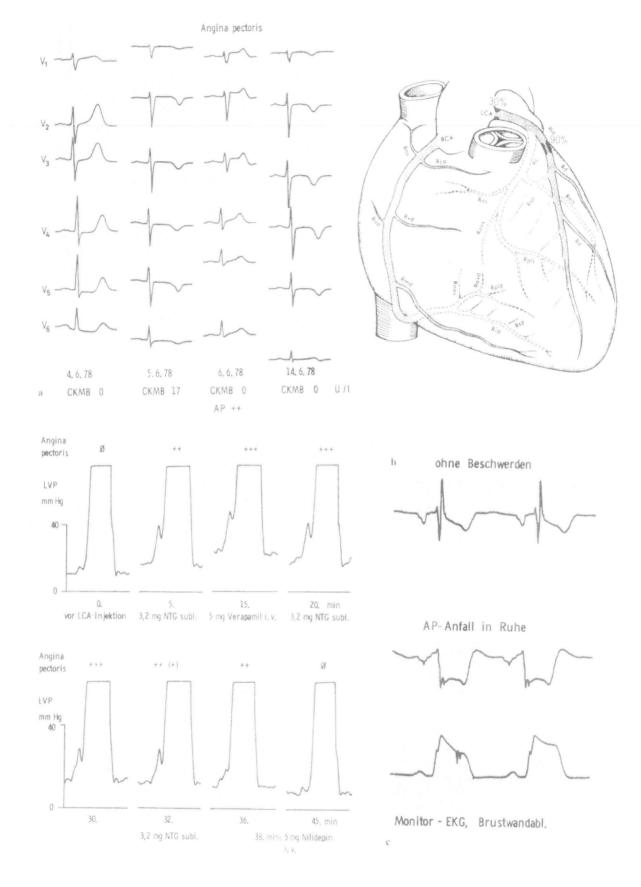

Angina pectoris

V₁   V₂   V₃   V₄   V₅   V₆

4. 6. 78        5. 6. 78        6. 6. 78        14. 6. 78
a   CKMB  0     CKMB  17       CKMB  0         CKMB  0    U / l
                               AP  ++

Angina
pectoris        ∅         ++        +++       +++

LVP
mm Hg

40

0
        vor LCA-Injektion   3,2 mg NTG subl.   5 mg Verapamil i. v.   3,2 mg NTG subl.
             0.              5.               15.               20. min

Angina
pectoris       +++       ++ (+)       ++        ∅

LVP
mm Hg
40

0
             30.          32.           36.          45. min
        3,2 mg NTG subl.           38. min: 5 mg Nifidepin
                                           i. v.

b        ohne Beschwerden

AP- Anfall in Ruhe

Monitor - EKG, Brustwandabl.

c

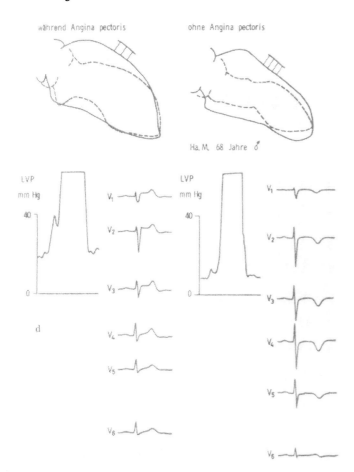

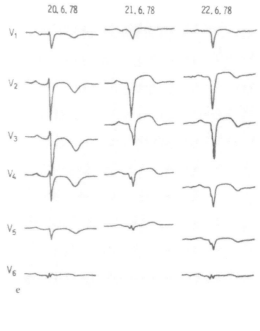

**Abb. 9.1. a** Brustwandableitungen bei einem 68jährigen Patienten mit anhaltender Angina pectoris. Entwicklung eines nicht-transmuralen Vorderwandinfarktes mit koronaren T-Wellen am 5. 6. 78 mit CKMB-Anstieg. Intermittierend Angina pectoris mit ST-Hebung. **b** Nach Eintritt des nicht-transmuralen Vorderwandinfarktes erneut anhaltende pektanginöse Beschwerden mit ST-Hebung in den Brustwandableitungen (Monitor-EKG). Die Koronarographie ergibt eine hochgradige Einengung im R. interventricularis anterior, sowie Veränderungen im Bereich des Abgangs der linken Kranzarterie. **c** Linksventrikulärer enddiastolischer Druck bei lang anhaltendem Angina-pectoris-Anfall (45 min). Erst nach mehrmaliger Gabe von Nitroglycerin sowie Verapamil und Nifedipin i. v. kommt es zur Abnahme der Beschwerden und Normalisierung des enddiastolischen Druckes. **d** ST-Hebung und Anstieg des enddiastolischen Druckes, einhergehend mit hochgradiger Hypo- und Akinesie im Vorderwandspitzenbereich bei vorbestehendem transmuralem Vorderwandinfarkt. **e** Übergang vom nicht-transmuralen in einen transmuralen Vorderwandinfarkt in der Nacht vor dem anberaumten Operationstermin. Das EKG vom 22. 6. 78 zeigt einen durchgehenden R-Verlust von Ableitung $V_1$ bis $V_5$

lardruck zwischen 28–40 mm Hg, die Pulmonalarteriensättigung zwischen 20–45% und das Herzminutenvolumen unter 2,0–3,2 l/min (CI 1,5 l/min · m²), ergeben sich keine effektiven medikamentösen Möglichkeiten mehr. Katecholamine, wie Dopamin, sind nur kurz-

fristig wirksam, extrem hohe Katecholamindosen oder Kombinationen sind sinnlos. Digitalis ist in der akuten Schocksituation ungünstig. Nicht bewährt haben sich Glucagon oder höhere Kortisondosen. – Die sekundären Folgen des kardiogenen Schocks sind Nierenversagen, metabolische Acidose, Gerinnungsstörungen im Sinne des Verbrauchs sowie Schockleber und -lunge. Die Schäden nehmen mit der Dauer der Schocksituation zu (BUSSMANN, 1978).

*Lungenödem*

Das rezidivierende Lungenödem auf dem Boden einer koronaren Herzkrankheit kann eine Indikation für eine Koronarangiographie sein. Läßt sich mit der konservativen Therapie keine Stabilisierung erzielen (BUSSMANN et al., 1975 a, b, 1976, 1977), muß eine eigehende kardiologische Untersuchung ins Auge gefaßt werden.

Ein Beispiel ist in Abb. 9.3 a–d wiedergegeben.

Bei dem 68jährigen Patienten war es nach einem uncharakteristischen Schmerzereignis zum Lungenödem gekommen. Trotz intensiver Therapie kam es immer wieder zu Rezidiven des Lungenödems. Der Patient war bettlägerig und hochgradig hinfällig. Im Lungenbild zeigten sich wechselnde, asymmetrische Lungenverschattungen (Abb. 9.3c). Die Blutsenkung war auf über 100 mm n. W. erhöht, und es wurde an eine Pneumonie,

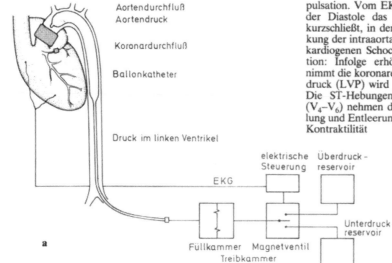

Aortendurchfluß
Aortendruck

Koronardurchfluß

Ballonkatheter

Druck im linken Ventrikel

elektrische Überdruck-
Steuerung reservoir

EKG

Füllkammer Magnetventil                    Unterdruck-
Treibkammer                                reservoir

a

**Abb. 9.2. a** Schematische Darstellung der intraaortalen Ballonpulsation. Vom EKG wird ein Magnetventil gesteuert, das in
der Diastole das Überdruckreservoir mit der Füllkammer
kurzschließt, in der Diastole das Unterdruckreservoir. **b** Wirkung der intraaortalen Ballonpulsation (IABP) beim Hund im
kardiogenen Schock. *Links* vor, *rechts* während Ballonpulsation: Infolge erhöhtem diastolischem Aortendruck (AoP)
nimmt die koronare Durchblutung (LDCF) zu. Der Ventrikeldruck (LVP) wird gesenkt und das Schlagvolumen nimmt zu.
Die ST-Hebungen in den epikardialen EKG-Ableitungen
($V_4$–$V_6$) nehmen deutlich ab. *BP* Ballondruck, $V_{EIN/AUS}$ Füllung und Entleerung des Ballons, *LVDP/DT* linksventrikuläre
Kontraktilität

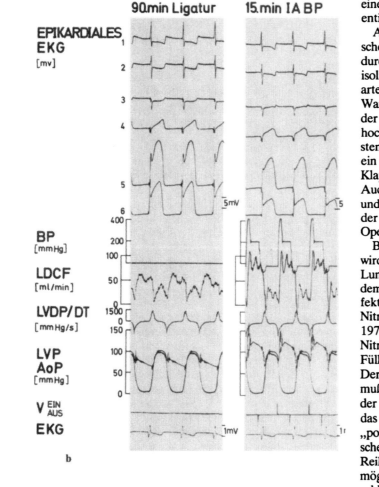

90.min Ligatur        15.min IA BP

EPIKARDIALES
EKG
[mv]

BP
[mmHg]

LDCF
[ml/min]

LVDP/DT
[mmHg/s]

LVP
AoP
[mmHg]

V EIN
  AUS

EKG

b

eine schwere Allgemeinerkrankung und andere Differ-
entialdiagnosen gedacht.

An der Herzspitze ließ sich ein mittellautes, systolisches Geräusch auskultieren. Bei der notfallmäßig
durchgeführten Koronarangiographie ergab sich ein
isolierter Verschluß des R. marginalis der linken Kranzarterie (Abb. 9.3e). Die übrigen Gefäße waren bis auf
Wandunregelmäßigkeiten weitgehend unauffällig. Bei
der Injektion in den linken Ventrikel stellte sich eine
hochgradige Mitralinsuffizienz heraus. Bei der am nächsten Tag durchgeführten Operation zeigte sich, daß
ein Papillarmuskel vollkommen nekrotisch war. Nach
Klappenersatz erholte sich der Patient zunehmend.
Auch die Komplikationen von Seiten der Schocklunge
und Schockniere wurden überstanden. Die Röntgenbil-
der (Abb. 9.3c, d) zeigen die Befunde vor und nach der
Operation.

Bevor eine chirurgische Therapie ins Auge gefaßt
wird, soll in jedem Fall die konservative Therapie des
Lungenödems ausgeschöpft werden. Diese hat sich zudem in den letzten Jahren gewandelt. Neben dem Effekt der klassischen Therapie hat sich die Gabe von
Nitroglycerin bewährt (BUSSMANN et al., 1975a, b,
1976, 1977, 1978b). Es wurde nachgewiesen, daß mit
Nitroglycerin eine Reduktion des linksventrikulären
Füllungsdruckes innerhalb von 3–5 min erreichbar ist.
Der pathophysiologische Ansatzpunkt ist richtig: Es
muß das Ziel sein, den stark erhöhten Füllungsdruck
der linken Kammer zu senken. Nitroglycerin stellt akut
das venöse System weit und führt über ein venöses
„pooling" zum „inneren Aderlaß". Für die therapeutischen Maßnahmen ergibt sich deshalb heute folgende
Reihenfolge: 1. Hochlagerung des Patienten, 2. wenn
möglich, Gabe von Sauerstoff und 3. Nitroglycerin in
sublingualer Form 0,8–1,6 mg in 5–10minütlichen Abständen 1–4mal, außerdem, falls erforderlich, 4. Furo-
semid 20–40 mg i. v. 5. Eine akute rasche Digitalisie-

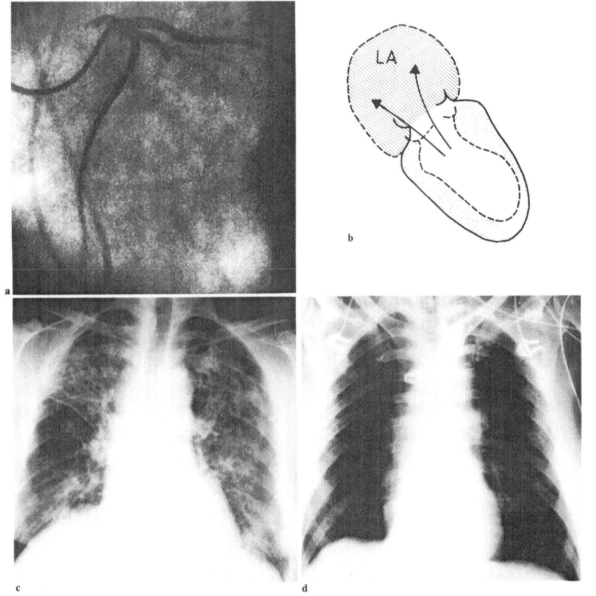

**Abb. 9.3a–d.** 68jähriger Patient, bei dem nach fraglichem Infarktereignis rezidivierende, konservativ nicht behandelbare Lungenödeme auftraten. Bei der Koronarangiographie **a** zeigt sich ein isolierter Verschluß des R. marginalis der linken Kranzarterie (LAO-Projektion); R. interventricularis anterior und R. cirumflexus mit Wandveränderungen, jedoch ohne Stenosen. **b** LV-Angio: Papillarmuskeldysfunktion mit schwerer Mitralinsuffizienz. **c, d** Präoperativ asymmetrische, zum Teil wechselnde Lungenverschattungen (BUSSMANN et al., 1978a). Postoperativ Normalisierung der Lungenzeichnung und Abnahme der Herzgröße

rung ist nicht angezeigt. Es empfiehlt sich vielmehr nur eine mittelschnelle Sättigung, um Rezidive für die Folgezeit zu vermeiden. 6. Ist der Patient unruhig, kann Morphin 10 mg i. v. zur zentralen Sedierung injiziert werden.

Vorsicht bei der Anwendung von Nitroglycerin ist dann geboten, wenn der systolische Blutdruck niedrig ist, unter 100 mm Hg absinkt oder eine Kombination mit dem kardiogenen Schock vorliegt.

## 9.3 Ventrikelseptumperforation (VSD)

Etwas günstiger wird die Situation, wenn dem kardiogenen Schock nach Infarkt vornehmlich mechanische Ursachen, wie Ventrikelseptumperforation oder Papillarmuskelsyndrom, zugrunde liegen. In diesen Fällen ist eine genaue hämodynamische Überwachung erforderlich (BLEIFELD et al., 1971). Nach Möglichkeit wird eine

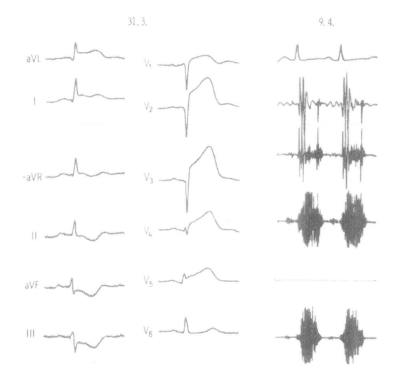

**Abb. 9.4.** Ausgedehnter großer Vorderwandinfarkt bei einer 55jährigen Patientin. 9 Tage später kardiogener Schock mit Auftreten eines systolischen Geräusches infolge Septumruptur (rechts)

erforderlich werdende chirurgische Intervention erst nach 3–6 Wochen durchgeführt, um unter konservativer Therapie die Heilung des Infarktes abzuwarten. Nitroglycerin und Nitrate bewirken durch Verkleinerung der Kammern eine Abnahme der Mitralinsuffizienz oder des Shuntvolumens (CHATTERJEE et al., 1973; KAPPENBERGER et al., 1978). Durch die verbesserte hämodynamische Situation steigt der vorher erniedrigte Blutdruck wieder an. Als überbrückende Maßnahme ist in bestimmten Fällen auch die intraaortale Ballonpulsation indiziert. Verläuft der kardiogene Schock doch progredient, ist die Indikation zur Koronarangiographie mit Ventrikulographie gegeben und eine Notoperation meist unumgänglich.

Der *Septumperforation* liegt in der Regel ein *Vorderwandinfarkt* zugrunde. Das Geräusch bei infarktbedingtem VSD entspricht nicht dem lauten und rauhen Geräusch beim Morbus Roger, sondern ist in seiner Qualität weicher, nicht so laut und vielfach nicht ohne weiteres von einem Mitralinsuffizienzgeräusch beim Papillarmuskelsyndrom zu unterscheiden. Ein Phonokardiogramm und eine Farbstoffkurve mit Messung am Ohr können Aufschluß geben. Besonders geeignet ist die Rechtsherzkatheteruntersuchung mit dem Swan-Ganz-Katheter. Der Vergleich der Sauerstoffsättigung in der Pulmonalarterie und im rechten Vorhof ergibt einen entsprechenden Sprung. Durch die zusätzliche Volumenbelastung bei meist großem Infarkt kommt es zu einer deutlichen Erhöhung der Pulmonalarteriendrucke und Verminderung des effektiven Herzminutenvolumens.

Kann die Situation mit Gaben von Digitalis, Diuretika und Nitroglycerin stabilisiert werden, erfolgt die Operation erst nach einem Intervall von 3–6 Wochen, nachdem die Myokardnekrose organisiert und fest geworden ist. Ist der Patient jedoch im kardiogenen Schock und die Situation ohne Eingriff aussichtslos, wird man sich zu einer akuten Koronarographie entschließen. In einer Notoperation kann durch einen doppelseitig angelegten Patch der VSD verschlossen werden. Wegen der Brüchigkeit des Infarktgewebes droht der Ausriß. Entsprechend ist die Mortalität bei diesem Eingriff besonders hoch (bis 50%).

Ein Beispiel ist in Abb. 9.4 wiedergegeben. Bei der 54jährigen Patientin kam es zu einem ausgedehnten Vorderwandinfarkt. Im EKG finden sich ausgeprägte ST-Hebungen in den Ableitungen aVL und I sowie $V_1$–$V_5$. Die CPK stieg bis 1000 U/l, die SGOT bis 240 U/l an. Die Hämodynamik war stark beeinträchtigt mit deutlich erhöhten Pulmonalarteriendrucken (45/25, Mitteldruck 34 mm Hg, PC 27 mm Hg, PA-Sättigung 50%, Herzminutenvolumen 3,1 l/min). Die Patientin klagte über Dyspnoe und im Röntgenbild waren Lungenstauungszeichen nachweisbar. In den folgenden Tagen erholte sich die Patientin. Die Druckwerte in der A. pulmonalis normalisierten sich (20/10, 15 mm Hg). Lediglich das Herzminutenvolumen war noch deutlich erniedrigt (3,0 l/min).

Neun Tage später kam es akut zu einer hämodynamischen Verschlechterung mit niedrigem Blutdruck, Tachykardie und Zeichen des kardiogenen Schocks. Ein ⁵/₆ lautes, rauhes holosystolisches Geräusch über dem

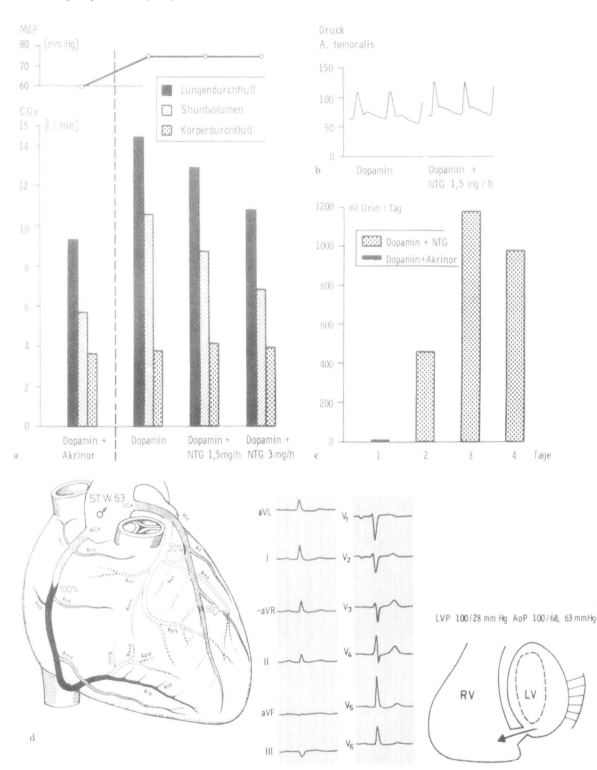

**Abb. 9.5a–d.** Hinterwandinfarkt mit Septumruptur: Bei einer Dosis von 200 µg Dopamin/min ließ sich keine wesentliche Verbesserung der Schocksituation herbeiführen. Erst die Gabe von Nitroglycerin i. v. in einer Dosierung von 1,5 bzw. 3,0 mg/ Std reduzierte das Shuntvolumen von 10,6 auf 6,8 l/min und führte zur Besserung der hämodynamischen Situation (a). Dabei zeigte der mittlere arterielle Druck eine Tendenz zur Zunahme (b). Die Druckwerte in der A. pulmonalis änderten sich nur geringfügig, es kam jedoch zur Verbesserung des Kreislaufminutenvolumens um 10–15% (a). Auch die Urinproduktion kam wieder in Gang (c). KAPPENBERGER et al. (1978) haben ebenfalls mit der medikamentösen Vasodilatation beim infarktbedingten VSD günstige Effekte beobachten können. **d** Das Ruhe-EKG zeigt den Hinterwandinfarkt. Angiographischer Nachweis der Septumperforation infolge Verschlusses der rechten Kranzarterie

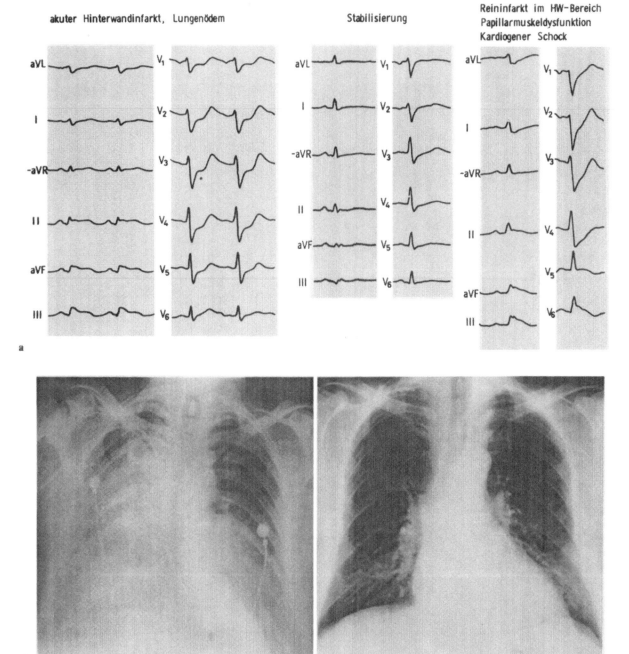

a

b

**Abb. 9.6.a** EKG-Verlauf bei dem 64jährigen Patienten Ze. E. mit Papillarmuskelsyndrom. Zunächst Zeichen eines ausgedehnten frischen Hinterwandinfarktes, initial mit Auftreten eines Lungenödems. In den folgenden Tagen Stabilisierung. 20 Tage nach dem ersten Ereignis Reinfarkt im Hinterwandlateralbereich (Ableitungen $V_5$, $V_6$) mit lautem Mitralinsuffizienzgeräusch und ausgeprägtem kardiogenem Schock. **b** Röntgenthoraxbild des 64jährigen Patienten (Ze. E.) mit Zeichen einer akuten ausgedehnten beiderseitigen Lungenstauung. Nur mäßige Herzvergrößerung. Postoperativ nach Klappenersatz nor- male Lungenzeichnung. **c** Injektion in die linke Kranzarterie bei Patient Ze. E.: Hochgradige Stenose im R. circumflexus (95%), mäßige Einengung des R. interventricularis (50%). Die rechte Kranzarterie (*nicht dargestellt*) weist peripher eine hochgradige Stenose auf (95%). **d** Ventrikelkonturen in Enddiastole und Endsystole (Pat. Ze. E.) in RAO-Projektion. Hypokinesie im diaphragmalen Hinterwand- und Sitzenbereich. Ausgeprägte Regurgitation in den nicht wesentlich vergrößerten linken Vorhof (Papillarmuskelsyndrom)

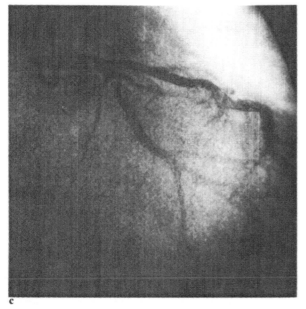

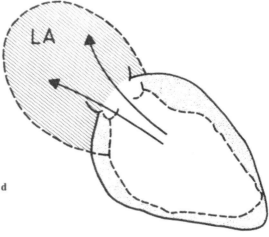

**Abb. 9.6c, d**

Erb'schen-Punkt sprach für eine Ventrikelseptumperforation. Mit dem Phonokardiogramm (Abb. 9.4) und der Farbstoffverdünnungskurve ließ sich der klinische Verdacht erhärten. Wegen zunehmender Verschlechterung und Ausprägung des kardiogenen Schocks wurde die Patientin 2 Tage später notfallmäßig operiert. In diesem Fall wurde auf Koronarographie und Ventrikulographie verzichtet, weil die Diagnose durch die klinischen Befunde gesichert war. In der Regel ist die Herzkatheteruntersuchung jedoch erforderlich, um über eventuell zusätzliche Revaskularisationsmaßnahmen entscheiden zu können.

Bei der Operation wurden ausgedehnte Bezirke im infarzierten Vorderwandbereich reseziert und ein 1,5 cm großer Ventrikelseptumdefekt mittels Teflonpatch verschlossen. Der weitere Verlauf war komplikationslos, und die Patientin konnte entlassen werden.

Relativ selten ist die infarktbedingte *Septumperforation bei Hinterwandinfarkt*. Ein Beispiel ist in Abb. 9.5 wiedergegeben. Der 63jährige Patient kam nach einem lang anhaltenden typischen Infarktschmerz zur Aufnahme, bereits mit einem peripheren Blutdruck von nur 85/60 mm Hg. Im EKG Zeichen eines frischen Hinterwandinfarktes sowie deutliche Erhöhungen der Transaminasen, insbesondere der CPK. Zeichen des kardiogenen Schocks mit Oligo-/Anurie, Tachykardie und blasser, feuchter Haut. Relativ lautes systolisches Geräusch über allen Ostien mit Punctum maximum im 4. ICR links parasternal. Bei der Druckmessung im kleinen Kreislauf ergaben sich folgende Werte: A. pulmonalis: 65/24, Mitteldruck 37, Pulmonalkapillardruck 25 mm Hg, rechter Vorhofdruck 21 mm Hg. Die Sättigung in der A. pulmonalis betrug 86%, im rechten Vorhof jedoch nur 61%.

Durch Nachweis des Sättigungssprungs von 25% war an der Diagnose eines Ventrikelseptumdefektes kein Zweifel mehr. Das Shuntvolumen betrug 10,6 l/min, das Körperkreislaufminutenvolumen war auf 3,8 l/min erniedrigt. Im weiteren Verlauf führte die Oligo-/Anurie zur Erhöhung von harnpflichtigen Substanzen und machte eine Dialysebehandlung notwendig, es bestanden zudem ausgeprägte klinische Symptome der Linksherzinsuffizienz und neben der Lungenüberflutung auch Zeichen der Lungenstauung.

Da eine operative Versorgung des Ventrikelseptumdefektes kurze Zeit nach Infarkt nicht erfolgversprechend erschien, wurde zunächst ein konservativer Therapieversuch unternommen. Dopamin in einer Dosierung von 100–200 µg/min und Akrinor brachten keinen günstigen Effekt (Abb. 9.5a). Die periphere Vasokonstriktion war unter dieser Therapie so ausgeprägt, daß der Radialispuls nicht zu tasten war. Unter der hohen Katecholamindosis ergab sich bei blutiger Messung in der A. femoralis ein Wert von 150/40 mm Hg, Mitteldruck 60 mm Hg bei einer Frequenz von 130/min. Nach Absetzen von Akrinor nahm der überhöhte Spitzendruck ab und der Mitteldruck stieg auf 75 mm Hg an. Überhöhte Dosen von vasokonstriktorischen Substanzen können demnach im Schock die hämodynamische Situation erheblich verschlechtern.

Etwa 3 Wochen nach Infarkteintritt, als die hämodynamische Situation sich wieder zu verschlechtern begann, wurde mittels Herzkatheteruntersuchung der Ventrikelseptumdefekt im Bereich der spitzennahen Septumpartie nachgewiesen. Der Ventrikelseptumdefekt war aufgrund eines Verschlusses der rechten Kranzarterie eingetreten. Auch die peripheren Äste stellten sich nicht dar. Die übrigen Kranzgefäße waren weitgehend unauffällig (Abb. 9.5d). Intraoperativ zeigte sich, daß sich große Teile des Septums bis hin zur Mitralklappe von der Hinterwand gelöst hatten und den großen Shunt bedingten. Trotz der vergangenen 3 Wochen ließen sich die Nähte in dem sulzigen Gewebe nicht fest verankern, so daß es postoperativ zum Wiederausriß des Teflontransplantates kam.

## 9.4 Mitralinsuffizienz bei akutem Papillarmuskelsyndrom

Das Papillarmuskelsyndrom im Rahmen des frischen Herzinfarktes imponiert durch das meist holosystolische bandförmige Geräusch im Bereich der Herzspitze. Nur selten liegt ein Klick mit spätsystolischem Geräusch vor. Besonders häufig ist dieses Syndrom beim Hinterwandinfarkt. In der Diagnose hilft auch hier die Druckmessung im kleinen Kreislauf mit Einbeziehung des Pulmonalkapillardrucks. Gelegentlich, aber durchaus nicht immer, ist in der PC-Kurve eine hohe V-Welle nachweisbar. Insgesamt sind die Drucke entsprechend der meist bestehenden Linksherzinsuffizienz deutlich erhöht, das Herzminutenvolumen reduziert. Bei schweren Papillarmuskelsyndromen kommt es zur Ausbildung einer Linksherzinsuffizienz bis hin zum kardiogenen Schock. In dieser Situation können Koronarangiographie und Ventrikulographie zur Vorbereitung einer Operation notwendig sein. Aber auch hier gilt ähnlich wie beim VSD, daß die Operation möglichst nur im Intervall nach dem Infarkt erfolgen soll (3–6 Wochen).

Bei einem 64jährigen Patienten kam es zunächst zu einem frischen Hinterwandinfarkt. Dieses Ereignis war kompliziert durch ein initial aufgetretenes Lungenödem. Die Druckwerte in der Pulmonalarterie lagen bei 45/25, 35 mm Hg, PC 25, rechter Vorhofdruck 15 mm Hg. Sättigung in der A. pulmonalis 50%. Im Verlaufe der nächsten Tage deutliche Besserung mit Rückgang der Linksherzinsuffizienz. Am neunten Tag wurde bereits ein deutliches Geräusch über der Herzspitze mit Ausstrahlung in die Axilla gehört. Der Befund sprach für ein Papillarmuskelsyndrom mit entsprechender Mitralinsuffizienz. 20 Tage nach dem ersten Ereignis kam es zum Reinfarkt im gleichen Bereich (Hinterwand). Der EKG-Verlauf ergibt sich aus Abb. 9.6a. Dieses neuerliche Ereignis war erneut durch Lungenödem (Abb. 9.6b) und schließlich durch einen kardiogenen Schock kompliziert. Das systolische Geräusch über der Herzspitze war deutlicher geworden. Weitere 9 Tage später verschlechterte sich die hämodynamische Situation derart, daß die Prognose ohne chirurgische Intervention aussichtslos wurde. In der A. pulmonalis ergaben sich Drucke von 68/27, im Mittel 45 mm Hg. Der Pulmonalkapillardruck lag bei 27 mm Hg. Der Druck im linken Ventrikel betrug 84/23 mm Hg. Das Herzminutenvolumen war auf 2,1 l/min („cardiac-index" 1,2 l/min · m$^2$) erniedrigt. Bei der Injektion in den linken Ventrikel kam es erwartungsgemäß zu einer massiven Regurgitation in den linken Vorhof. Die Kranzarterien waren hochgradig verändert mit Stenosen in allen Ästen. Die linksventrikuläre Funktion war erheblich eingeschränkt, es bestand eine Hypokinesie besonders im diaphragmalen Hinterwand- und im Herzspitzenbereich (Abb. 9.6c, d).

Am nächsten Tag wurden deshalb die Resektion der Mitralklappe und ein prothetischer Klappenersatz durch eine Björk-Shiley-Diskusklappe durchgeführt.

Der Patient erholte sich relativ rasch und konnte entlassen werden.

Zusammenfassend ergibt sich, daß unter bestimmten Bedingungen auch beim frischen Herzinfarkt Koronarographie und Ventrikulographie notwendig werden können. Ist der eingetretene Infarkt durch eine Septumperforation oder ein Papillarmuskelsyndrom kompliziert und erlauben die klinische und hämodynamische Situation des Patienten keinen Aufschub mehr, so kann auch unter Schockbedingungen notfallmäßig angiographiert werden. Die dabei erhobenen Befunde erhärten die meist schon vorher gestellte Operationsindikation. Zur Vermeidung von Schockfolgen sind die Korrektur des mechanischen Defektes und eventuelle Revaskularisationsmaßnahmen sofort erforderlich. − Ist der kardiogene Schock durch Ausfall größerer, infarzierter Ventrikelareale allein bedingt, ist die chirurgische Behandlung wenig aussichtsreich. Besonders günstige Ergebnisse sind zu erzielen, wenn der Infarkt durch einen chirurgischen Eingriff, durch Auflösung des Thrombus (Rentrop et al. 1979b) oder durch transluminäre Angioplastie (siehe Kapitel Grünzig) verhindert werden kann.

## Literatur

Bleifeld W, Meyer J, Bussmann W-D (1971) Möglichkeiten der assistierten Zirkulation im kardiogenen Schock. Verh Dtsch Ges Inn Med 77:906

Bussmann W-D (1978) Therapie der schweren Herzinsuffizienz. Dtsch Med Wochenschr 103:1500–1502

Bussmann W-D, Schupp D (1977) V. Wirkung von Nitroglycerin sublingual in der Notfalltherapie des klassischen Lungenödems. Dtsch Med Wochenschr 102:335

Bussmann W-D, Frick B (1978) Atypische Lungenverschattungen bei chronischer Linksherzinsuffizienz. Herz Kreislauf 11:525–531

Bussmann W-D, Bleifeld W, Meyer J, Irnich W, Effert S (1971) Verkleinerung der Ischämiezone beim Herzinfarkt durch die intra-aortale Ballonpulsation. Verh Dtsch Ges Kreislaufforsch 37:314

Bussmann W-D, Vachalowa J, Kaltenbach M (1975a) Wirkung von Nitroglycerin beim akuten Myokardinfarkt I. Nitroglycerin sublingual zur Behandlung der Linksinsuffizienz und des Lungenödems. Dtsch Med Wochenschr 100:749

Bussmann W-D, Löhner J, Kaltenbach M (1975b) Wirkung von Nitroglycerin beim akuten Myokardinfarkt III. Isosorbiddinitrat bei Patienten mit und ohne Linksinsuffizienz. Dtsch Med Wochenschr 100:2003

Bussmann W-D, Schöfer H, Kaltenbach M (1976) Wirkung von Nitroglycerin beim akuten Myokardinfarkt II. Intravenöse Dauerinfusion von Nitroglycerin bei Patienten mit und ohne Linksinsuffizienz und ihre Auswirkungen auf die Infarktgröße. Dtsch Med Wochenschr 101:642

Chatterjee K, Parmley WW, Swan HJC, Berman G, Forrester J, Marcus HS (1973) Beneficial effects of vasodilator agents in severe mitral regurgitation due to dysfunction of subvalvar apparatus. Circulation 48:684

DeWood MA, Berg R Jr, Spores J, Lang HT, Rudy LW, Shields JP, Simpson CS, Grunwald R (1978) Medical and surgical management of myocardial infarction: A retrospective study. Circulation [Suppl II] 57/58:17

Gold HK, Leinbach RC, Maroko PR, Harper RW, Buckley MJ, Austen WG (1977) Reduction of injury during acute myocardial infarction: Dependence of coronary anatomy. Circulation [Suppl III] 55/56:66

Gold HK, Leinbach RC, Maroko PR (1978) Reduction of signs of necrosis and preservation of ventricular function by propranolol in acute myocardial infarction. Circulation [Suppl II] 57/58:60

GROSSER KD, HELLER A, ASBECK F, HÜBNER W, KRÜGER H, VOGEL W, IMIG W, LENNARTZ KJ (1976) Die Behandlung des kardiogenen Schocks bei akutem Herzinfarkt mit der intraaortalen Ballonpulsation. Dtsch Med Wochenschr 101:877

GUTOVITZ AL, SOBEL BE, ROBERTS R (1978) Progressive nature of myocardial injury in selected patients with cardiogenic shock. Am J Cardiol 41:469

KANTROWITZ A, TJONNELROD S, KRAKAVER JS, PHILLIPS SJ, FREED PS, BUTNER AN (1968) Mechanical intra-aortic cardiac assistance in cardiogenic shock. Arch Surg 97:1000

KAPPENBERGER L, TURINA M, BAUMANN PC, SENNING A, NAGER F (1978) Vasodilator therapy of ruptured interventricular septum complicating acute myocardial infarction. In: KALTENBACH M, LICHTLEN P, BALCON R, BUSSMANN W-D (eds) Coronary heart disease. Thieme, Stuttgart p 266

MUNDTH ED, YURCHAK PM, BUCKLEY MJ, LEINBACH RC, KANTROWITZ A, AUSTEN WG (1970) Circulatory assistance and emergency direct coronary artery surgery for shock complicating acute myocardial infarction. N Engl J Med 283:1382

OLIVA PB, BRECKENRIDGE JC (1977) Arteriographic evidence of coronary arterial spasm in acute myocardial infarction. Circulation 56:366

RENTROP P, BLANKE H, KARSCH KR, KREUZER H (1979a) Initial experiance with transluminal recanalisation of the recently occluded infarct-related coronary artery in acute myocardial infarction. Comparison with conventionally treated patients. Clin Cardiol 2:29

RENTROP P, BLANKE H, KARSCH KR, WIEGAND V, KÖSTERING H, RAHLF G, OSTER H, LEITZ K (1979b) Wiedereröffnung des Infarktgefäßes durch transluminale Rekanalisation und intrakoronare Streptokineseapplikation. Dtsch Med Wschr 104:1438

# 10 Mechanische Dilatation von Koronararterienstenosen bei Patienten mit Angina pectoris

M. Kaltenbach und G. Kober

Seit 1977 ist die Therapie der Koronarverengungen um das Verfahren der Dilatation mit Hilfe eines Ballonkatheters erweitert worden. Aufgrund der Erfahrungen mit der Erweiterung von peripheren Arterienstenosen durch die Technik von Dotter und später durch die Technik von Grüntzig (s. Abschnitt 5.3) konnten die Eingriffe am Kranzgefäßsystem technisch vorbereitet und in ihrer pathophysiologischen Auswirkung abgeschätzt werden. Die Erfahrungen bei den ersten ca. 500 Koronarpatienten, die im Zeitraum von September 1977 bis Ende 1979 in der Schweiz, Deutschland und den USA gesammelt werden konnten, sind so günstig, daß die Methode mit hoher Wahrscheinlichkeit bei ausgesuchten Patienten eine allgemeine Verbreitung finden wird. Die Anwendbarkeit wird durch technische Fortschritte weiter erleichtert werden, die Indikationsstellung wird sich durch vertiefte pathophysiologische Erkenntnisse und weitere Erfahrungen präzisieren lassen.

Bei der heutigen Situation sind Indikation und Durchführung dieses Verfahrens nur in enger Zusammenarbeit mit dem Herzchirurgen möglich. Es kommen auch nur Patienten in Betracht, bei denen ein chirurgischer Eingriff grundsätzlich indiziert ist.

Über Indikation, Ergebnisse und Komplikationen sind nur vorläufige Aussagen möglich (s. Abschnitt 5.3). Sie sollen im folgenden anhand einiger typischer Beispiele aus dem eigenen Krankengut, das von Oktober 1977 bis Juni 1980 80 Eingriffe der transluminären Angioplastik umfaßte, erläutert werden.

## Do. L., männlich, 41 Jahre

Der 41jährige Mann bemerkte seit etwa 1 Jahr Schmerzen hinter dem Brustbein, die bei körperlicher Anstrengung, wie Radfahren, auftraten, in Ruhe nachließen und auf Nitroglycerin promt ansprachen. Im Lauf mehrerer Monate nahmen die Beschwerden so zu, daß er täglich bis zu 10 Kapseln Nitroglycerin einnehmen mußte und seinen Beruf als Schlosser nicht mehr verrichten konnte.

Bei der klinischen Untersuchung konnten keine besonderen Risikofaktoren aufgedeckt werden. Der Blutdruck sei früher etwas erhöht gewesen, er betrug jetzt 140/80 mm Hg. Seit 8 Jahren habe er nicht mehr geraucht, vorher mäßiger Zigarettenraucher. Cholesterin normal, Triglyceride 209 mg%. Röntgenologisch fand sich eine Verkalkung im Anfangsteil der linken Kranzarterie. Das Ruhe-EKG war normal. Bei der ergometrischen Belastungsuntersuchung an der Kletterstufe konnte eine Leistung von 120 W nur über 2 min tole-riert werden; wegen Angina pectoris und ischämischer ST-Senkung mußte die Belastung abgebrochen werden.

Bei der im Januar 1978 vorgenommenen Koronarangiographie zeigte sich eine hochgradige Stenose im mittleren Hauptstamm der kräftigen rechten Kranzarterie. Die linke Kranzarterie, die im Anfangsteil eine Verkalkung aufwies, zeigte nur leichtergradige Stenosen des R. interventricularis anterior und eine 70%ige Stenose im R. circumflexus. Dieser Ast war jedoch klein, so daß ihm nur ein geringes poststenotisches Myokardareal zuzuordnen war. Das in zwei Ebenen angefertigte Kineangiogramm des linken Ventrikels ließ keine Einschränkung der Kontraktionsfähigkeit erkennen.

Bei der Besprechung mit dem Herzchirurgen (Prof. Satter) wurde eine Bypass-Operation zur rechten Kranzarterie für durchführbar und indiziert angesehen, während eine Revaskularisation im Bereich des R. circumflexus wegen des geringen poststenotischen Myokardareals und im Bereich des R. interventricularis anterior wegen der hämodynamischen Unwirksamkeit der Stenose für nicht indiziert angesehen wurde. Da die Stenose in der rechten Kranzarterie gut erreichbar erschien und in diesem Bereich keine Verkalkungen sichtbar waren, wurde der Versuch einer Dilatation für gerechtfertigt angesehen und dem Patienten vorgeschlagen.

Am 6. 3. 78 wurde über den gleichen transbrachialen Zugang ein dünnwandiger, vorgeformter F8-Katheter im Ostium der rechten Kranzarterie plaziert. Durch diesen Katheter wurde der Ballonkatheter unter ständiger Druckkontrolle und Injektion von kleinen Kontrastmittelmengen bis in die Stenose vorgeschoben. Der mit verdünntem Kontrastmittel gefüllte Ballon wurde dann unter einem Druck von 5 bar erweitert. Unmittelbar nach dem Eingriff zeigte sich koronarographisch eine gute Erweiterung der Stenose. Der Patient stand vor und während dem Eingriff unter 1,5 g Salicylat täglich, zusätzlich wurden 10 000 E Heparin zu Beginn der Katheteruntersuchung intraarteriell injiziert. Der Patient konnte 2 Tage später mit 1,5 g Salicylat als Dauermedikation entlassen werden. Die Kontrolle des Belastungs-EKG hatte eine eindeutige Besserung ergeben.

Fünf Wochen später erfolgte am 10. 4. 78 eine Kontrollangiographie, dabei war im Stenosebereich nur noch eine geringe Wandunregelmäßigkeit mit einer Durchmesserreduktion um etwa 30% erkennbar. Gegenüber dem Ergebnis unmittelbar nach dem Eingriff erschienen die Wandkonturen jetzt glatter. Die Ventrikelfunktion war unverändert normal (Abb. 10.1). Die erneute Nachangiographie ein Jahr später zeigte das gleiche Bild.

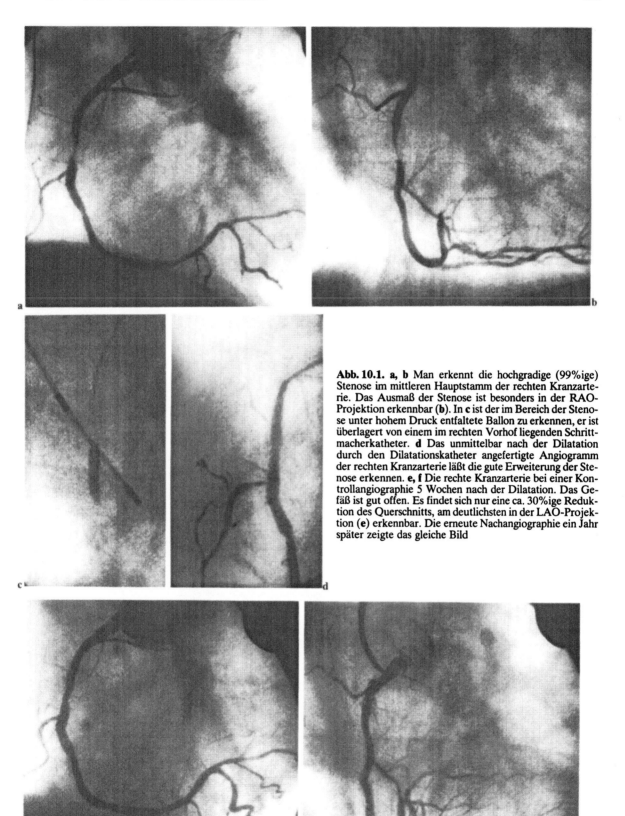

**Abb. 10.1. a, b** Man erkennt die hochgradige (99%ige) Stenose im mittleren Hauptstamm der rechten Kranzarterie. Das Ausmaß der Stenose ist besonders in der RAO-Projektion erkennbar (**b**). In **c** ist der im Bereich der Stenose unter hohem Druck entfaltete Ballon zu erkennen, er ist überlagert von einem im rechten Vorhof liegenden Schrittmacherkatheter. **d** Das unmittelbar nach der Dilatation durch den Dilatationskatheter angefertigte Angiogramm der rechten Kranzarterie läßt die gute Erweiterung der Stenose erkennen. **e, f** Die rechte Kranzarterie bei einer Kontrollangiographie 5 Wochen nach der Dilatation. Das Gefäß ist gut offen. Es findet sich nur eine ca. 30%ige Reduktion des Querschnitts, am deutlichsten in der LAO-Projektion (**e**) erkennbar. Die erneute Nachangiographie ein Jahr später zeigte das gleiche Bild

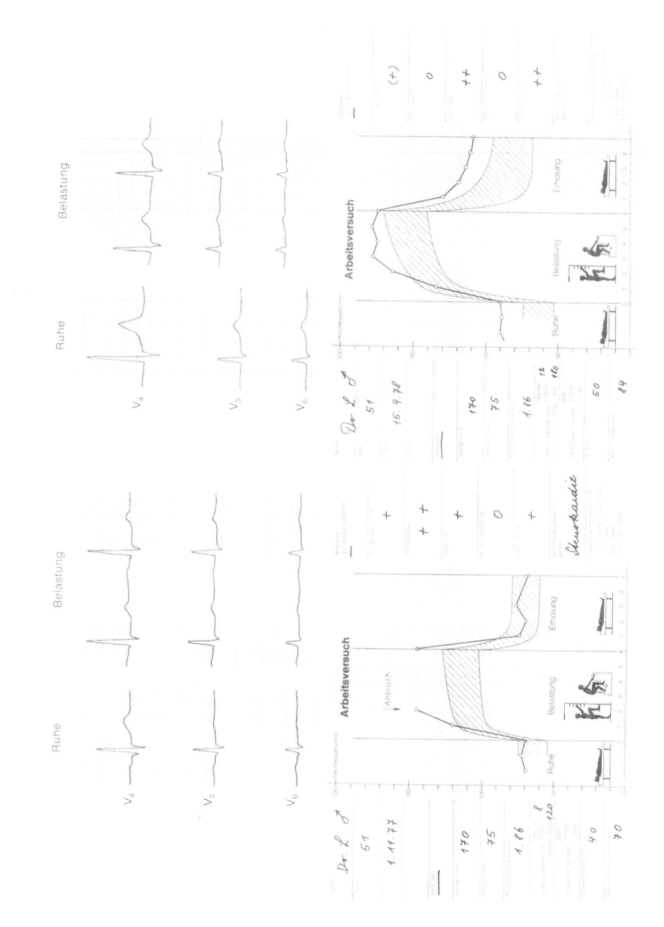

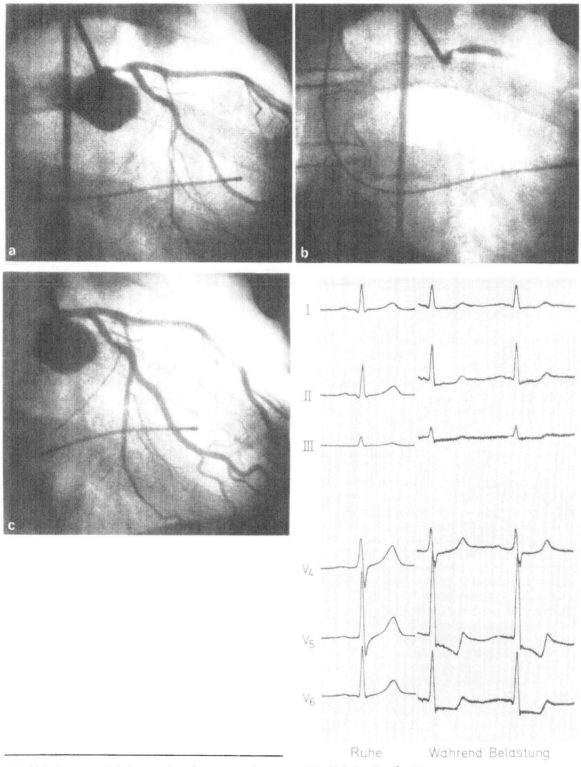

Ruhe    Während Belastung

◄ **Abb. 10.2.** Der erste Arbeitsversuch mußte wegen schwerer Angina pectoris nach 2 min Belastung mit 120 W an der Kletterstufe abgebrochen werden. Im EKG ist eine nicht sehr ausgeprägte, aber typisch deszendierende ST-Senkung erkennbar. Im zweiten Arbeitsversuch, der ½ Jahr nach der Dilatation durchgeführt wurde, konnte die Belastung mit einer hohen Leistung von 180 W über 6 min ohne Angina pectoris toleriert werden, im EKG trat keine ST-Senkung mehr auf

**Abb. 10.3.** Bo. H., ♂, 43 J.
**a** Die Hauptstammstenose wurde auf 80% geschätzt und zeigte sich im Kinofilm noch deutlicher als im Einzelbild. **b** Man erkennt den im Bereich der Stenose unter hohem Druck entfalteten Ballon. **c** Nach der Datation ist das frei durchgängige Gefäß erkennbar. **d** Ruhe-EKG und Ausschnitt aus dem EKG während Belastung mit deutlicher Ischämiereaktion in V₅ und V₆

Der Patient gab eine Besserung seiner Beschwerden an. Er brauchte kein Nitroglycerin mehr. Ab Sommer 1978 konnte er seine Berufstätigkeit wieder aufnehmen. Ein am 15. 9. 78 durchgeführtes Belastungs-EKG mit sehr hoher Leistung von 180 W über 6 min (Herzfrequenz 175/min) wurde ohne pektanginöse Beschwerden toleriert, eine Ischämiereaktion war nicht mehr nachweisbar (Abb. 10.2).

*Epikrise.* Die hämodynamisch bedeutsamste Stenose im Hauptstammbereich der dominanten rechten Kranzarterie konnte durch Dilatation weitgehend beseitigt werden. Der Patient wurde beschwerdefrei, das Belastungs-EKG auch bei hoher Leistung normal. Das weitere Schicksal dürfte von der Progredienz der Grundkrankheit abhängen. Der Risikofaktor Nikotin ist ausgeschaltet, es besteht weiterhin eine leichte Erhöhung der Triglyceride und eine Neigung zu etwas erhöhtem Blutdruck. Die Kontrollangiographie nach Ablauf eines Jahres zeigte ein weitgehend unverändertes Bild

### Bo. H., männlich, 43 Jahre

Der 43jährige Mann wurde wegen einer seit einigen Monaten aufgetretenen schweren Angina pectoris in unsere Klinik überwiesen. Die Beschwerden seien in letzter Zeit schon unter geringgradigen Belastungen, teilweise auch in Ruhe aufgetreten. Der Patient war Zigarettenraucher, andere Risikofaktoren wurden nicht aufgedeckt.

Im Belastungs-EKG fand sich eine Ischämiereaktion schon bei niedriger Leistung (50 W über 6 min an der Kletterstufe).

Koronarographisch wurde eine 80%ige Stenose im Hauptstamm der linken Kranzarterie bei sonst weitgehend unauffälligem Gefäßsystem und normaler Ventrikelfunktion festgestellt. Am 24. 11. 77 erfolgte eine Ballondilatation. Der Eingriff wurde über den femoralen Zugangsweg ausgeführt, nachdem die Kontrollangiographie einen unveränderten Befund ergeben hatte. Eine Erweiterung der Stenose durch Nitroglycerin war nicht zu beobachten.

Nach der Dilatation war der Hauptstamm frei durchgängig, eine Stenose ließ sich nicht mehr nachweisen. Der Patient wurde in den folgenden Tagen beschwerdefrei, die Belastungsuntersuchung bei gleicher und bei sehr viel höherer Leistung konnte jetzt beschwerdefrei und ohne Ischämiereaktion toleriert werden (Abb. 10.3).

Einige Wochen nach der Entlassung machten sich wieder leichtere pektanginöse Beschwerden bemerkbar. Auffallend war eine sehr wechselnde Schmerzsymptomatik, wobei der Patient einerseits zeitweise stärkere Belastungen beschwerdefrei ertrug, andererseits zeitweise jedoch in Ruhe Beschwerden empfand. Im Belastungs-EKG konnte unter Gabe eines Calciumantagonisten (Nifedipin) eine hohe Leistung beschwerdefrei und ohne Ischämiezeichen toleriert werden, während nach Gabe von Methergin eine deutliche Ischämiereaktion auftrat.

Eine angiospastische Komponente wurde daher angenommen. Bei der am 13. 1. 1978 durchgeführten Kontrollangiographie war die linke Kranzarterie in allen Abschnitten glatt konturiert, es fand sich jedoch im Hauptstamm wieder eine leichtergradige, ca. 50%ige Stenose.

Der Patient wurde unter Gabe von Isosorbiddinitrat und Nifedipin entlassen. Da er unter Isosorbiddinitrat an Kopfschmerzen litt, erfolgte die häusliche Weiterbehandlung mit $\beta$-Rezeptorenblockern. Unter dieser Medikation kam es zu einer Zunahme der Ruhe-Angina. Am 27. 1. 78 kam es zu Hause zu einem Kreislaufstillstand. Dieser konnte durch Reanimationsmaßnahmen einschließlich Defibrillation behoben werden. Bei der Einlieferung ins Krankenhaus war der Patient jedoch tief bewußtlos. Er starb 3 Wochen später an den Folgen einer Pneumonie, ohne das Bewußtsein wiedererlangt zu haben.

Bei der postmortalen Angiographie fand sich im Hauptstamm der linken Kranzarterie eine leichte, hämodynamisch unbedeutende Stenosierung um ca. 50% des Durchmessers.

Die Sektion der Kranzgefäße ergab etwa 1 cm hinter dem Ostium der linken Kranzarterie eine leichte Verdickung und Gelbfärbung der Intima in der gesamten Zirkumferenz, wobei keine wesentliche Einengung des Gefäßes erkennbar wurde. Die Wand war auch in diesem Bereich sehr gut dehnbar. Im übrigen Kranzgefäßsystem fanden sich außer geringfügigen fleckförmigen Gelbfärbungen im proximalen R. circumflexus, im R. marginalis sinister sowie im peripheren R. interventricularis anterior keine pathologischen Veränderungen, Stenosen waren nirgends erkennbar.

Die Sektion des Herzmuskels ergab einen spitzennahen Vorderwandinfarkt, der auf das Kammerseptum übergriff. Die helle Färbung der Herzmuskulatur war in einem etwa fünfmarkstückgroßen Areal ausgeprägt und auf die Innenschichten und mittleren Schichten des Myokards beschränkt. Im Septumbereich fanden sich kleine helle Flecken im Sinne disseminierter Narben.

*Epikrise.* Die schwere Angina pectoris war durch eine Hauptstammstenose der linken Kranzarterie bedingt. Zusätzlich zu der organischen Stenose hatte offensichtlich eine Neigung zu Koronarspasmen bestanden. Durch die Dilatation konnte nur ein vorübergehender Erfolg erzielt werden. Es kam zu einem wahrscheinlich durch einen Spasmus bedingten nicht-transmuralen Vorderwandinfarkt, der zu Kammerflimmern führte, an dessen Folgen der Patient einige Wochen später verstarb. Der tödliche Ausgang stand offensichtlich mit der 2¹/₂ Monate vor dem Infarkt durchgeführten Dilatation nicht in Zusammenhang. Möglicherweise war es durch die $\beta$-Blockertherapie zu einer Verstärkung des Koronarspasmus gekommen.

Bei einem anderen Patienten mit kritischer Hauptstammstenose wurde eine vollständige Beschwerdefreiheit erzielt. Angiographisch war 1 Jahr nach dem Eingriff der linke Hauptstamm genau wie das übrige Kranzgefäßsystem frei von pathologischen Veränderungen. Die Indikation bei der Hauptstammste-

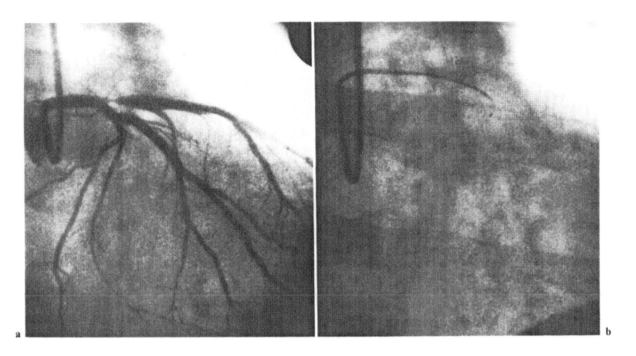

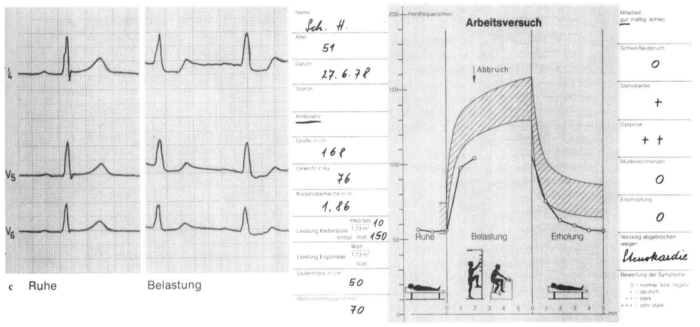

**Abb. 10.4.** Sch. H., ♂, 41 J. **a** Man erkennt eine abgangsnahe hochgradige ca. 90%ige Stenose des R. interventricularis anterior. **b** Nachdem ein dünnwandiger 8-F-Führungskatheter in das Ostium der linken Kranzarterie gelegt war, wurde der Dilatationskatheter durch die Stenose vorsichtig vorgeschoben; er liegt mit der Spitze im ersten Septumast. Nach Plazierung des Ballons im Bereich der Stenose wurde dieser mehrfach unter hohem Druck entfaltet. Es kam jedoch zu keiner Erweiterung der Stenose. **c** Im Belastungs-EKG ist eine ausgeprägte Ischämiereaktion bei normalem Ruhe-EKG erkennbar

nose muß durch weitere Beobachtungen geklärt werden.

*Sch. H., männlich, 41 Jahre*

Der 41jährige Mann klagte seit 1 Jahr über zunehmende Beschwerden hinter dem Brustbein bei Anstrengungen. Im Laufe der letzten Monate hatte sich die Be-

lastbarkeit deutlich verringert. Es fand sich ein mit 140/100 mm Hg geringfügig erhöhter Blutdruck, Cholesterin betrug 7,1 mmol/l (274 mg%), Triglyceride 1,70 mmol/l (148 mg%). Der Patient hatte bis vor 2 Jahren 20 Zigaretten täglich geraucht.

Im Belastungs-EKG fand sich eine ausgeprägte Ischämiereaktion. Koronarographisch war eine 90%ige proximale Stenose des R. interventricularis anterior erkennbar. Die Stenose lag im Bereich des Abgangs vom Hauptstamm der linken Kranzarterie noch vor Abgang des ersten Septumastes und verursachte damit ein sehr großes poststenotisches Areal.

In der Besprechung mit dem Herzchirurgen wurde trotz Eingefäßkrankheit die Indikation zur Bypass-Operation gestellt, da der Patient unter erheblicher Angina pectoris litt, und der proximale Sitz der Stenose die Gefahr einer sehr großen Infarzierung voraussehen ließ. Da keine Verkalkung erkennbar war, und die Stenose gut zugänglich erschien, wurde der Versuch einer Dilatation für gerechtgerechtfertigt angesehen.

Bei der am 6. 11. 1978 durchgeführten zweiten Herzkatheteruntersuchung ergab sich ein unveränderter Befund. Mit Hilfe eines F8-Führungskatheters wurde der Ballonkatheter im Bereich der Stenose plaziert, und der Ballon mehrfach unter einem Druck von 5 bar entfaltet. Es kam hierbei nicht zu einer Erweiterung der Stenose, vielmehr war das angiographische Bild nach dem Dilatationsversuch völlig unverändert. Beschwerden traten nicht auf (Abb. 10.4).

Der Patient wurde daher zur Durchführung einer Bypass-Operation in die chirurgische Klinik überwiesen. Die Operation wurde ca. 2 Monate später mit gutem Erfolg durchgeführt.

*Epikrise.* Bei dem 41jährigen Mann handelte es sich um eine seit etwa 1 Jahr bekannte, in den letzten Monaten progrediente Angina pectoris. Die Stenose erschien nach dem angiographischen Bild als konzentrisch, Verkalkungen waren nirgends erkennbar. Es gelang trotzdem nicht, durch die Ballondilatation eine erkennbare Erweiterung zu bewirken, der Patient wurde deswegen einer Bypass-Operation zugeführt.

Bei fehlender Kalkeinlagerung ist ein solcher Mißerfolg selten. Etwa 90% der Patienten mit angiographisch ähnlichen Stenosen können mit sehr gutem Erfolg dilatiert werden.

### Kö. G., männlich, 51 Jahre

Bei dem 51jährigen Mann war vor 1 Jahr ein stenokardischer Anfall aufgetreten, der möglicherweise einem kleinen Hinterwandinfarkt entsprochen hatte. Er klagte jetzt nur über leichtere pektanginöse Beschwerden.

Bei der ergometrischen Untersuchung an der Kletterstufe kam es unter einer mäßigen Belastung mit 100 W über 6 min zu einer ausgeprägten Ischämiereaktion, weswegen am 22. 8. 1978 eine Koronarangiographie durchgeführt wurde. Es fand sich eine hochgradige Stenose im Hauptstamm der rechten Kranzarterie, zusätzlich war eine hämodynamisch weniger bedeutsame, relativ distal gelegene Zirkumflexastenose nachweisbar. Die Ventrikelfunktion erschien normal.

Gemeinsam mit dem Herzchirurgen wurde ein Bypass zur rechten Kranzarterie für durchführbar und indiziert angesehen. Wegen der guten Zugänglichkeit, der relativ kurzstreckigen und nicht verkalkten Stenose wurde der Versuch einer Dilatation empfohlen.

Bei der 6 Wochen später durchgeführten erneuten Herzkatheteruntersuchung fand sich überraschenderweise ein vollständiger Verschluß der rechten Kranzarterie, der offenbar symptomlos in der Zwischenzeit eingetreten war. Der distale Teil der rechten Kranzarterie wurde jetzt nur retrograd über Kollateralen von der linken Kranzarterie her angefärbt.

Ventrikulographisch fand sich im Gegensatz zum Vorbefund jetzt eine umschriebene, kleine akinetische Zone im Bereich der diaphragmalen Hinterwand. Im EKG fanden sich dementsprechend etwas deutlichere Q-Zacken in Ableitung III und kleine Q-Zacken auch in den Ableitungen II und aVF.

Da aufgrund der vorausgegangenen Angiographie der Verschluß der rechten Kranzarterie nicht länger als 6 Wochen zurückliegen konnte, wurde eine Dilatation versucht. Vom brachialen Zugang aus wurde der Sones-Katheter durch einen dünnwandigen, vorgeformten 8-F-Katheter ersetzt und in das Ostium der rechten Kranzarterie gelegt.

Durch den Führungskatheter wurde vorsichtig ein Dilatationskatheter unter Druckmessung und intermittierender Kontrastmittelgabe in die rechte Kranzarterie vorgeschoben. Die Verschlußstrecke ließ sich ohne Anwendung von Druck passieren. Nachdem durch erneute Kontrastmittelinjektion gesichert war, daß die Spitze des Dilatationskatheters frei im Lumen der distalen rechten Kranzarterie lag, wurde der Ballon unter einem Druck von 5 bar bis zu seinem Außendurchmesser von 3 mm dilatiert. Die angiographische Kontrolle nach Druckentlastung und Rückziehen des Katheters zeigte jetzt einen guten orthograden Fluß mit Anfärbung aller distalen Äste.

Anstelle des vollständigen Verschlusses fand sich eine ca. 50%ige Stenose, d. h. eine erhebliche Verbesserung nicht nur gegenüber dem vollständigen Verschluß, sondern auch gegenüber dem Befund der vorausgegangenen ersten Koronararteriographie.

---

**Abb. 10.5.** Kö., G., ♂, 51 J.                                            ▶
**a** Bei der am 31. 8. 1978 durchgeführten Angiographie wurde eine hochgradige (mehr als 90%ige) Stenose in der rechten Kranzarterie festgestellt. Die Ventrikelfunktion war normal. Im Bereich der linken Kranzarterie fanden sich keine hämodynamisch bedeutsamen Veränderungen (distale Zirkumflexastenose, geringgradige Ria-Stenose).
**b, c** Fünf Wochen später wurde vor der geplanten Dilatation die rechte Kranzarterie erneut dargestellt, es fand sich jetzt ein vollständiger Verschluß, die distale rechte Kranzarterie füllt sich nur retrograd von links. Das Ventrikulogramm zeigte eine Kontraktionsstörung im Bereich der diaphragmalen Hinterwand als Hinweis auf einen inzwischen stattgehabten kleinen Hinterwandinfarkt. Da der Verschluß nicht lange zurückliegen konnte, wurde dennoch ein Dilatationsversuch durchgeführt. Die Verschlußstrecke ließ sich ohne jede Druckanwendung passieren, der Ballon wurde unter Druck entfaltet, die Kontrollangiographie zeigte in LAO-Projektion eine gute Erweiterung, in RAO-Projektion eine noch bestehende ca. 50%ige Durchmesserverminderung.
**c** Bei der Kontrollangiographie zeigte die rechte Kranzarterie eine freie Durchgängigkeit. Das Ausmaß der Stenose hatte sich offenbar durch Abbauvorgänge bei wiederhergestelltem Fluß deutlich zurückgebildet, was in der RAO-Projektion erkennbar ist. Auch die Ventrikelfunktion war jetzt wieder weitgehend normal. Offenbar hatte außerhalb des Infarktbezirkes eine reversible ischämische Kontraktionsstörung bestanden

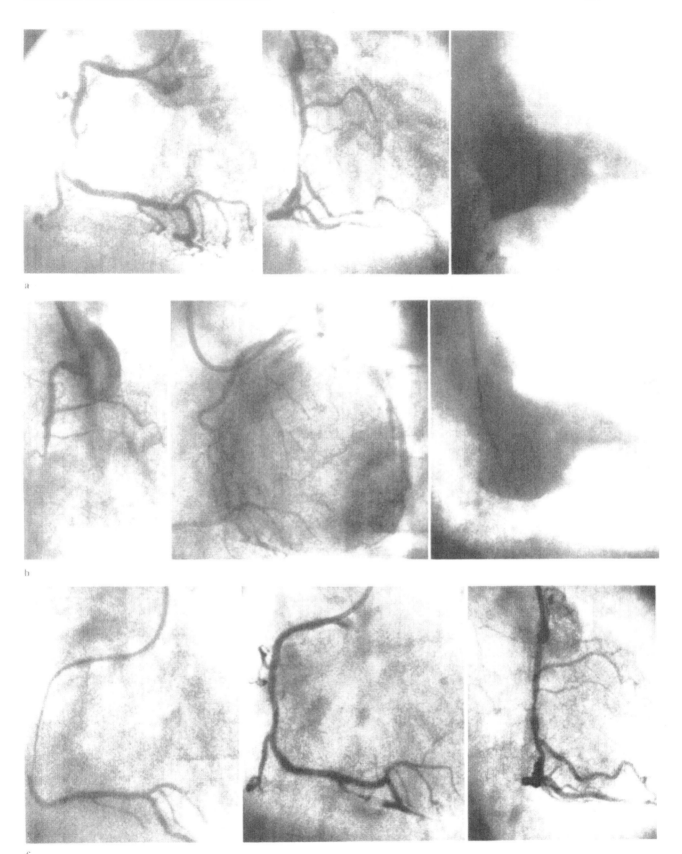

a

b

c

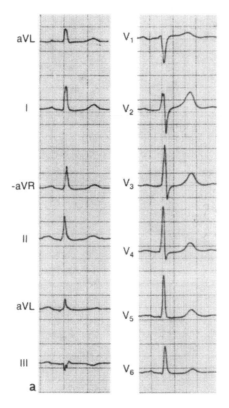

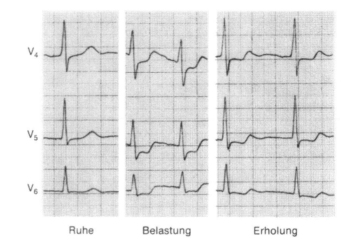

Ruhe          Belastung          Erholung

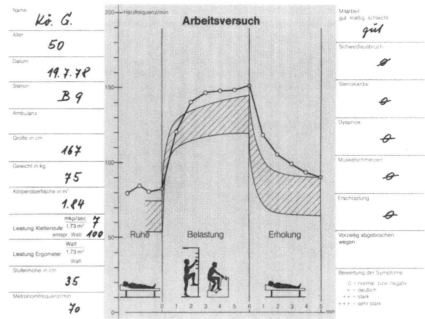

**Abb. 10.6.** Kö., G., ♂, 51 J.
**a** Im Ruhe-EKG vom 19. 7. 78 Q in Ableitung III, sonst normaler Befund. Bei der ergometrischen Belastungsuntersuchung an der Kletterstufe mit einer Leistung von 100 W über 6 min deutliche Ischämiereaktion.
**b** Ruhe- und Belastungs-EKG nach erfolgreicher Desobliteration der rechten Kranzarterie. Bei Belastung mit 145 W über 6 min keine St-Senkung

Das 3 Tage später wiederholte Belastungs-EKG zeigte jetzt bei gleicher Leistung nur noch eine geringe ST-Senkung. Die erneute Untersuchung ergab erst bei höherer Leistung wiederum eine sehr deutliche Ischämiereaktion.

Fünf Wochen später erfolgte eine erneute Koronararteriographie über den gleichen Zugang von der rechten Brachialarterie. Die rechte Kranzarterie zeigte sich frei durchgängig, die Stenose hatte sich deutlich zurückgebildet, sie wurde insgesamt nur noch auf 30% Durchmesserreduktion eingeschätzt. Die Ventrikulographie zeigte jetzt eine weitgehend normale Kontraktionsfähigkeit, die Hinterwandakinesie war nicht mehr nachweisbar.

Das jetzt durchgeführte Belastungs-EKG zeigte auch bei hoher Leistung (145 W über 6 min) keine sichere ST-Senkung mehr.

*Epikrise:* Im Verlauf von 6 Wochen war es im Bereich einer hochgradigen Stenose des Hauptstamms der rechten Kranzarterie zu einem Verschluß mit einem kleinen, klinisch stummen Hinterwandinfarkt gekommen. Der Verschluß konnte leicht passiert und dilatiert werden. Nach Wiederherstellung des Flusses wurde die verbliebene Reststenose im Verlauf von 6 Wochen weitgehend abgebaut. Bei der Kontrollventrikulographie zeigte sich eine weitgehend normale Kontraktion, es muß demnach eine teilweise reversible ischämische Kontraktionsstörung, die über die Infarktnarbe hinaus reichte, vorgelegen haben.

Das Belastungs-EKG zeigte ein Verschwinden der Ischämiereaktion unter gleicher und höherer Leistung. Es bestand subjektive Beschwerdefreiheit, als Dauermedikation wurde 1,5 g Salicylat beibehalten. Eine Kontrollangiographie wurde wegen recidivierender An-

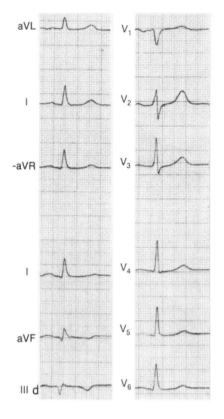

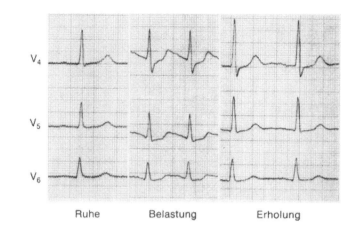

Ruhe        Belastung        Erholung

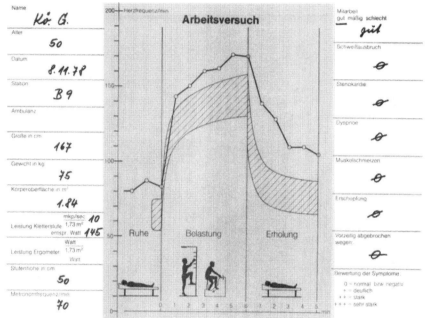

**Abb. 10.6.b**

gina pectoris nach 3 Monaten vorgenommen. Dabei zeigte sich eine erneute Progredienz der Erkrankung mit einer 90% Stenose. Der Patient wurde daher einer Bypassoperation (zur rechten Kranzarterie und zum Ramus circumflexus) zugeführt, die komplikationslos verlief.

Solche Recidive wurden von uns bei ca. 15% der erfolgreich dilatierten Patienten gesehen. Sie traten aus nahmslos innerhalb der ersten 3 Monate auf, Spätrecidive wurden nicht beobachtet. Vor der Entscheidung zur Op. hätte evtl. eine zweite Dilatation versucht werden können.

*Se. H., männlich, 49 Jahre*

Die Krankenhausaufnahme erfolgte wegen eines nichttransmuralen Myokardinfarktes. Der Patient konnte bei unkompliziertem Heilverlauf rasch wieder mobilisiert

werden. In der Folge zeigte sich eine leichtergradige Angina pectoris bei körperlicher Anstrengung. Angiographisch war ein links-marginaler Ast verschlossen, im proximalen Zirkumflexabereich fand sich eine etwa 60%ige Stenose. Der R. interventricularis anterior zeigte nach Abgang des ersten Septumastes eine hochgradige, etwa 90%ige, kurzstreckige Stenose. Kalkeinlagerungen waren nicht sichtbar.

Nach Besprechung mit dem Herzchirurgen wurde eine Operation für grundsätzlich indiziert angesehen und ein Dilatationsversuch durchgeführt. Die hochgradige Ria-Stenose ließ sich gut erweitern, nach der Untersuchung bestand eine Reststenose von noch etwa 50%. Der in der Kranzarterie gemessene Druckgradient, der vor der Dilatation 60 mm Hg betrug, reduzierte sich danach auf 20 mm Hg. Bei der 6 Wochen später durchgeführten Kontrollangiographie hatte sich

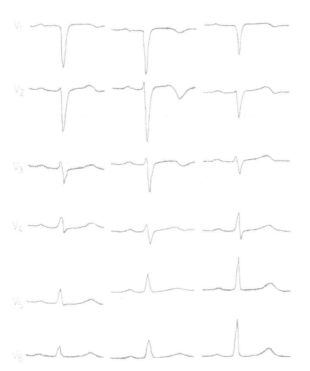

**Abb. 10.7. a** Bei dem 49jährigen Patienten erfolgte die Krankenhausaufnahme wegen eines nicht-transmuralen Vorderwandinfarktes. Während das EKG am Aufnahmetag
(11. 11. 78) unauffällig war, zeigten sich am folgenden Tag
deutliche Endteilveränderungen und ein pathologischer Fer-
mentanstieg. In der Folge kam es zu einer weitgehenden Rückbildung des Befundes. Das letzte EKG ist mehrere Wochen
nach der Koronardilatation registriert.

**b** Angiographisch fand sich ein Verschluß eines links-margina-
len Astes und eine mäßige proximale Zirkumflexastenose. Als
gravierendster Befund wurde eine hochgradige proximale Stenose des R. interventricularis anterior, die sich in rechtsvorderer Schrägprojektion sowie in hemiaxialer Projektion gut erkennen läßt, angesehen. Die rechte Kranzarterie zeigte nur
leichte Wandunregelmäßigkeiten.

**c** Mit Hilfe des Ballonkatheters ließ sich die hochgradige Stenose leicht passieren. Es fand sich ein Druckgradient von
60 mm Hg. Nach mehrfacher Dilatation nahm der Gradient bis
auf 20 mm Hg ab, angiographisch fand sich eine gute Rekanalisation mit einer Reststenose von ca. 50%. Bei der 6 Wochen
später durchgeführten Kontrollangiographie waren die Wandkonturen deutlich geglättet und die Stenose hatte sich auf ca.
20% weiter reduziert

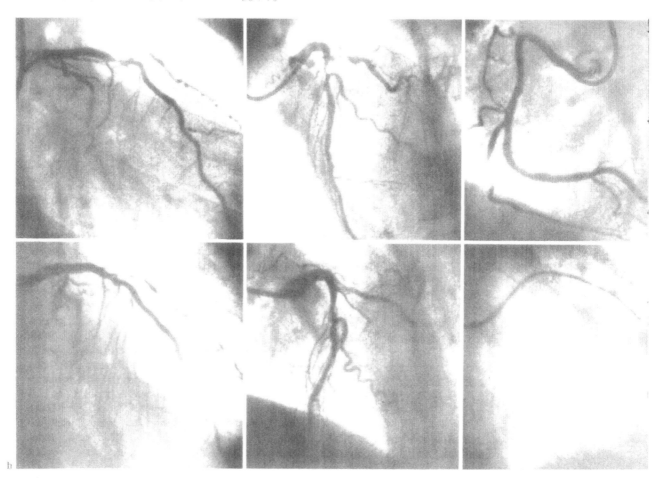

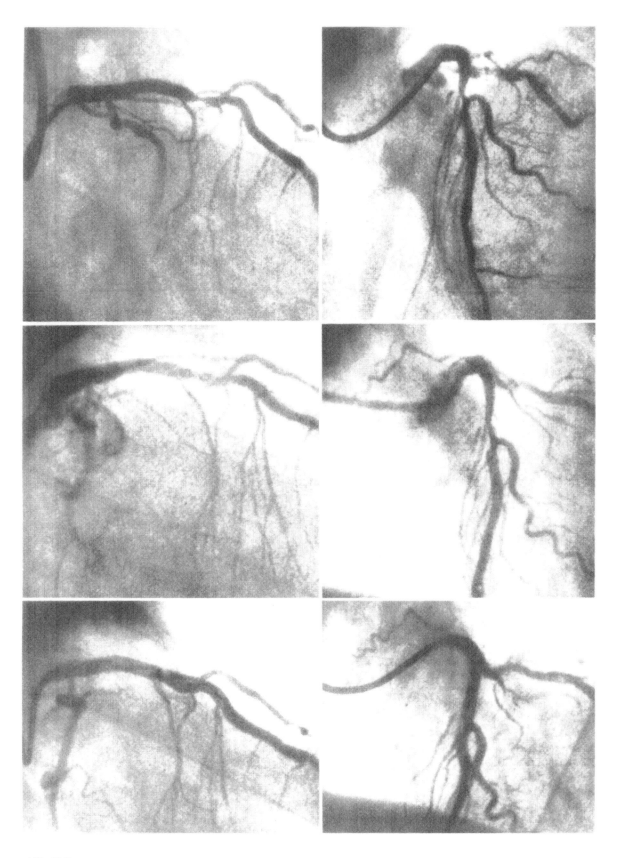

**Abb. 10.7. c**

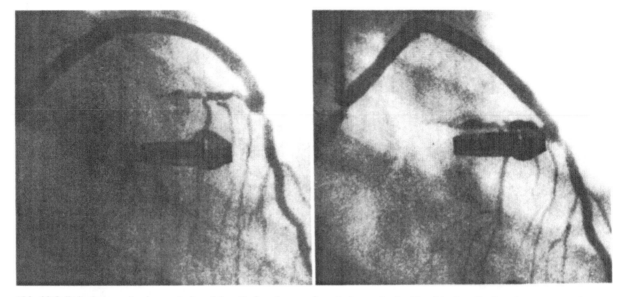

**Abb. 10.8.** Bei schwerer Angina pectoris auf dem Boden einer Dreigefäßerkrankung wurde ein dreifacher aorto-koronarer Bypass angelegt. Es kam zum Verschluß von zwei Bypassverbindungen. Der einzige offene Bypass zum R. interventricula-ris anterior weist im Bereich der distalen Anastomose eine kritische, wahrscheinlich nahtbedingte Stenose auf. Durch Ballondilatation konnte die Stenose weitgehend beseitigt werden. Eine Zweitoperation ließ sich hierdurch vermeiden

die Reststenose im Ria-Bereich weiter zurückgebildet, die Gefäßkonturen erschienen jetzt geglättet. Der übrige koronarangiographische Befund war unverändert (Abb. 10.7). Die Belastungsuntersuchung, die bei der Voruntersuchung zur Angina pectoris geführt hatte, konnte jetzt beschwerdefrei toleriert werden. Im Thallium-Scan war auch unter hoher Belastung kein Füllungsdefekt mehr nachweisbar.

*Epikrise:* Bei dem Patienten konnte eine hochgradige Ria-Stenose gut erweitert werden. Sechs Wochen nach der Dilatation zeigte sich gegenüber dem Befund unmittelbar nach dem Eingriff eine weitere Rückbildung der Stenose. Die Angina pectoris unter Belastung bildete sich zurück.

Die Kontrollangiographie 1½ Jahre nach der Katheterdilatation zeigte ein völlig freies Lumen an Stelle der vorbestehenden hochgradigen Stenose.

*Dö. F., männlich, 46 Jahre*

Bei dem Patienten wurde wegen einer schweren Angina pectoris auf dem Boden einer sehr ausgedehnten und hochgradigen Dreigefäßerkrankung eine Koronaroperation durchgeführt. Bei der Nachangiographie 6 Wochen nach der Operation erwies sich von drei Bypassverbindungen nur eine als durchgängig. Dieser zum R. interventricularis anterior angelegte Bypass zeigte jedoch im Bereich der distalen Anastomosierung eine kritische strikturartige Einengung. Eine nahtbedingte Stenose wurde aufgrund des angiographischen Bildes angenommen.

Über einen Führungskatheter wurde der Bypass sondiert und der Dilatationskatheter bis zur Stenose vorgeschoben. Nach mehrfacher Insufflation des Ballons, die zu leichten ST-Hebungen und zu stenokardischen Beschwerden führte, gelang es, die Stenose weit aufzudeh-

nen. Die nach der Dilatation durchgeführte Bypassdarstellung zeigte eine freie Durchgängigkeit (Abb. 10.8). Die Kontrollangiographie nach einem Jahr zeigte die Anastomose völlig offen, eine Stenosierung war nicht mehr erkennbar.

*Epikrise:* Bei schwerster Dreigefäßerkrankung war es zum Verschluß von zwei Bypässen gekommen. Der einzige offene, für die Funktionserhaltung des linken Ventrikels entscheidende Bypass zeigte eine kritische Stenose im Bereich der distalen Anastomose. Durch Dilatation konnte diese beseitigt und damit eine sonst erforderliche risikoreiche Reoperation vermieden werden.

*Schlußfolgerungen*

Das Verfahren der Dilatation von Koronararterienstenosen mit Hilfe eines Ballonkatheters nach GRÜNTZIG (perkutane transluminäre Angioplastik) kann bei sorgfältig ausgewählten Patienten in der Mehrzahl der Fälle ausgezeichnete Resultate bringen. Bei sorgfältiger Planung und Durchführung scheint die Komplikationsrate niedrig zu liegen. Im eigenen Krankengut trat unter mehr als 80 Eingriffen bisher keine kritische Situation, die eine Notoperation erforderte, auf; Sammelstatistiken zeigen eine Komplikationsrate von 5–10% und eine Mortalität von ca. 1%. Die günstigen Erfahrungen mit peripheren Arterien sind am Kranzgefäßsystem zu reproduzieren. Erstaunlicherweise können auch höchstgradige Stenosen im allgemeinen relativ leicht mit dem Dilatationskatheter passiert werden. Unter Umständen ist dies sogar bei Verschlüssen möglich.

Die subjektive und objektive funktionelle Besserung der Patienten kommt in Übereinstimmung mit dem angiographischen Befund sofort nach dem Eingriff zur Geltung. Bei mehr als 80% der erfolgreich Dilatierten wird ein Dauererfolg erreicht.

# 11 Koronarangiographie bei Vitien

G. KOBER

Bei der Koronarangiographie von Herzfehlerpatienten können Befunde erhoben werden, deren Kenntnis aus diagnostischen, differentialdiagnostischen und therapeutischen Erwägungen wertvoll ist.

Der Querschnitt einzelner Koronaräste entspricht weitgehend der Größe ihres Versorgungsgebietes und paßt sich gegebenenfalls geänderten Verhältnissen an. Dies fällt besonders bei den verschiedenen Formen der linksventrikulären Hypertrophie auf. Nimmt die Herzmuskelmasse bei verstärkter Arbeit einzelner Herzanteile zu, so kommt es auch zu einer Weitenzunahme der epikardialen Koronararterien (KOBER et al., 1974).

Entsprechend werden die weitesten Koronararterien bei den Vitien mit der schwersten linksventrikulären Hypertrophie, bei der Aorteninsuffizienz, den kombinierten Aortenvitien und der Aortenstenose beobachtet (Abb. 11.1). Patienten mit Mitralklappenfehlern weisen dagegen meist relativ enge Hauptäste und auffallend weitlumige und verzweigte Vorhofäste auf, die den hypertrophierten linken Vorhof mit Blut versorgen (Abb. 11.2).

Abgesehen von der Weitenzunahme der Koronararterien infolge Anpassung an das hypertrophierte Myokard sind bei manchen Vitien und Kardiomyopathien im Koronarogramm Befunde zu erheben, die für bestimmte Erkrankungen fast pathognomonisch sind.

Bei Mitralfehlern, insbesondere der Mitralstenose, wird gelegentlich ein mehr oder weniger großes Geflecht abnormer (pathologischer) Gefäße beobachtet, das von den Vorhofästen seinen Ausgang nimmt, in weite Sinusoide einmündet und über diese mit der freien Vorhofhöhle fistelartig in Verbindung steht (Abb. 11.3). Es handelt sich um Kapillaren und kleinere Koronararterien, die im Rahmen der Organisation eines im linken Vorhof oder Herzohr liegenden Thrombus eingewachsen sind (SOULEN et al., 1977). Differentialdiagnostisch ist an die Auffüllung von Tumorgefäßen oder Sinusoiden in Tumoren zu denken, wie sie z. B. beim Vorhofmyxom beobachtet werden können (BECKER et al., 1978).

Auch die gelegentlich bei rheumatischen Klappenfehlern zu beobachtenden erheblichen Perikardverkalkungen können durch ihre Nachbarschaft zu den Koronararterien zu Veränderungen im Koronarogramm führen. Besonders während der Ventrikelsystole läßt sich unter Umständen eine langstreckige oder auch nur eng umschriebene Kompression einer Koronararterie von außen, hervorgerufen durch die starre Kalkplatte, beobachten. In Anbetracht der für die Myokarddurchblutung weniger bedeutsamen Systole ist die pathophysiologische Bedeutung dieser Einengung des Koronargefäßes eher als gering anzusehen. In diesem Sinne spricht

**Abb. 11.1.** Beziehung zwischen Querschnitt der den linken Ventrikel versorgenden Koronargefäße (*LCA* linke Koronararterie, *RCA* rechte Koronararterie) und dem Ausmaß der linksventrikulären Wandhypertrophie (Sokolow-Lyon-Index im EKG). Mit Zunahme der Hypertrophiezeichen kommt es zu einer Anpassung der Weite der die Kammer versorgenden Koronargefäße. Die Abkürzungen symbolisieren die Mittelwerte der bei verschiedenen Krankheitsbildern gemessenen Daten. *N* Normalfälle, *MS* Mitralstenose, *MI* Mitralinsuffizienz, *MS/MI* kombinierte Mitralvitien, *MV/AV* wenig wirksame kombinierte Mitral-Aorten-Vitien, *AS* Aortenstenose, *AI* Aorteninsuffizienz, *AS/AI* kombinierte Aortenfehler, *IHSS* Idiopathische Hypertrophe Subaortenstenose, *PME* nichtobstruktive Kardiomyopathien. (Aus KOBER et al., 1974)

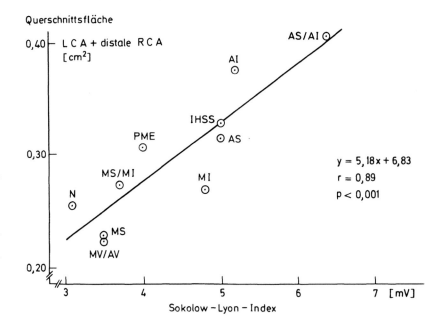

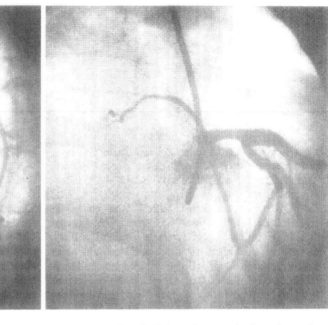

**Abb. 11.2.** Hypertrophierte Vorhofäste ausgehend vom R. circumflexus der linken Koronararterie bei einer Patientin mit

Mitralstenose, links in linksvorderer, rechts in rechtsvorderer Schrägprojektion

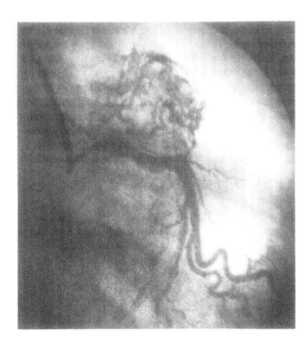

**Abb. 11.3.** Selektive Darstellung der R. circumflexus und seiner Seitenäste bei früher Aufteilung der linken Koronararterie in ihre beiden Hauptäste (rechtsvordere Schrägprojektion). Über Vorhofäste, die vom proximalen R. circumflexus abzweigen, werden Sinusoide im Bereich des linken Vorhofs angefüllt, die mit der freien Vorhofhöhle kommunizieren. Es handelt sich hierbei um Gefäße, die im Rahmen der Organisation in einen Thrombus eingewachsen sind, welcher bei vorliegender Mitralstenose große Teile des linken Vorhofs und Herzrohres einnimmt. (Die Diagnose wurde intraoperativ bestätigt)

auch die meist fehlende Angina-pectoris-Symptomatik. Gleichermaßen müssen die systolischen Lumeneinengungen der Koronararterien durch Muskelbrücken bei allen Formen der linksventrikulären Hypertrophie beurteilt werden.

Während sowohl der koronare Links- als auch der Rechtsvorsorgungstyp bei Patienten mit koronarer Herzkrankheit in etwa 12,5% beobachtet wird (KALTENBACH u. SPAHN, 1975), fällt bei Aortenstenosen

eine eindeutige Häufung von Linksversorgungstypen (> 30%) auf (KOBER u. DOMINIAK). Bei den übrigen Herzklappenfehlern besteht dagegen eine ähnliche Verteilung an koronaren Versorgungstypen wie bei Koronarpatienten. Das gehäufte gleichzeitige Vorkommen von Aortenstenosen und koronarem Linksversorgungstyp kann nicht durch die linksventrikuläre Hypertrophie erklärt werden. Es muß vielmehr an eine genetisch determinierte gleichzeitige Ausbildung beider Befunde

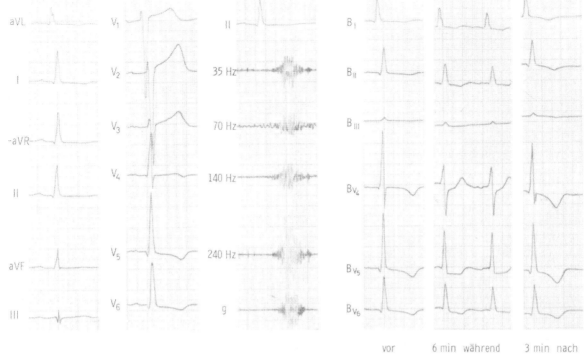

aVL    V₁    II
I      V₂    35 Hz
-aVR   V₃    70 Hz
II     V₄    140 Hz
aVF    V₅    240 Hz
III    V₆    g

B₁
B₁₁
B₁₁₁
B$_{V_4}$
B$_{V_5}$
B$_{V_6}$

vor    6 min während    3 min nach

Belastung ( 8 mkp · s⁻¹ / 1, 73 m² = 130 Watt )

a

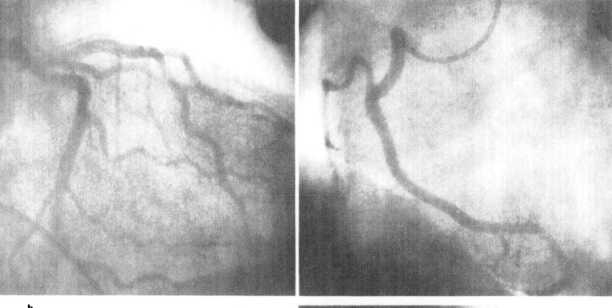

**b**

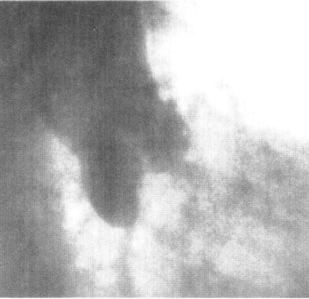

**Abb. 11.4. a** Befunde eines 41jährigen Patienten mit schwerer Aortenstenose (systolischer Gradient 90 mm Hg) und typischer belastungsabhängiger Angina pectoris.
Im Ruhe-EKG Zeichen der Linkshypertrophie mit Störung des Erregungsrückgangs (oben links).
Im Belastungs-EKG deutliche ST-Senkung, besonders in den Ableitungen I, II sowie V₅ und V₆ (oben rechts).
**b** Durch das Koronarogramm ließ sich eine stenosierende Koronarsklerose ausschließen. Das Aortogramm (Abbildung während Systole) zeigt die erhebliche Deformierung der eingeengten und verkalkten Aortenklappe

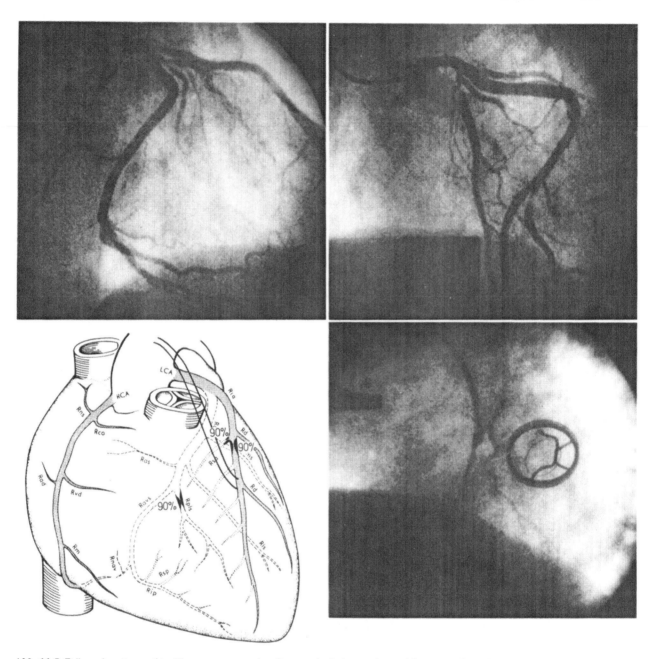

**Abb. 11.5.** Prä- und postoperatives Koronarogramm eines Patienten mit hochgradiger Mitralstenose. Präoperativ schwere Atemnot bei geringster körperlicher Belastung, keine Angina pectoris. Das präoperative Angiogramm der linken Kranzarterie *(oben)* zeigt subtotale Stenosen im proximalen R. interventricularis anterior und im posterolateralen Ast des R. circumflexus, besonders gut in LAO-Projektion *(oben rechts)* sichtbar. Neben einem Klappenersatz (Björk-Shiley-Klappe) wurde eine aorto-koronare Venenbypass-Operation zum R. interventricularis anterior durchgeführt *(unten rechts)*

gedacht werden. Es ist möglich, daß angeborene Aortenstenosen mit biskuspidalem Klappenapparat diese Häufung erklären.

Das gleichzeitige Vorkommen eines Herzklappenfehlers und einer koronaren Herzkrankheit ist bei der Häufigkeit beider Krankheiten nicht erstaunlich. Mit zunehmender Lebenserwartung von Klappenfehlerpatienten nimmt auch hier die koronarographisch erkennbare Koronarsklerose zu (Tabelle 11.1).

Die unblutige Erkennung der koronaren Herzkrankheit ist jedoch bei diesen Patienten wegen der wenig zuverlässigen Symptomatik häufig nicht möglich. In der Regel wird die Diagnose erst bei der präoperativen Katheteruntersuchung gestellt (BARTELT et al., 1975; BERNDT et al., 1974).

Die Angina pectoris, das klassische Symptom der koronaren Herzkrankheit, ist bei Herzfehlerpatienten ein nur unsicheres Zeichen für die stenosierende Koronar-

**Tabelle 11.1.** Das Vorkommen einer stenosierenden Koronarsklerose bei Patienten mit postrheumatischen Herzklappenfehlern ist in Abhängigkeit von Alter und Geschlecht aufgeschlüsselt. Sichere Lumeneinengungen wurden bei 18,5% der 81 untersuchten Frauen und bei 21,6% der 83 untersuchten Männer diagnostiziert. Hochgradige Stenosen (>50%) wurden bei Frauen erst jenseits des 49. und bei Männern jenseits des 39. Lebensjahres beobachtet. Insgesamt kamen bedeutsame Stenosen bei Frauen mit 3,8% und bei Männern mit 7,2% vor. (Aus BARTELT et al., 1975)

| Alter [Jahre] | Frauen | | | Männer | | |
|---|---|---|---|---|---|---|
| | n | gesamt KHK | Stenosen über 50% | n | gesamt KHK | Stenosen über 50% |
| 10–19 | – | – | – | 1 | – | – |
| 20–29 | 4 | – | – | 8 | – | – |
| 30–39 | 14 | 1 | – | 19 | – | – |
| 40–49 | 27 | 3 | – | 31 | 6 | 2 |
| 50–59 | 35 | 10 | 2 | 15 | 8 | 1 |
| ab 60 | 1 | 1 | 1 | 9 | 4 | 3 |
| zusammen | 81 | 15 | 3 | 83 | 18 | 6 |
| n[%] | | 18,5 | 3,8 | | 21,6 | 7,2 |

sklerose (BERNDT et al., 1974; LOOP et al., 1977; PAQUAY et al., 1976). Einerseits können besonders Patienten mit schwerer Aortenstenose, aber auch mit anderen Ursachen einer erheblichen linksventrikulären Hypertrophie eine klassische Angina pectoris auch ohne Veränderungen an den Koronararterien entwickeln (Abb. 11.4 a, b). Andererseits tritt eine Angina pectoris bei Patienten mit schwerem Herzfehler und hämodynamisch wirksamen Koronarstenosen häufig nicht auf, da in diesen Fällen nicht die eingeschränkte Koronarreserve, sondern die frühzeitig eintretende Belastungsdyspnoe zum limitierenden Faktor der Leistungsfähigkeit wird.

Abbildung 11.5 zeigt das prä- und postoperative Koronarogramm eines Patienten, der zur Abklärung einer klinisch diagnostizierten Mitralstenose angiographiert wurde. Eine Angina pectoris war nicht vorhanden. Bereits bei geringer Belastung trat schwere Atemnot auf. Das Koronarogramm zeigt hochgradige Stenosen im R. interventricularis anterior und R. posterolateralis sinister. Neben dem Mitralklappenersatz wurde ein aortokoronarer Venenbypass zum R. interventricularis anterior durchgeführt.

Auch das Belastungs-EKG ist zur Erkennung einer den Herzfehler begleitenden stenosierenden Koronarsklerose häufig unbrauchbar. Falsch-positive Belastungsreaktionen werden besonders bei der schweren Linkshypertrophie, z. B. infolge einer Aortenstenose, beobachtet. Auch die in vielen Fällen unbedingt erforderliche Digitalisierung macht die sichere Abgrenzung falsch-positiver (Digitalis-bedingter) von ischämischen Belastungsreaktionen meist unmöglich (KALTENBACH, 1976).

Die selektive Koronarangiographie gehört daher auch bei Herzklappenfehlerpatienten mit und ohne Angina pectoris zur präoperativen Katheterdiagnostik. Auf eine Koronarangiographie sollte im Rahmen der präoperativen Herzfehlerabklärung besonders bei kei-

nem Patienten jenseits des 40. Lebensjahres verzichtet werden, da hier das Risiko einer gleichzeitig bestehenden stenosierenden Koronarsklerose (Tabelle 11.1) stark zunimmt. Besteht die Symptomatik einer echten Angina pectoris, so wird die Untersuchung auch bei jüngeren Patienten notwendig. Die Untersuchung dient einmal der besseren Abschätzung des Operationsrisikos, andererseits kann sich z. B. neben einem Herzklappenersatz auch die Notwendigkeit und Möglichkeit zu einem koronarchirurgischen Eingriff ergeben. Besteht neben einem operationsbedingten Herzklappenfehler eine hochgradige, proximal gelegene und technisch überbrückbare Koronarstenose, so sollte diese in jedem Fall durch eine Bypass-Operation umgangen werden. Im Rahmen einer notwendigen Klappenoperation empfiehlt sich in Anbetracht der Neigung der Koronarsklerose zur Progression darüber hinaus auch die Überbrückung mäßiggradiger (Lumeneinengung 50–60%) proximaler Stenosen, die für sich allein noch keine Operationsindikation darstellen würden, wenn mit diesem zusätzlichen Eingriff keine nennenswerte Zunahme des Operationsrisikos verbunden ist. Nur bei wenigen Patienten muß das Risiko der Klappenchirurgie wegen der nachgewiesenen begleitenden Koronarsklerose als zu hoch eingeschätzt werden.

## Literatur

BARTELT K-M, KOBER G, BECKER H-J, KALTENBACH M (1975) Koronarsklerose bei Herzfehlern. Verh Dtsch Ges Kreislaufforsch 41:104–107

BECKER HJ, KOBER G, KREHAN L, KALTENBACH M, MARTIN KL (1978) Diagnose, Therapie und Langzeitergebnisse des Vorhofmyxom. Med Klin 13:447–456

BERNDT T-B, HANCOCK E-W, SHUMWAY N-E, HARRISON D-C (1974) Aortic valve replacement with and without coronary artery bypass surgery. Circulation 50:967–971

HAMMERMEISTER K-E, de ROUEN TA, MURRAY JM, DODGE H-T (1977) Effect of aortocoronary saphenous vein bypass grafting on death and sudden death. Am J Cardiol 39:925–934

KALTENBACH M, SPAHN F (1975) Koronarographische Nomenklatur und Typologie der Koranararterien des Menschen. Z Kardiol 64:193–202

KALTENBACH M (1976) Exercise testing of cardiac patients. Huber Bern Stuttgart Wien

KOBER G, SPAHN S, BECKER H-J, KALTENBACH M (1974) Weite und Querschnittsfläche der großen epikardialen Koronararterien bei Herzmuskelhypertrophie. Z Kardiol 63:297–310

KOBER G, DOMINIAK S unveröffentlichte Befunde

LOOP FD, PHILLIPS D-F, ROY M, TAYLOR PC, GROVES L-K, EFFLER D-B (1977) Aortic valve replacement combined with myocardial revascularization. Late clinical results and survival of surgically treated aortic valve patients with and without coronary artery disease. Circulation [Suppl I] 55:169–173

PAQUAY P-A, ANDERSON G, DIEFENTHAL H, NORDSTROM L, RICHMAN H-G, GOBEL FL (1976) Chest pain as a predictor of coronary artery disease in patients with obstructive aortic valve disease. Am J Cardiol 38:863–869

SOULEN RL, GROLLMAN JH, PAGLIA D, KREULEN T (1977) Coronary neovascularity and fistula formation. A sign of mural thrombus. Circulation 56:663–666

# 12 Koronarographie zur Differentialdiagnose anderer Herzkrankheiten

G. KOBER

Nicht selten gelingt die Abgrenzung anderer Krankheiten von einer ischämischen Herzkrankheit nur durch die selektive Koronarographie. Die genaue Abklärung des Krankheitsbildes wird aus prognostischen und therapeutischen Gründen erforderlich.

Einerseits können Patienten mit einer koronaren Herzkrankheit und ausgedehnten Infarktzeichen im EKG selbt mit Hinweisen auf ein Ventrikelaneurysma eine leere Anamnese aufweisen und erstmals mit den Zeichen einer Linksherzinsuffizienz symptomatisch werden (BULKLEY et al., 1977). Andererseits können auch bei ausgedehnten linksventrikulären Kontraktionsstörungen auf dem Boden einer koronaren Herzkrankheit infarkttypische EKG-Veränderungen fehlen. Die sichere Abgrenzung zur kongestiven Kardiomyopathie, die mit ähnlichen Veränderungen im Elektrokardiogramm und ähnlichen Krankheitssymptomen einhergehen kann wie die koronare Herzkrankheit, gelingt in nicht wenigen Fällen erst durch die selektive Koronarographie. Diese ist in Zweifelsfällen immer erforderlich, da sich Prognose und Therapie beider Krankheiten unterscheiden und z. B. die Indikation zur Aneurysmaresektion nur bei Zustand nach Myokardinfarkt gestellt werden kann.

In Abb. 12.1 a und b sind EKG und angiographischer Befund eines 31jährigen Patienten mit kongestiver Kardiomyopathie (COCM) zusammengestellt, der mit einer globalen Herzinsuffizienz erkrankte. Durch die selektive Koronarangiographie konnte eine koronare Herzkrankheit, durch die Angiokardiographie ein Herzklappenfehler ausgeschlossen werden. Es fand sich eine diffuse allseitige Kontraktionsschwäche des linken Ventrikels. Der bioptische Befund ergab eine schwere Herzmuskelhypertrophie, das EKG eine linksventrikuläre Hypertrophie und ein P-sinistro-atriale.

Eine begleitende Koronarsklerose kann auch bei der kongestiven Kardiomyopathie vorkommen. Meist handelt es sich um hämodynamisch unbedeutende Wandveränderungen, welche die schwere linksventrikuläre

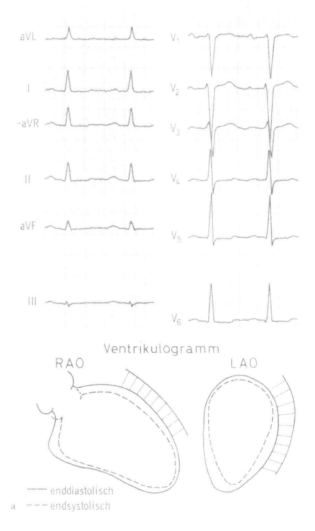

**Abb. 12.1 a, b.** Befunde eines 31-jährigen Patienten, der akut mit den Zeichen einer globalen Herz-Insuffizienz erkrankte. **a** Im EKG Zeichen der linksventrikulären und linksatrialen Hypertrophie. Im Laevogramm (unten) Nachzeichnung der enddiastolischen und endsystolischen Konturen in rechtsvorderer = RAO und linksvorderer = LAO Schrägprojektion) erhebliche diffuse Kontraktionsstörung des linken Ventrikels mit stark eingeschränkter Auswurffraktion auf 39%. **b** Im Koronarogramm weite Koronargefäße ohne Lumeneinengungen. Rechte (oben) und linke (mitte) Koronararterie in linksvorderer (rechts) und rechtsvorderer (links) sowie linker Ventrikel (unten) enddiastolisch (links) und endsystolisch (rechts) in rechtsvorderer Schrägprojektion. $LV_{EDV}$ = enddiastolisches linksventrikuläres Volumen, $LV_{EF}$ = linksventrikuläre Auswurffraktion.
Schwere Herzmuskelhypertrophie im Biopsiebefund.

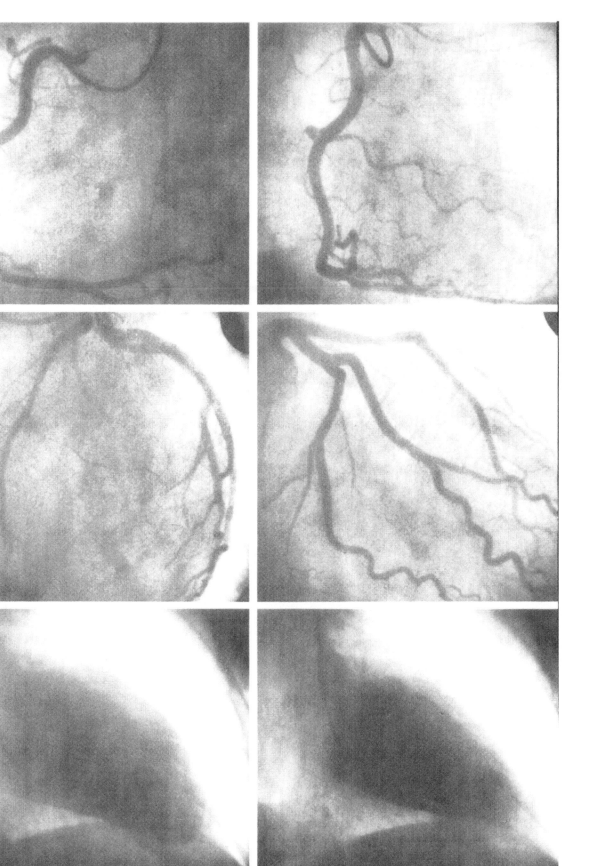

b

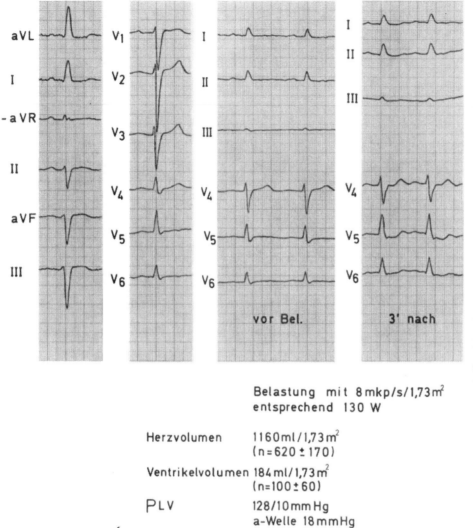

**Abb. 12.2.** Befunde eines 34jährigen Patienten, der mit den Zeichen einer globalen Herzinsuffizienz akut symptomatisch wurde. Keine Angina-pectoris-Symptomatik, so daß die Verdachtsdiagnose einer kongestiven Kardiomyopathie gestellt wurde.
Im Ruhe-EKG überdrehter Linkstyp ohne sichere Hinweise auf Myokardinfarzierung. Leichte ST-Senkung nach Belastung mit 130 W, die nicht im Sinne einer Ischämiereaktion gewertet werden konnte, da eine Digitalisbehandlung bestand und keine pektanginösen Beschwerden angegeben wurden (PLV = linksventrikulärer Druck).
Das Koronarogramm (Schemazeichnung) zeigt diffuse Veränderungen aller Hauptäste mit höhergradigen Stenosen im R. circumflexus und den Ästen des R. interventricularis anterior. Ventrikulographisch ist eine diffuse Kontraktionsstörung aller Kammeranteile unter Bevorzugung der diaphragmalen Hinterwand zu erkennen

Belastung mit 8 mkp/s/1,73 m²
entsprechend 130 W

Herzvolumen          1160 ml/1,73 m²
                     (n = 620 ± 170)

Ventrikelvolumen     184 ml/1,73 m²
                     (n = 100 ± 60)

PLV                  128/10 mm Hg
                     a-Welle 18 mm Hg

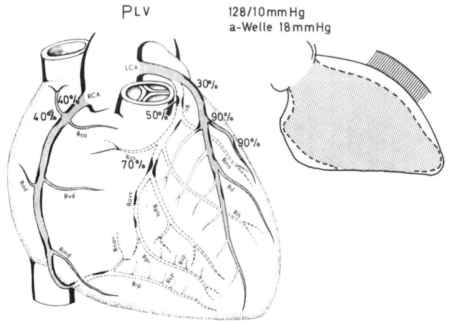

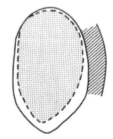

Ausgeglichener koronarer Versorgungstyp
mit Tendenz zur Linksversorgung

Kontraktionsstörung in keiner Weise erklären. Bei normalem oder weitgehend unauffälligem Koronarogramm ist differentialdiagnostisch allerdings auch an die seltene Rekanalisation eines thromboembolisch verschlossenen Koronargefäßes zu denken (s. S.143).

Liegt eine höhergradige stenosierende Koronarsklerose vor, so kann die Abgrenzung einer Kardiomyopathie von einer stenosierenden Koronarsklerose mit entsprechenden linksventrikulären Funktionsstörungen schwierig oder gar unmöglich werden. Auch aus der Lokalisation der linksventrikulären Kontraktionsstörung und ihrer Zuordnung zu den beobachteten Koronarveränderungen läßt sich eine zuverlässige differentialdiagnostische Abgrenzung nicht immer treffen.

Abbildung 12.2 zeigt EKG und angiographischen Befund eines 34jährigen Patienten, der ebenfalls mit den Zeichen einer globalen Herzinsuffizienz symptomatisch wurde und unter dem Verdacht einer Kardiomyopathie behandelt wurde. Eine Angina-pectoris-Symptomatik bestand zu keiner Zeit. Im Ruhe-EKG ließen sich keine Infarktzeichen nachweisen. Die unter Belastung erkennbare ST-Senkung in den Ableitungen $V_4$–$V_6$ wurde wegen der bestehenden Digitalisbehandlung bei fehlender Angina pectoris als falsch-positive Belastungsreaktion und nicht als Zeichen einer Myokardischämie gewertet. Bei der Katheteruntersuchung fand sich überraschenderweise eine schwere, diffuse stenosierende Koronarsklerose neben einer allgemeinen Kontraktionsstörung der linken Herzkammer. Die Herzinsuffizienz und die linksventrikuläre Kontraktionsstörung müssen hier als Folgen der koronaren Herzkrankheit aufgefaßt werden.

Bei Patienten mit hypertroph-obstruktiver Kardiomyopathie steht die Angina pectoris häufig im Vordergrund des Beschwerdebildes. Wenn es auch gelingt, die Diagnose durch die Echokardiographie weitgehend zu sichern (HENRY et al., 1974), so wird die Katheterdiagnostik zur weiteren hämodynamischen Abklärung und zum Ausschluß einer begleitenden evtl. auch operationsbedürftigen stenosierenden Koronarsklerose (GULOTTA et al., 1977; MARCUS et al., 1974) erforderlich. Fast pathognomonisch für das Krankheitsbild sind systolische Lumeneinengungen epikardialer Koronararterien (BULKLEY et al., 1977; RAMSAY et al., 1971). Diese sind besonders ausgeprägt am R. interventricularis anterior und seinen Septumästen und werden durch die hypertrophierte Herzmuskulatur (s. auch in Abschnitt 3.1.4.2, Muskelbrücken) verursacht. Eine funktionelle Bedeutung wird derartigen Muskelbrücken und den durch sie hervorgerufenen Lumeneinengungen meist nicht zugeschrieben. Vereinzelt wurden jedoch operative Durchtrennungen der Muskelbrücken wegen anderweitig nicht beeinflußbarer pektanginöser Beschwerden durchgeführt (PICHARD et al., 1977; SLANY et al., 1976). Das Belastungs-EKG ist bei diesen Krankheitsfällen, wie bei anderen Formen der Linkshypertrophie (s. Kap. 11) für die Diagnostik der stenosierenden Koronarsklerose nur mit Vorsicht zu verwerten.

Abbildung 12.3a und b zeigt Elektrokardiogramm, Karotispulskurve und intraventrikuläre Drucke eines Patienten mit typischer hypertroph-obstruktiver Kardiomyopathie (HOCM). Es besteht eine auffallende Linkshypertrophie im EKG mit Störungen des Erregungsrückganges. Die Karotispulskurve ist doppelgipflig. Innerhalb des linken Ventrikels konnte ein erheblicher Gradient zwischen Ventrikelspitze und Kammerausflußtrakt nachgewiesen werden. Das Ventrikulogramm zeigt eine sanduhrförmige Kammerdeformierung in der Systole. Die Koronararterien sind frei von organischen Lumeneinengungen, lassen jedoch während der Systole eine langstreckige Einengung des R. interventricularis erkennen, die diastolisch völlig verschwindet und auf eine Muskelbrücke zurückgeführt werden muß.

Aus differentialdiagnostischen Gründen kann sich weiterhin die Indikation zur selektiven Koronarangiographie bei Krankheiten ergeben, die eine entzündliche Ursache, aber auch eine koronare Herzkrankheit nicht ausschließen lassen bzw. bei schweren Herzrhythmus- oder Erregungsleitungsstörungen unklarer Ätiologie. Auch in diesen Fällen ist der sichere Ausschluß einer koronaren Herzkrankheit häufig erforderlich. Bedrohliche tachykarde Herzrhythmusstörungen werden auch bei der stenosierenden Koronarsklerose und besonders bei Zustand nach Herzinfarkt gesehen. Diese Rhythmusstörungen können dann eine Indikation zur Aneurysmaresektion oder Bypass-Operation darstellen. Andererseits können Peri- und Myokarditiden mit ähnlichen Beschwerden und vergleichbaren akuten wie chronischen Veränderungen im EKG einhergehen, wie eine koronare Herzkrankheit (SLANY et al., 1976).

Im Koronarogramm läßt sich eine perikardiale Verdickung (Schwiele) meist leicht erkennen. Die epikardial liegenden Koronararterien erscheinen nicht am Rande der Herzkontur, sondern werden von einer mehr oder weniger dicken Schicht bedeckt (STAIGER, 1976). Darüber hinaus zeigt das Koronarogramm bei der Pericarditis constrictiva eine auffällige Bewegungsarmut der Koronararterien während der Kammeraktion, hervorgerufen durch die für dieses Krankheitsbild typischen stark eingeschränkten Ventrikelexkursionen.

Auf die koronarographischen Befunde bei den vorwiegend im linken Vorhof wachsenden Myxomen des Herzens wurde in Kap. 11 eingegangen.

## Literatur

BULKLEY BH, HUTCHINS GM, BAILEY I, STRAUSS HW, PITT B (1977) Thallium 201 imaging and gated cardiac blood pool scans in patients with ischemic and idiopathic congestive cardiomyopathy. Circulation 55:753–760

GULOTTA J, HAMBY RI, ARONSEN AL, EWING K (1977) Coexistent idiopathic hypertrophic subaortic stenosis and coronary arterial disease. Circulation 46:890–896

HENRY WL, CLARK CE, ROBERTS WC, MORROW AG, EPSTEIN SE (1974) Differences in distribution of myocardial abnormalities in patients with obstructive and nonobstructive asymmetric septal hypertrophy (ASH). Circulation 50:447–455

MARCUS GB, POPP RL, STINSON EB (1974) Coronary artery disease with idiopathic hypertrophic subaortic stenosis. Lancet I:901–903

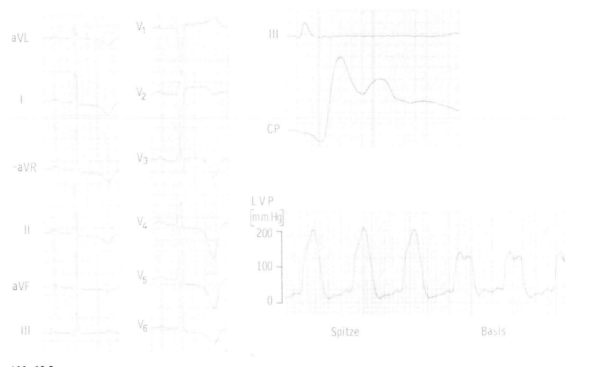

**Abb. 12.3 a.**

Noble J, Bourassa MG, Petitclerc R, Dyrda I (1976) Myocardial bridging and milking effect of the left anterior descending coronary artery: Normal variant or obstruction? Am J Cardiol 37:993–999

Pichard AD, Meller J, Teichholz LE, Lipnik S, Gorlin R, Herman MV (1977) Septal perforator compression (narrowing) in idiopathic hypertrophic subaortic stenosis. Am J Cardiol 40:310–313

Ramsey WH, Shar S, Elliot LP, Elliot RS (1971) The differential diagnosis of restrictive myokardiopathy and chronic pericarditis without calcification: value of coronary arteriography. Am J Cardiol 25:635

Slany J, Mösslacher H, Wolner E (1976) Myokardbrücke – Ursache einer herzphasenabhängigen Koronarstenose. Dtsch Med Wochenschr 101:653–655

Staiger J (1976) Zur Problematik des Herzinfarktes bei normalem Koronarangiogramm. Z Kardiol 65:99–104

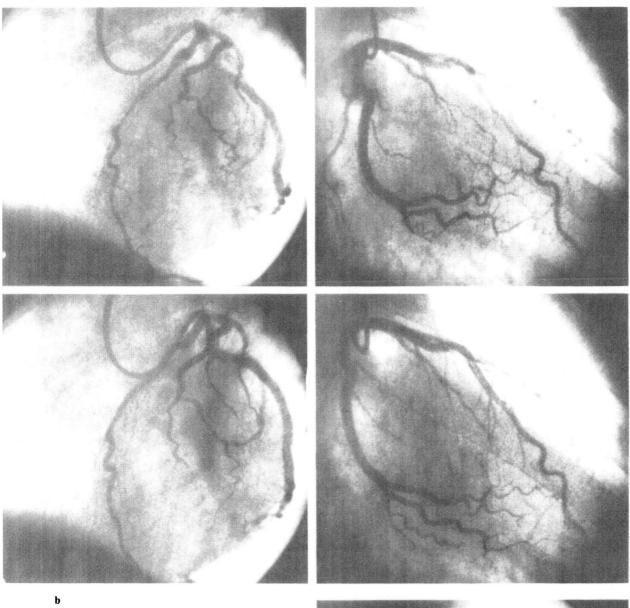

**b**

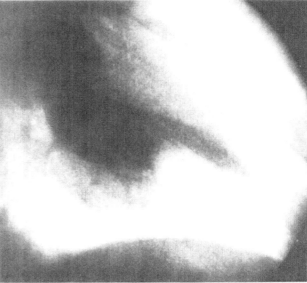

**Abb. 12.3a, b.** Befunde eines 47jährigen Patienten mit
erheblicher belastungsabhängiger Angina pectoris.
**a** Schwere Linkshypertrophie mit Störung des Erregungsrückgangs im EKG, doppelgipflige Karotispulskurve (CP). Deutlicher Ruhegradient im linken Ventrikel (LVP) von 70 mm Hg zwischen Kammerspitze und
Herzbasis.
**b** Systolische (funktionelle) langstreckige Lumeneinengung des R. interventricularis anterior (*oben*), die in
der Diastole (*Mitte*) verschwindet. Sanduhrförmige Deformierung des linken Ventrikels (*unten*) in Endsystole
(Abbildungen links in linksvorderer, rechts in rechtsvorderer Schrägprojektion)

# Sachverzeichnis

## Cardiac Pacing

Diagnostic und Therapeutic Tools

Editor: B. Lüderitz
With an Introduction by G. Riecker
1976. 75 figs., 29 tab. VII, 245 pages
Cloth DM 53,–
ISBN 3-540-07711-1

## Calcium-Antagonismus

Herausgeber: A. Fleckenstein, H. Roskamm
1980. 223 Abb., 48 Tab. XIV, 359 Seiten
(155 Seiten in Englisch)
Gebunden DM 68,–
ISBN 3-540-09923-9

## Cardiomyopathy and Myocardial Biopsy

Editors: M. Kaltenbach, F. Loogen,
E. G. J. Olsen
In cooperation with W.-D. Bussmann
With contributions by numerous experts
Corrected printing. 1978. 203 figs., 56 tab.
XIV, 337 pages
Cloth DM 58,–
ISBN 3-540-08474-6

S. Effert, P. Hanrath, W. Bleifeld
## Echokardiographie

Mit einem Beitrag "Echokardiographie im Kindesalter" von J. Keutel
1979. 98 Abb., 6 Tab. X, 146 Seiten
Gebunden DM 68,–
ISBN 3-540-09166-1

M. J. Halhuber, R. Günther, M. Ciresa
## EKG-Einführungskurs

Eine praktische Propädeutik der klinischen Elektrokardiographie

Unter Mitwirkung von P. Schumacher,
W. Newesely
6., erg. Aufl. 1978. 98 Abb., 7 Tab.
VIII, 164 Seiten
DM 27,–
ISBN 3-540-08573-4
Vertriebsrechte für die sozialistischen Länder:
Barth Verlag, Leipzig

## Koronare Herzkrankheit

Wertigkeit diagnostischer Verfahren und therapeutischer Maßnahmen

Herausgeber: E. Lang
Mit Beiträgen von zahlreichen Fachwissenschaftlern
1980. 107 Abb., 38 Tab. X, 164 Seiten
DM 29,80
ISBN 3-540-10145-4

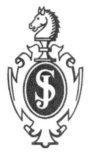

Springer-Verlag
Berlin
Heidelberg
New York

B. Lüderitz

# Elektrische Stimulation des Herzens

Diagnostik und Therapie kardialer Rhythmusstörungen

Unter Mitarbeit von D. W. Fleischmann,
C. Naumann D'Alnoncourt, M. Schlepper,
L. Seipel, G. Steinbeck
Korrigierter Nachdruck. 1980. 229 Abb., 46 Tab.
XI, 398 Seiten
Gebunden DM 68,–
ISBN 3-540-09164-5


# Myocardial Biopsy

Diagnostic Significance

Editor: H.-D. Bolte
1980. 60 figs., 30 tab. XIV, 146 pages
Cloth DM 48,–
ISBN 3-540-10063-6


G. Riecker

# Klinische Kardiologie

Krankheiten des Herzens und des Kreislaufs

Unter Mitarbeit von H. Avenhaus, H.-D. Bolte,
W. Hort, B. Lüderitz, B. E. Strauer
1975. 159 Abb., 134 Tab. XIV, 455 Seiten
Gebunden DM 98,–
ISBN 3-540-07316-7


J. Schmidt-Voigt

# Diagnostische Leitbilder bei koronarer Herzkrankheit

1980. 74 farb. Abb. Etwa 90 Seiten
DM 34,–
ISBN 3-540-10122-5


B. E. Strauer

# Das Hochdruckherz

Funktion, koronare Hämodynamik und Hypertrophie des linken Ventrikels bei der essentiellen
Hypertonie

1979. 50 Abb., 15 Tab. V, 92 Seiten
DM 24,–
ISBN 3-540-08966-7


# Therapie mit Beta-Rezeptoren-blockern

Herausgeber: H.-D. Bolte
Unter Mitarbeit von O. Benkert, J. Cyran, E. Erd-
mann, H. Kuhn, K. O. Stumpe
1979. 20 Abb., 31 Tab. VIII, 121 Seiten
Gebunden DM 38,–
ISBN 3-540-09465-2


# Ventricular Function at Rest and During Exercise

Ventrikelfunktion in Ruhe und während
Belastung

Editors: H. Roskamm, C. Hahn
1976. 59 figs., 8 tab. XVIII, 183 pages (77 pages
in German)
(International Boehringer Mannheim Symposia)
DM 39,–
ISBN 3-540-07707-3


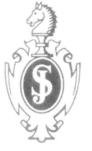

Springer-Verlag
Berlin
Heidelberg
New York